Peuser (Hrsg.) · Sprachtherapie

PATHOLINGUISTICA

Herausgegeben von Günter Peuser

In Verbindung mit

J. E. Azcoaga, Buenos Aires
R. Beresford, Newcastle – upon Tyne
G. Böhme, St. Gallen
H. E. Brekle, Regensburg
J. W. Brown, New York
M. Clyne, Clayton Victora/Australien
H. R. van Dongen, Rotterdam
W. Dressler, Wien
J. Eisenson, San Francisco
A. Fradis, Bukarest
H. Gipper, Münster
K. Gloning, Wien
H. Goodglass, Boston
F. van Harskamp, Rotterdam
H. Hatfield, Cambridge/England
H. Hécaen, Paris
R. Jakobson, Cambridge (Mass.)
H. Jussen, Köln
G. Kandler, Köln
A. Kertesz, London/Canada
J. Knobloch, Bonn
G. Knura, Köln
H. Kremin, Paris

W. Kühlwein, Trier
A. R. Lecours, Montreal
A. Leischner, Bonn
N. I. Lepskaya, Moskau
H. A. Linck, Bonn
R. Marks, Berlin
J. C. Marshall, Nijmegen
O. Panagl, Salzburg
H. Pilch, Feiburg
F. Plank, Hannover
K. Poeck, Aachen
E. de Renzi, Modena
H.-J. Scholz, Köln
B. Spillner, Duisburg
L. Springer, Aachen
H. G. Tillmann, München
L. S. Tsvetkova, Moskau
G. Ungeheuer, Bonn
L. A. Vignolo, Mailand
E. Weigl, Berlin /DDR
H. A. Whitaker, Rochester
G. Wirth, Heidelberg

GÜNTER PEUSER (Hrsg.)

STUDIEN ZUR SPRACHTHERAPIE

1979

WILHELM FINK VERLAG MÜNCHEN

ISBN 3-7705-1701-6
© 1979 Wilhelm Fink Verlag, München
Druck: Salzer, München
Buchbindearbeiten: Endres, München
Typoskript-Redaktion: Frenzel

INHALTSVERZEICHNIS

EINLEITUNG

NEUROPSYCHOLOGISCHE UND LINGUISTISCHE GRUNDLAGEN

K. H. AMMON
Zum nonverbalen Lernen von Aphasikern: Eine Modellstudie.   17

A. KOTTEN
Sprachtherapie als Kommunikationssituation.   27

D. LINKE
Neurophysiologie und Sprache.   44

F. PLANK
Die Rolle der grammatischen Komplexität in der Aphasietherapie.   55

E. WEIGL
Beiträge zur neuropsychologischen Grundlagenforschung.
(Wiederabdruck aus: Probleme und Ergebnisse der
Psychologie 28/29, 1969, 87-102)   88

BEURTEILUNG, VERSTÄNDLICHKEIT UND KOMMUNIKATIVE
EIGENART ABWEICHENDER SPRACHE

E. ENGEL, R. COHEN, S. KELTER und G. LIST
Aphatische Rede - stereotyp oder kommunikativ?   105

U. GEISSNER
Beurteilungen von Sprechstörungen und ihre Wirkung auf die Betroffenen.   121

C. HEESCHEN
Determinanten der Verständlichkeit aphatischer Rede.   133

A. KOTTEN
Verbale Umwegleistungen bei Aphasikern.   147

MESSEN, BESCHREIBEN, THERAPIERELEVANTE DIAGNOSTIK

A. FRADIS und A. LEISCHNER
Vergleichende Untersuchung der morphologischen Kategorien bei motorischer und sensorischer Aphasie: Eine Verlaufsbeschreibung. 166

Th. A. POLLOW
Zur Bedeutung linguistischer Beschreibungsmodelle im Rahmen der Aphasiologie. 177

J.E. SARNO, M. TAYLOR SARNO und E. LEVITA
Das Messen sprachlicher Besserungen nach einem Schlaganfall. 197

R. SCHÖNEKÄSS
Der "Allgemeine Deutsche Sprachtest": Zur Anwendung eines nichtklinischen Sprachtests in der Aphasiediagnostik. 209

KINDLICHE SPRACH- UND SPRECHSTÖRUNGEN

J.C. BOEHRINGER, M.C. DOMS und C. FERY
Erworbene Aphasie bei Kindern: Zwei Fallbeschreibungen. 222

K. GLONING und E. HIFT
Beitrag zur Therapie der erworbenen Aphasie bei Kindern im Vorschulalter. 235

B. HEIDEMANN-TAGMANN
Diagnostik und Therapie des beginnenden Stotterns. 240

Ch. NIEMEYER
Sprachbehandlung bei Kindern mit Sprachentwicklungsstörungen. 251

GERIATRISCHE SPRACHSTÖRUNGEN

A.K. BIRCHMEIER
Aphasie als menschliches und therapeutisches Problem: Zur Behandlung geriatrischer Patienten. 270

LEGASTHENIE, AGRAPHIE, ALEXIE

N. GHEORGHITA und A. FRADIS
Rehabilitationsmethoden des Lesens und Schreibens bei Aphatikern. 290

Udo O.H. JUNG
Zu den Grundlagen einer Legasthenietherapie. 315

APHASIETHERAPIE

E.S. BEIN und T.G. WIESEL
Zur Therapie der grammatischen Störungen bei Aphasie. 333

R. COHEN, D. ENGEL, S. KELTER und G. LIST
Kurz- und Langzeiteffekte von Benennhilfen bei Aphatikern. 350

J. EISENSON
Die sprachliche Rehabilitation erwachsener Aphatiker: Einige Bemerkungen zum Stand der Dinge. 361

I.F. EMICH
"Umwegtherapie" mit Schreibmaschine und elektronischem Taschenrechner: Eine neue Methode der Aphasietherapie. 382

F.M. HATFIELD
Aphasiebehandlung: Methoden und Ansichten. 395

N.A. HELM
Melodische Intonationstherapie. 428

D. LINKE
Zur Therapie polyglotter Aphasiker. 442

J. MALY und B. WIKUS
Imagery zur Therapie aphatischer Wortfindungsstörungen. 452

L. SPRINGER
Zur Anwendung der Deblockierungsmethode in der Aphasietherapie. 462

Th. R. von STOCKERT
Theorie und Praxis einer programmierten Aphasietherapie. 475

I. WEIGL
Neuropsychologische und psycholinguistische Grundlagen
eines Programms zur Rehabilitierung aphasischer Störungen. 491

SACHVERZEICHNIS 515

AUTORENVERZEICHNIS 527

EINLEITUNG

Bei dem vorliegenden Band handelt es sich mit wenigen Ausnahmen um Originalbeiträge zu den neuropsychologischen und linguistischen Grundlagen, der Phänomenologie, Diagnostik und Therapie gestörter Sprache. Das Hauptgewicht der Sammlung liegt auf den Arbeiten führender Vertreter der Sprachtherapie, deren Themen von den erworbenen und angeborenen Störungen der Kindersprache bis zu den geriatrischen Sprachstörungen reichen und die Störungen der gesprochenen wie der geschriebenen (Agraphie, Legasthenie), des Sprechrhythmus (Stottern) wie des Sprachsystems (Aphasie) umfassen.

Neben diesen eindrucksvollen Aktivitäten, insbesondere auf dem Gebiet der Aphasietherapie, dokumentiert der Band aber auch Forschungslücken: So gibt es viel zu wenig linguistisch dokumentierte und protokollierte Behandlungs- und Verlaufsbeschreibungen gestörter Sprache, insbesondere derjenigen von Kindern.

Nur durch derartige Behandlungs- und Verlaufsprotokolle könnte aber einem Mangel abgeholfen werden, unter dem nach Meinung des Herausgebers die Therapie vor allem leidet: Es ist der Mangel an gesichertem Wissen von den **Gesetzmäßigkeiten des Verlusts und des Wiedererwerbs der Sprache.**

Obwohl seit JACKSON (1880)[1] und JAKOBSON (1941)[2] das Schichtenmodell des Spracherwerbs und Sprachverlusts eine tragende Hypothese der gesamten Sprachpathologie ist, sind wir dennoch über den Wissensstand dieser Forscher kaum hinausgelangt. Dies hat zum Teil methodische Gründe: Denn Sprachverlust und Sprachwiedererwerb manifestieren sich entweder als relativ schnell verlaufende Prozesse (z.B. Totalaphasie bei Schlaganfall oder spontane Remission einer traumatischen Aphasie) oder als schleichende, über Jahre sich hinziehende und damit der Beobachtung des professionellen Beobachters sich entziehende Entwicklungen (z.B. Sprachverlust bei Pickscher und Alzheimerscher Krankheit oder Sprachwiedergewinnung bei chronischen Aphasien).

Erst wenn die Phasen sprachlicher Abbau- und Aufbauprozesse durch die detaillierte Beschreibung linguistischer Parameter (wie Wortarten, phone-

---
[1] Jackson, J.H. (1880) On affections of speech from disease of the brain. Brain 2: 323-350
[2] Jakobson, R. (1941) Kindersprache, Aphasie und allgemeine Lautgesetze. Uppsala: Almqvist & Wiksell

matische Teilsysteme, Gebrauchshäufigkeit sprachlicher Elemente etc.) interindividuelle Grundmuster (Schichten) der Sprachstörungen erkennen lassen, kann der Therapeut diese Gesetzmäßigkeiten zur Grundlage seines Therapieaufbaus machen (s. dazu PLANK in diesem Band).

Ein weiteres Forschungsdefizit ist das kommunikative Verhalten Sprachgestörter außerhalb der Therapiesituation. Die kommunikativen Fähigkeiten Sprachgestörter sind jedoch für Diagnostik und Therapieplanung von entscheidender Bedeutung (s. KOTTEN in diesem Band). Hier sind zunächst im Sinne von SARNO et al. (in diesem Band) Zweifel anzumelden, ob die für das Bestehen außerklinischer und extratherapeutischer Kommunikationssituationen relevanten Sprachmuster, falls sie Gegenstand der Therapie sind, von den üblichen klinischen Sprachtests überhaupt erfaßt werden. Für eine entsprechende Therapieplanung und Testerstellung fehlen jedoch noch Informationen über das Verhalten Sprachgestörter, etwa im Rahmen der Familie, aber auch über die Reaktion Gesunder auf die abweichenden Äußerungen von Sprachgestörten (s. dazu HEESCHEN und GEISSNER in diesem Band).

Wie bereits gesagt, handelt es sich hierbei nicht nur um ein Problem der Therapie, für die schon immer der Transfer des in der Therapiesituation Geübten auf reale Kommunikationssituationen der eigentliche Prüfstein war, sondern auch um ein solches der Diagnostik, die sich von der Therapie den Vorwurf gefallen lassen muß, sie erfasse therapeutisch erzielte Fortschritte nur ungenügend.

Wir berühren damit ein weiteres Problemfeld: das Verhältnis von Diagnose und Therapie.

Im Normalfall ist der Mediziner in Personalunion Diagnostiker und Therapeut. D.h., seine Therapie baut auf der von ihm erstellten Diagnose auf und gewährleistet somit das lückenlose Ineinandergreifen beider Aktivitäten.

Anders ist die Situation im Bereich der Sprachkrankheiten, wo jeweils für Diagnose und Therapie eigens ausgebildete Berufsgruppen tätig sind. Hier ist vielfach durch die institutionelle Trennung der beiden Aufgabenbereiche aus dem ursprünglichen Zueinander- und Füreinander-Arbeiten ein Nebeneinanderher-Arbeiten geworden. Dies zeigt sich unter anderem darin, daß die diagnostischen Instrumente, mit denen Art und Ausmaß einer Sprachstörung festgestellt werden, auf die drängendsten Fragen des Therapeuten oft keine Antwort geben. Hervorstechende Mängel der gegenwärtigen Sprachdiagnostik sind u.a. die ungenügende Berücksichtigung sprachlicher Ebenen und Modalitäten (s. dazu SCHÖNEKÄSS in diesem Band) sowie kommunikativer Parameter (s. HEESCHEN und SARNO et al. in diesem Band).

Sprachtherapie ist eine interdisziplinäre Aufgabe. Das zeigt der vorliegende Band, der Aufsätze von Kommunikationsforschern, Linguisten, Logopäden, Neurologen, Pädagogen, Phoniatern und Psychologen enthält. Zugleich verdeutlicht er, daß jede dieser Disziplinen einen wichtigen Beitrag zum gemeinsamen Arbeitsgebiet zu leisten vermag.

Nach der Lektüre des Bandes wird der Leser vielleicht die Meinung des Herausgebers teilen, daß nur der gemeinsame Beitrag aller beteiligten Disziplinen Fortschritte erzielen und zur Lösung der offenen Fragen beitragen kann. Denn wie kein anderer Arbeitsbereich leidet die Sprachtherapie unter Fachgrenzen und einem Revierdenken, das eine bestimmte Patientengruppe oder einen bestimmten Störungstyp zur ausschließlichen Zuständigkeit der jeweils eigenen Disziplin erklären will.

Mit der Interdisziplinarität seiner Beiträge greift dieser Band auch in die im Augenblick vor dem Hintergrunde gesetzgeberischer Maßnahmen besonders heftig geführte Diskussion über die Zuständigkeit der einzelnen Disziplinen für Fragen der Sprachtherapie ein.

Der Wert interdisziplinärer Zusammenarbeit für die Belange der Therapie läßt sich am besten am Beispiel der Behandlung einer der wichtigsten zentralen Sprachstörungen aufzeigen: der Aphasie.

An den Beiträgen zur Aphasietherapie, die den Kern des Sammelbandes bilden, wird deutlich, wie ein traditionsreiches Arbeitsfeld in Bewegung gerät und sich dem Einfluß von nicht-medizinischen Nachbardisziplinen öffnet.

War dieses Arbeitsfeld bis zu Beginn dieses Jahrhunderts noch weitgehend ein "Anhängsel des Taubstummenunterrichts"[1] mit dem Schwerpunkt auf der sogenannten "optisch-taktilen" Methode, so wird die heutige Situation, wie der Überblick EISENSONs, aber auch die Beiträge der anderen Autoren zeigen, von einem - häufig eklektischem - Nebeneinander verschiedener Hypothesen und Methoden geprägt.

---

[1] Vargha, N.; Geréb, G. (1959) Aphasietherapie. Jena: Fischer, S. 1

Steht hinter den Arbeiten zur Deblockierungstechnik das neuropsychologische Modell E. WEIGLs, so werden bei der Agrammatismusbehandlung etwa bei der Unterscheidung von semantischer Tiefenstruktur und formaler Oberflächenstruktur des Satzes bei BEIN/WIESEL und HATFIELD linguistische Modelle deutlich, wie sie im Gefolge der Transformationsgrammatik CHOMSKYs (1965)[1], des Schichtenmodells JAKOBSONs (1941) und des Spracherwerbsmodells der Fremdsprachendidaktik entwickelt wurden.

Bei HATFIELD, HELM, VON STOCKERT und I. WEIGL wird darüberhinaus eine Entwicklung sichtbar, die für die künftige Aphasietherapie von entscheidender Bedeutung sein dürfte: Gegenüber dem traditionellen Konzept der globalen und undifferenzierten Therapie, welche das gestörte System mehr oder weniger unsystematisch in einer vom Störungsmuster und den Reaktionen des jeweiligen Patienten abhängigen Weise global stimuliert, (Schlagwort: Jeder Patient muß anders behandelt werden!) wird in diesen Arbeiten der Versuch gemacht, das Modell des programmierten Lernens auf die Aphasietherapie zu übertragen. Sicherlich muß dieses Modell bei der Übertragung auf Kranke, in ihrer Hirnleistung geminderten Sprecher, noch stark modifiziert werden, d.h. unter anderem, Therapieprogramme werden, im Gegensatz zu den Lernprogrammen für Gesunde, individuelle Varianten vorsehen müssen, um der Individualität des jeweiligen Störungsmusters gerecht zu werden, aber der Vorteil dieser Entwicklung liegt auf der Hand. Existieren erst einmal Therapieprogramme für die wichtigsten Störungsformen und Schweregrade von Aphasie, dann wird auch der Neuling auf diesem Gebiet, u.a. der Angehörige des therapeutisch unversorgten Aphatikers, unter entsprechender Anleitung leichteren Zugang zur Praxis der Aphasietherapie finden.

Erst wenn die verschiedenen Modelle, die im Augenblick noch in einer vom Spürsinn und Fingerspitzengefühl des jeweiligen Therapeuten abhängigen Weise (kombiniert oder ausschließlich) eingesetzt werden, in ihrer Durchführung und Wirksamkeit genügend objektiviert sind, kann ein weiterer, für die künftige Entwicklung der Therapieforschung entscheidender Schritt getan werden: die vergleichende Effizienzkontrolle verschiedener Therapiemodelle nach dem Muster der Pionierarbeit von COHEN et al., welche die Wirksamkeit verschiedener Deblockierungsstimuli verglei-

---

[1] Chomsky, N. (1965) Aspects of the Theory of Syntax. Cambridge, Mass.

chen. Denn die Wirksamkeit der Aphasietherapie als solcher kann nach den Untersuchungen von VIGNOLO (1964/65)[1] und GLONING et al. (1976)[2], welche die Ergebnisse von BUTFIELD/ZANGWILL (1964)[3], WEPMAN (1951)[4], MARKS et al. (1957)[5] und LEISCHNER (1972)[6] statistisch absichern, nicht mehr bestritten werden.

Eine für den Uneingeweihten ärgerliche Folge des Nebeneinanderbestehens verschiedener Untersuchungsverfahren ist die Tatsache der Koexistenz verschiedener Aphasieklassifikationen.

Im deutschen Sprachgebiet sind es im Augenblick vor allem drei Klassifikationssysteme, von denen die ersten beiden in der klinischen Diagnostik, aber auch in der Forschung verwandt werden, während das dritte fast ausschließlich in der psycho- und neurolinguistischen Aphasieforschung Verwendung findet (s. etwa den Beitrag von COHEN et al. in diesem Band).

o Beginnen wir mit dem fünfstufigen Schema LEISCHNERs (wobei allerdings hinzugefügt werden muß, daß es sich hierbei bereits um die Reduktion eines umfangreicheren Schemas auf die fünf statistischen Hauptformen handelt). LEISCHNER (1972) unterscheidet:

1. Amnestische Aphasie
Eine Aphasieform mit normalem Sprechtempo, bei der die auffälligste Störung im Bereich des Lexikons (Wortfindungsstörung) besteht.

2. Sensorisch-amnestische Aphasie
Eine Aphasieform mit flüssigem Sprechtempo, jedoch starker Störung der Wortfindung und Satzbildung (Paragrammatismus), wozu eine, im Gegensatz zur amnestischen und motorisch-amnestischen Aphasie, starke Störung des Sprachverständnisses tritt.

3. Motorisch-amnestische Aphasie
Eine Aphasieform mit verlangsamtem Sprechtempo, deutlicher Störung der Wortfindung und Störung des Satzbaus (Agrammatismus).

---

[1] Vignolo, L.A. (1964/65) Evolution of aphasia and language rehabilitation: A retrospective explorative study. Cortex 1:344-367
[2] Gloning, K. et al. (1976) Prognosis and speech therapy in aphasia. In: Y. Lebrun & R. Hoops (eds.) Recovery in Aphasics. Amsterdam: Swets & Zeitlinger, 57-64
[3] Butfield, E.; Zangwill, G.L. (1946) Re-education in aphasia: A review of 70 cases. J. Neurol. Neurosurg. Psychiatr. 9:75-79
[4] Wepman, J.M. (1951) Recovery from Aphasia. New York: Ronald Press
[5] Marks, M.M. et al. (1957) Rehabilitation of the aphasic patient: A survey of three years experience in a rehabilitation setting. Neurology 7:837-843
[6] Leischner, A. (1972) Über den Verlauf und die Einteilung der aphasischen Syndrome. Arch. Psychiatr. Nervenkr. 216:219-231

4. **Gemischte Aphasie**
Eine verlangsamt sprechende Aphasieform mit starker Störung von Sprachausdruck und Sprachverständnis, deren expressive Sprache durch einen ausgeprägten Telegrammstil auf der Ebene von Ein- und Zwei-Wort-Sätzen charakterisiert ist.

5. **Totalaphasie**
Eine Aphasieform mit sehr starker Störung bis Aufhebung aller Sprachfunktionen. Ihre Spontansprache ist häufig auf Automatismen, d.h. automatisch verwendete sinnlose Silben und Floskeln reduziert.[1]

o Das zweite Klassifikationssystem, das in Amerika, aber auch von der Aachener Schule um POECK benutzt wird, ist vierstufig:

- In der Benennung und Unterscheidung der amnestischen Aphasie stimmt es mit dem eben genannten Klassifikationsschema überein.[2]

- Die sensorisch-amnestische Aphasie wird nach dem Neurologen Carl WERNICKE Wernicke-Aphasie,[3]

- die motorisch-amnestische Aphasie nach dem Neurologen Paul BROCA Broca-Aphasie[4] genannt.

- Die Totalaphasie heißt in dieser Klassifikation globale Aphasie.[5]

Totale und globale, motorisch-amnestische und Broca-Aphasie entsprechen sich jedoch nicht völlig. Denn da in dieser Einteilung keine gemischte Aphasie existiert, verteilen sich die unter dieser Bezeichnung von LEISCHNER unterschiedenen Aphatiker auf die Broca-Aphasie einerseits (leichte Fälle) und auf die globale Aphasie andererseits (schwere Fälle).

o Das dritte vor allem in der internationalen Forschung verwandte Schema unterscheidet nach dem Kriterium der Sprachflüssigkeit flüssig (fluent) und nicht-flüssig sprechende (non-fluent) Aphatiker.[6] Hierbei gehören amnestische und sensorische Aphatiker zu den flüssig sprechenden, die restlichen drei (bzw. zwei) Aphasieformen zu den nicht-flüssig sprechenden Aphatikern.

---

[1] Tonproben dieser Aphasieformen finden sich bei FRADIS, A./PEUSER, G. (1977) Aphatische Sprachstörungen (Tonkassette). München: Fink
[2] Poeck, K. et al. (1974) Die amnestische Aphasie. J. Neurol. 207:1-17
[3] Huber, W. et al. (1975) Die Wernicke-Aphasie. J. Neurol. 210:77-97
[4] Kerschensteiner, M. et al. (1978) Die Broca-Aphasie. J. Neurol. 217: 223-242
[5] Stachowiak, F.-J. et al. (1977) Die globale Aphasie. J. Neurol. 214:75-87
[6] Kerschensteiner, M. (1972) The fluency - nonfluency dimension in the classification of aphasic speech. Cortex 8:233-247

Zum besseren Verständnis konfrontieren wir diese drei Klassifikationen in der nachfolgenden Übersicht:

LEISCHNER	POECK	COHEN
Amnestische Aphasie Sensorisch-amnestische A.	Amnestische Aphasie Wernicke-Aphasie	Flüssig (fluent) sprechende Aphasie
Motorisch-amnestische A. Gemischte Aphasie Totalaphasie	Broca-Aphasie Globale Aphasie	Nicht-flüssig (non-fluent) sprechende Aphasie

Abschließend möchte ich den Autoren dieses Bandes für ihre Mitarbeit danken. Möge ihr Beispiel zu weiterer fächer- und nationenübergreifender Zusammenarbeit anregen.

Bonn, im Januar 1979   Günter Peuser

NEUROPSYCHOLOGISCHE UND LINGUISTISCHE GRUNDLAGEN

ZUM NONVERBALEN LERNEN VON APHASIKERN: EINE MODELLSTUDIE *

Karl Heinz Ammon

EINLEITUNG

Die Wirksamkeit der Aphasietherapie ist immer noch umstritten. Früher wurden in der Aphasietherapieforschung die Sprachleistungen der Aphasiker vor und nach der Therapie erhoben und die Besserung meist mit Schätzskalen bestimmt (z.B. BUTFIELD und ZANGWILL 1946; GODFREY und DOUGLASS 1959; LEISCHNER 1960). Die Kritiker dieser Untersuchungen (z.B. VIGNOLO 1964) wandten ein, daß die festgestellten Besserungen mit einer Spontanrestitution der Sprache erklärt werden könnten.

Methodisch anspruchsvoller waren schon die Untersuchungen, die den behandelten Aphasikern eine unbehandelte Kontrollgruppe gegenüberstellten (VIGNOLO 1964; BASSO et al. 1975). Aber auch diese Studien waren letztlich nicht befriedigend, da die Zuordnung der Patienten zu der behandelten bzw. unbehandelten Gruppe nicht nach Zufall erfolgte, sondern auf Grund äußerer Kriterien wie z.B. Therapiemotivation und Nähe zum Behandlungsort. Die Vergleichbarkeit der Gruppen war damit in Frage gestellt.

Die einzige Untersuchung, die keine methodischen Mängel aufweist, ist die von SARNO et al. (1970). Die Wirksamkeit der Aphasietherapie konnte jedoch nicht nachgewiesen werden. Das mag an der Art der behandelten Patienten liegen (globale Aphasiker), aber auch an der kurzen Dauer der Sprachtherapie. Aus den Untersuchungen zur Aphasietherapie läßt sich zumindest der eine Schluß ziehen, daß die Aphasietherapie nicht überwältigend erfolgreich ist.

Wenn man sich überlegt, welches der psychologische Hintergrund der Aphasietherapie ist, so wird man wohl kaum umhin können, sie als eine Sonderform verbalen Lernens aufzufassen. So muß z.B. die Beziehung von Objekt und Wort neu erlernt werden oder zumindest müssen die Assoziationsbande zwischen beiden verstärkt werden. Wenn Aphasietherapie nicht sonderlich erfolgreich ist, ist auch zu erwarten, daß Aphasiker in verbalen Lernexperimenten schlecht abschneiden. Das ist auch in der Literatur hinlänglich belegt (z.B. CARSON et al. 1968; ETTLINGER und MOFFETT, 1970;

* Originalbeitrag

TIKOFSKY 1971). Es erhebt sich nun die Frage, ob das eingeschränkte Lernvermögen der Aphasiker sprachspezifisch ist, oder ob Aphasiker auch in ihren nichtsprachlichen Lernleistungen beeinträchtigt sind. Das ist zu vermuten, obwohl praktisch nur Untersuchungen vorliegen, die Störungen des nonverbalen Kurzzeitgedächtnisses bei Aphasikern nachgewiesen haben (z.B. DE RENZI und SPINNLER 1966; BOLLER und DE RENZI 1967; AMMON 1973; MALY und GLONING 1978).

Die vorliegende Studie soll dazu dienen, den nonverbalen Anteil am mangelnden Erfolg der Aphasietherapie näher zu bestimmen. Dabei sollte der Prozeß der Aphasietherapie modellhaft in nonverbaler Form nachgebildet werden. Da es das Ziel jeder Aphasietherapie ist, nicht nur einzelne Sprachelemente neu einzuüben, sondern insbesondere eine Generalisierung des Übungseffekts herbeizuführen (POECK et al. 1977), war in dieser nichtsprachlichen Modellstudie besonderer Wert auf die Generalisierungsfähigkeit der Aphasiker zu legen.

VERSUCHSPERSONEN

Es wurden 27 Aphasiker untersucht, die im Durchschnitt 40 Jahre alt waren. Innerhalb der Gruppe der Aphasiker wurde keine weitere Auswahl getroffen. Es wurden auch Patienten mit einer schweren Aphasie untersucht. Auf eine Aufteilung der Aphasiker nach Aphasieformen wurde verzichtet, da sich sonst zu kleine Gruppen ergeben hätten, so daß eine statistische Analyse nicht mehr sinnvoll durchzuführen gewesen wäre. Bei 23 der 27 Aphasiker war die Ätiologie der Aphasie ein Gefäßprozeß.

16 Patienten mit Schädigung der linken Hemisphäre ohne Aphasie und 9 Patienten mit Schädigung der rechten Hemisphäre bildeten die hirngeschädigten Kontrollgruppen. In keiner der erfaßten Kontrollvariablen wie Alter, sozio-ökonomischer Status und Ätiologie unterschieden sich die beiden Kontrollgruppen signifikant voneinander. Das gleiche trifft auch auf die experimentellen Variablen zu, die weiter unten näher beschrieben werden. Daher konnte auch angenommen werden, daß die beiden Kontrollgruppen hinsichtlich aller relevanten Merkmale ein- und derselben Grundgesamtheit entstammten. Damit sprach auch nichts dagegen, sie zu einer Gesamtkontrollgruppe zusammenzufassen. Der Altersdurchschnitt der Gesamtgruppe lag bei 41 Jahren. Bei 20 der 25 Patienten war die Ätiologie ein Gefäßprozeß. In allen Kontrollmerkmalen fanden sich keine signifikanten Unterschiede zu der Gruppe der Aphasiker.

20 Patienten mit Erkrankungen des peripheren Nervensystems dienten als nichthirngeschädigte Kontroll-Vpn. Ihr Altersdurchschnitt war 44 Jahre. Auch diese Kontrollgruppe war den Aphasikern in allen relevanten Merkmalen vergleichbar.

MATERIAL

Das nichtverbale Lernvermögen der Aphasiker und ihre Generalisierungsfähigkeit wurden untersucht mit einem Verfahren, das HEIDBREDER (1946, 1947) bei ihren Studien zum Begriffserwerb verwandte.[1] Es wurde so abgewandelt, daß damit Hirngeschädigte und insbesondere Aphasiker untersucht werden konnten.

Die Patienten mußten zunächst sechs Zuordnungen von Bildern zu Farben erlernen. Dabei lagen ständig sechs verschiedene Farben in jeweils drei Helligkeitsabstufungen vor ihnen, also insgesamt 18 Farbkarten. Das Bild eines Mannes war willkürlich mit der dunkelroten Farbkarte zu assoziieren, eine Vase mit dem hellen Grün, eine sinnlose dreibeinartige Anordnung mit dem hellen Braun, ein anderes sinnloses Strichgebilde mit dem mittleren Grau, drei gleiche Figuren mit dem mittleren Blau und eine Karte mit fünf gleichen Figuren mit dem dunklen Gelb. Der Untersucher demonstrierte zunächst die paarweisen Zuordnungen. Dann legte er nur noch die Bilder vor, eins nach dem anderen, und die Patienten mußten die entsprechenden Farben zuordnen. Falls die Zuordnung nicht innerhalb von fünf Sekunden erfolgte, wurde sie vom Untersucher vorgenommen. Falsche Zuordnungen wurden sofort korrigiert. Die Serie galt als gelernt, wenn bei zwei Versuchsdurchgängen hintereinander (immer gleiche Abfolge) alle Zuordnungen rechtzeitig und richtig erfolgten.

In der zweiten Versuchsphase wurde die Generalisierungsfähigkeit der Aphasiker untersucht. Es wurden weitere 15 Serien von Repräsentationen der gleichen Oberbegriffe dargeboten. Die Oberbegriffe waren: Mensch, Vase, zwei figurale Anordnungen und die Zahlbegriffe drei und fünf. Die Reihenfolge der Bilder war randomisiert und wechselte von Serie zu Serie.

---

[1] An dieser Stelle danke ich Frau Professor Heidbreder für die freundliche Überlassung ihres Untersuchungsmaterials.

Die neuen Serien wurden eingeführt mit der Bemerkung, es würden nun neue Bilder gezeigt, der Einfachheit halber würden aber die gleichen Farben verwendet. Ab Serie zwei wurde den Patienten die Zuordnung nicht mehr demonstriert. Sobald das Erfolgskriterium erreicht war (zwei fehlerfreie Versuchsdurchgänge hintereinander), wurde die nächste in Angriff genommen usw. bis Serie 16. Falls Serie 16 nicht innerhalb von 60 Minuten vollendet war, wurde die Untersuchung abgebrochen. Sobald die Patienten erkannten, daß es sich immer wieder um die Elemente der gleichen Oberbegriffe handelte, traten keine Fehler mehr auf und die Untersuchung war beendet.

Die Leistungen im Mosaiktest des Hamburg-Wechsler-Intelligenztests für Erwachsene dienten als Maß für das aktuelle Intelligenzniveau. Der Token-Test (DE RENZI und VIGNOLO 1962) wurde eingesetzt zur Erfassung der sprachlichen Leistungsfähigkeit der Aphasiker.

ERGEBNISSE

Wenn man zunächst die Ergebnisse beim einfachen Paarlernen miteinander vergleicht (erste Untersuchungsphase), so zeigt sich, daß die Aphasiker gegenüber beiden Kontrollgruppen schlechter waren. Die Aphasiker benötigten im Durchschnitt 10,07 Versuchsdurchgänge, die übrigen Hirngeschädigten 7,64 und die Nichthirngeschädigten 5,20. Der Unterschied zu den übrigen Hirngeschädigten ist nicht signifikant ($t = 1,519$), wohl aber der zu der Gruppe mit Erkrankungen des peripheren Nervensystems ($t = 3,195$; $p < .01$). Wertet man die Leistungen im Paarlernen nach der Zahl der Fehler aus, so findet man bei den Aphasikern im Durchschnitt 20,52 Fehler. Die beiden Kontrollgruppen waren mit durchschnittlich 11,20 bzw. 6,95 Fehlern wesentlich besser ($t = 1,924$; $p < .10$ und $t = 3,005$; $p < .01$).

Weder zum Alter der Aphasiker (rho = -.161 bei Zahl der Versuchsdurchgänge, rho = -.024 bei Zahl der Fehler), noch zu ihren Leistungen im Token-Test (rho = -.161 bzw. rho = -.120) ergab sich ein signifikanter Zusammenhang, wohl aber zur Intelligenzleistung im Mosaiktest (rho = -.594 bzw. rho = -.577; p jeweils $< .01$).

Bei der Untersuchung der Generalisierungsfähigkeit waren die Aphasiker in allen Vergleichen signifikant schlechter als die hirngeschädigte Kontrollgruppe (die Patienten mit Erkrankungen des peripheren Nervensystems nahmen an diesem Untersuchungsabschnitt nicht teil). Bei den Aphasikern waren 13 von 27 nicht in der Lage, alle 16 Serien innerhalb von 60 Minuten zu erlernen, bei der hirngeschädigten Kontrollgruppe waren es nur drei von 25. Dieser Unterschied zwischen den Gruppen ist sehr signifikant (chi^2 = 7,962; p < .01).

Um ein von den bisherigen Auswertungen unabhängiges Maß für die Generalisierungsfähigkeit zu bekommen, wurden die Leistungen in den Serien zwei bis vier zwischen den Gruppen verglichen. Serie eins war nicht zu berücksichtigen, weil deren Werte schon in die Auswertung des einfachen Paarlernens eingingen. Ab Serie vier schieden schon einige Aphasiker aus, weil sie mehr Serien innerhalb von 60 Minuten nicht schafften. Für die Erlernung der Serien zwei bis vier brauchten die Aphasiker im Durchschnitt 17,52 Versuchsdurchgänge, die hirngeschädigten Kontrollpatienten 13,96 (t = 2,403; p < .02). Die Zahl der Fehler betrug bei den Aphasikern 28,15 im Durchschnitt und bei den übrigen Hirngeschädigten 20,44 (t = 2,106; p < .05).

Wie beim einfachen Paarlernen bestanden weder zum Alter (rho = -.148 bzw. rho = -.024), noch zu den Leistungen im Token-Test (rho = -.025 bzw. rho = +.103) signifikante Korrelationen, aber wiederum zur Intelligenzleistung (rho = -.568 bzw. rho = -.405; p < .01 bzw. p < .05).

DISKUSSION

In dieser Studie sollte abgeklärt werden, inwieweit der mangelnde Erfolg der Aphasietherapie auf sprachunabhängige Lernvariablen zurückgeführt werden kann.

Im einfachen Paarlernen waren die Aphasiker nicht signifikant schlechter als die nichtaphasischen Hirngeschädigten mit lokalisierten Hirnschädigungen. Eine unmittelbar vergleichbare Studie existiert nicht, aber trotzdem ist dieses Ergebnis etwas überraschend, weil in einer ganzen Reihe von Untersuchungen (z.B. DE RENZI und SPINNLER 1966; BOLLER und DE RENZI 1967; AMMON 1973) nachgewiesen wurde, daß auch die nichtverbalen Gedächtnisleistungen der Aphasiker mehr beeinträchtigt sind als bei vergleichbaren Hirngeschädigten. Die Erklärung mag darin liegen, daß es sich bei der hier vorliegenden Studie mehr um eine Untersuchung zum Langzeitgedächtnis handelt, während in den übrigen Arbeiten eher das Kurzzeitgedächtnis erfaßt wurde. ETTLINGER und MOFFETT (1970) fanden bei einem Lernexperiment beim Erlernen von Rhythmen ebenfalls keine Unterschiede zwischen Aphasikern und einer Kontrollgruppe von anderen Hirngeschädigten.

Der nichtsignifikante Unterschied zwischen Aphasikern und einer hirngeschädigten Kontrollgruppe im nonverbalen Paarlernen bedeutet jedoch noch keineswegs, daß das nichtverbale Lernverhalten der Aphasiker ungestört ist. Gegenüber einer Kontrollgruppe von Patienten, die keine Hirnschädigung hatten, waren die Aphasiker sehr signifikant schlechter. Bis die Aphasiker die gleiche Lernleistung vollbracht hatten wie die Nichthirngeschädigten, hatten sie fast dreimal so viele Fehler gemacht wie diese.

Der Aphasietherapeut muß also von vornherein damit rechnen, daß sein Patient wesentlich langsamer lernt als Patienten ohne Hirnschädigung. Dabei ist es aber keineswegs so, daß Patienten mit einer leichten Aphasie schneller lernen als Patienten mit einer massiven Sprachstörung. Ein relativ enger Zusammenhang besteht dagegen zum aktuellen intellektuellen Leistungsniveau. Dieser enge Zusammenhang zum Intelligenzniveau dürfte den sonst immer nachweisbaren Zusammenhang zwischen Gedächtnisleistung und Alter (BENTON 1961) maskiert haben. Aus diesen Ergebnissen läßt sich die Vermutung ableiten, daß das nichtverbale Intelligenzniveau entscheidender ist für den Therapieerfolg als das Alter eines Patienten oder die Schwere seiner Aphasie.

Noch wesentlich schlechter als beim einfachen Paarlernen schneiden die Aphasiker ab, wenn es darum geht, einmal erlernte Zuordnungen auf neue Elemente der gleichen Oberbegriffe zu übertragen. Hierbei ergaben sich schon signifikante Unterschiede gegenüber anderen Hirngeschädigten ohne Aphasie. Diese Unterschiede können sicher nicht auf ein Nichterfassen der Testanweisung bei den Aphasikern zurückgeführt werden, denn sonst hätte eine bedeutsame Korrelation bestanden zwischen den Leistungen im Token-Test und den Maßen für die Generalisierungsfähigkeit. Man kann also daran festhalten, daß Aphasiker offenbar Schwierigkeiten haben in Kategorien zu denken und mehrere Begriffselemente in der gleichen Kategorie unterzubringen.

Das steht in Einklang mit Untersuchungen mit einem Farb-Form-Sortiertest (z.B. ARCHIBALD et al. 1967; DE RENZI et al. 1966; MC FIE und ZANGWILL 1960; TIKOFSKY und REYNOLDS 1962), die im Sinne GOLDSTEINs (1948) als Beeinträchtigung der abstrakten Denkleistungen interpretiert wurden.

Das Ergebnis einer gestörten Generalisierungsfähigkeit der Aphasiker kommt auch nicht unerwartet, wenn man weiß, daß Aphasiker auch Schwierigkeiten haben, typische Farben zu Schwarz-Weiß-Zeichnungen zuzuordnen (z.B. DE RENZI und SPINNLER 1967; BASSO et al. 1976), Geräusche zu Geräuschquellen (z.B. SPINNLER und VIGNOLO 1966; AMMON 1977) oder attributive Hinweisreize zu Objekten (z.B. WOLL 1977). BAY (1962, 1969) konnte zeigen, daß bei Modellierungen der Aphasiker oft das Wesentliche und für einen Begriff Typische nicht verwirklicht wurde. Er führt das auf eine Begriffsstörung zurück und auf eine ungenügende begriffliche Ausdifferenzierung. Die Schwierigkeiten der Aphasiker, nonverbal Begriffe unter dem Aspekt von Oberbegriffen zusammenzufassen, kann als eine Folge dieser Störungen aufgefaßt werden.

Die Feststellung des gestörten Generalisierungsvermögens der Aphasiker mag auch eine Erklärung bieten für den mangelnden Erfolg der Aphasietherapie. Wenn ein Aphasiker mehr als andere nur für eine konkrete Situation lernt und nur eingeschränkte Möglichkeiten hat, das Erlernte auf neue Situationen zu übertragen, muß die Aphasietherapie notwendigerweise sehr mühselig sein, zumal die Aphasiker ja auch schon beim Erlernen einfacher Zusammenhänge ein Leistungsdefizit aufweisen.

Wie beim Paarlernen bestehen keine bedeutsamen Zusammenhänge zu dem Alter der Aphasiker und zur Schwere ihrer Aphasie, aber wiederum zum aktuellen Intelligenzniveau. Bei der Evaluierung des Therapieerfolgs sollte daher in Zukunft der prognostische Wert der nichtverbalen Intelligenzleistung - neben dem nichtverbalen Lernvermögen - mehr Beachtung finden.

Auf einen paradoxen Sachverhalt sollte hier noch hingewiesen werden: Aphasiker zeigen eindeutige Fortschritte im nichtverbalen und im verbalen Lernen (CARSON et al. 1968; ETTLINGER und MOFFETT 1970; TIKOFSKY 1971), auf der anderen Seite konnte der Erfolg der Aphasietherapie bisher nicht belegt werden. Es wäre kritisch zu prüfen, ob das nicht damit zusammenhängt, daß in der Aphasietherapie oft mehr darauf geachtet wird, die ins Stocken geratene Kommunikation durch unsystematische Hilfen wieder in Fluß zu bringen, vergleichbar einem Lernexperiment mit fast unbegrenzten Lernelementen, die alle gleichzeitig geübt werden sollen. Das ist für jeden Lernenden ein frustrierender und fast erfolgloser Vorgang.

Solche Lernexperimente legen nahe, Aphasietherapie exemplarisch zu betreiben, wenige Lernelemente anzubieten und diese in immer neuen Zusammenhängen zu üben, um die Schwierigkeit der Aphasiker beim Generalisieren zu überwinden.

ZUSAMMENFASSUNG

27 Aphasiker, 25 nichtaphasische Hirngeschädigte und 20 Patienten mit Erkrankungen des peripheren Nervensystems wurden mit einem Verfahren zur Untersuchung des Begriffserwerbs untersucht (HEIDBREDER 1946; 1947). Die Aphasiker zeigten schon beim einfachen Paarlernen ein Leistungsdefizit und insbesondere beim Generalisieren des einmal Erlernten. Signifikante Zusammenhänge bestanden weder zum Alter der Patienten, noch zur Schwere ihrer Aphasie, wohl aber zu einem Maß für das nichtverbale Intelligenzniveau.

Diese Modellstudie zur Aphasietherapie zeigt die erheblichen nonverbalen Lernschwierigkeiten der Aphasiker auf und damit auch die relativ engen Grenzen für einen Erfolg der Aphasietherapie, unabhängig von der Schwere der Aphasie. Auf der anderen Seite sind bei systematischem Üben mit wenigen Lernelementen eindeutige Lernfortschritte zu erzielen, so daß bei einem ähnlichen Vorgehen in der Aphasietherapie Behandlungserfolge nicht ausbleiben dürften.

BIBLIOGRAPHIE

Ammon, K.H. (1973) Verbal-Loop-Hypothese, Aphasie und Kurzzeitgedächtnis. Neuropsychologia 11:301-309

Ammon, K.H. (1977) Auditory agnosia as a consequence of delayed recognition performance. Excerpta Medica, International Congress Series No. 427 (11th World Congress of Neurology, Amsterdam 1977), 30-31

Archibald, Y.M.; Wepman, J.M.; Jones, L.V. (1967) Nonverbal cognitive performance in aphasic and nonaphasic brain-damaged patients. Cortex 3:275-294

Basso, A.; Faglioni, P.; Spinnler, H. (1976) Non-verbal colour impairment of aphasics. Neuropsychologia 14:183-193

Basso, A.; Faglioni, P.; Vignolo, L.A. (1975) Étude controllée de la rééducation du langage dans l'aphasie: Comparaison entre aphasiques traités et non-traités. Revue Neurologique 131:607-614

Bay, E. (1962) Aphasia and non-verbal disorders of language. Brain 85: 411-426

Bay, E. (1969) Aphasielehre und Neuropsychologie der Sprache. Nervenarzt 40:53-61

Benton, A.L. (1961) Der Benton-Test. Bern: Huber

Boller, F.; De Renzi, E. (1967) Relationship between visual memory defects and hemispheric locus of lesion. Neurology 17:1052-1058

Butfield, E.; Zangwill, O.L. (1946) Reeducation in aphasia: A review of 70 cases. Journal of Neurology, Neurosurgery and Psychiatry 9:75-79

Carson, D.H.; Carson, F.E.; Tikofsky, R.S. (1968) On learning characteristics of the adult aphasic. Cortex 4:92-112

De Renzi, E.; Faglioni, P.; Savoiardo, M.; Vignolo, L.A. (1966) The influence of aphasia and of the hemispheric side of the cerebral lesion on abstract thinking. Cortex 2:399-420

De Renzi, E.; Spinnler, H. (1966) The influence of verbal and non-verbal defects on visual memory tasks. Cortex 2:322-336

De Renzi, E.; Spinnler, H. (1967) Impaired performance on color tasks in patients with hemispheric damage. Cortex 3:194-216

De Renzi, E.; Vignolo, L.A. (1962) The Token-Test: A sensitive test to detect receptive disturbances in aphasics. Brain 85:665-678

Ettlinger, G.; Moffett, A.M. (1970) Learning in dysphasia. Neuropsychologia 8:465-474

Godfrey, C.M.; Douglass, E. (1959) The recovery process in aphasia. Canadian Medical Association Journal 80:618-624

Goldstein, K. (1948) Language and Language Disturbances. New York: Grune & Stratton

Heidbreder, E. (1946) The attainment of concepts: I. Methodology and terminology. Journal of General Psychology 35:173-189

Heidbreder, E. (1947) The attainment of concepts: III. The process. Journal of Psychology 24:93-138

Leischner, A. (1960) Zur Symptomatologie und Therapie der Aphasien. Nervenarzt 31:60-67

Maly, J.; Gloning, K. (1978) Verbales und nichtverbales Lernen bei Aphatikern. In: G. Peuser (Hrsg.) Brennpunkte der Patholinguistik. Patholinguistica 2. München: Fink, 127-138

McFie, J.; Zangwill, O.L. (1960) Visual-constructive disabilities associated with lesions of the left cerebral hemisphere. Brain 83:243-260

Poeck, K.; Huber, W.; Kerschensteiner, M.; Stachowiak, F.-J.; Weniger, D. (1977) Therapie der Aphasien. Nervenarzt 48:119-126

Sarno, M.T.; Silverman, M.; Sands, E. (1970) Speech therapy and language recovery in severe aphasia. Journal of Speech and Hearing Research 13:607-623

Spinnler, H.; Vignolo, L.A. (1966) Impaired recognition of meaningful sounds in aphasia. Cortex 2:337-348

Tikofsky, R.S. (1971) Two studies of verbal learning by adult aphasics. Cortex 7:106-125

Tikofsky, R.S.; Reynolds, G.L. (1962) Preliminary study: Non-verbal learning and aphasia. Journal of Speech and Hearing Research 5:133-143

Vignolo, L.A. (1964) Evolution of aphasia and language rehabilitation: A retrospective exploratory study. Cortex 1 : 344-367

Woll, G. (1977) Das Wissen um Teile und Kontext von Objekten im Denken von Aphatikern. Forschungsbericht des Sonderforschungsbereichs 99 (Linguistik), Universität Konstanz

SPRACHTHERAPIE ALS KOMMUNIKATIONSSITUATION*

Anneliese Kotten

1 EINLEITUNG

Aphasiker erwarten von der Sprachtherapie eine Besserung ihrer verbalen Kommunikationsmöglichkeiten. Diese Feststellung erscheint auf den ersten Blick banal. Die scheinbare Banalität verdeckt jedoch einen recht komplizierten Sachverhalt, welcher nur mit Hilfe einer kommunikationswissenschaftlichen Betrachtung offengelegt werden kann. Wenn man einmal versucht, sich die Prämissen dieses ersten Satzes vor Augen zu führen, stößt man auf folgendes: Erwartungen entwickeln sich auf dem Hintergrund ganz bestimmter Erfahrungen. Eine wesentliche Erfahrung ist jedoch fast allen Aphasikern, die in die Therapie kommen, gemeinsam: Im Rahmen der heimischen Alltagskommunikation verbessern sich ihre verbalen Kommunikationsmöglichkeiten nur sehr gering.

Die Tatsache nun, daß nach Maßgabe der physiologischen Bedingungen die verbalen Möglichkeiten eines Aphasikers im Verlaufe der Therapie im allgemeinen zunehmen, wird deshalb auf sogenannte therapeutische "Techniken" zurückgeführt. D.h., Alltagskommunikation und therapeutische Kommunikation werden auch im vortheoretischen Verständnis als verschieden erlebt. Ziel dieses Aufsatzes ist es nun, insbesondere jene Aspekte aufzuzeigen, welche den Unterschied dieser beiden Kommunikationssituationen im Hinblick auf die **Sprachverwendung** und das **Rollenverhalten** von Patient und Therapeut verdeutlichen können. Hierbei werden alle Modi nonverbaler (non-oraler) Kommunikation außer acht gelassen, es sei denn, irgendeines dieser Elemente sei in der spezifischen Situation als Ersatz eines nicht zu realisierenden verbalen Elementes eindeutig bestimmbar.
Diese Beschränkung ist in zweifacher Weise zu begründen: zum einen steht durch die Zielsetzung der Sprachtherapie das Kommunikationsinstrument "Sprache" per se im Mittelpunkt, zum anderen würde durch die Einbeziehung non-verbaler Kommunikationsmittel der Rahmen dieser Arbeit gesprengt. (Ich möchte jedoch darauf hinweisen, daß bei einem, in Zukunft noch zu leistenden Vergleich von Sprachtherapie mit anderen therapeutischen Situationen die Einbeziehung non-verbaler Kommunikationsmittel notwendig ist.)

---

* Originalbeitrag

2 GRUNDBEGRIFFE DER KOMMUNIKATION

Bevor wir nun anhand eines einfachen Modells zur Beschreibung der spezifischen sprachlichen Kommunikationsweisen in der Aphasietherapie übergehen, sollen zunächst einige Begriffe genauer umrissen werden.
Schon der Titel dieses Aufsatzes enthält den erklärungsbedürftigen Begriff der "Situation".

> "Eine Situation wird definiert durch Ort, Anlaß und Benehmen der Beteiligten - die Art ihrer Beziehung, Stil und Formen ihres Umgangs. Alle Beteiligten tragen bei zur Verständigung, welches Verhalten erwartet wird und welchem Programm man folgen sollte. An jedem Punkt, wo eine Entscheidung oder Wahl getroffen wird, wird ein spezifisches Instruktionssignal abgegeben, wie zu verfahren sei." (SCHEFLEN 1976: 69f.)

Die Strukturierung von Situationen geschieht durch Kommunikation. Therapeutische Situationen sind ausgerichtet auf ein Ziel, nämlich Verbesserung einer als Störung oder Mangel empfundenen Verhaltensweise. Das materielle Korrelat dieses Ziels besteht in der Aphasietherapie aus sogenannten "Aufgaben" oder "Übungen", welche einen Umgang mit Sprache erfordern.

Therapeutische Situationen sind ferner durch eine ganz bestimmte Art der Beziehung gekennzeichnet, welche durch die Rollen "Patient" und "Therapeut" bestimmt wird. Trotz der oft geäußerten Empfehlung, der Therapeut solle ein "Freund" und "Partner" des Patienten sein, läßt sich nicht übersehen, daß der Therapeut speziell in Übungssituationen eine dominante Position einnimmt. Dies kommt auch in der Redeweise von Patienten zum Ausdruck, welche ihre Therapeuten kurzerhand als "Lehrer" bezeichnen. (Hierin liegt schon ein wesentlicher Unterschied zu psychotherapeutischen Situationen.)

Die angenommene dominante Position des Therapeuten läßt sich nicht nur von seinen besseren verbalen Kommunikationsmöglichkeiten ableiten, sondern auch von der Tatsache, daß er durch die Auswahl von Aufgaben sowohl die einzelne Therapiestunde als auch den gesamten Therapieverlauf strukturiert.

Zur Kennzeichnung der Rollen werden folgende Termini eingeführt: derjenige Partner, welcher eine wie auch immer geartete verbale Handlung veranlaßt, wird als "Aktivator" bezeichnet, der ausführende Partner als "Akteur". Im weiteren Verlauf soll der Zusammenhang zwischen diesen Rollen und den Aufgabentypen in der Aphasietherapie beschrieben werden.

Es muß nun noch geklärt werden, was in dieser Arbeit unter dem Begriff "Kommunikation" verstanden werden soll. Da inzwischen bekanntlich eine Vielzahl von Definitionen der "Kommunikation" existiert, deren Unterschiedlichkeit ableitbar ist aus den jeweils unterschiedlichen Zielsetzungen einzelner Forschungsgebiete, erscheint es gerechtfertigt, diejenige Definition heranzuziehen, welche zur Beschreibung sprachlicher Kommunikation innerhalb der Aphasietherapie am besten geeignet ist. Ich beziehe mich im weiteren auf die Analyse von UNGEHEUER (1972) und wähle speziell diejenigen Aspekte aus, welche für die Sprachverwendung bei der Aphasietherapie wichtig sind.

Zunächst einmal muß unterschieden werden zwischen Kommunikationsprozess und Kommunikationsnetzwerk.

Kommunikationsprozesse sind durch zwei Kategorien von Information gekennzeichnet: durch die Hauptinformation ("α-Information"), "deretwegen der Kommunikationsprozeß überhaupt abläuft, also die zu kommunizierende Information"(a.a.O. 230) und durch die Trägerinformation("β-Information"), "welche die Übertragung der Information erst ermöglicht." (a.a.O. 230)

Das Kommunikationsnetzwerk setzt sich mindestens aus folgenden Teilen zusammen (a.a.O. 233):

"1. dem S e n d e r , der im Besitz der Hauptinformation ist, die α-Einheiten den β-Einheiten zuordnet und die Trägerinformation absendet;

2. dem K o m m u n i k a t i o n s m e d i u m (Kanal), in welchem die β-Information sich ausbreitet;

3. dem E m p f ä n g e r , der die β-Information empfängt, sie in α-Einheiten dekodiert und die so erhaltene Hauptinformation speichert oder weiterverarbeitet."

In diesem einfachen Modell sind zunächst alle non-verbalen Kommunikationsmöglichkeiten sowie die Tatsache, daß bei zwischenmenschlicher Kommunikation die beteiligten Partner Sender u n d Empfänger sind, außer acht gelassen. Es reicht jedoch für die Zwecke dieser Arbeit aus. Allerdings sind noch folgende Aspekte zu beachten (a.a.O. 229):

"Ein K o m m u n i k a t i o n s n e t z w e r k kann vorhanden sein, ohne daß darin ein Kommunikationsprozeß abläuft; jeder Kommunikationsprozeß setzt jedoch ein entsprechendes Netzwerk voraus." (a.a.O. 229)

Dies läßt sich am Beispiel der s p r a c h l i c h e n K o m m u n i k a t i o n wie folgt verdeutlichen: Weder im luftleeren Raum, noch bei Ausfall des Gehörs oder bei Störungen der Artikulationsorgane kann eine kommunikative Beziehung errichtet werden (a.a.O. 229):

"Das Luftmedium, die Funktion des Gehörs und die Artikulationsbewegungen gehören dem sprachlichen Kommunikationsnetzwerk an. Das Vorhandensein und störfreie Funktionieren aller physikalischer, physiologischer und psychischer Gegebenheiten in den Manifestationsbereichen des Sprachkörpers sind notwendige Bedingungen für die Übermittlung sprachlicher Inhalte. Es ist darauf hinzuweisen, daß auch die Kommunikatoren selbst... zu den Kommunikationsbedingungen zu rechnen sind. Sie bilden gewissermaßen die Knoten des Netzwerkes."

Ferner sind an der Kommunikation immer zwei Größen beteiligt, die auf beiden Informationsebenen ausgeprägt sind (a.a.O. 234):

"1. das Inventar der Informationseinheiten mit ihren systembildenden Relationen,
2. der Text, d.h. die in einem konkreten Kommunikationsakt beobachtbare Komposition der Einheiten zur kommunizierten Information."

Der Text ist Teil des Kommunikationsprozesses, Inventar und Kombinationsregeln sind als "Besitz" der Kommunikatoren Teil des Kommunikationsnetzwerkes (a.a.O. 235):

"Zwischen Kommunikatoren kann Kommunikation nur dann stattfinden, wenn beide hinsichtlich der Mengen von Informationseinheiten gemeinsame Elemente besitzen, α-Einheiten und β-Einheiten in gleicher Weise einander zuordnen und die Einheiten nach gleichen Regeln kombinieren."

Im vorliegenden Zusammenhang ist hierbei folgendes von besonderer Wichtigkeit (a.a.O. 236):

"Bei allen Kommunikationsprozessen ist der Konnex von Haupt- und Trägerinformation einschließlich der sie realisierenden physikalischen Vorgänge bestimmt (d.h. herbeigeführt und nur zu erklären) durch den jeweiligen Kommunikationsprozess als Ganzes."

Nur aufgrund dieser letzten Bedingung ist sprachliche Kommunikation mit Aphasikern überhaupt möglich. Der gesunde Partner, speziell der Therapeut, weiß, daß Inventar und Kombinationsregeln, Zuordnung von α- und β-Einheiten des Aphasikers als Sender/Empfänger im Kommunikationsprozeß gestört sind. Er versucht die Invarianzen der Regelverletzungen zu "lernen", indem er aus dem Kommunikationsprozeß herausgeht. Gehen jedoch Zuordnungsstörungen und Regelverletzungen über ein tolerierbares Maß hinaus, ist auch der gesunde Partner nicht mehr in der Lage, Invarianzen von Regelverletzungen zu lernen: phonematische Paraphasien können innerhalb eines Kommunikationsablaufes verstanden werden, Jargon dagegen nicht mehr.
Die oben genannte Bedingung, daß die Verbindung von Haupt- und Trägerinformation durch den Kommunikationsprozess als Ganzes bestimmt ist, besagt,

daß eine bestimmte α-Einheit mit unterschiedlichen β-Einheiten verbunden sein kann. Ich verweise hier nur auf die Möglichkeit der Paraphrasenbildung (ein vergleichbares Phänomen sind im Falle der Aphasie die verbalen Umwegleistungen, s. KOTTEN, in diesem Band).
Die Unterscheidung von Haupt- und Trägerinformation, bzw. α-Einheiten und β-Einheiten, bildet die Basis für die Beschreibung der unterschiedlichen Aufgabentypen in der Aphasietherapie. Wir gehen dabei von der Tatsache aus, daß Prozesse, welche Trägerinformation übermitteln, ohne Hauptinformation ablaufen können. Ein solcher Fall stellt keinen Kommunikationsakt dar. Immer dann, wenn sprachliche Elemente in irgend einer Weise realisiert werden, ohne daß ein nach den oben angegebenen Bedingungen beschreibbarer Kommunikationsakt intendiert wird, soll im folgenden der Terminus "**nicht-kommunikative Sprachverwendung**" benützt werden.

Ein einfaches Beispiel kann diese Art der Sprachverwendung veranschaulichen: Ein Fremdsprachenlehrer trainiert mit seinen Schülern die korrekte Aussprache von Wörtern einer zu erlernenden Sprache. Er spricht die betreffenden Wörter vor, die Schüler versuchen, sie nachzusprechen. Hierbei ist der Lehrer auch durch einen Apparat zu ersetzen, vergleichbar dem Einsatz des "language master" in der Aphasietherapie.

Weitere Beispiele, welche in diesen Bereich von Sprachverwendung gehören, sollen weiter unten bei der Beschreibung von typischen Aufgaben innerhalb der Aphasietherapie angeführt werden.
Zur Charakterisierung der in der Therapie vorkommenden Arten von nichtkommunikativer Sprachverwendung muß noch ein weiterer Aspekt eingeführt werden, der zugleich ein sinnfälliges Unterscheidungsmerkmal zu kommunikativen Akten zwischen gesunden Partnern liefert:
Gemeint sind alle Arten von sprachlichen Aktivierungsmethoden und verbalen Hilfen, die der Therapeut z.B. bei Wortfindungsschwierigkeiten gibt. Hierbei werden "open-ended" Sätze mit zwingendem semantischen Kontext oder Initiallaute von Wörtern durch den Therapeuten vorgegeben und vom Patienten im günstigsten Falle adäquat zu Ende geführt. D.h. der Therapeut übernimmt extern die Rolle eines Organisators von sprachlichem Material für seinen Partner. Diese Art der Vororganisation von sprachlichem Material durch den Therapeuten muß als besondere Art nicht-kommunikativer Sprachverwendung angesehen werden, welche eine Sonderform in der Therapie darstellt. Sie wird im folgenden durch Zusatz eines Asterisk(*) gekennzeichnet.

Selbstverständlich finden in der Aphasietherapie auch echte sprachliche Kommunikationsprozesse statt; dies geschieht jedoch unter erschwerten Bedingungen und um so eingeschränkter je stärker der Patient gestört ist. Denn ohne Kommunikation wäre die Situation "Therapie" nicht strukturierbar. (Bei sehr schweren Total- bzw. sensorischen Aphasien müssen jedoch überwiegend non-verbale Techniken eingesetzt werden, welche hier nicht beschrieben werden sollen.) Immer dann, wenn mit Hilfe sprachlicher Elemente α-Information übermittelt werden soll, wird im folgenden der Terminus "kommunikative Sprachverwendung" benützt.

Als letzter Aspekt soll noch die sprachlich-thematische Dimension eingeführt werden. Zur Beschreibung der Aphasietherapie erscheint es als zweckmäßig, zwei große Themenklassen zu unterscheiden:

- bei der ersten bildet Sprache selbst das Thema, über welches gesprochen wird. (Beispiel: Der Therapeut erklärt bestimmte grammatische Formen)
- zur zweiten gehören alle übrigen Themen, mögen sie nun die wahrnehmbare Welt, Erfahrungen, Vorstellungen, Emotionen und Phantasien oder die Definition der Beziehung von Patient und Therapeut betreffen.

Es sei hier nur noch kurz darauf hingewiesen, daß bei einem noch zu leistenden Vergleich von Aphasietherapie und anderen therapeutischen Situationen gerade diese zweite Themenklasse näher untersucht werden müßte.

Bei der nun anschließenden Beschreibung von Aufgabentypen werden die beiden Themenklassen in den Kurzformen "Sprache" und "Welt" angeführt.

Alle bisher besprochenen Aspekte lassen sich in einem Schema wie folgt darstellen:

Tab. 1: Formen der Sprachverwendung in der Aphasietherapie.

	Sprachverwendung	Thema	Interaktion	
			Aktivator	Akteur
1	nicht-kommunikativ	Sprache	Ther.	Pat.
2	nicht-kommunikativ	Welt	Ther.	Pat.
3	* nicht-kommunikativ	Sprache	Ther.	Pat./Ther.
4	* nicht-kommunikativ	Welt	Ther.	Pat./Ther.
5	kommunikativ	Sprache	Ther./Pat.	Ther./Pat.
6	kommunikativ	Welt	Ther./Pat.	Ther./Pat.

Die Lücke in der obigen Tabelle zwischen den nicht-kommunikativen und den kommunikativen Formen der Sprachverwendung stellt eine "Problemzone" dar. Dieses Kernproblem soll vorerst nur als Frage formuliert werden: Mit welchen Mitteln kann der Therapeut die Trennung von nicht-kommunikativer und kommunikativer Sprachverwendung innerhalb der Therapie überwinden? Bevor jedoch diese Frage beantwortet werden kann, sollen zunächst die im Schema dargestellten, theoretisch gewonnenen Kombinationen von Sprachverwendung, Thema und Interaktion anhand von typischen Aufgaben aus der Aphasietherapie belegt werden.

3 FORMEN DER SPRACHVERWENDUNG IN DER APHASIETHERAPIE

3.1 Nicht-kommunikative Sprachverwendung: Thema "Sprache"; Aktivator: Therapeut; Akteur: Patient.

Hierher gehören alle Übungen bzw. Tests, welche ausschließlich die formale Beherrschung von Phonologie, Morphologie, Syntax und Semantik trainieren, und zwar sowohl auf der Ebene der Produktion als auch auf der des Verständnisses. Aus dem Repertoire möglicher Übungen sollen hier nur einige charakteristische Beispiele angeführt werden:

- Das Nachsprechen von Wörtern und Sätzen, wobei der Therapeut aus den Entstellungen bei der Reproduktion Rückschlüsse auf typische Regelverletzungen des Patienten zu ziehen versucht. Auf der gleichen Ebene liegen Aufgaben, welche die phonematische Diskrimination von Items (z.B. bildliche Darstellung von Minimalpaaren) anhand vorgesprochener Wörter verlangen.
- Das Einsetzen ausgelassener Morpheme, Präpositionen, Konjunktionen usw. in sogenannten Lückentexten, das Bewerten der Korrektheit bzw. Inkorrektheit von Sätzen, Umformungsübungen (z. B. Präsensformen ins Perfekt transformieren), das Bilden von Sätzen aus vorgegebenem sprachlichen Material und die Paraphrasenbildung zu vorgegebenen Sätzen.
- Ebenso gehören hierher die Übungen zur Wortbildung und Wortableitung (z.B. Wiedergewinnung von Abstrakta über Adjektiv- und Verbableitungen) sowie Übungen zur Wortfindung über die sogenannte "innere Sprache", wobei das Ergänzen, Strukturieren und Umstrukturieren von vorgegebenen Buchstaben zu korrekten Wortgestalten verlangt wird. Auch die Übun-

gen zur Antonym- und Synonymbildung lassen sich hier einordnen.

- Ferner finden sich hier alle diejenigen Übungen, welche das Transkodieren von sprachlichen Zeichen verlangen. Transkodieren heißt nichs anderes als die Übersetzung eines vorgegebenen Zeichens in eine andere Modalität (vgl. auch WEIGL und FRADIS 1977). Das heißt, daß sich hier alle Diktate einordnen lassen, da mit ihnen ja nur der Zweck verfolgt wird, eine auditiv wahrgenommene sprachliche Einheit in graphische Zeichen zu übersetzen. Der umgekehrte Vorgang, nämlich das Vorlesen, gehört ebenfalls hierher.

Diese Beispiele mögen genügen, um zu zeigen, daß sich hier ein sehr grosser Teil derjenigen Übungen findet, welche speziell bei der Therapie der motorischen sowie in Teilbereichen der Therapie von sensorischen und amnestischen Aphasien eingesetzt werden.

3.2 Nicht-kommunikative Sprachverwendung: Thema "Welt"; Aktivator: Therapeut; Akteur: Patient.

Hierher gehören zunächst das Reihensprechen und auch das Einüben derjenigen Formeln, die gemeinhin zur Herstellung eines Kontaktes oder als verbale Höflichkeitsgesten gebraucht werden. Das Ziel aller Übungen, die unter die hier besprochene Gruppierung fallen, besteht darin, wieder eine Beziehung zwischen einem sprachlichen Zeichen und seinem außersprachlichen Referenten herzustellen. Mit anderen Worten: es werden gewisse Teilbereiche des Inventars trainiert. Um dieses Ziel zu erreichen, wird zunächst eine Reduktion vorgenommen, da bis zu einer bestimmten Stufe so getan wird, als ob zur Kennzeichnung eines "Dinges", eines "Sachverhaltes" oder einer "Eigenschaft" nur jeweils ein einziges sprachliches Zeichen (bzw. nur eine einzige Zeichenkombination) bereitstünde. Aufgrund dieser Reduktion ist der Therapeut in der Lage, zwischen richtigen und falschen Antworten im Rahmen der hier vorgenommenen Übungen zu unterscheiden. Diese Charakterisierung macht deutlich, daß hier die eingangs erwähnten Grundbedingungen echter Kommunikationsprozesse verletzt werden.

Die hier einzuordnenden Übungen dienen sowohl dem Training der expressiven als auch der rezeptiven Sprachverwendung. Dies soll im folgenden anhand von Beispielen aus dem Bereich der Wortfindung (Wortverständnis) und Satzbildung (Satzverständnis) sowie der Textherstellung gezeigt werden. Fast allen Übungen ist gemeinsam, daß der außersprachliche Referent visuell vor-

gegeben wird: Es finden sich also hier alle Wortfindungsübungen anhand vorgegebener Gegenstandsbilder (bzw. Gegenstände). Allerdings ist hierbei zu beachten, daß die u. U. notwendigen Hilfen, welche der Therapeut zur Bewältigung dieser Benennungsaufgaben gibt, zum 4. Typ der Sprachverwendung gehören (s. 3.4).
Ferner gehört hierher das Training des Wort- bzw. des Satzverständnisses. Als typisch können angesehen werden: das Heraussuchen von Objekten bzw. bildlichen Darstellungen, die vom Therapeuten benannt oder in steigender syntaktischer und semantischer Komplexität umschrieben werden.
Bei einer gewissen Besserung des Sprachverständnisses werden auch schon Übungen ohne visuelle Vorlage durchgeführt wie beispielsweise das Ausführen von Aufträgen oder das Erkennen sinnvoller bzw. unsinniger Aussagen, wobei im ersten Falle von dem Patienten Handlungen und im zweiten Falle "ja/nein"-Antworten erwartet werden.

Um zu klären, ob diese Aufgaben vielleicht doch entgegen der hier vorgenommenen Einordnung einen echten kommunikativen Aspekt haben, sollen die genannten Aufgabentypen mit Sprechhandlungen wie "Fragen" und "Aufforderungen" verglichen werden.
Zur Charakterisierung der Fragehandlung sagt MAAS (MAAS und WUNDERLICH 1972:213):

"Eine Frage tritt in einer Situation auf, in der der Handelnde etwas - nennen wir es X - nicht weiß, es aber aus bestimmten Gründen wissen möchte. Mit seiner Frage bittet er seinen Partner, ihm zu dem Wissen um X zu verhelfen. Die Handlungssituation ist beendet, wenn er X weiß. Seine Frage ist dagegen nur dann erfüllt oder beantwortet, wie wir sagen wollen, wenn die Situation dadurch beendet ist, daß der Partner dem Fragenden das Wissen um X auf dessen Frage hin vermittelt."

Bei echten Fragehandlungen weiß der Fragende die Antwort nicht. Ausgenommen sind davon nur die Vergewisserungsfragen, durch welche geklärt werden soll, ob beide Partner zu einem bestimmten Punkt die gleichen Voraussetzungen machen.
Am ehesten hat die in Frage stehende Klasse von Aufgaben eine gewisse Ähnlichkeit mit Abfragesituationen, die innerhalb eines Tests bestehen. Hierbei handelt es sich jedoch um pervertierte Fragehandlungen - zumindest sind dem Fragenden die Antworten bekannt. Es handelt sich gleichfalls auch nicht um das Infragestellen irgendwelcher Voraussetzungen, nach deren Klärung dann weitere Kommunikationsschritte stattfinden können.
Durch die "Quasi-Fragen" von seiten des Therapeuten sollen keine echten Antworten produziert werden - die Beantwortung könnte der Therapeut selbst geben - sondern es soll nur geklärt werden, ob der Patient zumindest einige Teile des in der Frage verwendeten Kodes versteht, das heißt, der Äußerung den richtigen Referenten zuordnet. Demnach sollte also dieser Aufgabentyp nicht unter echte, kommunikativ verwendete Sprechhandlungen eingeordnet werden.
Und wie steht es nun mit dem "Ausführen von Aufträgen", einem Aufgabentyp, den wir versuchsweise mit einer Aufforderung vergleichen wollen? Aufforde-

rungen zielen auf mögliche Handlungen des Aufgeforderten unter der Voraussetzung, daß der Auffordernde unter entsprechenden Umständen ebenfalls danach handeln würde (vgl. MAAS und WUNDERLICH 1972:207). Dabei ist unter den "entsprechenden Umständen" nicht nur die jeweilige Situation, sondern auch die jeweilige Position der Partner, z.B. als Gleichberechtigte, Unter- oder Überlegene, zu verstehen.
Man kann in etwa sagen, daß diejenigen Arten von Aufträgen, die bei der Untersuchung und der Behandlung von Sprachverständnisstörungen gegeben werden, formal-sprachlich gesehen, Aufforderungen simulieren, wie sie etwa in der häuslichen Situation alltäglich sind. Diese rein formale Ähnlichkeit berechtigt jedoch noch nicht zu einer inhaltlichen Gleichsetzung. Durch das allmähliche Einüben eines adäquaten Reagierens auf die formalen Strukturen von "Quasi-Aufforderungen" sollen die Voraussetzungen dafür geschaffen werden, daß der Kranke eines Tages auch auf echte, in einem alltäglichen Situationskontext begründete Aufforderungen mit adäquaten verbalen oder non-verbalen Handlungen reagieren kann.

Auf der expressiven Seite der Sprachverwendung finden sich neben dem schon erwähnten Training der Wortfindung anhand von Bildern alle Satzbildungsübungen nach Situationsbildern.

Der Patient soll hierbei lernen, unter Kontrolle des Therapeuten einen wahrgenommenen Sachverhalt nach bestimmten sprachlichen Mustern zu formulieren. Gefordert wird hierbei die Aufspaltung eines simultan Gegebenen in sukzessive Einheiten, wobei die Relation der einzelnen Elemente adäquat dargestellt werden muß. "Adäquat" meint hier, daß der wahrgenommene Sachverhalt zumindest so formuliert wird, daß anhand der Wortstellung die Beziehung zwischen Subjekt, Prädikat und Objekt erkennbar ist, so daß eine Person, welche das betreffende Bild nicht kennt, es nach der Beschreibung des Patienten identifizieren könnte. D.h., daß hierbei inkorrekte Morphologie (z.B. das Verb im Infinitiv) zugelassen werden kann, sofern dadurch keine Sinnentstellungen entstehen.

Anhand von Situationsbildern können die wichtigsten Satzmuster des Deutschen geübt werden. Sind diese in einer akzeptablen Annäherung vorhanden, d.h. sind trotz morphologischer Fehler die Relationen der einzelnen Satzteile erkennbar, so kann die Konstruktion von Texten entweder anhand eines einzelnen Bildes oder nach Bildergeschichten begonnen werden. Hierbei wird einerseits der Wechsel von Satzmustern innerhalb einer einzigen Texteinheit geübt, andererseits werden notwendige textkonstituierende Elemente wie z.B. Pronomina eingeführt.

Alle diese Übungen zielen darauf ab, ein ganz bestimmtes Sprachverhalten zu trainieren, das auch in der realen Kommunikation vorkommt: das Berichten über Dinge, die der eine Partner gesehen hat und von denen er annimmt, daß der andere Partner sie nicht kennt.

Ist der Patient in der Lage, die Anforderungen der bisher beschriebenen Übungen wenn auch mit Fehlern zu bewältigen, dann sollte das Prinzip "ein Ding = ein Name" bzw. "ein Sachverhalt = ein Satz" zugunsten einer Annäherung an echte Kommunikationsbedingungen verlassen werden, indem zu den jeweils gefundenen Beschreibungen Paraphrasen gebildet werden. Erst wenn eine solche Aufgabe bewältigt wird, kann als weitere Bedingung eingeführt werden, den Stil einer Bildbeschreibung (bzw. Erzählung) auf einen möglichen Kommunikationspartner (Erwachsener, Kind, Verwandter, Amtsperson usw.) hin zu variieren. Eine derartige Übung ist zu unterscheiden vom Rollenspiel, da der Therapeut hier nicht mitspielt, sondern kraft seiner Kompetenz die Adäquatheit der gefundenen (mündlichen oder schriftlichen) Formulierungen kontrolliert.

Alle hier beschriebenen Übungen trainieren bei steigender Komplexität die Voraussetzungen für die Fähigkeit, α-Einheiten und β-Einheiten in Kommunikationsakten miteinander zu verbinden.

Daß es sich hier tatsächlich nur um Voraussetzungen für sprachliche Kommunikation handelt und nicht schon um diese selbst, zeigt sich auch in der Tatsache, daß speziell schwerer gestörte Patienten Schwierigkeiten haben, die in den hier beschriebenen Übungen gelernten Muster in echten Kommunikationsakten anzuwenden. Wie dieser Transfer geleistet werden kann, soll in einem späteren Abschnitt noch beschrieben werden.

Aus dem bisher Gesagten geht hervor, daß ein sehr großer Teil von Übungen der Aphasietherapie unter die hier besprochene Gruppierung fällt. Dies gilt für alle Formen von Aphasie.

3.3 * **Nicht-kommunikative Sprachverwendung: Thema "Sprache; Aktivator: Therapeut; Akteur: Therapeut und Patient gemeinsam.**

Wie schon eingangs erwähnt, handelt es sich hier um eine spezielle Technik des Therapeuten, dem Patienten beim Vollzug sprachlicher Akte zu helfen, indem das Material so vororganisiert wird, daß ein sonst nicht zu realisierendes Element in dem gegebenen Moment doch noch produziert werden kann. Eine derartige Hilfestellung wird sowohl bei allen Arten von Aufgaben als auch in echten Kommunikationsakten gegeben. Zu beachten ist dabei, daß das zu realisierende Element mit sehr hoher Wahrscheinlichkeit in dem gegebenen Kontext zu erwarten ist, daß der Therapeut also **weiß**, was der Patient sagen will oder soll. Diese Sicherheit ist natürlich bei allen unter 3.1 gruppierten Aufgabentypen am größten. Immer dann, wenn ein Patient eine Aufgabe formal-sprachlicher Art nicht lösen kann, hat der Therapeut die Möglichkeit, eine Umstrukturierung vorzunehmen - etwa anhand einer Paraphrase oder einer Analogie - so daß das in Frage stehende Element über einen anderen Kontext evoziert wird. Damit übernimmt der Therapeut einen Teil des Lösungsweges, den der Patient aufgrund seiner Störung allein nicht findet. Und gerade dadurch unterscheidet sich diese Technik von dem reinen Vorsagen, das ungeschulte Gesprächspartner von Aphasikern üblicherweise anwenden.

3.4 * Nicht-kommunikative Sprachverwendung: Thema "Welt"; Aktivator: Therapeut; Akteur: Therapeut und Patient gemeinsam.

Auch hier handelt es sich um die spezielle therapeutische Technik der Hilfestellung beim Vollzug sprachlicher Akte, allerdings auf einer anderen Ebene als unter 3.3 beschrieben. Überwiegendes Anwendungsgebiet ist die Wortfindung. Die einfachsten Formen dieser Technik sind das Mitsprechen und das Vormachen der Mundstellung, gefolgt von der sogenannten "sprachlichen Aktivierung" durch den semantischen Zwang geläufiger Kontexte (z.B. feststehende Wortpaare etc.). Auch bei der Wortfindung anhand von Bildern werden als Hilfe Sätze vorgegeben, an deren Ende das gesuchte Element zwangsläufig stehen muß. Diese Hilfe kann verstärkt werden durch zusätzliche Vorgabe des Initiallautes oder sogar der ersten Silbe. In letzterem Falle soll so etwas wie ein "tip of the tongue" Phänomen beim Patienten erzeugt werden. In besonderen Fällen kann noch ein zusätzlicher Modus, nämlich das Schreiben benützt werden, d.h. der Therapeut schreibt das kritische Wort und der Patient liest es.
Diese Art von Hilfen kann außerhalb der Übungssituation auch kurzzeitig bei echten kommunikativen Akten angewendet werden, und zwar dann, wenn der Patient Schwierigkeiten hat, bestimmte Wörter zu finden oder auszusprechen. Es kann sich dabei jedoch nur um solche Wörter handeln, die aus dem Kontext, den der Patient geliefert hat, relativ eindeutig hervorgehen. Der Therapeut versucht dann, für das intendierte aber im Moment nicht realisierbare Wort einen anderen, einfacheren und eindeutigeren Kontext zu liefern. Ist das vom Patienten intendierte, aber nicht gefundene Wort nicht durch den Kontext der vorangegangenen Äußerungen relativ eindeutig bestimmt, dann muß der Therapeut Fragen stellen, um zu erfahren, was gemeint war.

Fragen fallen jedoch nicht unter die hier besprochene Form der Hilfestellung.

3.5 **Kommunikative Sprachverwendung:**
Thema "Sprache"; Aktivator: Therapeut und Patient;
Akteur: Therapeut und Patient.

Hierher gehören z.B. alle Erklärungen, die der Therapeut in bezug auf grammatische Formen oder andere sprachliche Kategorien gibt, wie dies zuweilen bei der Behandlung des Agrammatismus notwendig sein kann. Der Therapeut versucht, durch seine Erläuterungen ein bestimmtes Wissen über das Funktionieren von syntaktischen oder semantischen Zusammenhängen auf seiten des Patienten zu erreichen. Es spielt hier jedoch keine Rolle, ob der Patient dieses neue Wissen auch gleich adäquat anwenden kann. Ferner ist hier auch die Möglichkeit gegeben, daß der Patient selbst aktiv wird, indem er beispielsweise nach dem Funktionieren grammatischer Formen fragt oder darzustellen versucht, welche grammatischen Formen ihm besonders unmotiviert erscheinen (häufigstes Beispiel: die Rektion bei Präpositionen und die Verwendung von Artikeln), oder aber vom Therapeuten eine Erklärung darüber verlangt, aus welchem Grunde ihm die Beherrschung von grammatischen Regeln nur mühsam und unvollkommen gelingt.

Ein interessantes Beispiel von Kommunikation über Sprache lieferte eine Patientin mit motorischer Aphasie, welche im Verlauf der Therapie jeweils präzise angab, wann sie zum ersten Mal Unterschiede von Artikeln und Verbformen in der Sprachproduktion anderer Personen auditiv wahrnahm. Gleichzeitig mit der verbesserten Wahrnehmung grammatischer Formen besserte sich auch ihre expressive Leistung in diesem Bereich.

Derartige Kommunikationen über das Thema "Sprache" finden sich überwiegend bei weniger schwer gestörten Patienten aller Aphasieformen (ausgenommen natürlich die Totalaphasie).

3.6 **Kommunikative Sprachverwendung:**
Thema "Welt"; Aktivator: Therapeut und Patient;
Akteur: Therapeut und Patient.

Hier finden sich alle Wunschäußerungen, Fragen, Unterhaltungen, Diskussionen usw., wie sie unter gesunden Sprechern auch vorkommen und sofern sie den Bedingungen für kommunikative Sprachverwendung, die eingangs besprochen worden sind, genügen. Es spielt dabei keine Rolle, ob die von seiten des Patienten eingesetzten sprachlichen Mittel unter formalen Aspekten der Grammatik betrachtet, korrekt sind oder nicht. Es ist jedoch äußerst bedeutsam, ob die eingesetzten Mittel, seien sie nun sprachlich und mit Hilfe verbaler Umwege oder auch mimisch-gestisch realisiert, für die Verständigung adäquat sind. Ferner soll ebensowenig eine Rolle spielen, ob tatsächlich eine volle Verständigung erreicht wird; dies geschieht ja bei gesunden Sprechern auch nicht in jedem Falle. Verstehen soll jedoch von beiden Partnern intendiert werden, und bei Nichterreichen dieses Zieles sollte der Fehlschlag in irgend einer Weise kenntlich gemacht werden. Natürlich können auch beide Partner falsche Annahmen über ihr gegenseitiges Verstehen machen. In einem solchen Falle muß die Kommunikation als nicht gelungen angesehen werden. Leider kommt es immer wieder vor, daß gesunde Partner ein Verstehen vortäuschen mit der Begründung, den Kranken nicht frustrieren zu wollen. Hierbei verletzt weniger der Kranke auf grund seiner Störung, sondern mehr der Gesunde durch seine Täuschung die Bedingungen ernstgemeinter Kommunikation.

Es wird häufig behauptet, daß für den sprachgestörten Patienten nur noch eine äußerst begrenzte Zahl von Themen existiert, über welche er kommunizieren kann bzw. welche ihn überhaupt noch interessieren. Dies wird als Zeichen eines ausgeprägten Egozentrismus gedeutet. Man muß hier jedoch meiner Meinung nach differenzieren zwischen den Themen, über die der Patient spontan sprechen möchte und denjenigen, die der Patient oder auch seine Umgebung unter der Annahme, sie seien für ihn zu schwierig, zunächst ausgeschlossen hatte.

Daß auch mit Patienten, die in ihrer expressiven Sprache schwer gestört sind, über Kunst, Stadtplanung, Gleichberechtigung oder die Beurteilung sozialer Situationen gesprochen werden kann, lehrt der Therapiealltag. Allerdings stellt die Behandlung solcher Themen nicht nur sehr hohe Anforderungen an den Patienten, sondern auch an den Therapeuten, denn es treten dann, je nach Schweregrad der Störung, Umwegleistungen verbaler und nonverbaler Art auf, die häufig nur einen sehr indirekten Bezug haben zu den Objekten, die mit ihnen umschrieben werden sollen. Damit steigt dann auch die Zahl der Hilfen, welche der Therapeut geben muß, um die weitere Fortführung des Kommunikationsprozesses zu gewährleisten.

Abgesehen von dem Versuch, zuweilen auch Unterhaltungen über schwierige Themen durchzuführen, sollte schon auf einer möglichst frühen Stufe, z.B. wenn der Patient selbst noch gar nicht in der Lage ist, auch nur annähernd korrekte Sätze zu bilden, aber ein relativ gutes Sprachverständnis besitzt, ein Teil der Therapiestunde kommunikativer Sprachverwendung gewidmet sein. Es ist selbstverständlich, daß ein Zusammenhang zwischen den Leistungen des Patienten bei Aufgaben der Sprachverwendungstypen 1 und 2 und seinen Leistungen in sprachlicher Kommunikation besteht: je mehr formale Mittel annähernd beherrscht werden, desto differenzierter wird auch die kommunikative Sprachverwendung sein. Immer häufiger werden außer reaktiven Äußerungen auch situationsstrukturierende oder situationsunabhängige Äußerungen auftreten. Da jedoch die Anforderungen von Aufgaben aus dem Bereich der nicht-kommunikativen Sprachverwendung und die Anforderungen echter sprachlicher Kommunikation nicht deckungsgleich sind, können in diesen beiden Leistungsbereichen erhebliche Differenzen bestehen. Und in diesem Zusammenhang möchte ich die weiter oben schon gestellte Frage wieder aufgreifen, nämlich: Mit welchem Mittel kann der Therapeut die Trennung von nicht-kommunikativer und kommunikativer Sprachverwendung im Rahmen der gegebenen Therapiesituation überwinden? Dieses Mittel kann nicht darin bestehen, die Frequenz echter sprachlicher Kommunikationsprozesse zu erhöhen, sondern in dem therapeutischen Kunstgriff, innerhalb der Therapiesituation neue, simulierte Situationen zu schaffen, welche dem Alltag nachgebildet sind. Eine derartige simulierte Situation ist das Rollenspiel.

4 "Kommunikative" und "nicht-kommunikative" Sprachverwendung in der Therapie.

Anhand der gegebenen Beispiele konnte in Umrissen gezeigt werden, wie sich die Aphasietherapie unter dem Gesichtspunkt der Kommunikation beschreiben läßt. Eines muß dabei jedoch ständig im Auge behalten werden: es handelt sich hier um statische Beschreibungen, oder, wie man auch sagen könnte, um Momentaufnahmen bestimmter Abschnitte innerhalb einer Therapiesitzung.

Abschließend möchte ich anhand eines Beispiels zeigen, wie sich innerhalb eines sehr kurzen Zeitabschnittes ein Wechsel von nicht-kommunikativer zu kommunikativer Sprachverwendung vollzieht:

Es werden mit einer Patientin Wortfindungsübungen gemacht. Sie hat die Aufgabe, anhand von drei vorgelegten Buchstaben jeweils ein Wort zu finden, das die Buchstaben in der gleichen Reihenfolge enthalten soll. Nach unserer Aufstellung gehört dieser Aufgabentyp nicht zu der kommunikativen Sprachverwendung. Innerhalb der Übung liegen nun zufällig die drei Buchstaben l, i, f auf dem Tisch. Der Patientin fällt sichtlich sofort ein Wort ein, mir

aber nicht. Die Patientin kann dieses Wort jedoch nicht aussprechen. Deshalb bitte ich sie um eine Umschreibung, um zu erfahren, was sie aus der Buchstabenkombination herausgelesen hat. Die nun folgende Unterhaltung gebe ich verkürzt wieder:
Die Patientin sagt zunächst "Haus", kurz darauf "Mann". Ich frage sie, ob das Gesuchte etwas ist, das ein Mann im Haus tut oder vielleicht ein Gegenstand usw. Sie wiederholt daraufhin die Wörter "Mann" und "Haus" und macht zusätzlich mit dem Kopf Auf- und Abwärtsbewegungen. Obwohl die Lösung jetzt eigentlich schon sehr nahe liegt, verstehe ich in diesem Moment immer noch nicht. Daraufhin wiederholt sie immer wieder die beiden Wörter, verbunden mit der Kopfbewegung. Ich sage ihr, sie möchte versuchen, das gemeinte Wort aufzuschreiben, worauf sie "Hot" schreibt. Ich ergänze: "Sie meinen Hotel, bzw. es soll ein Gegenstand in einem Hotel sein?" Sie bejaht und macht noch einmal Auf- und Abwärtsbewegungen mit dem Kopf.
Die Elemente "Haus" bzw. "Hotel" bzw. Gegenstand in einem Hotel und "Mann", stellvertretend für "Leute", ergeben zusammen mit der Bewegung "auf und ab" die Lösung "Lift". Die Patientin akzeptiert diese Lösung. Ich habe verstanden, was sie mir über den geschilderten Umweg sagen wollte. Meiner Meinung nach hat hier Kommunikation stattgefunden, wenn auch unter sehr erschwerten Bedingungen.

Betrachtet man nun noch einmal die hier beschriebenen Verfahrensweisen in der Aphasietherapie, so ist festzustellen, daß der überwiegende Teil von Aufgaben nicht in den Bereich der kommunikativen Sprachverwendung fällt. Ist dies eine Notwendigkeit, oder liegt das daran, daß wir noch viel zu wenig über andere Möglichkeiten der Therapie wissen?

Aufgrund unserer bisherigen Kenntnisse ist diese Frage mit dem folgenden Argument zu beantworten:

Da durch Sprachtherapie in der überwiegenden Zahl der Fälle erst die Voraussetzungen für eine kommunikative Sprachverwendung geschaffen werden sollen, kann man nicht einfach diese Voraussetzungen als gegeben annehmen und bereits innerhalb von Kategorien operieren, deren Voraussetzungen erst erarbeitet werden müssen.

BIBLIOGRAPHIE

Goodglass, H.; Kaplan, E.; Weintraub, S.; Ackerman, N. (1976) The "tip of the tongue"-phenomenon in aphasia. Cortex 12:145-153

Kotten, A. (1976) Die kommunikative Funktion non-verbaler Umwegleistungen. In: G. Peuser (Hrsg.) Interdisziplinäre Aspekte der Aphasieforschung. Festschrift für Anton Leischner. Köln: Rheinland-Verlag, 57-70

Kotten, A. (1979) Verbale Umwegleistungen bei Aphatikern. In diesem Band

Maas, U.; Wunderlich, D. (1972) Pragmatik und sprachliches Handeln. Frankfurt/M.: Athenäum

Scheflen, A.E. (1976) Körpersprache und soziale Ordnung. Stuttgart: Klett

Ungeheuer, G. (1972) Grundriß einer Kommunikationswissenschaft. In: Sprache und Kommunikation. 2. Aufl. Hamburg: Buske

Weigl, E.; Fradis, A. (1977) The transcoding processes in patients with agraphia to dictation. Brain and Language 4:11-22

NEUROPHYSIOLOGIE UND SPRACHE *

Detlef Linke

Bereits DE SAUSSURE (1916) definiert die Sprache als die Summe von Eindrücken in den Gehirnen einer Sprechergemeinschaft. Dennoch erscheint auf den ersten Blick befremdend, daß das, was wir als lebendige Sprache in der Kommunikation erleben, mit dem nur auf Umwegen erfahrbaren Organ Gehirn korreliert sei. Die Erfahrungen mit Aphasien nach Hirnstörungen haben allerdings jeden von der Notwendigkeit einer Korrelation überzeugt. Jedoch, was machen wir eigentlich, wenn wir normale oder gestörte Sprache mit einer normalen oder gestörten Hirnfunktion korrelieren?

Zwischen dem Gehirn und der gesprochenen Sprache liegt ein weiter Weg. Die sprachliche Information hat auf dem Wege vom Gehirn des Sprechers zum akustischen Signal und von diesem wiederum zum Gehirn des Hörers zahlreiche Umschaltstationen und Manifestationsbereiche im Organismus zu durchlaufen.

Dieser Systemzusammenhang wurde von UNGEHEUER (1972) als Kommunikationsnetzwerk bezeichnet.

Die sprachliche Information verläuft dabei durch zahlreiche Manifestationsbereiche: Psychische Tätigkeit, cerebrales suprasegmentales Niveau (cer. SSN), cerebrospinales Segmentalniveau (cer.-spin. SN), Nervenaktivität, Muskelaktivität, Oberflächenverhalten der Muskulatur (O.-V.) und Akustik:

(Akust.) ← (O.-V.) ← (Musk.) ← (Nerv.) ← (cer.-sp. SN) ← (cer. SSN) ← (Psych.)

Die Aphasieforschung ist in der Situation, daß sie sehr weit auseinanderliegende Manifestationsbereiche der Sprache, das Gehirn und das akustische bzw. auch das graphische Ereignis, zu korrelieren sucht.

Die folgende Abbildung zeigt, daß die sprachliche Information in den verschiedenen Manifestationsbereichen durch unterschiedliche Wissenschaften in den Blick genommen wird:

---

* Originalbeitrag

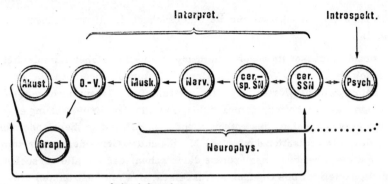

Aphasieforschung

Während die Aphasieforschung das cerebrale Suprasegmental-Niveau mit dem akustischen und graphischen Manifestationsbereich korreliert, setzt die Neurophysiologie gleich mehrere Abschnitte der Kommunikationskette in Beziehung (geschweifte Klammer), wobei die Neurophysiologie durch Einbeziehung der Psyche zur Psychophysiologie wird (gestrichelt fortgeführte Klammer).

So objektiv die Signalanalysen auch sind, sie müssen allesamt einer Interpretation durch den Menschen unterzogen werden.

Zwar wird auch von den Linguisten das sprachliche Ereignis als ein statisches räumliches Schriftgebilde festgehalten, die bisher vorwiegende Form der Hirnforschung, wie sie sich in der Lokalisationslehre darstellt, hat jedoch von vornherein auf die Suche nach einem dynamischen Korrelat verzichtet und sich auf die Frage nach dem "Wo" bestimmter Funktionen weitgehend beschränkt. Hierbei ist der Schluß, in diesem Hirnbezirk liege diese oder jene Sprachfunktion nur indirekter Art, da man streng genommen nur feststellen kann, in welcher Hirnregion eine Funktion störbar ist. Der Ort der Störbarkeit braucht sich jedoch nicht mit dem Ort des Funktionsablaufes zu decken.

Wir wollen hier nicht die Erfolge der lokalisatorischen Aphasieforschung mindern. Im Gegenteil, sie liefert das unverzichtbare Gerüst einer jeden funktionellen Hirnforschung. Denn eine Eröffnung der zeitlichen Dimension, wie sie von der Neurophysiologie vorgenommen wird, welche Hirnparameter im Zeitverlauf betrachtet, ist für sich auch nicht ausreichend. Zum Zeitablauf gehört auch stets das "Wo" des Vorganges. Man muß wissen, welche Elemente man im Zeitverlauf analysieren will. Dies gilt für die

Untersuchung der Sprache wie für die Untersuchung der Hirnvorgänge gleichermaßen.

In der Sprachwissenschaft werden Elemente unterschiedlicher Komplexität in den Blick genommen. Von den "distinctive features" angefangen, über die Phoneme, Silben, Wörter und Sätze bis zum Text, lassen sich weitgehend definierbare Einheiten unterscheiden. Auch in der Hirnforschung erfolgt eine Aufschlüsselung des entsprechenden Manifestationsbereiches nach verschiedenen Organisationskriterien. Man kann das Gemeinsame der zum Teil sehr divergierenden Ansatzpunkte darin sehen, daß sie alle versuchen, ein Funktionselement des Gehirns einzukreisen, das mit bestimmten Elementen der gestörten oder normalen Sprache korrelierbar ist. Zu den wichtigsten Einkreisungskategorien, nach welchen eine Aufschlüsselung des aphasischen Patientenguts hinsichtlich der Hirnschädigung durchgeführt werden kann, gehören folgende Begriffe und Unterscheidungen:

- Hirnlappen (z.B. Frontal-, Parietal- oder Temporallappen)
- Hirnwindungen (z.B. Gyrus angularis, Gyrus praecentralis)
- Hirnrinde und Marklager
- Die Versorgungsgebiete der verschiedenen Hirnarterien
- Rechte und linke Hemisphäre
- Bulbäre und suprabulbäre Störungen

Alle diese strategischen Aufteilungen der dreidimensionalen Landkarte des Gehirns haben zu außerordentlich wichtigen Einsichten in der Beziehung zwischen Hirn und Sprache geführt, können aber nicht darüber wegtäuschen, daß ein cerebrales Funktionselement als Entsprechung zu wie auch immer definierten sprachlichen Einheiten nicht gefunden werden konnte. Dies konnte bei den Einteilungskriterien wie Hirnlappen und Hirnwindungen, welche durch die Schädelformung mitbedingt sind, nicht erwartet werden. Wichtigere Kriterien sind die physiologisch gewachsene Rechts-Links-Unterscheidung der Hemisphäre und die funktionell orientierten Konzeptionen eines motorischen und eines sensorischen Zentrums oder Funktionsgebietes. Ein im eigentlichen Sinne dynamischer Aspekt wird erst eröffnet, wenn man die neurophysiologisch faßbare Aktivität des Gehirns ableitet. Nun ist aber hinreichend bekannt, daß sich in den elektroencephalographisch dargestellten Hirnströmen wohl die Hirnschädigung, aber nicht aktuelle Veränderungen des Sprechvorganges niederschlagen. Es ist kaum entzifferbar, auf welche Weise die Aktivität von Einzelzellen in die von 10^{10} Cortexzellen gespeisten

Makrorhythmen eingeht. Von besonderem Interesse erscheint daher, sich die Daten über Einzelzellaktivitäten daraufhin anzuschauen, ob sie für den Prozeß der sprachlichen Informationsverarbeitung interpretierbar sind. Die Forschung ist in diesem Punkt noch in einem Anfangsstadium (zumindest was die Interpretation für die Sprachprozesse anbelangt). Da man jedoch häufig explizite Vorstellungen zu diesem Problemkreis auch bei Linguisten antrifft, erscheint es sinnvoll, hierauf etwas näher einzugehen, zumal es sich um ein zukunftsträchtiges Gebiet handelt. Die linguistische Interpretation des Zusammenspiels der Hirnzellen ist - insbesondere unter dem Einfluß der linguistischen Datenverarbeitung - von der Modellvorstellung, das Gehirn sei ein Computer, ausgegangen. Als Beispiel sei nur P. A. REICH (1968) genannt, der ausführt, das Gehirn sei ein durch Impulse miteinander kommunizierendes Netzwerk von Neuronen, und eine linguistische Theorie müsse daher ebenfalls die Struktur eines Netzwerkes haben (zitiert nach der Darstellung von KUMMER 1969). Wir wollen hier nichts gegen die Forderung sagen, eine linguistische Theorie solle die Struktur eines Netzwerkes haben, die Art der Folgerung ist jedoch in Frage zu stellen. Aus der bloßen anatomischen Organisation der Hirnzellen kann nicht auf die Struktur der Sprachprozesse geschlossen werden. Denn schaut man sich die Organisation der Hirnzellen an, so sieht man ein buntes Flechtwerk, das für jede Interpretation offen ist:

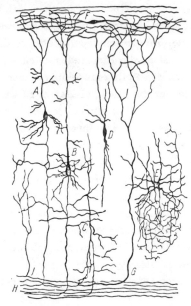

Verschiedene Zelltypen der Hirnrinde in schematischer und exemplarischer Darstellung nach Ramón y Cajal (Histologie du systéme nerveux, Paris, 1909).

Es wurde daher insbesondere von den Kybernetikern versucht, die Nervenzellen auf einfachere Funktionsmodelle zu reduzieren, in Analogie zur Funktion einer Rechenanlage. Gleich den Schaltelementen der Boole'schen Algebra sollten die Nervenzellen in der Lage sein, die logischen Grundfunktionen der Negation, Disjunktion usw. durchzuführen (McCULLOCH u. PITTS 1943). Das können sie auch. Nur tun sie dies - auch wenn man die psychophysiologische Problematik unberücksichtigt läßt - auf eine viel komplexere Art. Es ist nämlich zu bedenken, daß eine Nervenzelle bis zu 10^5 direkte Verbindung zu anderen Zellen unterhält. Der Vergleich mit dem Computer ist auch an vielen anderen Stellen verfehlt. Die Codierung, welche im Computer normalerweise binär-digital ist, erfolgt in den Nervenzellen analog: im Zelleib über eine Amplitudenmodulation und in den Zellverbindungen über eine Frequenzmodulation. Außerdem existiert im Nervensystem, im Gegensatz zum Computer, kein Taktgeber für die Entladung, so daß schon von daher eine digitale Verarbeitung nicht möglich ist.

Hierbei besteht bisher noch kein sicherer Anhalt dafür, daß sprachliche und nicht-sprachliche Informationen im Nervensystem mit unterschiedlichen Codes verarbeitet werden. Allerdings ist dieser Punkt auch noch nicht entschieden. Man sollte den kybernetischen Entwicklungen jedoch nicht Unrecht tun, schicken sie sich doch gerade an, auch Vorgänge in komplexeren Netzwerken beschreibbar zu machen. Ich möchte BRAITENBERG (1974) anführen, der nach längeren Überlegungen, welche Rolle die Einzelzelle im Netzwerk der Hirnzellen denn spiele, zu dem Schluß kommt, daß in einem weiteren Sinne die Hirnrindenzellen als Wörterbuch und die Verbindungen zwischen den Zellen als Syntax betrachtet werden könnten. Wir glauben, daß diese Vereinfachung vielleicht zu weit geht, da auch den Zellen selber gewisse sequentiell strukturierende, also syntaktische Eigenschaften zukommen, und nicht nur ihren Verbindungen, sind doch in den Zellen zahlreiche time-delays eingebaut.

Auch die Frage, wieviele Informationen denn von einer einzelnen Zelle gespeichert und verarbeitet werden können, kann noch nicht beantwortet werden. Es gibt Hinweise dafür, daß eine relativ komplexe Funktion, wie z.B. die Lagewahrnehmung im visuellen Experiment im Extremfall von einer einzelnen Zelle vorgenommen werden kann (WIESEL u. HUBEL 1963). In vielen anderen Fällen wiederum sind an einer relativ einfachen Funktion zahlreiche Zellen beteiligt, wobei diese Zellen im Gehirn sogar sehr weit auseinanderliegen können, was mit einer strengen Zentrenlehre nicht immer einfach zu vereinbaren wäre. Kurz, man kann annehmen, daß eine bestimmte Sprachfunktion im Extremfall von einer einzelnen Hirnzelle wahrgenommen werden könnte, daß aus Gründen der Sicherheit eine derartige Redundanzverminderung aber wohl kaum durchgeführt werden wird, da der Ausfall einer einzigen Zelle dann einen ganzen Prozeß zum Stillstand bringen und einen unwiderbringlichen Informationsverlust bedeuten würde. Man muß hier sogar zwei gegenläufige Mechanismen unterscheiden, die einander nicht ausschließen: Einerseits ist die Konzentration einer komplexen Information in einer einzelnen Zelle denkbar, andererseits erfolgt zur Absicherung eine redundante Mehrfachspeicherung. Einschlägige Erfahrungen aus der Sprachpathologie zur Mehrfachspeicherung sind zur Genüge bekannt. Es sei nur an die zahlreichen Umwegleistungen (KOTTEN 1976) erinnert, die für eine Mehrfachspeicherung von Informationen sprechen. Diese Informationsverflechtungen sind insbesondere im Hinblick auf das Zusammenspiel der verschiedenen Kanäle der Sinne und der Motorik von Interesse. So gibt es z.B. Hinweise dafür, daß bei Späterblindeten der visuelle Cortex als Substrat für taktile Raumorientierung mitverwendet wird. Dies ist ein Beleg für Verflechtungen, die auch im psychologischen Bereich als Synaesthesie bekannt sind.

Wir wollen uns jetzt einem ganz bestimmten Kanal der Sprache, nämlich der Artikulationsmotorik zuwenden. Hierbei soll das Problem der seriellen Organisation der sprachlichen Ereignisse im Hinblick auf die Nervenfunktion besonderes Interesse finden.

Es ist bekannt, daß der Behaviorismus eine wesentliche Einbuße erfuhr, als LASHLEY 1951 in seiner berühmten Arbeit über die serielle Organisation des Verhaltens auf die bedeutende Rolle der Grammatik hinwies, die als ein Beispiel dafür angesehen werden kann, daß zumindest das Sprechverhalten nicht mit einem Stimulus-Response-Modell beschrieben werden kann.

Dies ist zur Genüge bekannt. Wie der Mechanismus der üblichen Verwirklichung der Grammatik, nämlich der Artikulationsprozeß im einzelnen aufgebaut ist, war bisher hingegen weniger bekannt.

Von grundlegender Bedeutung ist nun die Frage, ob bei der Artikulation ein gradliniger Informationsfluß stattfindet, oder ob Rückkopplungsschleifen eingebaut sind, welche nicht nur im Störungsfalle, sondern auch in der Normalsituation eine seriell organisierende Funktion haben. Hat also die Rückkopplung Einfluß auf die serielle Organisation sprachlicher Einheiten oder

wird das sprachliche Ereignis lediglich intern durch hierarchische Strukturen organisiert?
Es gibt zahlreiche Hinweise dafür, daß Bewegungen ganz oder teilweise vorprogrammiert ablaufen können. Von den Augenbewegungen weiß man, daß sie in bestimmten Phasen nicht korrigiert werden können. Sogar bei einer so komplexen motorischen Performanz wie dem Dirigieren einer Sinfonie konnte man feststellen, daß das Timing bei 20 Jahre auseinanderliegenden Aufführungen von Toscanini exakt das gleiche geblieben war. Dies spricht dafür, daß es so etwas wie ein festes inneres Schema für komplexe motorische Handlungen gibt. Demgegenüber ist bekannt, daß fehlende Möglichkeiten zur Rückkopplung zu schweren Störungen motorischer Abläufe führen können. Es gibt bestimmte Krankheitsbilder (Ataxie bei Tabes dorsalis), bei welchen es zu einem isolierten Ausfall der Feedbackschleifen kommt, dies führt beispielsweise an den Beinen zu einem tapsigen, unsicheren Gang.
Welche Rolle spielt das Feedback beim Sprechvorgang? Ist es außer in der kindlichen Lernphase und bei Störeinflüssen auch noch für die **Konstituierung des artikulatorischen Programms** bedeutsam?
Für den Sprechvorgang sind zwei Feedbackkanäle zu unterscheiden: der auditive und kinaesthetische, oder wie man auch sagt: somatosensible.
Der auditive Kanal ist nach Abschluß der Lernphase lediglich noch für die Tonhöhenregulation von Bedeutung. Welche Rolle spielt nun die Bewegungswahrnehmung, die Kinaesthesie bei der Kontrolle der Artikulationsbewegungen, welche neben den Augenbewegungen die präzisesten Feinbewegungen sind?
Informationen über Lage und Bewegung der Artikulationsorgane können bereits auf dem Niveau des Hirnstammes verarbeitet werden, aber außerdem noch zum sensorischen Cortex aufsteigen. Man kann daher zwei Regelkreise für die sensible Bewegungskontrolle unterscheiden, einen segmentalen und einen suprasegmentalen (diese Begriffe sind nicht mit den gleichklingenden linguistischen Termini zu verwechseln).

Wie schon zu anfangs angemerkt, werden in der Aphasieforschung zumeist nur die corticalen und die akustischen Ereignisse beachtet. Es gibt jedoch genügend wichtige Hinweise auf die Bedeutung der Hirnstammzentren.
Bereits WERNICKE (1874) wies darauf hin, daß die Laut-Engramme im Bereich des Hirnstammes gespeichert sein müßten. Zusammen hiermit ist der Physiologe DENNY-BROWN (1966) zu erwähnen, welcher annimmt, daß

viele Funktionen gar nicht in der Hirnrinde gespeichert werden brauchen, da sie vom Rückenmark bzw. Hirnstamm selbständig vollzogen werden. Die Hirnrinde sei praktisch nur der Trigger an der Spitze einer Hierarchie, deren differenzierte Abläufe auf den niederen Ebenen erfolgen. Regeltechnisch betrachtet heißt das, die Befehle des Cortex manifestieren sich nicht geradlinig in einer bestimmten Artikulationsbewegung, sondern wirken indirekt über die Sollwert-Verstellung in einem Regelkreis. Man kann diese Vorgänge elektromyographisch an Hirnstammreflexen der Zunge testen (LINKE 1976 a, b).

50 µV

20 m sec

In der obigen Abbildung wird ein Elektromyogramm der Zunge mit Saugelektroden von der Zungenoberfläche abgeleitet. Nach Stimulation der Zunge (s. Reizartefakt) findet sich eine Hemmung der Willküraktivität (Silent period) mit anschließendem Rebound als Ausdruck eines Regelvorganges.

Im Hinblick auf den Abbildungsmodus zwischen den verschiedenen Manifestationsbereichen der Kommunikations-Kette bedeutet dies, daß die Abbildung eine komplizierte Struktur und auch eine Zeitdynamik besitzt. Dies ist ein Punkt, der für die Lokalisationslehre von großer Bedeutung ist, denn es wurden bisher häufig Funktionen in den Cortex projiziert, ohne deren komplizierten Informationsweg zu berücksichtigen.

Betrachten wir noch die suprasegmentalen Rückkopplungsschleifen der Kinaesthesie zum Cortex. Beim Ausfall dieser kinaesthetischen Information werden auf Dauer keine wesentlichen Artikulationsstörungen beobachtet. Nur im akuten Versuch, etwa im Zahnarztstuhl, wenn der Mund betäubt ist, kommt es gelegentlich zu leichten Störungen. Bei Dauerausfällen konnten wir wesentliche Störungen nur dann beobachten, wenn gleichzeitig mechanische Veränderungen im Oralraum stattgefunden hatten (Zungenverletzung usw.).

Ein Patient mit Ausfall der oralen Sensibilität zeigte schwere Bewegungsstörungen der Artikulationsorgane bei nicht-artikulatorischen Bewegungen. Jedoch waren die artikulatorischen Bewegungen bei dieser Person völlig normal. Dies bedeutet, daß eine schwere Dissoziation zwischen artikulatorischen und nicht-artikulatorischen Bewegungen bestand.

Zwischen sprachlichen und nicht-sprachlichen Bewegungen besteht daher ein großer Unterschied. Nicht-sprachliche Bewegungen bedürfen der Rückkopplung, sprachliche kommen (zumindest wenn der Spracherwerb abgeschlossen ist) ohne sie aus.

Anders ist es jedoch, wenn ein peripherer Störreiz vorliegt. Dann ist der Sprecher ohne Feedback nicht in der Lage, ihn zu kompensieren.

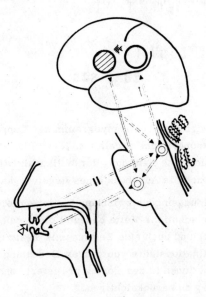

Patienten mit einem peripheren Ausfall der oralen Sensibilität können periphere Störungen des Artikulationsvorganges (Hohlpfeil) nicht korrigieren, da die Informationen für eine Verarbeitung im kinaesthetischen und motorischen Sprachzentrum (Hohlkreis und schraffierter Kreis) nicht ausreichen. Der Informationsfluß zwischen beiden Zentren ist nicht ausreichend (gerasterter Pfeil).

Das bedeutet, Feedback ist beim Sprechen für die Eliminierung von Störungen, nicht aber für den Bewegungsaufbau erforderlich. Sprechen ist also im Normalfall, zumindest auf der artikulatorischen Ebene, ein vorprogrammierter Vorgang.

Das Störungen regulierende Feedback kann bei Aphasikern und Dysarthrikern jedoch bedeutsam sein, da sie dadurch versuchen, ihre eigenen internen Störungen zu korrigieren (LINKE 1976 c).

Damit ergeben sich für die neurolinguistische Modellbildung folgende Konsequenzen:

o Ein dynamisches Modell cerebraler Sprachfunktion muß periphere Regelmechanismen berücksichtigen.

o Das Sprechen ist weitgehend vorprogrammiert und bedarf bei Normalpersonen auf suprasegmentalem Niveau normalerweise keiner Rückkopplung.

BIBLIOGRAPHIE

Braitenberg, V. (1974) On the representation of objects and their relations in the brain. In: M. Conrad, W. Güttinger & M. Dal Cin (eds.) Physics and Mathematics of the Nervous System. Berlin, Heidelberg, New York: Springer, 290-298

Denny-Brown, D. (1966) The Cerebral Control of Movement. Sherrington Lectures. Liverpool: Liverpool University Press

Kotten, A. (1976) Die kommunikative Funktion non-verbaler Umwegleistungen. In: G. Peuser (Hrsg.) Interdisziplinäre Aspekte der Aphasieforschung. Köln: Rheinland-Verlag, 57-70

Kummer, W. (1969) Neue Methoden der Sprachbeschreibung in den Vereinigten Staaten. Studium Generale 22:254-274

Lashley, K.S. (1951) The problem of serial order in behavior. In: L.P. Jeffress (ed.) Cerebral Mechanisms in Behavior: The Hixon Symposium. New York: Wiley, 112-136

Linke, D. (1976 a) The silent period in human intrinsic tongue muscles. Pflügers Archiv - European Journal of Physiology 362, R35a

Linke, D. (1976 b) Ein Störtest zur Differentialdiagnose motorischer Aphasien. In: G. Peuser (Hrsg.) Interdisziplinäre Aspekte der Aphasieforschung. Köln: Rheinland-Verlag, 91-102

Linke, D. (1976 c) Die Sprechmotorik. Neurophysiologisch-klinische Untersuchungen zur normalen und zentral gestörten Artikulation. Habilschrift Med. Fak. Bonn

McCulloch, W.S.; Pitts, W. (1943) A logical calculus in nervous activity. Bulletin of Mathematical Biophysics 5:115-133

Reich, P.A. (1968) Competence, Performance and Relation Networks. Yale University, mimeo

Saussure, F. de (1916) Cours de Linguistique Générale. Paris: Payot

Ungeheuer, G. (1972) Grundriß einer Kommunikationswissenschaft. In: G. Ungeheuer, Sprache und Kommunikation. 2. erweiterte Auflage. Hamburg: Buske, 213-271

Wernicke, C. (1874) Der aphasische Symptomencomplex. Eine psychologische Studie auf anatomischer Basis. Breslau: Cohn & Weigert. Reprint (1974) Berlin, Heidelberg, New York: Springer

Wiesel, T.N.; Hubel, D.H. (1963) Single-cell responses in striate cortex of kittens deprived of vision in one eye. Journal of Neurophysiology 26:1003-1017

DIE ROLLE DER GRAMMATISCHEN KOMPLEXITÄT
IN DER APHASIETHERAPIE *

Frans Plank

1. EINLEITUNG

Aphasiologische Skeptiker bezweifeln, daß sprachtherapeutische Interventionen bei der Rückbildung aphasischer Syndrome - die, wenn überhaupt, dann nur spontan und frühzeitig erfolge - eine bemerkenswerte Rolle spielen. Linguistische Skeptiker bestreiten die Existenz eines wohlverstandenen Begriffs der grammatischen Komplexität; selbst nach einer Differenzierung verschiedener Komplexitätstypen bleibe die Gefahr des freizügigen Hantierens mit einem Allzwecketikett "einfach/komplex", mit entsprechend geringem Erklärungsgehalt, bestehen. Kann man diese zweifache Skepsis teilen und sich gleichzeitig für die Bedeutung der grammatischen Komplexität für die Aphasietherapie interessieren? Dieser Beitrag versucht, diese Frage dennoch zu bejahen, und deshalb muß vorher präzisiert werden, worauf genau sich die Skepsis bezieht bzw. wo sie Raum für Optimismus läßt. Es geht einmal um die Konzeption der Aphasietherapie, die ich hier entscheidend von ihrem Effekt her charakterisieren möchte: Sie soll als erfolgreich gelten können, wenn dem Aphasiker dadurch Möglichkeiten der kommunikativen Interaktion eröffnet werden, die ihm sonst versperrt blieben. Dieser Begriff erfaßt zwar die therapeutisch verursachte Rückbildung der linguistischen Auswirkungen aphasischer Syndrome - bezüglich derer ich mir auch weiterhin Skepsis vorbehalten möchte; er erstreckt sich jedoch noch auf weitere als positiv zu beurteilende Änderungen der Kommunikationsfähigkeit von und mit Aphasikern. Zum anderen scheint mir die - wenn auch erst ansatzweise - Fundierung einer Typologie situationsspezifischer grammatischer Komplexitätsarten in einer Theorie der sprachlichen Variation einigen Optimismus bezüglich des Beschreibungs- und Erklärungsgehalts des Komplexitätsbegriffs zu berechtigen - was meiner Skepsis gegenüber einigen grammatikspezifischen Komplexitätskonzepten keinen Abbruch tut.

Wenn linguistischerseits ein Instrumentarium speziell für die Zwecke der sprachdiagnostischen und -therapeutischen Praxis erstellt wird, ist das

---

* Originalbeitrag

primäre Kriterium der Beurteilung eines derartigen hilfswissenschaftlichen Angebots naturgemäß in seiner unter methodisch kontrollierten Umständen erwiesenen praktischen Bewährung zu sehen. In der kürzlich vorgestellten "Language Assessment, Remediation and Screening Procedure" (LARSP) von David CRYSTAL, Paul FLETCHER und Michael GARMAN (1976, im folgenden: CFG) liegt ein solches Instrumentarium mit den Ansprüchen der linguistischen Fundierung und der therapeutischen Effektivität vor. Das Bewährungskriterium, auf das sich CFG wiederholt berufen, mag einen schwer objektivierbaren Komplex von so pragmatischen Faktoren wie leichte Erlernbarkeit und zeitökonomische, routinemäßige klinische Handhabbarkeit umfassen, praktisch diagnostischer und therapeutischer Erfolg wird dennoch schwerer wiegen als gleichzeitiger Zweifel an der theoretischen Tragfähigkeit der linguistischen Basis eines Therapieprogramms. Das Interesse der Aphasiologie, wie jeder wissenschaftlichen Disziplin, ist zwar auf die Erklärung ihres Gegenstandsbereichs gerichtet, was aber nicht heißt, daß die diagnostische und therapeutische Anwendung einer aphasiologischen Theorie erst nach Erreichen eines befriedigenden Erklärungsniveaus einsetzen soll. Auch theoretisch nicht abgesicherte therapeutische Effekte können z.B. wichtige heuristische Funktionen bei der Bildung erklärender Hypothesen ausüben (vgl. PLANK 1977). Eine Kritik an CFG aus innerlinguistisch theoretischer Perspektive erschiene von daher beim gegenwärtigen Erkenntnisstand tatsächlich von untergeordneter Bedeutung, zumal es gar nicht die Intention von CFG ist, einen linguistischen Erklärungsbeitrag zu einer auf Interdisziplinarität angewiesenen Aphasiologie zu liefern. Doch eine Beschränkung auf deskriptive Adäquatheit, so anwendungsbezogen plausibel sie wirken mag, geht auch Risiken ein, z.B. das der nicht explizierten, aber doch vorhandenen theoretischen Vorurteile, die verbergen, in welchen Hinsichten die vorgeblich "reinen", theorieneutralen Fakten nichts anderes als selbst theoretische Konstrukte sind; und das legitimiert dann eine zunächst auch anwendungsunabhängige kritische Einschätzung nach aus der Hilfswissenschaft abgeleiteten Kriterien.

Mir scheint, daß in der Tat in CFG bestimmte grammatiktheoretische Voraussetzungen mögliche Einsichten in die Natur pathologischer Sprachstörungen zum Teil verbauen und, was besonders im Hinblick auf den therapeutischen Einsatz von LARSP wichtig ist, eine Auffassung des sprachtherapeutischen Erfolgs nahelegen, die trotz ihrer disziplinären Provenienz sprachtheoretisch nur schwer motivierbar ist. Das Schwergewicht der anschliessenden Diskussion - das soll betont werden - liegt folglich auf der prinzipiellen Möglichkeit einer sprachtheoretischen Fundierung sprachtherapeutischer Maßnahmen, insbesondere mittels linguistischer Komplexitätsbegriffe, und nicht auf den dokumentarischen Aspekten von LARSP, worunter etwa die Organisation der Kontrollisten zur möglichst vollständigen und übersichtlichen Erfassung der elizitierten Sprachproduktion fallen würde, auf deren Grundlage grammatische Profile erstellt werden, die Therapiefortschritte oder -rückschritte erkennen lassen sollen.

2. CFG's KONZEPTE VON GRAMMATIK, ABWEICHUNG UND REHABILITATION

LARSP ist nicht auf spezielle Typen sprachpathologischer Syndrome zugeschnitten, sondern soll bei den heterogensten linguistischen Beeinträchtigungen inklusive Sprachentwicklungsstörungen anwendbar sein, und zwar genau dann, wenn das abnorme Sprachverhalten überhaupt einer syntaktischen und morphologischen (im folgenden abgekürzt: morphosyntaktischen) Analyse, im Sinn von CFG, zugänglich ist. Die Beschreibung einer pathologisch beeinträchtigten Morphosyntax - womit übrigens keine Ansprüche bezüglich der Störungsspezifizität z.B. aphasischer Schädigungen intendiert sind - hat zwei notwendige Voraussetzungen: die Existenz eines linguistischen Beschreibungssystems und die Fixierung der Folie "normalen" Sprachverhaltens, gegen die erst Abweichungen identifiziert werden können.

Da Beobachtungs-, Beschreibungs- und Erklärungsbestandteile einer Theorie im Prinzip den gleichen Bewertungskriterien unterliegen, unabhängig davon, ob sie gerade in einer hilfswissenschaftlichen Funktion eingesetzt werden oder nicht, liegt es auf der Hand, daß die "pragmatisch" begründete Theorien-Wahl in CFG zugunsten des Ansatzes von QUIRK, GREENBAUM, LEECH u. SVARTVIK (1972) rational kaum nachvollziehbar ist. Die behauptete bequemere interdisziplinäre Nutzanwendung in der Sprachtherapie ist noch das stichhaltigste Argument gegen rivalisierende Theorien, verglichen mit den anderen "Argumenten" CFG's, daß der schließlich bevorzugte Ansatz über einen längeren Zeitraum hinweg relativ stabil geblieben ist, d.h. stagniert hat und keine kontinuierliche Weiterentwicklung durchgemacht hat (CFG 36-7), und daß er außerdem einen Verzicht auf den theoretischen zugunsten des deskriptiven Aspekts ermöglicht (CFG 60). Die allein wichtige

Frage der empirischen Erklärungskraft des in CFG (Kap. 3) übernommenen Grammatikmodells kann hier nicht detaillierter erörtert werden; auf einen Punkt aber soll hingewiesen werden, da er Konsequenzen für das Verständnis pathologischer Sprachstörungen haben könnte, die in CFG nicht beachtet werden.

Es klingt zunächst plausibel, wenn in CFG gefordert wird, daß das zugrunde gelegte Grammatikmodell exhaustiv, systematisch und explizit die Fakten der englischen Morphosyntax beschreiben können soll; daß das aber irreführend, weil zu undifferenziert ist, haben nicht zuletzt die in CFG für impraktikabel erklärten Spielarten der transformationell-generativen Grammatik (wieder) betont: Es sind zumindest Aussagen, die für einzelne Sprachen gültig sind, von solchen zu unterscheiden, deren Gültigkeitsbereich sich auf menschliche Sprache schlechthin erstreckt. Z.B. dürften es primär keine Fakten der englischen Syntax sein, daß das Reflexivpronomen und sein Antezedens (vgl. CFG 52) nicht (wie in 1b, d) durch eine Satzgrenze getrennt sein dürfen; oder daß Relativpronomina Relativsätze, die ihren Bezugswörtern folgen, einleiten (vgl. CFG 52), statt ihr Ende zu markieren (vgl. 2); oder daß, auf der Phrasen-Ebene, Initiatoren vor Determinatoren vor Adjektiven vor nominalen Modifikatoren oder Possessiva vor Nomina stehen (CFG 53; vgl. 3).

(1) a. He shaved himself.
    b. *He saw that she shaved himself.[1]
    c. Many people believe themselves to be able to shave themselves.
    d. *Many people believe that themselves are able to...
(2) a. The Japanese who are industrious like American movies.
    b. *The Japanese are industrious who like American movies.
(3) a. all these three little railway stations
    b. *stations railway little three these all
    c. *little railway these three all stations

Die konstatierten Regularitäten sind höchstens indirekt Bestandteile der Grammatik des Englischen; sie stellen Aussagen dar, die mutmaßlich auf alle natürlichen Sprachen oder doch genau angebbare Typen natürlicher Sprachen zutreffen, und als unbeschränkte oder implikationelle Universalien aus der universalen Grammatik ableitbar sind. Die in 2 (vgl. dazu

---

[1] Durch * werden hier und im folgenden nicht-akzeptable Sätze bezeichnet.

GREENBERG 1963; KUNO 1972) und 3 (vgl. GREENBERGs (1963) Universalien Nr. 18 und 20) illustrierten Konstituentenanordnungen etwa korrelieren universell mit grundlegenderen Regeln der relativen Plazierung von Modifikatoren, wie die intensive Forschung zu Wortstellungsuniversalien im Anschluß an GREENBERG (1963) zeigen konnte. Aber ist die Verwischung dieser Unterscheidung zwischen Sprachspezifischem und Universellem nicht legitim, solange es lediglich um eine Deskription morphosyntaktisch gestörter englischsprachiger Äußerungen geht? Sie wäre es, wenn Universalien generell keinerlei Parameter abgeben könnten für die pathologische Veränderung und therapieinduzierte Rekonstitution individuellen Sprachvermögens, wenn also etwa kortikale Läsionen unterschiedslos grammatische Handlungsfähigkeiten außer Kraft setzten, die einzel- oder universalgrammatisch repräsentiert sind, oder wenn physiologisch ähnliche Läsionen bei Sprechern verschiedener Sprachen ganz unterschiedlich strukturierte sprachliche Symptome auslösten, oder wenn pathologische Sprachveränderungen in keinerlei Zusammenhang mit natürlichen Sprachveränderungen gebracht werden könnten, bei denen die Relevanz der Unterscheidung universell/partikulär erwiesen ist. Daß angezweifelt werden kann, ob die letztgenannte Bedingung erfüllt ist, wird noch zu zeigen sein. PEUSER (1978) und die dort zitierte Literatur zum Verlauf des aphasischen Sprachabbaus in nicht-indoeuropäischen Sprachen lassen kaum Zweifel daran, daß auch die zweite Bedingung, die Nicht-Universalität der Sprachabbaugesetze, kontrafaktisch ist.

Ohne die bekannten Schwächen der fehlerlinguistischen Methodologie bei konkreten Einzelfällen aphasischer Abweichungen (vgl. etwa PLANK 1977) überwinden zu können, legen CFG einen Devianzbegriff fest, der zusätzlich zur "normalen" Erwachsenengrammatik den Maßstab der "erwarteten grammatischen Entwicklung normaler Kinder" (CFG 28-9) heranzieht. Äußerungen wie 4a weichen zwar vom alltäglichen Sprachgebrauch Erwachsener ab, in dem die vermutliche Intention von 4a etwa als 4b oder c realisiert wird, sind aber charakteristisch für eine Phase des Erstspracherwerbs und signalisieren, nach CFG, höchstens eine Sprachentwicklungsverzögerung, keine Abweichung vom angenommenen Normbegriff.

(4) a. want horse
b. I want a horse.
c. Do you want a horse?

Daß diese Abweichungskonzeption eher auf produktive als auf rezeptive Beeinträchtigungen zugeschnitten ist und LARSP damit an Generalität verliert, ist hier weniger wichtig als die Anwendung dieser Konzeption auf die Sprachproduktion erwachsener Aphasiker (bzw., bei CFG genereller, Dysphasiker), weil darüber der Zusammenhang zur Komplexitätsproblematik hergestellt ist.

Die Orientierung des Normbegriffs an der kindlichen Sprachentwicklung ist durch CFG's Einstellung zur Adaptation von Ribots Regel durch JAKOBSON (z.B. 1941) und andere motiviert. Genauer gesagt, lassen CFG (31-2, 196) eigentlich die Gültigkeit der Regressionsthese dahingestellt, die eine spiegelbildliche Anordnung von pathologischem Sprachabbau und Spracherwerb behauptet; die Entwicklungssequenz des kindlichen Spracherwerbs soll lediglich determinieren, in welcher Reihenfolge morphosyntaktische Strukturen am erfolgversprechendsten bei der Therapie erwachsener Aphasiker wiedereingeführt werden. Durch eine kleine Anzahl so therapierter Patienten (in CFG 161-96 wird ein einziger Fall dokumentiert) und ohne objektivierende Kontrollmaßnahmen kann das berufene Erfolgskriterium ohnehin nicht angemessen evaluiert werden, weshalb es bei der weiteren Diskussion dieser und alternativer Therapievorstellungen keine ausschlaggebende Rolle spielen sollte. Vielmehr ist ganz prinzipiell zu fragen, warum es überhaupt plausibel sein soll, daß sich die Dysphasietherapie die kindliche Sprachentwicklung als Leitfaden nimmt. Hier die zweiteilige Antwort CFG's (196):

(I) "We take it as axiomatic that less complex linguistic constructions and elements should be introduced before more complex ones;"

(II) "we feel that the best way of implementing this axiom is to take the normal developmental sequence of structures when deciding on order of remediation with the adult dysphasic."

Als Begründung ist diese Antwort augenscheinlich defizient. Ein quasi-argumentativer Nachweis ("we feel that") wird nur angekündigt bezüglich der Parallelsetzung von Komplexitätsstufung und Entwicklungssequenz; doch für die grundlegendere Annahme I bleiben CFG bewußt ("we take it as axiomatic") eine Begründung schuldig, so daß auch die darauf fußende Therapiepraxis, die das Ziel der möglichst weitgehenden Wiederannäherung der Sprachproduktion des Patienten an die vom Therapeuten beherrschte Komplexitätsnorm mit Drill-Techniken der Elizitierung und Einübung von Strukturmustern erreichen will, wie sie aus der Didaktik des Fremdsprachenunterrichts geläufig sind, zumindest problematisch bleiben muß. Vergegenwärtigt man sich, wie in CFG (32) für die Hypothese II argumentiert wird,

> "we have no theoretical reasons for using the child development scale in relation to adults. Our arguments are pragmatic: we have found no viable alternative, and by using it satisfactory progress in [some patients'] use of syntax has been achieved."

so wird deutlich, daß CFG hinsichtlich der für entscheidend wichtig gehaltenen Konzepte linguistischen Theorien kaum wesentliche Einsichten zutrauen, die für die Aphasieforschung inklusive -therapie nutzbar gemacht werden könnten. (Nach dieser erklärten Theorieabstinenz kommt CFG's (161) Behauptung: "our theorizing was not pointless, since it guided our practice" umso überraschender!) Gerade was den Komplexitätsbegriff betrifft, scheint mir das eine Fehleinschätzung zu sein, die wegen ihrer weitreichenden Konsequenzen in der Sprachtherapie umso schwerwiegender ist und einer sorgfältigen, besonders auch linguistischen Erörterung bedarf, die hier kaum mehr als initiiert werden kann.

3. SITUATIONSSPEZIFISCHE ARTEN GRAMMATISCHER KOMPLEXITÄT

CFG zufolge (vgl. I oben) ist die Eigenschaft, mehr oder weniger komplex oder einfach zu sein, "linguistischen Strukturen und Elementen" zuzuschreiben. Davon abgeleitet werden könnte dann - was in CFG nicht geschieht - ein Komplexitätsindex für Sprachen bzw. Sprachkompetenzen (Grammatiken), der sich kumulativ aus der Komplexität der in den jeweiligen Sprachen/ Sprachkompetenzen zugelassenen Strukturen und Elemente errechnete. Um den Komplexitätsbegriff zunächst konzeptuell zu präzisieren, sind die Prädikate "einfach/komplex" als mindestens dreistellig zu konstruieren: Struktur/ Element x ist in Hinsicht z komplexer als Struktur/Element y. Angesichts der Vielzahl gängiger, häufig allerdings impliziter linguistischer und psychologischer Konkretisierungen der Hinsichts-Variablen z wäre ein globaler Komplexitätsbegriff, mit koinzidierenden Gradierungen für sämtliche z-Werte, eher unerwartet; doch in CFG wird anscheinend tatsächlich eine einheitliche, undifferenzierte Komplexitätsskala postuliert. Diese Skala kommt dadurch zustande, daß die Frage "komplex(er als) in welcher Hinsicht?" eigentlich offen gelassen wird. Oder ist die Frage "pragmatisch" hinreichend schon so beantwortet: "komplex(er als) in genau der oder den (ihrem Wesen nach eher noch mysteriösen) Hinsicht(en), die entscheidend ist/sind dafür, daß bestimmte linguistische Strukturen und Elemente in der kindlichen Sprachentwicklung früher oder später als andere Strukturen und Elemente erworben werden"? Daß diese Antwort genügt, wird in CFG mehrmals nahegelegt; man vergleiche I und II oben oder CFG (196):

> "developmental norms provide the most reliable scale that we have so far in the notoriously difficult task of deciding on 'grammatical complexity'."

Doch daneben steht auch (CFG 29-30):

> "It is important to realize that claims made on this basis [d.h. der normalen Entwicklungssequenz - FP] say nothing about complexity, of any kind. Just because a child learns to use structure X before structure Y does not necessarily mean that X is less complex than Y."

Dieser eklatante Widerspruch könnte dadurch zustande gekommen sein, daß Spracherwerb zwar intuitiv als zunehmende Fähigkeit zur Bildung immer komplexerer Strukturen und Elemente interpretiert wird, daß die eigentlichen Determinanten der sich vermutlich so manifestierenden Komplexität darüberhinaus aber nicht identifiziert werden können. Die Leugnung eines engen Zusammenhangs zwischen Spracherwerbssequenz und Komplexität wäre auf jeden Fall inkompatibel gerade mit der Position führender Vertreter der Hypothese einer interindividuell weitgehend invarianten Entwicklungssequenz z.B. des Erwerbs grammatischer Morpheme - wie der verschiedenen Kopulaformen (im Englischen: Progressiv, dann Perfekt; Vollformen vor kontrahierbaren Formen), Präpositionen (in, on vor anderen Präpositionen), verbaler und nominaler Numerus- und Tempusaffixe - und Konstruktionstypen (z.B. Passiv erst spät, und dann zunächst um Agens-Ausdruck reduziert). Roger BROWN (1973:221-3, 421) beispielsweise beansprucht Gültigkeit für ein Gesetz der kumulativen grammatischen und semantischen Komplexität: die Fähigkeit zur Produktion eines komplexeren Konstruktionstyps setzt den Erwerb einfacherer Konstruktionen voraus, in die dieser Typ analysiert werden kann.

Das deutet einen wichtigen Aspekt des Komplexitätsbegriffs an: dieses Analysiert-Werden verlangt notwendig die Bezugnahme auf ein grammatisches Deskriptionssystem; die Komplexität von Strukturen und Elementen ist immer nur relativ zu ihrer grammatischen Beschreibung bestimmbar. Dafür drei einfache Beispiele:

A) Grammatischen Beschreibungen zufolge, die Faktoren wie der Morphemzahl einer Äußerung oder der artikulatorischen Anstrengung zentrale Rollen zumessen, ist 5 a weniger komplex, da kürzer, als 5 b, während ein an der Anzahl der angewandten Regeln orientierter Maßstab eine zunehmende Komplexität von 5 b über 5 c (mit kontrahierter Kopula) zu 5 a (mit getilgter Kopula) postulieren würde, falls der komplexitätsbestimmende Faktor in einer phonologischen Regel der partiellen oder totalen Kopulatilgung bestünde.

(5) a. You out of the game.
    b. You are out of the game.
    c. You're out of the game.

Für die größere Komplexität von englischen Nonstandard-Varietäten ohne Kopula, in genau den Kontexten, wo im Standard-Englischen Kontraktion möglich ist (vgl. 6), plädiert etwa LABOV (1969);

(6) a. * Here I.
    b. Here I am.
    c. * Here I'm.

für den Erwerb kontrahierter nach (weniger komplexen) unkontrahierten Kopulaformen bringt BROWN (1973:347-53, 360-1) Evidenz bei.

B) Ob im Deutschen assertive Hauptsätze mit Verbzweitstellung (7 a) oder - was in Nonstandard-Varietäten und im Spracherwerb häufig beobachtbar ist - Verbendstellung (7 b) komplexer sind, hängt von linguistischen Hypothesen ab;

(7) a. Ich trinke(n) kein Bier.
    b. Ich kein Bier trinke(n).

gilt Verbendstellung als generellere (zugrundeliegende) Regularität, so kompliziert die Anwendung einer sprachspezifischen Verbzweitstellungsregel die Standardvariante 7 a.

C) Bei nahezu jeder einigermaßen plausiblen Grammatikkonzeption fällt auch der Übergang von der Phase der Ein-Element-"Sätze" (8 a) zu Zwei-Element-"Sätzen" (8 b), mit beginnender Ausbildung der Satz- und Phra-

sen-Ebenen, zu Drei- und Mehr-Element-Sätzen (8 c) zu Satzmustern mit
Rekursion unter die Rubrik der kumulativen Komplexität.

(8) a. Adam. Chair. Sit. Big.
    b. Adam sit. Sit chair. Chair sit. Big chair.
    c. Adam sit chair. Sit big chair.

Der in Punkt C angesprochene Faktor der zunehmenden Äußerungslänge, zusammen mit der differentiellen Ausbildung der Phrasen-, Satz- und Diskurs-Ebenen, bildet in CFG (vgl. 59-85) im Endeffekt das Hauptkriterium für die Gradierung von Strukturen, die parallel den Erstspracherwerb und die therapeutisch induzierte Rehabilitation von Dysphasikern kennzeichnen soll. Andere Konkretisierungen der Variablen z des Prädikats "komplexer als hinsichtlich z" werden in CFG (25-8) zwar erwähnt, aber als linguistisch unmotiviert zurückgewiesen; so die These, die eine Komplexitätszunahme mit der Zahl der zur Ableitung eines Ausdrucks benötigten (transformationellen) Regeln behauptet; oder Theorien allgemein kognitiver oder perzeptueller Komplexitätsbegriffe (Komplizierung z.B. durch Verletzung des linearen Aktor-Aktion-Objekt-Schemas); oder die alleinige Konzentration auf durchschnittliche Äußerungslängen. Als Entgegnung auf CFG's Ausweichmanöver, das das handgreifliche Phänomen der kindlichen Sprachentwicklungssequenz als alleinigen Parameter der strukturellen Gradierung wählt und so die Notwendigkeit der grammatikrelativen Komplexitätsbestimmung umgehen will, könnte jetzt versucht werden, Arten linguistischer und psychologischer Komplexität zu isolieren und nachzuweisen, daß diese in einer wahrscheinlich komplexen Interaktion schließlich doch die Determinanten der Sprachentwicklungssequenz sind. Ich gehe nicht diesen Weg, sondern verlege mich auf eine Argumentationsstrategie, die der von CFG ganz analog ist: Ohne schon im einzelnen die unterschiedlichen Komplexitätsarten grammatikrelativ identifiziert zu haben, werden Typen von Situationen differenziert, die ein Sprachverhalten verursachen, das insgesamt intuitiv als simplifizierend charakterisiert werden kann. Der Aneignung einer zunehmend größeren Komplexitätskompetenz im Erstspracherwerb werden hier zwei andere Situationstypen gegenübergestellt, einmal Kontexte erschwerter Dekodierung aufgrund von "Rauschen" im Übertragungskanal der sprachlichen Mitteilung und zum anderen Situationen des Gebrauchs von "Not-Sprachen" bei der Interaktion von Sprechern gegenseitig nicht verständlicher Sprachen. Es wird sich zeigen, daß daraus jeweils andere strukturelle Gradierungen ableitbar sind und daß die situationsspezifisch ermittelten Komplexitätsbegriffe nicht notwendigerweise zu konvergieren brauchen.

"Was?-Situationen" (Terminus nach VALIAN u. WALES 1976) sind ein vertrauter Bestandteil des Alltagslebens: Mit Fragen bzw. Aufforderungen wie "Was?" oder "Wie bitte?" kann ein Hörer den Sprecher veranlassen, seine eben gemachte Äußerung zu wiederholen, die er, aus welchen Gründen auch immer, nicht oder nicht ganz verstanden hat. Es ist sehr wahrscheinlich, wenn auch meines Wissens nicht eingehend untersucht, daß die Art, wie der Sprecher seine Äußerung bei ihrer Wiederholung modifiziert, mit der Art der vermuteten Dekodierungsstörung korreliert; er wird also etwa lauter und deutlicher sprechen und eventuell auch langsamer, wenn das Gespräch in einer lauten Umgebung stattfindet; je nach seiner Einschätzung des sprachlichen oder intellektuellen Niveaus seines Zuhörers wird er zu einer einfacheren Wortwahl greifen und Fremdwörter und Fachjargon vermeiden; allgemeiner: er wird seine Sprechweise in soziolektaler und dialektaler und stilistischer Hinsicht dem Niveau anpassen, von dem er erwartet, daß es der Hörer zumindest rezeptiv beherrscht. Die "Was?-Situation" dürfte folglich kein uniformer Typ sein, sondern müßte nach den verschiedensten (vermuteten) Störungsvariablen differenziert werden.

VALIAN u. WALES (1976) haben einen dieser Subtypen experimentell simuliert, nämlich Dekodierungsstörungen bzw. primäre Hörstörungen aufgrund eines hohen Lärmpegels im Übertragungskanal, und gefunden, daß Sätze bei ihrer wiederholten Äußerung vom Sprecher auch syntaktisch verändert werden. Die Experimentanordnung ist so, daß Versuchsperson und Experimentator in zwei getrennten, durch eine lärmgestörte (das ist zumindest der Eindruck der Versuchsperson) Sprechanlage verbundenen Räumen sitzen und daß die Versuchsperson auf Karten vorgedruckte Sätze in ein Mikrofon liest, wobei sie vom Experimentator häufig mit "Was?" unterbrochen wird. Bei einem Großteil der Satztypen stellt sich heraus, daß die vorgegebenen Sätze nicht wörtlich wiederholt werden, sondern daß an ihnen Modifizierungen vorgenommen werden, die VALIAN u. WALES als Verdeutlichungsversuche sentientieller Relationen interpretieren.

Dafür einige Beispiele:

(9) a. The treasure that she found was valuable.
   b. The treasure she found was valuable.
(10) a. It appears that Bill is going to Chicago.
   b. It appears Bill is going to Chicago.
(11) a. The people who were criticizing the mayor were angry.
   b. The people criticizing the mayor were angry.
(12) a. Somebody who loves me called me.
   b. Somebody called me who loves me.
(13) a. Jesse put on his shirt.
   b. Jesse put his shirt on.
(14) a. The spy divulged the secret to Emma.
   b. The secret was divulged to Emma by the spy.
(15) a. The salesman sold a watch to Jerry.
   b. The salesman sold Jerry a watch.

Die Resultate des Experiments sind folgender Art. Werden vorgegebene Sätze des a-Typs nicht verstanden, so werden sie nach "Was?"-Fragen mit hoher Wahrscheinlichkeit verbatim wiederholt oder in einer nicht genuin syntaktischen Weise umgestaltet. Wenn aber die b-Sätze von 9 - 14 vorgegeben sind, besteht eine signifikant höhere Wahrscheinlichkeit, daß Versuchspersonen bei der durch "Was?" induzierten Wiederholung den entsprechenden (nicht vorgegebenen) a-Satz äußern und nicht den b-Satz wörtlich reproduzieren. Nur im Fall von 15 ist das Verhältnis von a - b umgekehrt, aber unterhalb der Signifikanzschwelle - was verträglich erscheint mit einem auch linguistisch motivierbaren Postulat zweier verschiedener zugrundeliegender Strukturen für 15 a und b.

Das Motiv der Beispielkonstruktion von VALIAN u. WALES liegt auf der Hand: Gängige Grammatiktheorien nehmen transformationelle Relationen zwischen den einzelnen Satzpaaren 9 - 15 an. 9 und 10 demonstrieren die Tilgung der Subordinierungsmarkierung (bzw. des Relativpronomens) that, 11 die Tilgung des Subjektsrelativpronomens inklusive Kopula, 12 die Extraponierung des Relativsatzes, 13 Partikelverschiebung, 14 Passivierung, 15 die Permutation von direktem und indirektem Objekt unter Tilgung der Präposition des indirekten Objekts. Daß Sprecher annehmen, daß Hörer unter den gegebenen Bedingungen die a-Versionen (mit Ausnahme von 15) eher verstehen würden und ihre Äußerungen entsprechend auf eine optimale Repräsentation der grammatischen Relationen (Subjekt, Objekt, Prädikat) hin verdeutlichen bzw. simplifizieren, wird von VALIAN u. WALES als empirische Bestätigung einer relativen derivationellen Komplexitätstheorie interpretiert, nach der der psychologisch komplexere, schwerer zu verarbeitende Satz zu seiner Ableitung mehr optionale Transformationen benötigt als eine sonst äquivalente Oberflächenversion, die nicht optional umstrukturiert wurde. Das ist zwar eine Verfeinerung früher üblicher Konzeptionen absoluter derivationeller Komplexität; angesichts der Skepsis gegenüber jeder Art von derivationeller Komplexität (vgl. etwa FODOR, BEVER u. GARRETT 1974) überrascht das positive Resultat vielleicht dennoch. Wir hätten damit einen Fall der Koinzidenz eines situationsspezifischen mit einem wohldefinierten grammatikrelativen Komplexitätsbegriff. Von der Komplexität einzelner Satzmuster ist dann außerdem leicht ein Komplexitätsindex für Sprachkompetenzen (Grammatiken) extrapolierbar: Eine Kompetenz mit nur obligaten Transformationen ist, in "Was?-Situationen" oder generell hörerorientiert, einfacher als die gleiche Kompetenz mit zusätzlichen fakultativen Transformationen. Die Situationsspezifizität der relativen derivationellen Komplexität wird auch von VALIAN u. WALES (1976:172-5) gesehen. In einem weiteren Experiment werden Versuchspersonen gefragt, welcher von jeweils zwei vorgelegten Sätzen einfacher ist, ohne daß irgend ein Einfachheitskriterium spezifiziert wird. Die Resultate sind signifikant anders als in der simulierten "Was?-Situation": Wenn bei diesen Antworten überhaupt ein konsistenterer Einfachheitsmaßstab benutzt wird, dann tendenziell der der Äußerungslänge (nach dem z.B. 9b und 11b als einfacher als 9a/11a eingestuft werden). Daraus folgt, daß die situationsspezifische Simplifizierungskompetenz eine Handlungs- und keine Reflexionskompetenz ist und eine solche auch nicht voraussetzt.

Diese relative derivationelle Komplexitätstheorie bringt ohne Zweifel eine ganze Reihe von Problemen mit sich: Optionale Transformationen z.B. können in bestimmten Kontexten obligat angewandt (z.B. * Jesse put on it) oder obligat nicht angewandt (* The salesman sold him it) werden müssen, was die Extrapolierung des Kompetenz-Komplexitätsindexes erschwert; alternative Hypothesen im Rahmen der transformationellen Grammatik nehmen einige der obigen b-Sätze als zugrundeliegend an (statt that-Tilgung eine optionale that-Einführung in 9 und 10), so daß derivationell komplexere Strukturen was?-situationsspezifisch als einfacher gelten würden - es sei denn, diese transformationellen Hypothesen würden als durch diese externe Evidenz widerlegt betrachtet; schließlich legen eigene Experimente den Verdacht nahe, daß die Resultate von VALIAN u. WALES Artefakte der

Auswahl spezieller Transformationstypen sind, denn Beispiele wie 16 c
etwa scheinen nie in Richtung von 16 b, a verdeutlicht zu werden, obwohl
diese Strukturen gewöhnlich als Quellen agens-reduzierter Passive gelten.

(16) a. Someone killed Bill.
 b. Bill was killed by someone.
 c. Bill was killed.

Da hier aber nicht eigentlich die Bestätigung oder Falsifizierung von Grammatiktheorien durch externe Evidenz interessiert, belasse ich es bei diesen Andeutungen der Fragwürdigkeit einer totalen Konvergenz der was?-situationsspezifischen und der (transformations-) grammatikspezifischen Komplexitäten.

Das Spektrum der Gradierung grammatischer Strukturen, das sich in der beschriebenen "Was?-Situation" manifestierte, war nicht gerade sehr breit. Doch ist vorstellbar, daß besonders in natürlicheren als der doch sehr rigiden Experimentsituation komplexere Strukturen als die von VALIAN und WALES getesteten in noch radikalerer Weise verdeutlicht bzw. simplifiziert werden würden - daß etwa komplexere hypotaktische oder generell rekursive Konstruktionen in paratraktische Reihungen einfacher Sätze aufgelöst würden, um dem Hörer eine bessere Verstehenschance zu geben - so daß prinzipiell derartige natürliche Kommunikationssituationen genauso wie der Erstspracherwerbsprozeß ein Muster für stufenweise komplexitätssteigernde Therapieprogramme abgeben könnten. Nur, daß es plausibel ist, in all diesen Situationen von einer Komplexitätsreduzierung zu sprechen, bietet noch keine Gewähr dafür, daß die Naturen der kommunikativen Beschränkungen oder Behinderungen, die für die jeweiligen Komplexitätsniveaus verantwortlich sind, in den entscheidenden Hinsichten analog sind. Mir scheint, daß die Analogie zwischen "Was?-Situationen" und der sprachtherapeutischen Situation weniger eng und zwingend ist als die zwischen Sprachtherapie und den ebenfalls natürlichen Situationen, die entstehen, wenn Sprecher gegenseitig nicht verständlicher Sprachen oder Dialekte zur Kommunikation gezwungen sind. Dieser letztere Situationstyp hat den für den gegenwärtigen Kontext wichtigen Vorteil, ein differenzierteres und weitergespanntes Komplexitätskontinuum modellieren zu lassen.

Sprachkontaktsituationen führen nicht immer zu kompletter beid- oder mehrseitiger Mehrsprachigkeit. Besonders bei starker soziokultureller Dominanz einer der am Kontakt beteiligten Sprachgemeinschaften und bei relativer Kurzfristigkeit und Oberflächlichkeit des Kontakts besteht häufig nur ein Zwang zur Kompetenzerweiterung, zum mindestens teilweisen Fremdsprachenerwerb für die nicht-dominanten Sprecher. Ähnlich wie der kindliche Erstspracherwerb sind solche Lernsituationen, in linguistischer Hinsicht, nicht gänzlich asymmetrisch, da der Spracherwerbskompetenz so etwas wie eine Sprachadaptationskompetenz von Sprechern in bezug auf die bereits kompetent beherrschte Sprache gegenübersteht. Unabhängig davon, ob Lernersprachen selbst an den Modellen dieser als Baby- und Ausländersprache bekannten Adaptationsvarietäten orientiert sind und in welchen Richtungen im einzelnen von Imitation die Rede sein kann, sind die Sprechweisen im Kontakt mit Kommunikationspartnern, die die "normalen" Alltagsvarietäten nicht oder nur schwer verstehen, also z.B. Ausländer oder Kleinkinder, als bewußte Annäherungsversuche an deren eigenes vermutetes Kompetenzniveau in der Zielsprache zu sehen, mit der Intention, erfolgreiche, wenn auch möglicherweise inhaltlich rudimentäre kommunikative Interaktionen zu ermöglichen bzw. zu erleichtern. Solchen Annäherungen mögen zwar verschieden starke emotionale Barrieren entgegenstehen, doch daß auffällige Normverstöße des Substratlerners vom kompetenten Superstratsprecher bei seinen eigenen Simplifizierungsversuchen nicht für das geeignete Mittel der Kommunikationsverbesserung gehalten und deshalb auch nicht reproduziert werden, wie WHINNOM (1971:101) annimmt, erscheint empirisch kaum haltbar - gerade im Licht der hochgradig normverletztenden deutschen Ausländerregister. In einem situationsspezifischen Sinn halte ich es also für legitim, solche auch normwidrigen Adaptationen pauschal als simplifizierende Register zu betrachten, auch wenn sich aus der Perspektive des kompetenten "simplifizierenden" Sprechers die simplifizierte Sprechweise am optimalsten durch die Hinzufügung einer Reihe von Regeln zu seiner Standardkompetenz-Grammatik, also eigentlich als Grammatik-Komplizierung, charakterisieren ließe (wie etwa FERGUSON 1971: 146; 1975:1; DE CAMP 1971:15; MEISEL 1975:31, 39; 1976:3, 39 andeuten). Aus der Perspektive desjenigen, der solche ihm zuliebe mittels Grammatik-Komplizierung simplifizierten Äußerungen interpretieren soll, müßte die Dekodierung dann mit Hilfe einer anderen Grammatik zu bewerkstelligen sein, und zwar ohne den Umweg über die volle, um Simplifizierungsregeln erweiterte Sprecher-Grammatik. Daß derartige grammatikrelative Simplizitätsfestlegungen derzeit eher spitzfindig als erkenntnisfördernd sind, zeigt sich noch deutlicher darin, daß analog ja auch die Was?-

Varietät vom Sprecher her als Grammatik-Komplizierung formuliert werden könnte, derart, daß zur "normalen" Grammatik Anweisungen hinzukommen, optionale Regeln nicht anzuwenden bzw. rückgängig zu machen. Vielversprechender dürften in jedem Fall Ansätze dazu sein, beobachtbare situationsspezifische Simplifizierungen unmittelbar auf psychologische und physiologische, vor allem wohl perzeptionsorientierte Parameter zu beziehen, die adäquate Grammatiken dann widerzuspiegeln hätten.

Baby- und Ausländersprache zu einem einheitlichen simplifizierenden Register zusammenzufassen, wäre eine zu starke Generalisierung; viel eher ist anzunehmen, daß je nach vermutetem grammatischen Niveau und muttersprachlicher Identität des nicht-kompetenten Gesprächspartners und je nach Intensität und Häufigkeit derartiger Kontakte Stufen unterschiedlich weiter Komplexitätsreduzierung zu differenzieren sind. Im gegenwärtigen Kontext sollte ein Überblick über typische Simplifizierungsmaßnahmen in der Interaktion mit Ausländern genügen, um strukturelle und funktionelle Gemeinsamkeiten mit und Unterschiede zu anderen Vereinfachungssituationen sichtbar zu machen. Dem Phänomen der Ausländersprache wird in letzter Zeit immer mehr Aufmerksamkeit geschenkt, in seinen empirischen wie theoretischen Bezügen; man vergleiche nur CLYNE (1968; 1975), FERGUSON (1971; 1975), MEISEL (1975; 1976), HEIDELBERGER FORSCHUNGSPROJEKT (1975), BODEMANN und OSTOW (1975), auf die sich folgende Skizze stützt.

Eine prominente Rolle spielt die elliptische Qualität solcher simplifizierender Register, die am einleuchtendsten in den allgemeineren Zusammenhang der Tendenz zur Verlagerung der Informationsübermittlung vom sprachlichen auf außersprachliche Mittel (z.B. Gestik) zu stellen ist. Als hochgradig elliptisch können "Einwortsätze" gelten, deren Interpretierbarkeit noch gegeben ist, solange sich der Verzicht auf jede Redundanz des sprachlichen Ausdrucks und inhaltliche Prädiktabilität aufgrund starker Kontextgebundenheit die Waage halten. Nur scheint bestreitbar, daß Einwortäußerungen auf simplifizierende Ausländerregister beschränkt und nicht auch ein wesentlicher Bestandteil der normal komplexen Alltagssprache sein sollen. Die normverletzende Simplifizierungsspezifität ist gesicherter bei solchen weitverbreiteten Ellipsetypen wie dem Fehlen der Artikel, besonders des definiten (17 b, d), der Verbformen, bevorzugt der Kopula (17 b, f), doch auch der Auxiliar- und Vollverben (17 a, e), der Konjunktionen, der Präpositionen (17 d) und der Subjektspronomina (17 c).

(17) a. Krankenkasse viel Geld.
b. Das Kennedy-Brücke.
c. Heute morgen arbeitete. Nix tun. Verstehen?
d. Ampel stehen bleiben.
e. Wieder retour, diese Straße retour, bis zur Ampel.
f. Frau drei Jahre in Deutschland.
g. Nix gut Wetter.

Zu den fehlenden Elementen zählen besonders auch gebundene Morpheme, etwa nominale und verbale Flexionsaffixe (17 g, falls die normative Entsprechung kein gutes Wetter sein sollte), was sich grammatikspezifisch etwa als Verlust von Kongruenz- und Rektionsregeln ausdrücken läßt.

Eine zweite Simplifizierungsmöglichkeit besteht darin, standardsprachliche Ausdrücke um zusätzliche Elemente zu erweitern. Das Hauptbeispiel dafür ist die aus den Ausländerregistern vieler Sprachen geläufige Setzung eines Subjektspronomens bei Imperativen;

(18) Du auf andere Seite gehen! Du bitte sprechen!
You no(t) forget!

vorausgesetzt, in diesen Registern gibt es eine Kategorie Imperativ und es handelt sich bei 18 nicht lediglich um Modalverb-Ellipsen. Reduplikative Expansionen (wie talk-talk oder talkee-talkee für engl. talk) sind offensichtlich lexikalischer Natur.

Derartige Auslassungen und Expansionen würden nicht unter ein Konzept von Simplifizierung fallen, wenn darunter grammatikspezifisch nur die Generalitätszunahme grammatischer Regeln verstanden werden sollte. Da solche Phänomene aber mit großer Wahrscheinlichkeit in vielen Behelfssprachvarietäten auftauchen, stellen sie - nach dem Zeugnis von Sprechern, das hier für verläßlicher als das von Grammatiken gehalten wird - situationsspezifisch genauso Vereinfachungen dar wie die folgenden, eher regelgeneralisierenden Umstrukturierungen. Wenn die Flexion nicht ganz aufgegeben wird, wird gewöhnlich eine flexivische Form übergeneralisiert, wie etwa der Infinitiv oder feminine Nominal- und Artikelformen oder akkusativische Pronominalformen auch in Subjektsposition (engl. Me see him). Eine allgemeine Tendenz zu analytischen Paraphrasen führt zur Vermeidung solcher possessiver Konstruktionen wie 19 a zugunsten von Ausdrucksweisen wie 19 b.

(19) a. my brother; die Frau des Kollegen
b. brother (to/of) me; Frau von Kollege

Ziemlich eindeutige Wortstellungsregularisierungen sind die Anordnungen des invarianten (nix, engl. no) Negators und anderer logischer Operatoren (z.B. vielleicht für Möglichkeit) unmittelbar vor dem affizierten Element (20 a), die Vermeidung diskontinuierlicher Elemente (20 b), der Verzicht auf standardsprachlich obligate Subjekt-Verb-Inversion z.B. in Fragesätzen (20 c).

(20) a. Wir nix gehn hin.
b. Wir gut aussuchen. [statt Wir suchen gut aus]
c. Du verstehen, was Frau sagt?

Inwieweit die End- und Anfangsstellung des Verbs im deutschen Ausländerregister (vgl. 21) auch eine regelgeneralisierende Simplifizierung ist, muß dahingestellt bleiben; auf jeden Fall wird

(21) a. Kommt Mann und nimmt Ding auf im Tonband.
b. Wir gut aussuchen.

durch solche Varianten signalisiert, daß für den simplifizierenden Sprecher selbst die Verbstellungsregularitäten zu den kommunikationskomplizierenden Faktoren, relativ zum hier relevanten Situationstyp, zählen.

Als letzte Möglichkeit der Kommunikationserleichterung sollten noch die verschiedenen Arten der lexikalischen Substitution erwähnt werden, wie etwa die Übernahme nicht-nativer Wörter, die aber nicht notwendigerweise dem nativen Lexikon des jeweiligen Adressaten anzugehören brauchen (capito, amigo, savvy für understand), oder die Wahl der bedeutungsmässig am wenigsten differenzierten Verben (tun, machen, haben, gehen, sein) oder die Ersetzung der formellen Anredeform (Sie) durch die vertraute (Du). Hierher gehören auch die Dekompositionen lexikalischer Einheiten, die dadurch motiviert sind, daß das Lexikon des Kommunikationspartners für relativ beschränkter gehalten wird als seine Fähigkeit, komplexe Bedeutungen kombinatorisch zu (re-) konstruieren.

(22) a. leader → big head; understand → catch words
b. morgen → andere Tag; schicken → sag ... gehen

Ist mit diesen Beispielen, die die Eigenheiten eines zweiten simplifizierenden Registers, der Ausländersprache, illustrierten und ansatzweise klassifizierten, jedoch auch schon nachgewiesen, daß das Postulat einer für den Situationstyp der Kommunikation zwischen Angehörigen verschiedener Sprachgemeinschaften charakteristischen Adaptationskompetenz gerechtfertigt ist? Die Antwort darauf hängt mit davon ab, welcher Stellenwert Einwänden zugemessen wird, die Ausländerregister linguistisch als höchst unsystematische, instabile, stereotypisierte und klischeehafte "gebrochene" Sprechweisen und soziologisch als Ausdruck sozioökonomischer, mit Verachtung des Dominierten verbundener Dominanz, im ganzen also als höchst negativ beurteilen (vgl. z.B. BODEMANN und OSTOW 1975, zum ausländerdeutschen "Pseudo-Pidgin", und WHINNOM 1971). Zunächst kann gezeigt werden (vgl. HEIDELBERGER FORSCHUNGSPROJEKT 1975:85ff.), daß die Grade der Instabilität, der intraindividuellen Variabilität und interindividuellen Heterogenität von Ausländerregistern in der Tat nicht so hoch sind, wie häufig unterstellt wird. Besonders wenn die beiden bei diesem Reduktionstyp gleichzeitig wirksamen Tendenzen der Simplifizierung und Entdialektisierung (d.h. Annäherung an die nicht regional gefärbte Standardsprache), mit dem Resultat häufiger Hyperkorrekturen, separat gehalten werden, läßt sich das Gradatum der Ausländerregister als ganzes doch als systematisch und prädiktabel charakterisieren, so daß sich die simplifizierten und die komplexen Varietäten hinsichtlich der Systematizitäts- und Stabilitätskriterien höchstens graduell unterscheiden dürften. Darüberhinaus scheint es mir legitim, noch einen Schritt weiter zu gehen und die Relevanz der Vorwürfe des Systematizitäts-, Uniformitäts- und Stabilitätsmangels für die Frage nach der Existenz einer solchen Adaptationskompetenz zu bestreiten. Die Intention und gegebenenfalls das Resultat von Ausländerregistern ist die Verringerung einer sonst nur asymmetrisch, d.h. durch vollständigen Zweitspracherwerb einer der beteiligten Sprechergruppen, überbrückbaren Verständigungsdistanz, und der nur okkasionelle Gebrauch dieser Register ist sicher ein wesentlicher Grund für eine anfängliche Verhinderung einer systematischeren Anpassung an die variablen Zielsprachenkompetenzen der jeweiligen Interaktionspartner. Die Erwartung einer Synchronisierung der Komplexitätsreduktion des kompetenten Sprechers und der Komplexitätssteigerung des Lerners bei engerem und längerem sozialen Kontakt dürfte - auch angesichts der universell beobachtbaren Stabilitäts- und Systematizitätszunahme beim Übergang von Handelsjargons oder rudimentären Pidgins zu genuinen Pidgin- und Kreolvarietäten - nicht zu hochgeschraubt sein.

Im Interesse der Standardisierung einer Komplexitätsskala, für den Zweck des sprachtherapeutischen Einsatzes, könnte dennoch dem Erstspracherwerbsmodell der Vorzug gegeben werden, mit der Begründung, daß beim (früh-)kindlichen Spracherwerb eine "natürliche" interindividuell invariante Reihenfolge der Entwicklung syntaktischer Strukturen gesichert ist. Doch diese Voraussetzung des "single developmental path", die CFG (59 ff.) uneingeschränkt akzeptieren, erweist sich als immer korrekturbedürftiger, je mehr die Tatsache der grammatischen Variation in den Fokus sprachtheoretischen Interesses rückt. HABER (1975) z.B. versammelt eine Menge an Evidenz dafür, daß phonologische, morphologische und syntaktische (Subjektbildung, Fragebildung, Negation, Auxiliarkomplex) Regeln keineswegs über eine interindividuell uniforme Sequenz von approximativen Hypothesen erworben werden, und will damit verschiedene Arten von Variabilität nach Abschluß des Spracherwerbs erklären. Für weite Bereiche von Grammatiken, außerhalb eines uniformen, invariablen harten Kerns, legen empirische Daten nahe, daß invariante Sequenzen der Entstehung grammatischer Oberflächenmuster, sofern solche beobachtbar sind (vgl. BROWN 1973), als Grundlage eines pauschalen Uniformitätsanspruchs insofern irreführend sind, als Uniformität der Resultate (Produktion und Verständnis sprachlicher Ausdrücke) keine Garantie für eine Uniformität der Wege und Umwege bieten kann, auf denen diese Resultate erreicht wurden. Da das Verfügen über solche - nicht nur optimale - Produktions- und Analysestrategien einen wichtigen Anteil einer Sprachadaptationskompetenz in Richtung von Komplizierung und Simplifizierung ausmacht, wäre die Intention einer Therapie, die stattdessen das Verfügen über ein komplexitätsgradiertes Repertoire interindividuell uniformer morphosyntaktischer Muster vermitteln will, gar nicht auf die Restitution der "natürlichen" Sprachfähigkeit gerichtet.

Obwohl darauf angespielt wurde, daß das Simplifizierungsregister zu seiner optimalen Entfaltung nicht nur okkasioneller Übung bedarf, wurde bisher eigentlich offengelassen, wie diese situationsspezifische Adaptationskompetenz entsteht; ob sie kulturell übermittelt ist, d.h. erlernt werden muß, eventuell sogar in einem Prozeß gegenseitiger Imitation von kompetenten und inkompetenten Sprechern, oder ob sie zusammen mit den menschlichen Dispositionen lernunabhängig aktiviert wird, die jeden Spracherwerb erst ermöglichen und verhältnismäßig restriktiv prädeterminieren. Solange nur die Existenz dieser konventionalisierten Simplifizierungsvarietäten einigermaßen zwingend belegt ist, kann diese Frage nach ihrer Genese im gegenwärtigen Kontext auch offenbleiben. Festgehalten werden kann aber, daß die Konventionen simplifizierender Sprechweisen nicht vollständig arbiträr sind; unabhängig davon, ob die Simplifizierungsstrategien erlernt oder vorgegeben, sprachspezifisch oder universell sind, die Resultate weisen so große übereinzelsprachliche Übereinstimmungen auf, daß sie wie voll entwickelte Sprachen im Einklang mit sprachlichen Universalien strukturiert scheinen. Folglich könnte vorausgesagt werden, daß etwa bei einer Regularisierung (d.h. Simplifizierung) nominalphraseninterner Wortstellung nie Anordnungen wie in 3c, sondern nur solche wie in 3a, b resultieren, da der Komplexitätsbegriff insofern nicht einzelgrammatikrelativ, aber doch universalgrammatikrelativ festlegbar ist.

Kontrovers ist, welche Rolle Ausländerregister bei der Entstehung von Pidgin- und Kreolsprachen spielen; unbestreitbar ist aber (trotz BICKERTON u. GIVÓN 1976), daß die entscheidenden Teilprozesse der Pidginisierung strukturelle und funktionelle Vereinfachungen sind, die differenziert werden können in Simplifizierung der äußeren Sprachform (z.B. rigide Wortstellung auf Kosten von Morphologie), Reduktion des Skopus der inneren Sprachform und, damit parallel, Restriktion im kommunikativen Gebrauch der Varietät auf weniger komplexe oder stereotypisierte gesellschaftliche Situationen. (Vgl. HYMES 1971b, die anderen Aufsätze in HYMES 1971a und TODD 1974.) Die Herauskristallisierung genuiner Pidgins aus Vorstufen des Präpidgin-Kontinuums, auf dem auch Ausländerregister angesiedelt sein dürften, verlangt weitere Voraussetzungen, vor allem fortdauernden sozialen Kontakt in einer Gesellschaft mit mehr als zwei Sprachgruppen, in der sich die simplifizierte und wohl auch gemischte Varietät der dominanten Sprache in einer lingua-franca-Funktion konsolidieren kann und nicht auf dem Weg des normalen Fremdsprachenerwerbs sofort wieder verschwindet. Trotz vieler strittiger Einzelheiten ist wieder relativ unkontroversiell, daß die entscheidenden Teilprozesse der Konsolidierung von Pidgins und besonders ihrer Kreolisierung Umkehrungen der Formation von Präpidginvarietäten sind, also Komplizierungen der äußeren und Expansionen der inneren Sprachform und Extensionen des Gebrauchsskopus. Pidgin- wie Kreolvarietäten können wieder mit den ursprünglich pidginisierten dominanten Sprachen konvergieren, wobei solche Depidginisierungen und Dekreolisierungen in einen gewissen Zusammenhang mit ungesteuertem Fremdsprachenerwerb zu bringen sind; doch das ist kein notwendiges Schicksal solcher Kontaktsprachtypen, in denen stattdessen eine durchaus autonome natürliche Elaborierungskompetenz zum Tragen kommen kann. Es mag noch zulässig sein, Pidgins als defektive Sprachen von inferiorer Flexibilität zu charakterisieren; wenn aber die Rekonstruktion einer elaborierten und flexibleren Grammatik im Kreolisierungsprozeß zu dem Resultat führt, das WHINNOM (1971:110) so beschreibt:

> "creole languages..., with only a few notable exceptions, constitute in most communities a distinct handicap to the social mobility of the individual, and may also constitute a handicap to the creole-speaker's personal intellectual development",

dann liegt das an politischen Faktoren der sozialen Stigmatisierung nichtdominanter Sprechergruppen, nicht an der angeblich defektiven inhärenten linguistischen Qualität von Kreol-Varietäten. Wenn darüberhinaus Gebrauchswert und Qualität nach solchen Kriterien wie Literaturfähigkeit und Effizienz im Schul- und Erziehungswesen gemessen werden, schneiden simplifizierte-elaborierte Sprachen genauso wie Sprachen ab, die sich mutmaßlich ohne Sprachkontakteinflüsse und die konkomitanten Pidginisierungs-Kreolisierungsprozesse entwickelt haben (vgl. TODD 1974:70-86; zum Black English STEWART 1964 und DILLARD 1972:265-95).

Wie Simplifizierungen sind auch Elaborierungsprozesse vorerst situationsrelativ identifiziert, obwohl andererseits tentativen Theorieansätzen, die nach dem Muster der Gleichung "Regelgeneralisierung = Simplifizierung" Elaborierungen grammatikspezifisch unter die Rubrik Regelentgeneralisierung einzuordnen versuchen, ein zumindest heuristischer Wert nicht von vornherein abzusprechen ist. Doch im Licht von (intuitiv) komplexitätssteigernden Entwicklungen in Kreolkontinua, wie sie z.B. von BICKERTON (1975) beschrieben werden, wird das Scheitern naiver grammatikrelativer Komplexitätsbestimmungen evident: Übergänge beispielsweise von aspekt- zu tempusbasierten Verbgrammatiken können schwerlich als ein Mehr an weniger generellen Regeln analysiert werden. Um solche radikaleren, aber verbreiteten Restrukturierungen grammatikspezifisch als Komplizierungen fassen zu können, müßte man sich schon auf eine Metaebene begeben, die Aussagen zuläßt wie die, daß Grammatiken mit aspektmarkierendem Verbkomplex einfacher oder natürlicher sind als primär tempusbasierte Grammatiken. Und damit sind wir wieder auf das Konzept grammatischer Universalien zurückgekommen, deren Aufgabe es ja ist, genau diese Ebene bereitzustellen - etwa durch die Spezifizierung natürlicher Entwicklungstendenzen z.B. bei der Entstehung von Temporalsystemen (die bevorzugt von Lokalkonzepten abgeleitet werden und nie umgekehrt), von neuen synthetischen Flexionssystemen (die auf bestimmte Arten freier Morpheme zurückgehen) oder von erweiterter Rekursivität und den begleitenden Erscheinungen wie Identitätstilgungen und Subordinierungsmarkierungen.

Um abschließend die beiden zuletzt behandelten natürlichen Sprachadaptationsarten der Simplifizierung und Elaborierung noch pointierter zu kontrastieren: Das Postulat dieser beiden Adaptationskompetenzen impliziert nicht, daß sich die Komplexitätsreduzierungen der Ausländerregister notwendigerweise mit allen Stufen von Elaborierungsprozessen decken müssen. Z.B. die tentativen Resultate von MEISEL (1976:33-5), daß im deutschen Ausländerregister verbale Flexionsformen generell durch den Infinitiv ersetzt werden und Artikel relativ kontextunabhängig ausfallen, während die Deutsch-Varietäten von Ausländern selbst stärker differenziert sind und z.B. auch nicht-infinitivische "falsche" Verbflexionen aufweisen und Artikel in Präpositionalphrasen weglassen, wenn sie in Nominalphrasen schon regelmäßig stehen, könnten als Indizien dafür gelten, daß die betreffenden Simplifizierungs- und Elaborierungsmaßstäbe nicht ganz koinzidieren; was aber noch nicht MEISELs (1976:35) Folgerung rechtfertigte:

> "restrictive simplification doesn't seem to be predictable on syntactic grounds. Categories seem to be inserted or omitted at random."

Trotzdem könnten derartige Beobachtungen, wenn sie empirisch besser abgesichert werden können, auf eine genuine Asymmetrie von grammatischer Simplifizierung und Elaborierung hindeuten; Komplexitätsgradierungen scheinen bei Elaborierungsprozessen differenzierter ausgebildet, während zumindest der hier betrachtete Typ der Simplifizierung radikaler vorgeht und eine gröber gegliederte Komplexitätsskala benutzt. Vielleicht ist das aber auch nur ein Artefakt der involvierten Zeitdimensionen: Elaborierungsprozesse von Not- zu voll funktionalen Sprachen erstrecken sich normalerweise über größere Zeiträume und mehrere Sprechergenerationen, während Simplifizierungen immer mehr oder weniger Augenblicksbedürfnisse befriedigen.

Ausländerregistern und "Was?-Situationen" könnten noch eine Reihe weiterer, in manchen Hinsichten verwandter Simplifizierungsarten an die Seite gestellt werden, z.B. Telegramm- und Schlagzeilenstile, oder auch artifiziell vereinfachte Fragmentsprachen wie Ogdens Basic English; doch die bisherige Diskussion hat auch so schon ihren Zweck erfüllt, auf natürliche, situations- und nicht grammatikrelativ bestimmte Komplexitätsskalen, zusätzlich zu der des Erstspracherwerbs, aufmerksam zu machen.

4. SIMPLIFIZIERUNGS- UND ELABORIERUNGSKOMPETENZ ALS GRUNDLAGE EINER SYMMETRISCHEREN THERAPIEKONZEPTION

Die starke Betonung gerade der simplifizierenden Sprechweisen von Ausländerregistern und Pidginisierungskontexten im gegenwärtigen aphasiologischen Kontext war nicht zufällig; insbesondere diejenigen aphasischen Syndrome, die durch ausgeprägten Agrammatismus gekennzeichnet sind, werden ja bekanntlich häufig - wenn auch meist auf einer impressionistischen Grundlage - mit ähnlichen simplifizierenden Sprachvarietäten in Zusammenhang gebracht, und kaum mit dem anderen, nicht zu Agrammatismus führenden was? -situationsspezifischen Simplifizierungstyp. Es mag sein, daß auch bei Aphasiearten mit paragrammatischen oder Jargon-Sprechweisen agrammatische Einschläge auftreten (vgl. TSVETKOVA u. GLOZMAN 1975), ein intuitiv als Verarmung der sprachlichen Ausdrucksmittel charakterisierbares Phänomen ist am prominentesten und auch vom unbefangenen Beobachter am leichtesten wahrzunehmen bei motorisch-aphasischen Patienten. Meist ohne daß die Übereinstimmungen zwischen den einzelnen pathologischen und nicht-pathologischen Registern detailliert nachgewiesen werden, werden Parallelen zwischen motorisch-aphasischer Sprache und dem Telegrammstil oder der Sprechweise bei unvollkommenem Fremdsprachenerwerb (schon bei ISSERLIN und PICK, vgl. PANSE, KANDLER und LEISCHNER 1952:36-8) oder auch dem Erstspracherwerb (ibid. 34-5) gezogen; und PICK (1923:105-8, 187-92) vergleicht ausdrücklich die motorisch-aphasische Sprachnotsituation mit Sprachkontaktsituationen und den konkomitanten Sprachmischungen und Pidginisierungen. Aus solchen Analogien könnten sich eventuell auch Erklärungsmöglichkeiten für das vereinzelt auftretende Phänomen des "ausländischen Akzents" von Aphasikern (ENGL u. VON STOCKERT 1976) ergeben; wie PANSE, KANDLER und LEISCHNER (1952:36) mitteilen, wurde ihr agrammatischer Patient von einem nicht-sachverständigen Beobachter für einen Ausländer gehalten, der Deutsch nur unvollkommen beherrscht!

Einige linguistisch ausführlichere aphasiologische Studien verdeutlichen, daß expressiv beeinträchtigte aphasische Sprache nicht nur hinsichtlich ihrer funktionellen Gebrauchsrestriktionen, sondern auch was strukturelle Kennzeichen betrifft eine große Ähnlichkeit zum simplifizierenden Register der Ausländersprache aufweist. Im folgenden gesprochenen Text einer motorisch-amnestischen Aphasikerin z.B. kann PEUSER (1978:20) genau die morphosyntaktischen Normverstöße finden, die in Kap. 3 als sprachkontaktssituationsrelative Vereinfachungen identifiziert wurden: Einwortsätze; Fehlen der grammatischen Funktionswörter, der Kopulas, Auxiliar- und auch Vollverben; Generalisierung der Infinitivform; generelle Verbendstellung; und, marginaler, erschwerter Zugriff zum Lexikon (durch Pausen signalisiert).

(23) a. ja!/ich/äh/immer/äh/äh/denken/äh/"ihr?/ihr Buch?/aha!/ richtig!"/dann immer denken!/und/äh/äh/sprechen//und/äh/ und jemand/äh/zu Hause/mein Mann und ich/Einladung/äh/ eingeladen/und ich/äh/scht/äh/immer/ähäh/stumm!/äh/ Hemmungen!/und/äh/Bekannten/nich mehr nich mehr Hemmung/aber/äh/im/im Betrieb/äh/Hemmungen/und/äh.../
b. nein//der/äh/der/äh/der be/äh/die/äh/die/Fremde/äh/nicht mehr die Krankheits/gegeschichte wissen!/und/äh/ich/äh/ mein Mann/"mein Gott noch mal!/die Frau!/der dedede's/äh/ is/äh/minderbemittelt/geistig"/

Auch die Klassifikation der Bestandteile des pathologisch agrammatischen Syndroms bei russischen Aphasikern durch TSVETKOVA und GLOZMAN (1975) erinnert an bekannte Faktoren: niedrige Vorkommensfrequenz (eher als generelle Abwesenheit) grammatischer Funktionswörter (Präpositionen, Konjunktionen, Auxiliarverben etc.) oder, allgemeiner, elliptische Qualität mit Überrepräsentation nominaler Formen und nominalen Einwort- oder Einphrasenäußerungen; Flexionsverlust oder Übergeneralisierung einzelner flexivischer Formen (Infinitiv) oder Fehler in der Flexivwahl (Kasus-, Genusfehler); Wortstellungsveränderungen (z.B. bevorzugte Verbendstellung). Als Beispiel für agrammatische Substitutionen können etwa Vertauschungen von Präpositionen vorwiegend anscheinend im lokalen Bereich gelten:

(24) a. This happened on Siberia. (statt in; TSVETKOVA und GLOZMAN 1975:70)
b. The clock is hanging on the table. (statt over; ibid.)
c. Aus Moskau (statt nach; MÖSSNER u. PILCH 1971:403)
d. in meinem Tisch (statt an; ibid.)
e. Ma soeur, elle travaillait dans un docteur. (statt chez; LECOURS 1975:88)

Analoge Fälle von Präpositionselision und -vertauschung sind aus nichtpathologischen Simplifikationsregistern bekannt (vgl. etwa CLYNE 1968, 1975), genauso wie eine mögliche Konsequenz aphasischer Wortfindungsstörungen, nämlich die Umwegleistung der Periphrasierung einer augenblicklich nicht zugänglichen Lexikoneinheit, eine enge Parallele in lexikalischen Simplifizierungen besonders bei frühen, noch instabilen Kontaktsprachen hat - vgl. die einschlägigen Beispiele unter 22 oder aus dem Neuguinea-Pidgin fellow belong make open bottle für "Korkenzieher".

Welche Konsequenzen für die Interaktion, unter anderem in Therapiesituationen, zwischen Aphasikern und "normalen" Sprechern könnte es haben, wenn die Parallelen zwischen agrammatisch-aphasischer und agrammatisch-simplifizierter Sprache tatsächlich so eng sind, wie die einschlägige Literatur nahezulegen scheint? Eine erste Frage ist da, welchen Beitrag zur (Un-)Verständlichkeit der aphasischen Sprache die skizzierten Normverstöße leisten. Es müßte eingehender untersucht werden, ob die tentativen Resultate des Experiments von HEESCHEN (1979), die darauf hinauslaufen, daß gerade die Charakteristika, die den natürlichen Simplifizierungsstrategien analog sind, die Verständlichkeit aphasischer Rede behindern, auf außerexperimentelle kommunikative Interaktionen mit Aphasikern übertragbar sind. Daß agrammatische Sätze, wenn sie aus ihrem Handlungskontext gerissen sind, einen relativ niedrigen Verständlichkeitsgrad haben, würde an sich nicht überraschen, da die Verhältnisse bei anderen simplifizierten Registern in Sprachnotsituationen nicht sehr viel anders sind, wo auch erst der Gebrauchskontext von Äußerungen, die Zuhilfenahme außerverbaler Kommunikationsmittel und schließlich die Stabilisierung der Notsprachvarietät aufgrund von intensiveren sozialen Kontakten die kommunikative Effektivität steigern. Angenommen, das Haupthindernis der Kommunikation mit Aphasikern ist deren unverständliche, da simplifizierte Sprache; was liegt da näher, als die Verständigungsmöglichkeiten zunächst genauso zu verbessern wie in natürlichen Sprachnotsituationen, nämlich dadurch, daß sich die Kommunikationspartner von Aphasikern mittels ihrer eigenen expressiven und rezeptiven Simplifizierungskompetenz auf deren Komplexitätsniveau einzustellen versuchen?

Diese Art der Kommunikationserleichterung, die die Adaptationsverpflichtung dem kompetenten Sprecher (Therapeuten) und nicht dem Patienten zuschiebt, widerspricht allerdings den traditionellen Therapievorstellungen und auch dem Therapieprogramm von CFG. Als positive therapeutische Prozeduren zum Zweck der Steigerung der Komplexitätskompetenz des Patienten werden in CFG (118-23) Drill- und Elizitationsübungen empfohlen, die alle an die Lernfähigkeit des dysphasischen Patienten appellieren, insofern sie Techniken des gelenkten Fremdsprachenunterrichts (ob bewährte oder nicht, wäre eine andere Frage) sind - obwohl die zugrundegelegte Komplexitätsskala eigentlich die der Entwicklungssequenz des ungelenkten Erstspracherwerbs ist. Der "forced-alternative"-Frage-Antwort-Drill z.B. soll Patienten gezielt in die Lage versetzen, die nächste Komplexitätsstufe nach dem Kriterium der Äußerungslänge zu erreichen:

(25) a. Therapeut: Is the man running or is the man sleeping?
    Patient: Running. (Einwort-Kompetenz)
    b. Therapeut: Is the man brushing the floor or kicking the ball?
    Patient: Kick ball. (Zweiwort-Kompetenz)

Gegen eine sich in solchen Therapiemethoden manifestierende Gleichsetzung des aphasischen Patienten mit dem sprachlernenden Kleinkind, das nie eine komplexere Sprachstufe kannte als die jeweils beherrschte, wandte sich schon PICK (1923 : 188); radikaler noch weist LENNEBERG (1967 : 143 ff.) die Annahme zurück, daß die Überwindung von Aphasien in ursächlichem Zusammenhang mit sprachtherapieinduzierten Lernprozessen steht. Nach LENNEBERGs Fünf-Monate-Regel sind die nach dieser Periode noch nicht aufgrund physiologischer Wiederherstellung überwundenen aphasischen Residuen nahezu irreversibel, zumindest bei erwachsenen Patienten. Damit verbindet LENNEBERG (1967:144) den noch stärkeren, CFG's Philosophie diametral entgegengesetzten Anspruch, daß das Abklingen aphasischer Syndrome kein nochmaliges Durchlaufen der Stadien des kindlichen Spracherwerbs darstellt, daß sich im besonderen keine Übergeneralisierungen (= Simplifizierungen, s.o.) und kein allmähliches Auftreten zunehmend komplexerer grammatischer Konstruktionen finden. (Im übrigen spiegeln LENNEBERG und CFG in dieser Hinsicht nur eine offensichtlich schon klassische Kontroverse wieder; vgl. stellvertretend etwa WEPMAN (1951:153) : "Return of expressive speech usually follows the same pattern that speech and language learning follows in the child." und GOLDSTEIN (1948 : 34) : "Retraining of aphasic patients cannot simply be a replica of the procedure in teaching or correcting language in children.") Aus ähnlichen, einer vollen Wiedergewinnung aller linguistischer Fertigkeiten gegenüber pessimistischen Überlegungen heraus schlägt auch KOTTEN (1979) eine modifizierte Zielvorstellung der Aphasietherapie vor, nach der die kommunikativ adäquatere Verwendung der verbliebenen Sprachreste, unter Einbeziehung verbaler und nonverbaler Umwegleistungen, in der Therapie mindestens genauso stark anvisiert werden sollte wie die in verbesserten Testleistungen quantifizierbaren Sprechfertigkeiten. KOTTEN (1976) selbst will allerdings auch nicht ausschließen, daß sich gerade die Therapie des Telegrammstils an einer linguistisch gradierten Leitlinie orientieren sollte; und zwar wählt sie als Kriterium des Wiederaufbaus syntaktischer Grundmuster die Häufigkeit ihres Vorkommens in der nichtsimplifizierten Standardvarietät. Da es hier um einen Wertvergleich der standardisierten erstspracherwerbsorientierten Komplexitätsskala des Therapeuten und der natürlichen Elaborierungskompetenz jedes Sprechers geht, wäre ich geneigt, dieses Häufigkeitskriterium eher als ein Kriterium der natürlichen bewußten Adaptationen zu reklamieren, so daß die unten angedeutete symmetrischere natürliche Therapiekonzeption mit KOTTENs Vorschlag kompatibel erschiene.

Da in diesem Licht die therapeutischen Techniken CFG's mit Skepsis betrachtet werden müssen, sind die Implikationen von CFG's (123-7) negativen Empfehlungen besonders im Hinblick auf agrammatische Erscheinungsformen von Aphasien umso sorgfältiger zu überprüfen. Von Interesse sind die folgenden drei Warnungen:

A) Stelle dem Patienten keine Fragen, die die linguistischen Fähigkeiten schon voraussetzen, die vom Therapeuten erst etabliert werden sollen!

B) Bestärke den Patienten nicht in falschen Antworten, denn das fördert nur seine Vermeidungsstrategien!

C) Vermeide als Therapeut Babysprache!

A leuchtet unmittelbar ein - oder etwa doch nicht? Denn in CFG's Sprachlehrtherapie sollen ja gerade Fortschritte auf der Komplexitätsskala erreicht werden, indem der Therapeut durch direktive Drilltechniken Strukturen eines höheren Komplexitätsgrades elizitiert und einübt, als sie der Patient gegenwärtig beherrscht. A ist dagegen nicht widersprüchlich im Rahmen einer nicht-direktiven Therapiekonzeption, die auf die eigenständige Elaborierungskompetenz auch aphasischer Sprecher baut. Der normative Charakter von B, wie auch von C, ist offensichtlich. Da die sprachnotsituationsrelativen Adaptationen aus der Perspektive einer standardisierten Norm immer zur Devianz führen, werden sie durch B automatisch, auch als Station auf dem Weg zurück zur Norm, aus der Therapie ausgeschlossen, die so im Endeffekt den traditionellen aphasietherapeutischen Empfehlungen, den Patienten nicht zu korrigieren und ihm nicht um jeden Preis zu helfen, "richtige" komplette Sätze zu bilden (etwa WEPMAN 1951:153,

162), widerspräche. C wird in CFG so begründet: Wenn der Therapeut durch die Reduktion seines Komplexitätsniveaus seine eigene Sprechweise der des Patienten anpaßt, spricht er nicht mehr konsistent und konfrontiert er den Patienten mit einer größeren linguistischen Varietät als unbedingt nötig, so daß im Ganzen durch die "unnatürliche Syntax" (CFG 125) des simplifizierenden Registers des Therapeuten der Syntaxlernprozeß des Patienten kompliziert wird. Wie es um die Inkonsistenz der Simplifikationsregister und um die alltägliche linguistische Variabilität steht, wurde in Kap. 3 erörtert, weshalb hier nicht wiederholt zu werden braucht, daß CFG's Schlußfolgerung der Unnatürlichkeit und Spracherwerbsbehinderung angesichts der Rollen der natürlichen Simplifizierungs- und Elaborierungskompetenz höchst unmotiviert erscheint. Eher berechtigt wäre aus dieser Perspektive schon der entgegengesetzte Rat:

> C') Gebrauche als Therapeut (oder allgemeiner: als Kommunikationspartner) von Aphasikern morphosyntaktische Strukturen simplifizierender Register und adaptiere dich an das eventuell steigende Komplexitätsniveau des Aphasikers!

A und C' zusammen würden eine therapeutische Situation definieren, die passend als therapeutenzentriert charakterisiert werden kann. Die strukturellen und funktionellen Ähnlichkeiten zwischen aphasischer und sprachkontaktbedingter Vereinfachung könnten für eine derartige symmetrischere Konzeption sprechen, die sich eine natürliche Adaptationskompetenz zunutze macht, um die Kommunikationsbehinderung aufgrund einer asymmetrischen Kompetenzkonstellation schrittweise zu beseitigen. Was spricht aber dagegen?

CFG's Position erinnert an die WHINNOMs (1971:99):

> "Simplification can contribute ... only to the retardation of the learning-process. If the speaker of the standard language reduces the range of his vocabulary, avoids complex syntactic structures, etc., he could be said to deprive the substrate speaker of a model on which to improve his performance in the standard language."

Doch WHINNOMs Warnung ist wieder nur begründet vor dem Hintergrund einer normativen Korrektheitsdoktrin: Die Sprache, die sich als Resultat von Sprachkontakten schließlich herausbildet, soll genau die gleiche sein, die vor dem Kontakt und den ihn begleitenden Simplifizierungen und Elaborierungen die dominante Norm verkörperte. Daß diese Doktrin für natürli-

che Simplifizierungs- und Elaborierungsprozesse unrealistisch ist, zeigt
schon die Geschichte einer im Hinblick auf kommunikative Insuffizienz so
unverdächtigen Sprache wie des Englischen. Teilsysteme der angelsächsischen Grammatik wurden zum Mittelenglischen hin so drastisch vereinfacht, daß von einem inhärenten Drang zur Aufrechterhaltung früherer Normen bei den Kontakten der Angelsachsen mit Skandinaviern und Normannen
kaum sinnvoll die Rede sein kann. Die Resultate des Nichterlernens der
früheren Standardvarietät können unter Umständen sogar als ein Fortschritt
der kommunikativen Effizienz der schließlich zustandegekommenen Mischsprache gelten (für den, der - wie Otto Jespersen - Sprachfortschritt für
eine quantifizierbare Größe hält). Auf die mikrodiachronische Ebene der
Normveränderungen im Sprachverhalten von und mit Aphasikern übertragen,
kann dieser Normativitätsstandpunkt sprachtheoretisch genausowenig aufrechterhalten werden. Die Parallele zu didaktischen Konzeptionen von Unterrichtssituationen, in denen sich standardsprechende Lehrer und Schüler
mit nichtstandardsprachlichen Kompetenzen gegenüberstehen (z.B. im Fall
nordamerikanischer ethnischer Minderheiten), könnte hier hilfreich sein,
da die überzeugende Argumentation von STEWART (1964) und DILLARD
(1972) für eine symmetrischere Unterrichtsinteraktion mit lehrerzentrierter Sprachadaptationsverpflichtung durchaus generalisierbar erscheint.

Ähnlich wie in Kontakten zwischen dominanten und nicht-dominanten Sprachgruppen wiegt in der Kommunikation mit Aphasikern das Problem der emotionalen Barrieren (Konzept von WHINNOM 1971) weit schwerer als das
Lernbehinderungsargument. Weniger die unterschiedlich komplexen linguistischen Varietäten, die - wie nach den bisherigen Ausführungen zu erwarten ist - auf einer gemeinsamen Komplexitätsebene eingependelt werden
können, als vielmehr die unterschiedlichen sozialen und ökonomischen Situationen und - im Aphasiefall - psychologischen und physiologischen Gegebenheiten sind die Basis asymmetrischer Interaktionsrelationen, die dann
das Gefühl auch inhärenter kommunikativer Überlegenheit einer Sprachvarietät vermitteln und Barrieren gegenüber dem Gebrauch der mutmaßlich inferioren simplifizierenden Register aufrichten können. Diese Barrieren bei
denen abzubauen, die als Laien alltäglichen Umgang mit Aphasikern haben
und dazu tendieren, sprachliche Unterschiede nicht als solche, sondern als
primär intellektuelle zu identifizieren, wäre in diesem Rahmen eine vordringliche Aufgabe des aphasiologischen Fachmanns.

Abschließend soll noch eine positive Auswirkung einer an der natürlichen Simplifizierungs- und Elaborierungskompetenz orientierten Therapiekonzeption für die Organisation der therapeutischen Praxis unter den gegenwärtigen ungünstigen Bedingungen hinsichtlich der Verfügbarkeit von Sprachtherapeuten angedeutet werden. Nicht nur der psychotherapeutische, sondern auch der genuin sprachtherapeutische Aspekt der Aphasietherapie könnte demnach mit guter linguistischer Motivation bis zu einem gewissen Grad entprofessionalisiert und in die Alltagsumgebung, d. h. vorwiegend wohl die Familie, des aphasischen Patienten verlagert werden; was durchaus auch traditionelleren Therapievorstellungen entspricht (vgl. etwa WEPMAN 1951: 117 ff.). Die kommunikative Stimulierung auf einer komplexitätsreduzierten Ebene im nicht-klinischen Alltagsleben des Aphasikers sollte sich vom sprachtheoretischen Standpunkt her der patientenzentrierten direktiven Therapie mit dem Ziel normbestimmter Steigerung der Komplexitätskompetenz des Patienten überlegen erweisen, unabhängig davon, ob aphasische Residuen auf längere Sicht hin reversibel sind oder nicht. Die dringendsten therapierelevanten Desiderata der aphasiologisch-linguistischen Forschung wären aus dieser Perspektive eine definitivere Bestimmung der Parameter, die dazu beitragen, a) daß expressiv-aphasische Sprache teilweise unverständlich ist; b) daß "normale" Sprache für den rezeptiv-aphasischen Patienten eventuell teilweise schwierig zu verarbeiten ist. Diese Faktoren wären es dann, mit denen der Laientherapeut vom Aphasiologen vertraut gemacht werden müßte, um eine schnellere und genauere Adaptation seines eigenen kommunikativen Kompetenzniveaus an die Bedürfnisse des Aphasikers zu ermöglichen.

BIBLIOGRAPHIE

Bickerton, D. (1975) Dynamics of a Creole System. Cambridge: University Press

Bickerton, D.; Givón, T. (1976) Pidginization and syntactic change: from SXV and VSX to SVX. In: S. B. Steever, C. A. Walker & S. S. Mufwene (eds.) Papers from the Parasession on Diachronic Syntax. Chicago: Chicago Linguistic Society, 9-39

Bodemann, Y. M.; Ostow, R. (1975) Lingua Franca und Pseudo-Pidgin in der Bundesrepublik: Fremdarbeiter und Einheimische im Sprachzusammenhang. Zeitschrift für Literaturwissenschaft und Linguistik 18 : 122-146

Brown, R. (1973) A First Language. The Early Stages. London: Allen & Unwin

Clyne, M. (1968) Zum Pidgin-Deutsch der Gastarbeiter. Zeitschrift für Mundartforschung 35:130-139

Clyne, M. (1975) German und English working pidgins. Vortrag beim International Congress on Pidgins and Creoles, Honolulu

Crystal, D.; Fletcher, P.; Garman, M. (1976) The Grammatical Analysis of Language Disability. A Procedure for Assessment and Remediation. London: Edward Arnold

De Camp, D. (1971) Introduction: The study of pidgin and creole languages. In: D. Hymes (ed.) Pidginization and Creolization of Languages, 13-39

Dillard, J.L. (1972) Black English. Its History and Usage in the United States. New York: Random House

Engl, E.M.; Stockert, T.R. von (1976)"Ausländischer Akzent" bei Aphasie: eine Fallbeschreibung. In: G. Peuser (Hrsg.) Interdisziplinäre Aspekte der Aphasieforschung. Festschrift für Anton Leischner. Köln: Rheinland-Verlag, 41-48

Ferguson, C.A. (1971) Absence of copula and the notion of simplicity: A study of normal speech, baby talk, foreigner talk, and pidgins. In: D. Hymes (ed.) Pidginization and Creolization of Languages, 141-150

Ferguson, C.A. (1975) Toward a characterization of English foreigner talk. Anthropological Linguistics 17:1-14

Fodor, J.A.; Bever, T.G.; Garrett, M.F. (1974) The Psychology of Language. An Introduction to Psycholinguistics and Generative Grammar. New York: McGraw-Hill

Goldstein, K. (1948) Language and Language Disturbances. Aphasic Symptom Complexes and Their Significance for Medicine and Theory of Language. New York: Grune & Stratton

Greenberg, J.H. (1963) Some universals of grammar with particular reference to the order of meaningful elements. In: J.H. Greenberg (ed.) Universals of Language. Cambridge (Mass.): M.I.T. Press, 73-113

Haber, L.R. (1975) The muzzy theory. In: R.E. Grossman, L.J. San & T.J. Vance (eds.) Papers from the Eleventh Regional Meeting. Chicago: Chicago Linguistic Society, 240-256

Heeschen, C. (1979) Determinanten der Verständlichkeit aphatischer Rede. In diesem Band

Heidelberger Forschungsprojekt "Pidgin-Deutsch" (1975) Sprache und Kommunikation ausländischer Arbeiter. Analysen, Berichte, Materialien. Kronberg/Ts.: Scriptor

Hymes, D. (ed.) (1971a) Pidginization and Creolization of Languages. Cambridge: University Press

Hymes, D. (1971b) Introduction. In: D. Hymes (ed.) (1971a), 65-90

Jakobson, R. (1941) Kindersprache, Aphasie und allgemeine Lautgesetze. Uppsala: Almqvist & Wiksell

Kotten, A. (1976) Therapy of the so-called "telegraphic style". In: G. Nickel (ed.) Proceedings of the Fourth International Congress of Applied Linguistics. Stuttgart: Hochschul-Verlag, 599-607

Kotten, A. (1979) Verbale Umwegleistungen bei Aphasikern. In diesem Band.

Kuno, S. (1972) Natural explanations for some syntactic universals. In: Mathematical Linguistics and Automatic Translation, Report No. NSF-28. Cambridge (Mass.): Harvard University, II1-II85

Labov, W. (1969) Contraction, deletion, and inherent variability of the English copula. Language 45:715-762

Lecours, A.R. (1975) Methods for the description of aphasic transformations of language. In: E.H. Lenneberg & E. Lenneberg (eds.) Foundations of Language Development. A Multidisciplinary Approach. Vol. 2. New York: Academic Press, 75-94

Lenneberg, E.H. (1967) Biological Foundations of Language. New York: Wiley

Meisel, J.M. (1975) Ausländerdeutsch und Deutsch ausländischer Arbeiter. Zur möglichen Entstehung eines Pidgin in der BRD. Zeitschrift für Literaturwissenschaft und Linguistik 18:9-53

Meisel, J.M. (1976) Linguistic simplification: A study of immigrant workers' speech and foreigner talk. Vortrag beim Cinquième Colloque de Linguistique Appliquée, Université de Neuchâtel

Mössner, A.; Pilch, H. (1971) Phonematisch-syntaktische Aphasie. Ein Sonderfall motorischer Aphasie bei einer zweisprachigen Patientin. Folia Linguistica 5:394-409

Panse, F.; Kandler, G.; Leischner, A. (1952) Klinische und sprachwissenschaftliche Untersuchungen zum Agrammatismus. Stuttgart: Thieme

Peuser, G. (1978) Aphasie. Eine Einführung in die Patholinguistik. Patholinguistica 3. München: Fink

Pick, A. (1923) Sprachpsychologische und andere Studien zur Aphasielehre. Schweizer Archiv für Neurologie und Psychiatrie 12:105-135, 179-200

Plank, F. (1977) Fehleranalyse und Therapieanalyse in der linguistischen Aphasieforschung an syntaktischen Linearisierungsstörungen illustriert. Linguistische Berichte 49:18-38

Quirk, R.; Greenbaum, S.; Leech, G.; Svartvik, J. (1972) A Grammar of Contemporary English. London: Longman

Stewart, W.A. (ed.) (1964) Nonstandard Speech and the Teaching of English. Washington, D.C.

Todd, L. (1974) Pidgins and Creoles. London: Routledge & Kegan Paul

Tsvetkova, L.S.; Glozman, J.M. (1975) A neurolinguistic analysis of expressive agrammatism in different forms of aphasia. Linguistics 154/155:61-67

Valian, V.; Wales, R. (1976) What's what: Talkers help listeners hear and understand by clarifying sentential relations. Cognition 4:155-176

Wepman, J.M. (1951) Recovery from Aphasia. New York: Ronald Press

Whinnom, K. (1971) Linguistic hybridization and the "special case" of pidgins and creoles. In: D. Hymes (ed.) Pidginization and Creolization of Languages, 91-115

Aus der Arbeitsgruppe für Sprachpathologie der Deutschen Akademie der Wissenschaften zu Berlin

BEITRÄGE ZUR NEUROPSYCHOLOGISCHEN GRUNDLAGEN-FORSCHUNG

Von Egon Weigl

1. Einleitung

Die Neuropsychologie knüpft an die Errungenschaften der Hirnpathologie an, die in der zweiten Hälfte des vorigen und zu Beginn unseres Jahrhunderts von Klassikern der Neurologie und Psychiatrie, angefangen von Broca, Jackson, Bastian, Wernicke bis Pierre Marie, von Monakow, Head, Goldstein, Kleist, Bonhoeffer u. a., geschaffen wurde. Für lange Zeit blieb die Hirnpathologie das Monopol der Neurologen und Psychiater, die im Hinblick auf die psychischen Folgeerscheinungen zerebraler Schädigungen entweder Anleihen bei der zeitgenössischen Psychologie machten oder von sich aus psychologische Theorien konstruierten. Eine aktive Beteiligung der Psychologen selbst an dieser Forschung setzte erst relativ spät, zu Beginn der zwanziger Jahre unseres Jahrhunderts, ein. In diese Periode fallen die Anfänge der heutigen Neuropsychologie.

In dem 1918 gegründeten „Institut zur Erforschung der Folgeerscheinungen von Hirnverletzungen" schufen der bedeutende, kürzlich verstorbene Neurologe Goldstein gemeinsam mit dem hervorragenden Experimentalpsychologen Gelb in idealer Zusammenarbeit ein Vorbild für jene Forschungsrichtung, die wir heute als Neuropsychologie bezeichnen. Das Verhalten der Hirngeschädigten, schrieb Gelb (1926), „erscheint als ein spezieller Ausdruck einer umfassenden Gesetzlichkeit, die sowohl die verschiedenen, unter verschiedenen Bedingungen zutage tretenden Verhaltensweisen des Gesunden, als auch das Verhalten des Kranken beherrscht".

Etwa zur selben Zeit begann der große sowjetische Psychologe Wygotski seine Untersuchungen an Hirngeschädigten in der Moskauer Klinik von Rossolimo durchzuführen. Bald darauf entwickelte er seine grundlegenden Thesen zur „Psychologie und Lokalisation der Funktionen", die in der kritischen Auseinandersetzung mit dem „Lokalisationismus" einerseits und dem „Äquipotentialismus" andererseits entstanden. Sechs Wochen vor seinem frühen Tod schrieb Wygotski, den die heutige sowjetische Neuropsychologie als ihren Begründer bezeichnet: „Es scheint mir, daß das Problem der Lokalisation im Sinne eines allgemeinen Gesetzes all das umfaßt, was mit dem Studium der höheren psychologischen Funktionen und ihrer Desintegration verbunden ist" (Lurija 1965).

Einen hervorragenden Anteil an der weiteren Entwicklung der Neuropsychologie als Wissenschaft hatte und hat einer der Schüler Wygotskis, der sowjetische Psychologe und Mediziner Lurija, dessen Buch „Höhere kortikale Funktionen beim Menschen und ihre Störungen infolge von Herdschädigungen des Gehirns" (1962) als ein Standardwerk der Neuropsychologie angesehen werden kann.

In den nachfolgenden Jahrzehnten erwies sich die enge Zusammenarbeit zwischen Vertretern der verschiedenen Zweige der Neurologie (Neuroanatomie, -physiologie, -chirurgie u. a.) und der Psychologie auf dem Gebiet des Studiums zentralbedingter Störungen höherer kortikaler Funktionen als immer notwendiger und fruchtbarer. Gleichzeitig wuchs aber auch das Bedürfnis, zur Klärung mannigfacher Überschneidungsprobleme Spezialisten anderer, benachbarter Disziplinen, vor allem der Sprachwissenschaft (vgl. JAKOBSON 1964, 1966), heranzuziehen. So kam es besonders im letzten Jahrzehnt zu zahlreichen internationalen Symposien und Kolloquien, so z. B. 1958 in Boston (OSGOOD und MIRON 1963), 1960 in Bukarest (KREINDLER und FRADIS 1961), 1963 in London (DE REUCK und O'CONNER 1964), 1964 in Varenna (Italien)[1] usw., an denen namhafte Vertreter der Neurologie, Neurophysiologie, Neurochirurgie, Psychologie, Sprachwissenschaft, Phonetik, Informationstheorie, Philosophie u. a. teilnahmen. Einen Gipfelpunkt stellt in dieser Hinsicht der XVIII. Internationale Kongreß für Psychologie in Moskau 1966 dar, auf dem vor allem in dem Symposium „Psychopathologie und psychologische Prozesse" in den Referaten von PICHOT, TEUBER, LURIJA, HÉCAEN u. a. Grundsatzfragen der Neuropsychologie zur Diskussion standen.

Neuerdings wurden eigene internationale Zeitschriften für Neuropsychologie („Neuropsychologia" und „Cortex") ins Leben gerufen, als deren Herausgeber ebenfalls die Vertreter der Neuropsychologie und ihrer natur- und gesellschaftswissenschaftlichen Grenzwissenschaften verantwortlich zeichnen. Außerdem kam es zur Gründung einer „Internationalen Gesellschaft für Neuropsychologie" unter dem Vorsitz des bekannten Neurophysiologen PRIBRAM (im Exekutivkomitee figurieren von psychologischer Seite LURIJA und YATES). In einigen Ländern wurden bereits Lehrstühle für Neuropsychologie und an vielen neurologischen und neurochirurgischen Kliniken neuropsychologische Abteilungen eingerichtet.

Die Zahl neuropsychologischer, teils von Psychologen, teils von Neurologen oder Neurochirurgen geleiteter Zentren mit bestimmter Schwerpunktthematik vermehrt sich zusehends, so z. B. in der UdSSR (LURIJA, TRAUGOTT, BEIN, KOGAN, KRYSCHOWA u. a.), SR Rumänien (KREINDLER), VR Polen (STEPIEN, KONORSKI, MARUSZEWSKI), USA (TEUBER, BENTON, WEPMAN u. a.), England (CRITCHLEY, ZANGWILL), Frankreich (AJURIAGUERRA, HÉCAEN, BARBIZET, LHERMITTE u. a.), Italien (DE RENZI), Österreich (HOFF), Bundesrepublik (BAY, LEISCHNER) u. a.

Die Fülle der neuropsychologischen Thematik ist so groß, daß allein ihre Klassifizierung eine Arbeit für sich in Anspruch nähme. Die Bedeutung der zahlreichen Publikationen auf diesem Gebiet scheint uns vor allem darin zu liegen, daß in steigendem Maße versucht wird, *vergleichende Untersuchungen* — zum Teil korrelationsstatistisch — in bezug auf die Affektivität, das Verhalten, die Wahrnehmung, das Gedächtnis, das Denken, die Sprache usw. einerseits bei Hirngeschädigten mit und ohne Aphasie, mit Läsionen der dominanten bzw. nichtdominanten Hemisphäre sowie bei ektomierten oder dekonnektierten Hemisphären, andererseits bei normalen Kindern und Erwachsenen, bei Gehörlosen und Blinden, bei Schwachsinnigen und Psychotikern und schließlich bei Tieren mit experimentell verursachten Hirnläsionen durchzuführen. Auf diese Weise können sowohl unsere Kenntnisse in bezug auf die Abhängigkeit des normalen Verlaufs verschiedener psychischer Prozesse von

---

[1] Gründung der Problemkommission für Aphasieforschung im Rahmen der Weltföderation für Neurologie.

bestimmten Hirnstrukturen und deren wechselseitigen Beziehungen als auch in bezug auf das Wesen dieser Vorgänge selbst, der ihnen zugrunde liegenden „allgemeinen Faktoren" (LURIJA) und deren Gesetzmäßigkeiten vertieft werden (CHOMSKAJA 1967).

Die Ergebnisse der neuropsychologischen Forschung gewinnen im Hinblick auf die dialektisch-materialistische Fundierung der modernen Wissenschaft besondere Bedeutung. Gerade die auf Schädigungen verschiedener Strukturen des menschlichen Gehirns beruhenden pathologischen Veränderungen gnostischer, praktischer, kognitiver und vor allem sprachlicher Art lassen die Abhängigkeit dieser sozialen Funktionen von ihrem materiellen Substrat in seltener Klarheit erkennen. Ähnlich wie zahlreiche andere neuere Forschungszweige kann auch die Neuropsychologie als Musterbeispiel für die Spezialisierung und gleichzeitig die Integration der modernen Wissenschaft gelten.

Die Zielstellung der vorliegenden Arbeit besteht nicht in der Abfassung eines Sammelreferats über die Probleme und Ergebnisse der Neuropsychologie. Vielmehr soll der Versuch unternommen werden, aus dem Tätigkeitsbereich unserer eigenen Forschungsstelle vor allem die neuropsychologische Behandlung von Grundsatzfragen zu illustrieren, die über unseren engeren Wissenschaftszweig hinausgehend interdisziplinäre Themen berühren. Dabei müssen wir der Kürze halber an dieser Stelle auf die Wiedergabe unserer experimentell erzielten und nach Möglichkeit statistisch abgesicherten Versuchsresultate verzichten (vgl. BÖTTCHER u. a. in diesem Heft). Desgleichen sind wir gezwungen, von der Erörterung der Abhängigkeit der von uns festgestellten neuropsychologischen Fakten von den Hirnstrukturen weitgehend abzusehen.

Die von uns angeregte neuropsychologische Forschungsrichtung geht von der modernen Auffassung der höheren kortikalen Funktionen beim Menschen als einem einheitlichen dynamischen System[2] ontogenetisch entstandener polyfunktionaler reafferenter Konnexionen aus. Diese Verbindungen bieten im Falle hirnpathologischer psychischer Störungen („Blockierungen") zahlreiche Möglichkeiten zur Ausnutzung für die *experimentelle Entstörung* („Deblockierung"), vor allem der Leistungen beeinträchtigter Sprachfunktionen.

Da sich unsere im folgenden angeführten Argumentationen hauptsächlich auf die Ergebnisse der Anwendung der von uns entwickelten *Deblockierungsmethoden* stützen, werden wir zum besseren Verständnis zunächst auf dieses Verfahren eingehen (vgl. WEIGL 1961, 1964a).

2. Erläuternde Vorbemerkungen zur Deblockierungsmethode als neuropsychologisches Verfahren zum Studium aphasischer Störungen

2.1. Das Deblockierungsphänomen (D-Phänomen)

Die bei Hirngeschädigten auftretenden Störungen höherer kortikaler Leistungen einzelner oder mehrerer Funktionen (Syndrome), z. B. der Sprache[3], können unter

---

[2] Im Sinne WYGOTSKIS, LEONTJEWS, LURIJAS, SHINKINS u. a.
[3] In Abhängigkeit von der betreffenden Hirnschädigung und den entsprechenden syndromatischen Folgeerscheinungen lassen sich nicht nur Leistungen gestörter Sprachfunktionen, sondern auch solche *gnostischer* Funktionen (z. B. optische, auditive, taktile Agnosie) deblokkieren (WEIGL 1963a und b). Die Möglichkeit der Deblockierung von Apraxie, Akalkulie und anderer Syndrome wurde bisher noch nicht untersucht.

bestimmten experimentellen Bedingungen in mehr oder minder großem Umfang und für kürzere oder längere Dauer aufgehoben, „deblockiert" werden.[4] Zum Beispiel ist es möglich, Patienten, die nicht imstande sind, bestimmte vorgesprochene Wörter oder Sätze sinngemäß zu verstehen oder nachzusprechen, sie in Gedanken oder laut zu lesen, sie abzuschreiben oder nach Diktat zu schreiben, Gegenstände oder Abbildungen mündlich bzw. schriftlich zu benennen usw., unter den entsprechenden experimentellen Voraussetzungen dahin zu bringen, diese bei ihnen sonst „blockierten" Leistungen korrekt zu vollbringen, d.h. zu verstehen, nachzusprechen, zu lesen, zu schreiben, zu benennen usw.

2.2. Grundvoraussetzungen für die experimentelle Erzeugung des Deblockierungseffektes (D-Effekt)

2.2.1. Es müssen zu den gestörten Leistungen einer bestimmten Funktion wenigstens ein oder mehrere intakte „Zugänge" gefunden werden, d.h., die zu blockierenden Leistungen des betreffenden Patienten dürfen nicht „auf allen Kanälen" aufgehoben bzw. beeinträchtigt sein. Zum Beispiel soll ein Kranker, der infolge seiner sensorisch-aphasischen Störung Wörter oder Sätze auditiv nicht sinngemäß verstehen kann, imstande sein, die Bedeutung dieser Wörter oder Sätze lesend zu begreifen, sie abzuschreiben, die dem betreffenden Wort entsprechende Abbildung zu benennen usw., d.h., es werden bei dem Patienten intakte Funktionen vorausgesetzt, die ihm die Realisierung der sonst aufgehobenen Leistungen ermöglichen.

2.2.2. Die Leistung der intakten Funktion muß der der gestörten zeitlich vorangehen: Um die Störung einer bestimmten Sprachleistung zu deblockieren, hat der Patient zuerst diese Leistung auf dem Weg über einen intakten „Kanal" (oder mehrere) zustande zu bringen und dann erst die Aufgabe zu lösen, die ihm auf dem blokkierten Weg sonst nicht mögliche Leistung zu bewältigen.

2.2.3. Für die Eignung einer Funktion als Deblockant ist lediglich die totale oder weitgehende Intaktheit, nicht aber die Art der Funktion, die linguistische Ebene, ein bestimmter Analysator usw., entscheidend. Leistungen des intakten taktilen Analysators (Tasterkennen eines bestimmten Objekts) können z.B. die gestörten Leistungen des akustischen Analysators (Erkennen eines Geräusches, das dem betreffenden Tastobjekt entspricht) deblockieren und umgekehrt; ein quasi-sprachlicher Deblockant (z.B. Bilderkennen) vermag entsprechende verbal gestörte Leistungen (z.B. Nachsprechen des der Abbildung entsprechenden Wortes) zu deblockieren und umgekehrt; durch die intakten Leistungen verbo-rezeptiver Funktionen (z.B. auditives Wortverständnis) kann es zur Deblockierung der entsprechenden gestörten Leistungen verbo-expressiver Funktionen (z.B. Lautlesen) kommen und umgekehrt; intakte Leistungen auf graphemischer Ebene (z.B. lexisches Wortverständnis) können die entsprechenden Leistungen auf phonematischer Ebene (z.B. auditives Wortverständnis) deblockieren und umgekehrt.

2.2.4. Die Leistungen der intakten und gestörten Funktionen müssen in einem gewissen „Verwandtschaftsverhältnis" stehen: Der einfachste Fall in dieser Bezie-

---

[4] Deblockierungen sind grundsätzlich bei sämtlichen Aphasietypen, ungeachtet der vorliegenden Ätiologie (Kreislaufstörungen, Traumata, Tumoren) möglich; Schwierigkeiten in dieser Hinsicht ergeben sich hauptsächlich im Stadium totaler Aphasie.

hung liegt dann vor, wenn z. B. durch die intakte Leistung des Lesens eines bestimmten Wortes (Tisch) die Deblockierung der gestörten Leistung des schriftlichen Benennens der entsprechenden Abbildung (Tisch) bewirkt wird (Identität). Dennoch können solche D-Effekte auch unter wesentlich komplizierteren Bedingungen zustande kommen. Zum Beispiel kann das korrekte Lesen der Wörter „scharf —Tränen — beißend — schneiden — braten" das sonst gestörte Benennen der Abbildung „Zwiebel" deblockieren. Desgleichen kann durch Vorgabe eines bestimmten Wortes (z. B. zuknöpfen) sein Antonym (z. b. aufknöpfen), durch eine Gattungsbezeichnung (Möbel) die entsprechende Artbenennung (Stuhl) usw. deblockiert werden. Die Bedingung dieses „Verwandtschaftsverhältnisses" gilt nicht nur für die Deblockierung von Einzelwörtern der verschiedensten Kategorien (Substantive, Verben usw., Konkreta und Abstrakta u. a.), sondern gleicherweise für Sätze unterschiedlicher Strukturen (Aussage-, Frage-, Imperativ-, Nebensätze usw.).

2.2.5. „Ketten"-Deblockierungen (vgl. WEIGL 1968): Durch die Leistungen einer oder mehrerer intakter Funktionen können unmittelbar nacheinander nicht nur die entsprechenden Leistungen einer einzelnen gestörten Funktion, sondern einer ganzen „Kette" beeinträchtigter Funktionen deblockiert werden. Zum Beispiel kann ein Patient, bei dem das Leseverständnis und das Abschreiben intakt, das mündliche und schriftliche Benennen, Nachsprechen, Diktatschreiben und Lautlesen hingegen gestört sind, nachdem er ein bestimmtes Wort unter anderen in Gedanken gelesen und dann abgeschrieben hat, im Anschluß daran imstande sein, die entsprechende Abbildung korrekt mündlich und schriftlich zu benennen, das Wort nachzusprechen, nach Diktat zu schreiben und laut zu lesen.

2.2.6. Wirksamkeit und Stabilität des D-Effekts: Die *Wirksamkeit* des D-Effekts, d. h. die Anzahl der gelungenen Deblockierungen, bezogen auf die Gesamtzahl der durchgeführten D-Versuche, erreicht in optimalen Fällen nahezu 100%. Die *Stabilität* des D-Effekts, die durch Nachkontrollen unmittelbar nach Abschluß der D-Versuche an demselben Versuchstag und weiterhin in größeren Zeitabständen festgestellt werden kann, ließ sich bei verschiedenen Patienten nach unseren bisherigen Erfahrungen auch noch nach mehr als 2 Jahren (ohne „Übungen") nachweisen.[5]

2.3. Die Technik der Deblockierungsmethode

2.3.1. Allgemeine aphasiologische Untersuchungen der Patienten zur Feststellung intakter und gestörter Funktionen im Hinblick auf die Deblockierung.

2.3.2. Statistisch signifikante Vorkontrolle: Zunächst wird bei dem betreffenden Patienten der Grad der Intaktheit bzw. Beeinträchtigung der zu untersuchenden Einzelfunktionen durch quantitative Leistungskontrollen (bis zu 100 items) ermittelt.

Im Anschluß daran werden aus der großen Anzahl vorkontrollierter Abbildungen, Wörter, Sätze usw. Komplexe zusammengestellt: a) items, die als „Deblockanten" dienen können (intakte Funktionen); b) solche items, die mit den unter a) genannten identisch bzw. sinnverwandt sind und denen gegenüber der Patient bei der Vorkontrolle (selbst bei wiederholter Prüfung) völlig versagt hatte (gestörte Funktionen).

---

[5] Die quantitativen Resultate der Nachkontrollen werden a. a. O. ausführlich mitgeteilt.

2.3.3. Deblockierung: Erster Input: Aus den in der Vorkontrolle ermittelten items *intakter* Einzelfunktionen wird jeweils ein kritisches item ausgewählt und dem Patienten, in eine Reihe „neutraler" items eingebettet, geboten.
Zweiter Input: Aus dem Komplex gestörter Einzelleistungen wird nun das entsprechende zu deblockierende kritische item auf dem Weg über den betreffenden blockierten Kanal geboten.
D-Effekt: Im Falle des Gelingens der Deblockierung muß die blockierte Einzelleistung korrekt ablaufen.

2.3.4. Nachkontrollen: Nach Abschluß einer Versuchsreihe werden zunächst am selben Versuchstag sämtliche deblockierten Einzelleistungen noch einmal geprüft und die Höhe der Deblockierungsrate, d.h. die Anzahl der erhalten gebliebenen Deblockierungen, festgestellt; zum Studium des Post-D-Effekts werden in verschiedenen Zeitabständen dieselben deblockierten Einzelleistungen auf ihre Stabilität nachkontrolliert.

2.3.5. Vermeidung von Pseudo-Deblockierungen (Umwegleistungen): Selbstverständlich kann ein alexischer Patient, nachdem er im 1. Input ein bestimmtes Wort korrekt nachgesprochen hat, im 2. Input bei der Vorlage des identischen geschriebenen Wortes imstande sein, dieses Wort laut scheinbar korrekt zu lesen, wobei er in Wirklichkeit lediglich das zuvor nachgesprochene Wort wiederholt. In diesem Fall und ähnlichen Fällen handelt es sich nicht um die Reaktualisierung einer gestörten Leistung, sondern um deren *Substituierung* auf einem intakten Kanal. Um solche Umwegleistungen auszuschalten, wird in unseren Deblockierungsversuchen das kritische Wort (Satz, Abbildung) im 1. Input simultan mit einer Reihe anderer „neutraler" Wörter geboten, so daß der Patient vorher nicht wissen kann, welches das kritische Wort sein wird. Das Memorieren aller im Vorlauf gebotenen items (3 bis 5) ist den meisten Kranken infolge ihres beeinträchtigten Kurzzeitgedächtnisses nicht möglich. Als weitere Absicherung gegenüber Pseudo-Deblockierungen wird die Stelle des kritischen items in der Vorlaufsreihe von Versuch zu Versuch variiert. Schließlich werden zwischen den eigentlichen Deblockierungsreihen „neutrale" Reihen eingeschaltet. Bei diesen Reihen werden im 1. Input ausschließlich solche items gegeben, die keine Beziehung zu dem im 2. Input gebotenen item haben (in diesem Falle versagt der Patient selbstverständlich); auf diese Weise werden eventuelle Tendenzen zur Memorierung der Vorlaufsreihe abgeschwächt bzw. aufgehoben.

2.3.6. Die bei der Deblockierung ablaufenden Prozesse gehen — wie wir auch zahlreichen Äußerungen unserer Kranken entnehmen konnten — auf einer den Patienten *nichtbewußten, stereotypen, automatisierten* Ebene vor sich. Die Kranken sind stets von neuem über das Gelingen der ohne ihr bewußtes Zutun deblockierten Leistungen überrascht.

2.4. Beispiele von Deblockierungsversuchen (Auszüge aus Versuchsprotokollen)
2.4.1. „Einfache" Deblockierung

Versuchsprotokoll: Patientin Be. Weitgehend restituierte sensorische Aphasie mit expressiv paraphasischen und amnestischen Störungen.
Vorkontrollen:
a) Auditives Wortverständnis: völlig intakt (bei Konkreta); Nachsprechen: völlig intakt.
b) Benennen von Abbildungen: in 70% der Fälle schwer gestört (totale Wortstummheit, Verbalparaphasien oder Umschreibungen).

Deblockierung:
1. Input: dient der *Vorerregung* des Sprachsystems durch Worthören und Nachsprechen.
Nachsprechen: „Geier", „Bäcker", „Löwenzahn", „Kröte", „Weißkohl"; alle Wörter werden von der Patientin korrekt verstanden und nachgesprochen.
2. Input: dient der *Deblockierung* der semantisch identischen Leistung: Benennen.
Vorlage der Abbildung „Löwenzahn", die die Patientin in der Vorkontrolle zwar erkannt hatte, ohne sie jedoch benennen zu können („Ja, das sind kleine ... ja, wie sind diese ...wie heißen die ...").
Die Patientin benennt die Abbildung korrekt, während sie andere, nicht deblockierte Bilder nicht zu benennen vermag.
D-Effekt: in bezug auf das Benennen der betreffenden Abbildung *positiv*.

2.4.2. „Ketten"-Deblockierung

Versuchsprotokoll: Patient Ha. Motorische Aphasie.

Vorkontrollen:
a) Folgende Funktionen erweisen sich als völlig intakt: auditives Wortverständnis, Nachsprechen, lexisches Wortverständnis, Abschreiben.
b) Folgende Funktionen erweisen sich als weitgehend oder völlig gestört: Lautlesen (60%), mündliches Benennen (80%), schriftliches Benennen (100%), Diktatschreiben (100%), Lautlesen des Selbstgeschriebenen (100%).

Ketten-Deblockierung:
1. Inputreihe: dient der *Vorerregung* des Sprachsystems durch identische Leistungen der intakten Funktionen.
Abschreiben: „Lunge", „Kuchen", „Maurer" (korrekt).
Lexisches Wortverständnis: Vorlage der Wörter „Bank", „Wolf", „Rosinen", „Kuchen". Patient soll „Kuchen" zuordnen; er ordnet das Wort richtig zu „Rosinen" zu.
Nachsprechen: „Kuchen" (korrekt).
2. Inputreihe: dient der *Deblockierung* der semantisch identischen Leistungen der gestörten Funktionen.
Bei der Vorkontrolle hatte der Patient das Wort „Kuchen" weder verstanden, noch war er imstande, es laut zu lesen, nach Diktat zu schreiben, das von ihm selbst korrekt abgeschriebene Wort sinngemäß zu erfassen sowie die entsprechende Abbildung mündlich und schriftlich zu benennen.

Deblockierung:

	Leistungen
Schriftliches Benennen der Abbildung „Kuchen"	korrekt
Lautlesen „Kuchen"	korrekt
Mündliches Benennen der Abbildung „Kuchen"	korrekt
Lautlesen des selbstgeschriebenen Wortes „Kuchen"	korrekt

D-Effekt: in bezug auf sämtliche Leistungen der betreffenden gestörten Funktionen *positiv*.

3. Zum Problem der Störbarkeit, der Dynamik und der Struktur des sprachfunktionalen Systems

3.1. Störbarkeit des Systems

Vom Standpunkt des sozial bedingten sprachlichen Kommunikationsprozesses stellt sich uns die Aphasie als eine totale oder teilweise Beeinträchtigung des Empfangs bzw. der Sendung von Sprachsignalen dar. In neuropsychologischer Sicht beruht der Sprachprozeß auf einem einheitlichen, komplexen System — SHINKIN (1967) spricht vom „Mechanismus" — von Analysatoren, Ebenen, Funktionen, Komponenten, Subkomponenten usw. mit eigener Struktur und Dynamik.

Es erhebt sich nun u. a. die Frage: Ist bei der Aphasie das „System" als Ganzes betroffen, und sind die eventuell noch vorhandenen Teilfunktionen als „Restbestände" anzusehen? Oder kann man nachweisen, daß ein solcher „Totalverlust" des Sprachsystems in seiner Gesamtheit in der Regel bei der Aphasie nicht vorliegt, daß vielmehr nur bestimmte „Glieder" mehr oder minder betroffen sind?

Zugunsten der Verneinung der Annahme eines „Totalverlusts" lassen sich eine Reihe von Argumenten aus der neuropsychologischen Forschung anführen. Bekanntlich kommt jedes individuelle Sprachsystem ontogenetisch als einheitliches, äußerst komplexes und kompliziertes Gebilde auf Grund sozialer, affektiver, gnostischer, kognitiver usw. Bedingtheiten zustande. Daher muß diesem System ein einheitlicher „Konstruktionsplan" zugrunde liegen, dessen „Verlust" höchstens infolge eines weit über das Sprachliche hinausgehenden Zusammenbruchs der höheren kortikalen Funktionen in ihrer Gesamtheit denkbar ist.

Die Tatsache der so häufigen Spontanrestitutionen, selbst nach anfänglicher totaler Aphasie, spricht gegen die Wahrscheinlichkeit der Zerstörung des genannten „Konstruktionsplanes".

Außerdem bleiben bei der Mehrzahl der Patienten ganze lautsprachliche (z. B. Nachsprechen oder auditives Wortverständnis) oder schriftsprachliche Bereiche (Lesen oder Schreiben) ausgespart — Bereiche, die sich in der Kindheit nicht isoliert, sondern im Zusammenhang mit der Gesamtfunktion des Systems entwickeln.

Einen besonderen experimentellen Beitrag zur Lösung des genannten Problems stellt die von uns selbst in schweren Fällen von Aphasie festgestellte Möglichkeit einer experimentellen Reaktualisierung „blockierter" Sprachleistungen bzw. Sprachfunktionen dar. Solche Deblockierungen setzen das Vorhandensein eines weitgespannten — oft weit auseinander liegenden Hirnarealen entsprechenden — sprachfunktionalen Systems voraus. Die Tatsache, daß die Deblockierungen praktisch auf dem Weg über die verschiedensten Kanäle (Analysatoren), Ebenen, Funktionen erfolgen können, spricht ebenfalls für diese Annahme. Wir ziehen daraus den Schluß, daß es sich bei der Aphasie grundsätzlich um „Blockierungen" bestimmter Systemglieder, nicht aber um die Zerstörung des Systems als solchem handelt (WEIGL und KREINDLER 1961).

Die Ergebnisse unserer Deblockierungsversuche betreffen jedoch gleichzeitig auch das Problem des „Verlusts" *einzelner* Sprachfunktionen. Die Möglichkeit der Entstörung von Leistungen beeinträchtigter laut- und schriftsprachlicher Einzelfunktionen der verschiedensten Art (z. B. auch bildagnostischer Störungen, vgl. WEIGL 1963) schließt eine derartige Annahme zugunsten der Auffassung dieser „Ausfälle" als ‚Blockierungserscheinungen' aus.

3.2. Dynamik des Systems

Wir stellten uns bei unseren Untersuchungen u. a. das Ziel, die Frage nach der *Reaktion des Gesamtsystems der Sprachfunktionen auf einzelne oder kombinierte Verbalreize* zu beantworten. Bei normalen Menschen ist dies nicht leicht, da das Zusammenspiel innerhalb des Systems zwischen „Faktoren" (LURIJA), Analysatoren, linguistischen Ebenen, Komponenten usw. nahezu unübersehbar ist. Dagegen liefert uns die Natur durch die in pathologischen Fällen geschaffenen besonderen Bedingungen wesentlich günstigere Voraussetzungen für die experimentelle Untersuchung der Dynamik des Systems.

In dieser Hinsicht ermöglicht uns die Anwendung der Deblockierungsmethode Einsichten, die auf anderen Wegen schwer zu gewinnen sind. Wir greifen aus der Fülle unserer Versuchsergebnisse ein Beispiel heraus, das uns für die Klärung des Charakters der Dynamik des Sprachsystems von Bedeutung erscheint.
Wie wir im vorangegangenen an einigen Beispielen demonstrierten, gelingt es uns unter bestimmten experimentellen Bedingungen, bei einem Patienten nicht nur die Leistungen einer einzelnen, sondern einer ganzen „Kette" von Leistungen seiner gestörten Funktionen sukzessiv zu deblockieren. Diese Feststellung bedeutet mehr als die Aufzeichnung eines beliebigen „Phänomens". Es zeigt sich, daß die auf dem Weg über den intakten Input bewirkte Vorerregung nicht nur in der Richtung auf einen bestimmten Output verläuft, sondern sich simultan auch auf die übrigen laut- und schriftsprachlichen Kanäle rezeptiver und expressiver Art fortpflanzt, sie „in Bereitschaft setzt" (WEIGL 1968a). Anders wäre es nicht verständlich, daß — wie bemerkt — z. B. das intakte Leseverständnis eines bestimmten Wortes und dessen Abschreiben die sonst blockierten Leistungen mündlichen und schriftlichen Benennens der betreffenden Abbildung, des Diktatschreibens, Nachsprechens, des auditiven Verstehens dieses Wortes zu deblockieren vermögen. Auf Grund solcher experimenteller Feststellungen glauben wir uns zu der Annahme berechtigt, daß *die von einem bestimmten, intakten sprachlichen oder quasi-sprachlichen Komplexreiz ausgehenden Erregungen irradiierend über das gesamte Sprachsystem ausstrahlen und über die verschiedenen Kanäle (Inputs) die mannigfachen Funktionen dieses Systems simultan in Bereitschaft setzen können.*

Solche *polyfunktionalen Irradiierungseffekte* konnten von uns mit Hilfe einer speziell entwickelten Anwendung der Methode der Ketten-Deblockierung in eindrucksvoller Weise bestätigt werden. Dieses Verfahren besteht darin, daß in der „Kette" der zu deblockierenden Leistungen verschiedener gestörter Funktionen (z. B. Benennen, Nachsprechen, Lautlesen) einzelne Funktionen „ausgespart" bleiben. Nach dem Gelingen der Deblockierungskette werden nun die entsprechenden Leistungen eben dieser nicht unmittelbar deblockierten Funktionen geprüft (z. B. Diktatschreiben, spontanes Reproduzieren usw.). Dabei stellte sich heraus, daß diese Leistungen „mitdeblockiert" wurden, mit anderen Worten, daß die von uns experimentell provozierten Stimulierungen das sprachfunktionale System *als Ganzes* betrafen.

Die Gültigkeit dieser Feststellungen kann sich selbstverständlich nicht nur auf pathologische Bedingungen beschränken. Vielmehr muß es sich hierbei — der experimentelle Nachweis steht noch aus — um ein Charakteristikum der Funktion des Sprachsystems überhaupt, also auch des *normalen*, handeln.

3.3. Struktur des Systems

Ungeachtet der von uns festgestellten einheitlichen Dynamik des sprachfunktionalen Systems zeigt seine Struktur einerseits das Bild einer außerordentlichen Komplexität, andererseits einer erstaunlich weitgehenden Autonomie seiner zahlreichen Glieder.

3.3.1. Komplexität: Wenn man als Neuropsychologie mit der erdrückenden Mannigfaltigkeit der Störungen des sprachlichen Kommunikationsprozesses auf den verschiedensten Ebenen, Kanälen, im Zusammenhang mit den unterschiedlichsten Funktionen und ihren Komponenten und Subkomponenten, mit Störungen an den verschiedensten „Nahtstellen" konfrontiert wird, beginnt man erst die gewaltige

Aufgabe zu erkennen, die der Entwurf eines vollkommenen Bildes der Systemstruktur der Sprache darstellt.

Ein Hauptanliegen der Tätigkeit unserer Forschungsstelle besteht in dem Studium dieser Strukturen der Sprachprozesse und ihrer Störungen. Hier nur ein Beispiel: Um die Störung des auditiven Wortverständnisses zu analysieren, müssen wir sozusagen eine „Bestandsaufnahme" der einzelnen Komponenten und Begleitkomponenten dieser Funktion vornehmen. Der Prozeß des Wortverständnisses beginnt normalerweise mit einer adäquaten Rezeption der akustischen Signale und endet mit einer semantischen Dekodierung der betreffenden sprachlichen Information. Auf dem Weg zwischen diesen beiden Polen gilt es, eine Reihe von reafferenten Prozessen zu berücksichtigen, die den Endeffekt ermöglichen. Linguistisch gesehen durchläuft der Vorgang — im Falle eine seinzelnen Wortes — eine phonematische, morphologische und semantische Analyse. Zur Gewährleistung dieser Analysen können das innere Hören, die inneren latenten Sprechbewegungen (Verbo-Kinästhesie), die äußere Artikulation in Form von Mitsprechen, Flüstern oder Nachsprechen in den Prozeß einbezogen sein. Schließlich setzen möglicherweise — vor allem bei auftretenden Erschwerungen der phonematischen Analyse — auch noch labiolexische Vorgänge (Ablesen von den Lippenbewegungen des Sprechers) ein.

Aus dieser kurzen, schematisierenden Darstellung des Zustandekommens der Wortverständnisleistungen geht bereits die Vielzahl mehr oder minder selbständiger Funktionen und Komponenten rezeptiver und expressiver Art, die an diesem Ablauf mitwirken können, hervor. Es zeigt sich, daß verschiedene Glieder und Konnexionen dieses Systems gestört, verschiedene „Faktoren" beeinträchtigt sein können.

Unsere neuropsychologischen Analysen der vielfältigen Störungen von Sprachleistungen der verschiedensten Art bei Aphatikern überzeugten uns davon, daß am Zustandekommen solcher Leistungen eine vorläufig noch bei weitem nicht erfaßte Anzahl mehr oder minder selbständiger Funktionen, Begleitfunktionen, Komponenten und Begleitkomponenten rezeptiver und expressiver Art beteiligt sind. Zum Studium der isolierten Wirksamkeit bestimmter Funktionen, Komponenten usw. entwickelten wir verschiedene *Eliminierungsverfahren* (WEIGL 1962, 1964, BÖTTCHER u. a. in diesem Heft). Vor allem untersuchten wir bei Aphatikern die Rolle der *verbo-kinästhetischen* Begleitkomponenten des rezeptiven Lesens, des Worthörens und der Labiolexie im Hinblick auf das lexische und auditive Wortverständnis, das Ablesen von den Lippenbewegungen des Sprechers sowie auf das anschließende Nachsprechen und Lautlesen.

Eine weitere Möglichkeit des Studiums der Funktionen und Komponenten bietet uns die Methode der sukzessiven Kopplung intakter und gestörter Funktionen (*Deblockierungsmethode*), mit deren Hilfe wir — vor allem bei gleichzeitiger Anwendung unserer Eliminierungsverfahren — die Beziehungen zwischen Einzelfunktionen und ihren Komponenten in meßbarer Weise analysieren können.

Einige vorläufige Ergebnisse dieser Untersuchungen finden sich in der Mitteilung von BÖTTCHER u. a.; eine ausführlichere Darstellung befindet sich in Vorbereitung.

3.3.2. Autonomie: Ungeachtet der erwähnten interfunktionellen Konnexionen des Sprachsystems gibt es zahlreiche, in der neuropsychologischen Forschung allgemein bekannte Fakten, die auf eine weitgehende Autonomie der verschiedenen sprachlichen Ebenen, Funktionen, Komponenten usw. hinweisen. Nur in sehr seltenen Fällen findet man z. B. „reine" Sende- bzw. Empfangsstörungen. In der Mehrzahl der Fälle kann ein Patient zwar mündlich benennen, aber nicht laut lesen, ein anderer versteht zwar, was er liest, aber nicht, was man zu ihm spricht. Es gibt Fälle von schwerer motorischer Aphasie, bei denen sämtliche lautsprachlichen Funktionen betroffen, dagegen die schriftsprachliche Enkodierung und Dekodierung intakt sind. Auch bei ein und derselben Funktion kann man nicht in jedem Fall behaupten, sie sei „als Ganzes" in Mitleidenschaft gezogen. So kann z. B. beim Lesen zwar die rezeptiv-semantische Komponente erhalten (Leseverständnis), jedoch das Lautlesen, d. h. die expressive Komponente, beeinträchtigt sein. Umgekehrt kommt es vor, daß ein Patient zwar korrekt laut lesen kann, ohne jedoch zu verstehen, was er liest. In diesem letzteren Fall kann man nicht einmal davon sprechen, daß die „Afferenz" gestört, die „Efferenz" hingegen intakt sei. In Wirklichkeit ist — linguistisch ausgedrückt — die graphemische Analyse der Schriftzeichen und ihre Umkodierung in entsprechende phonematisch-verbo-artikulatorische Schemata erhalten, hingegen die semantische Ebene blockiert. Dies bedeutet, daß im selben Informationsfluß bestimmte Funktionen, Ebenen usw. intakt, andere wiederum gestört sein können.

Unsere eigenen Untersuchungen bestätigen vollauf die Tatsache der relativen Autonomie der einzelnen Glieder des Sprachsystems. Mit Hilfe verschiedener von uns entwickelter Eliminierungsverfahren (WEIGL 1962 und 1964) bzw. mit der Deblockierungsmethode können wir solche Autonomien experimentell nachweisen. Zum Beispiel zeigte es sich, daß bei worttauben Patienten mit Nachsprechstörungen das Nachsprechen gesondert, ohne gleichzeitige Aufhebung der Worttaubheit deblockiert werden kann. In diesen Fällen kommt es also — linguistisch gesprochen — zu einer Entstörung der phonematischen Analyse der verbo-akustischen Signale, während die syntaktisch-semantische Dekodierung blockiert bleibt. Mit anderen Worten: der Patient ist imstande nachzusprechen (Wörter oder Sätze), ohne zu verstehen. Desgleichen fanden wir z. B., daß bei bestimmten Patienten das Mitsprechen intakt, dagegen das Nachsprechen gestört, während in anderen Fällen das Umgekehrte der Fall ist. Das unterschiedliche Betroffensein dieser beiden eng verwandten Sprachfunktionen zeigt, wie weit deren Autonomie gehen kann. Ähnliche Beobachtungen konnten wir auch in bezug auf die Autonomie „konkreter" und „abstrakter" Ebenen machen. Zum Beispiel ist eine unserer Patientinnen zwar imstande, mit algebraischen Buchstabensymbolen beim Lösen von Gleichungen zu manipulieren, während sie versagt, wenn man ihr dieselben Buchstaben vorlegt, um daraus die einfachsten Wörter zu bilden. In diesem Fall erweist sich also die „konkrete" Ebene schwer beeinträchtigt, während die „abstrakte" Ebene relativ funktionstüchtig blieb.

Das Wesen dieser relativen Autonomie scheint uns in der weitgehenden, im Interesse der Gewährleistung von Funktionsverläufen liegenden *Automatisierung* (Stereotypisierung) dieser Funktionen, Ebenen usw. im Laufe der Sprach- und Denkentwicklung zu liegen.

Die Bedeutung des Studiums der Dynamik und Struktur des Sprachsystems für die Neurophysiologie (WEIGL und KREINDLER 1960) und die Syndromforschung (WEIGL 1968a) haben wir bereits dargelegt.

3.3.3. Organisierung des Sprachsystems im Form von „semantischen Feldern"

Wie bereits bemerkt, besteht eine der Grundvoraussetzungen für das Gelingen der von uns verwendeten sukzessiven Koppelungsmethode darin, daß die sprachliche Leistung der intakten und der gestörten Funktion (oder Funktionen) in einem bestimmten syntaktisch-semantischen „Verwandtschaftsverhältnis"[6] stehen oder, anders ausgedrückt, auf ein und denselben Bedeutungsbereich bezogen sein müssen.

Bereits LURIJA und WINOGRADOWA (1959) hatten in ihren Untersuchungen die Annahme bestätigt, daß den Prozessen des laut- und schriftsprachlichen Systems individuell, ontogenetisch entstandene und lexikalisch fixierte „semantische Felder" zugrunde liegen. Die Deblockierungsforschung erbringt den Nachweis der *psychologischen Realität* dieser „Felder" auf anderen Wegen.

Der Deblockierungsvorgang stellt sich uns in dieser Hinsicht so dar, daß die „Vorerregung" eines bestimmten semantischen Feldes (auf einem oder mehreren intakten Kanälen) das betreffende Feld *als Ganzes* stimuliert. Die verschiedenen Bedeutungskomplexe eines solchen Feldes werden durch Irradiierung miterregt, so daß es dann zu einer Begünstigung der Durchlässigkeit des nachfolgenden Verbalreizes auf dem sonst blockierten Kanal kommen kann. Auf diese Weise läßt sich verstehen, daß nicht nur ein bestimmtes Wort ein identisches Wort zu deblockieren vermag, sondern daß solche Deblockierungen auch zwischen *sinnverwandten* Wörtern zustande kommen können. Ferner konnten wir nachweisen, daß durch fortgesetzte, systematische Deblockierungen von Wörtern, die ein und derselben Begriffskategorie (z. B. Bekleidung) angehören, die Reaktualisierung sogar von zahlreichen zusätzlichen *nicht*-deblockierten Beziehungen dieser Kategorie sozusagen „von selbst" möglich ist. Solche „Spontandeblockierungen" können aus der systematischen Stimulierung bestimmter semantischer Felder auf Grund semantischer Irradiierungseffekte resultieren. Die hier angeführten Feststellungen beziehen sich nicht nur auf Wörter, sondern gleicherweise auf Sätze.

Das Studium semantischer Probleme auf den von uns begangenen Wegen zeitigte bisher bereits ein reichhaltiges, u.a. auch für die Psychologie der Begriffsbildung, für die Semiotik und Linguistik interessantes Material (WEIGL 1967).

4. Wir betrachten unsere vorangegangenen Ausführungen lediglich als Streiflichter, die das weite Anwendungsgebiet neuropsychologischer Forschung und darüber hinaus bestimmte Möglichkeiten interdisziplinärer Zusammenarbeit mit benachbarten Wissenschaftszweigen erhellen sollen. Die verschiedenen vertraglichen und themengebundenen Kooperationsbeziehungen unserer Forschungsstelle mit einer Reihe neurologischer und neurochirurgischer Institute des In- und Auslands sowie mit Instituten für Psychologie, Linguistik u.a. im Hinblick auf beiderseitig interessierende Probleme der Grundlagenforschung können als weitere Bestätigung gelten.

In dieser Hinsicht lassen wir zwei Beispiele der bisherigen Realisierung solcher Kooperationsbeziehungen folgen.

4.1. Ausgehend von speziellen lokalisatorischen Problemstellungen zeigte sich das Institut für Neurochirurgie der Akademie der VR Polen in Warschau (Direktor:

---

[6] Wenn wir hier der Kürze halber nur von „semantisch-syntaktischen" Deblockierungen sprechen, muß doch bemerkt werden, daß sich die D-Effekte auch auf rein „phonematischer" Ebene (z.B. durch Deblockierungen des gestörten Nachsprechens unbekannter oder sinnloser Wörter) abspielen können.

Prof. Dr. L. STEPIEN) an einer Zusammenarbeit mit unserer Forschungsstelle vor allem im Hinblick auf die Anwendung der Deblockierungsmethode bei Patienten mit Herdschädigungen interessiert. In einer bereits im Druck befindlichen Veröffentlichung konnten die Mitarbeiter der polnischen Klinik, SZUMSKA, PILIPOWSKA und CELINSKI, meßbare Unterschiede im Hinblick auf die Wirksamkeit (Anzahl der gelungenen Deblockierungen) und die Dauer des D-Effekts in Abhängigkeit von der Lokalisation der zerebralen Schädigungen (prä- oder postzentral) nachweisen. (Es handelte sich um die Deblockierung von Benennungs-, Nachsprechstörungen u.a.)

4.2. Seit längerer Zeit bestehen zwischen unserer Forschungsstelle und der „Arbeitsstelle für Strukturelle Grammatik der Deutschen Akademie der Wissenschaften zu Berlin" Kooperationsbeziehungen, die das gemeinsame Studium „neuropsycholinguistischer"[7] Probleme zum Gegenstand haben.

In einem Vortrag auf dem 1. Kongreß für Semiotik in Warschau (WEIGL und BIERWISCH 1968b) suchten wir die Fruchtbarkeit dieser unmittelbaren Zusammenarbeit zwischen Neuropsychologie und Linguistik an einer Reihe von Beispielen gemeinsamer experimenteller Untersuchungen aufzuzeigen. Wir wollen hier nur folgende Probleme herausgreifen.

4.2.1. Die moderne Linguistik geht bekanntlich von der heuristisch-methodologischen Unterscheidung zwischen „Sprachkompetenz" und „Sprachperformanz" aus (CHOMSKY 1965). Dabei wird unter „Kompetenz" die Beherrschung der Bildungsregeln der eigenen Sprache verstanden, die als entscheidender Faktor dem komplexen System der verschiedenen „Performanzen" (Sprachverwendungen) und den sie steuernden „Strategien" zugrunde liegt. Neuropsychologisch kann die „Kompetenz" als ein bestimmtes, auf der Grundlage des sprachfunktionalen Systems langzeitlich gespeichertes „Programm" angesehen werden.

Von linguistischer Seite stellt sich nun zunächst die Frage, ob die Neuropsychologie in der Lage ist, zum Nachweis der psychologischen Realität der Unterscheidung zwischen Kompetenz und Performanz beizutragen.

In dem genannten Vortrag führten wir zunächst eine Reihe in der Aphasieforschung allgemein bekannter Fakten an, die für das Erhaltensein einer Sprachkompetenz, selbst bei mehr oder minder umfassenden Störungen der Sprachverwendung, plädieren. Die erwähnte spontane, ganz oder teilweise erfolgende Restitution der totalen Aphasie bei der Mehrzahl der Kranken zeigt, daß selbst während dieser „sprachlosen" Phase nicht nur die Grundvoraussetzungen des Sprachsystems (sein „Konstruktionsplan") im neuropsychologischen Sinne, sondern auch die Sprachkompetenz weiter fortbestehen. Auch die Tatsache, daß bei den meisten Aphatikern ein Teil der laut- oder schriftsprachlichen Funktionen intakt bleiben, spricht für das Vorhandensein der Kompetenz bei partiell beeinträchtigter Sprachverwendung, andernfalls müßte man z. B. die Voraussetzung der Existenz einer allgemeinen Kompetenz überhaupt fallenlassen und in absurder Weise postulieren, daß jede Performanz ihre „eigene" Kompetenz besäße.

Aus unserem Tätigkeitsbereich läßt sich eine weitere Bestätigung der genannten linguistischen Hypothesen mit Hilfe der Deblockierungsforschung experimentell er-

---

[7] Wir führen hier den etwas schwerfälligen Terminus „Neuropsycholinguistik" ein, um damit zu unterstreichen, daß es außer dem Bereich der Psycholinguistik zahlreiche Probleme gibt, die den neuropsychologischen Aspekt linguistischer Fragestellungen betreffen.

bringen. Die Möglichkeit, Störungen der verschiedensten Arten von paradigmatischen und syntagmatischen Sprachverwendungen aufzuheben, weist darauf hin, daß der betreffende Kranke ungeachtet seiner aphasisch beeinträchtigten sprachlichen Kommunikation die Beherrschung seiner eigenen Sprache grundsätzlich nicht „verloren" haben kann.

4.2.2. In neuerer Zeit nahmen wir in Zusammenarbeit mit BIERWISCH auch Probleme im Hinblick auf die linguistische Unterscheidung von „Tiefenstruktur" und „Oberflächenstruktur" (CHOMSKY 1965) in Angriff. In einer Reihe experimenteller Untersuchungen, die demnächst veröffentlicht werden (vgl. auch BÖTTCHER u. a. in diesem Heft), gelang es, im Falle eines totalen expressiven Agrammatismus (mündlich und schriftlich) mit Hilfe eines besonderen Verfahrens „Spontandeblockierungen" verschiedener syntaktischer Transformationen zu erreichen. Nachdem ein bestimmtes Satzmuster deblockiert war, vermochte die betreffende Patientin eine ganze Reihe *nicht* deblockierter Transformationen dieses Musters vorzunehmen. Die deblockierte „Tiefenstruktur" hatte den Zugang zu den entsprechenden „Oberflächenstrukturen" freigelegt. Dazu ein Beispiel. Satzmuster: „Die Mutter bügelt die Wäsche"; spontane Transformation: „Bügelt die Mutter die Wäsche?", „Ich weiß, daß die Mutter die Wäsche bügelt" usw. (Diese Transformationen wurden im Hinblick auf das gestörte Diktatschreiben und Lautlesen der Patientin erzielt.)

Um dieses experimentelle Ergebnis richtig einschätzen zu können, muß betont werden, daß agrammatische Störungen zu den am schwierigsten restituierbaren und zu behandelnden Symptomen der Aphasie zählen. Die Deblockierbarkeit bestimmter Satzmuster muß demnach als weiterer Beweis für eine vorhandene Sprachkompetenz angesehen werden. Daß jedoch auf Grund solcher Deblockierungen *nicht* deblockierte Reaktualisierungen selbst schwieriger syntaktischer Transformationen eintreten können, besagt mehr als dies. Daraus geht hervor, daß die grammatikalisch fixierten Beziehungen zwischen einer bestimmten „Tiefenstruktur" und ihren möglichen „Oberflächenstrukturen" — ähnlich wie die genannten Konnexionen semantischer Felder — in der individuellen Sprachentwicklung so ausgebildet und stereotypisiert sein können, daß ihre Reaktualisierung selbst bei Agrammatismus grundsätzlich möglich ist.

Diese wenigen Beispiele mögen genügen, um die Notwendigkeit und die Perspektiven einer unmittelbaren Zusammenarbeit zwischen Neuropsychologie und Linguistik darzutun.

5. Die Bedeutung der Neuropsychologie für die Praxis der Rehabilitation psychischer Folgeerscheinungen von Hirnschädigungen

Wenn auch die Grundlagenforschung im Mittelpunkt der neuropsychologischen Wissenschaft steht, so erlegt ihr die Tatsache, daß sich ihre Untersuchungen an Kranken, an vornehmlich in ihrer sprachlichen Kommunikation mehr oder minder behinderten Menschen vollziehen, gleichzeitig die Verpflichtung auf, ihre Ergebnisse der Therapie in weitestem Umfang nutzbar zu machen. Eine Reihe der genannten neuropsychologischen Zentren widmen bereits einen Teil ihrer Tätigkeit durch Heranziehen von speziell ausgebildeten Ärzten, Psychologen und Logopäden dieser wichtigen Aufgabe (WEPMAN 1951, KOGAN 1962, BEIN 1964, VIGNOLO 1964, M‹RU-

SZEWSKI 1966, TAYLOR 1965, BARBIZET 1966, LEISCHNER 1967 u. a.). Im Zusammenhang damit macht sich in immer stärkerem Maße die Tendenz bemerkbar, auf dem Gebiet der Rehabilitation das frühere Stadium der Empirie zu überwinden und die Ausarbeitung und Anwendung therapeutischer Methoden wissenschaftlich verifizierbar zu gestalten, ein besonders bei der Behandlung aphasischer Störungen äußerst schwieriges Problem. Die exakte Bestimmung des Störungsgrades des gesamten Systems der Sprach- und anderer Funktionen, die Wirksamkeit der verschiedenen therapeutischen Verfahren und nicht zuletzt die wissenschaftlich fundierte Feststellung therapeutischer „Gesamterfolge"[8] befinden sich erst in den Anfängen.

Eine bedeutsame Voraussetzung für eine neuropsychologisch orientierte Rehabilitation scheint uns die genaue Überprüfung von *Grundkonzeptionen* zu sein, von denen die Praxis bei der Ausarbeitung und Anwendung ihrer therapeutischen Maßnahmen ausgeht. Es kann für den Therapeuten nicht gleichgültig sein, ob er sich die Annahme von der Existenz „irreversibler" Störungen des Sprachsystems und der Sprachkompetenz, von „Verlusten" und „Ausfällen" bestimmter Einzelfunktionen zu eigen macht, oder ob er davon ausgeht, daß — wie wir im vorangegangenen ausführten — einerseits der „Konstruktionsplan" des Sprachsystems und die Kompetenz in der Regel bei den Aphatikern nicht betroffen, andererseits die Beeinträchtigungen einzelner Faktoren, Ebenen, Funktionen, Komponenten usw. grundsätzlich „deblockierbar", d. h. reaktualisierbar sind. Die Entscheidung über die wissenschaftliche Gültigkeit der einen oder anderen Hypothese ist naturgemäß für die Therapie von größtem Belang, da sie in dem einen Fall den Schwerpunkt auf die „Neuerlernung" von Funktionen, im anderen Fall auf die „Reaktualisierung" derselben legt.

Auf Grund der von uns festgestellten Möglichkeiten polyfunktionaler und syntaktisch-semantischer Irradiierungseffekte versuchen wir selbst, die therapeutische Praxis dazu anzuregen, bei der Ausarbeitung ihrer Methoden das Prinzip der Stimulierung des sprachfunktionalen Systems sowohl simultan „auf allen Kanälen" als auch systematisch im Rahmen bestimmter semantischer Felder (paradigmatisch und syntagmatisch) zu berücksichtigen.

Weiterhin stellen nach unseren vorläufigen Erfahrungen die von uns im Rahmen der Syndromforschung mit Hilfe der Deblockierungsmethode analysierten wechselseitigen Beziehungen zwischen intakten und gestörten Funktionen des sprachfunktionalen Systems fruchtbare Ansatzpunkte für die Ausarbeitung von Behandlungsmethoden dar.

Im Hinblick auf die Diagnostizierung und Behandlung aphasischer Störungen scheint uns die Ausnutzung der von uns beim Studium der Komplexität und Autonomie der mannigfaltigen Glieder des Sprachsystems erarbeiteten Erkenntnisse neue Perspektiven zu eröffnen.

Die hier angeführten Möglichkeiten der Umsetzung unserer neuropsychologischen Forschungsergebnisse in der Praxis der Rehabilitation stellen selbstverständlich nur Teilausschnitte aus dem großen Anwendungsbereich neuropsychologischer Forschung dar.

[8] In diesem Zusammenhang sei auf die immer noch geläufige, wissenschaftlich kaum vertretbare Klassifizierung dieser „Erfolge" in „unverändert", „leicht gebessert", „weitgehend wiederhergestellt" usw. hingewiesen.

Literatur

BARBIZET, J.: La Reéducation du Langage. La Presse Médicale 74, 1966.
BEIN, E. S.: Die Aphasie und die Wege ihrer Behandlung. Izd. Medizina, Leningrad 1964 (russ.).
CHOMSKAJA, E. D.: Neuropsychologie — ein neuer Zweig der psychologischen Wissenschaft. Vop. Psichol. 103, 1967 (russ.).
CHOMSKY, N.: Aspects of the Theory of Syntax, Cambridge/Maas. 1965.
GELB, A.: Die psychologische Bedeutung pathologischer Störungen der Raumwahrnehmung. Ber. IX. Kongr. Psychol. Jena 1926.
JAKOBSON, R.: Towards a Linguistic Typology of Aphasic Impairments, in: A. V. S. DE REUCK and M. O'CONNOR (ed): Disorders of Language, London 1964.
JAKOBSON, R.: Linguistics and Adjacent Sciences. II. Natural Sciences. X. Congr. Intern. Ling. Buc. 1967 (Sonderdruck).
KOGAN, W. M.: Rehabilitation der Sprache bei Aphatikern, Moskau 1962 (russ.).
KREINDLER, A., und A. FRADIS: The Bucharest International Symposium on Aphasia. World Neurol. 2., 1961.
LEISCHNER, A., und H. A. LINCK: Neue Erfahrungen mit der Behandlung von Aphasie. Nervenarzt 38, 1967.
LURIJA, A. R.: Höhere kortikale Funktionen beim Menschen und ihre Störungen infolge von Herdschädigungen des Gehirns. Izd. Ak. Med. Nauk. UdSSR, Moskau 1962.
LURIJA, A. R.: L. S. VYGOTSKI and the Problem of Localization of Functions. Neuropsychologia 3, 1965.
LURIJA, A. R., und O. S. VINOGRADOVA: An objective investigation of the dynamics semantic systems. Brit. J. Psychol. 50, 1959.
MARUSZEWSKI, M.: Aphasie, theoretische Probleme und Therapie, Warschau 1966 (poln.).
OSGOOD, CH. E., and M. S. MIRON (ed.): Approaches to the Study of Aphasia, Urbana 1963.
DE REUCK, A. V. S., and M. O'CONNER (ed.): Disorders of Language, London 1964.
SHINKIN, N. I.: Zur Erforschung des Mechanismus der Sprache, in: Ergebnisse der sowjetischen Psychologie, Berlin 1967.
TAYLOR, M. L., and E. SANDS: Application of Programmed Instruction Techniques to the Language Rehabilitation of Severyly Impaired Aphasic Patients. Paper presented at the American Speech and Hearing Association annual convention, Chicago 1965.
VIGNOLO, L. A.: Evolution of aphasia and language rehabilitation: a retrospective exploratory study. Cortex 1, 1964.
WEIGL, E.: The phenomenon of temporary deblocking in aphasia. Z. Phon. Spr. Kom. 14, 1961.
WEIGL, E.: Ein experimentelles Verfahren zur mechanischen Ausschaltung spezifischer Sprechbewegungen bei Normalen und Sprachgestörten. Vop. Psichol. 138, 1962 (russ.).
WEIGL, E.: Deblockierung akustisch und optisch agnostischer Störungen. Ber. Tag. Oto-Neuro-Ophthal., Dresden 1963a.
WEIGL, E.: Deblockierung bildagnostischer Störungen bei einem Aphatiker. Neuropsychologia 1, 1963b.
WEIGL, E.: Die experimentelle Deblockierung aphasischer Sprachstörungen, eine Untersuchungsmethode der Dynamik zerebraler Prozesse. Vop. Psichol. 149, 1964 (russ.).
WEIGL, E.: Neuropsychologische Beiträge zum Problem der Semantik. X. Congr. Intern. Ling. Buc. Abstr. 401, 1967.
WEIGL, E.: On the Problem of Cortical Syndroms: experimental studies, in: M. SIMMEL (ed.), The Reach of Mind. Essays in Memory of KURT GOLDSTEIN, New York 1967.
WEIGL, E., and M. BIERWISCH: Neuropsychology and Linguistics: Topics and common research. Kongr. f. Semiotik. Warschau 1968 (im Druck).
WEIGL, E., und A. KREINDLER: Beiträge zur Auffassung gewisser aphasischer Störungen als Blockierungserscheinungen. Temporäre Deblockierung sprachmotorischer Reaktionen durch Wortlesen bei motorischer Aphasie. Arch. Psychiat. Nervenkr. 200, 1960.
WEPMAN, J. M.: Recovery from Aphasia, New York 1951.

BEURTEILUNG, VERSTÄNDLICHKEIT UND
KOMMUNIKATIVE EIGENART ABWEICHENDER SPRACHE

APHATISCHE REDE - STEREOTYP ODER KOMMUNIKATIV?

Dorothea Engel, Rudolf Cohen, Stephanie Kelter
und Gudula List *

1 PROBLEMSTELLUNG

Untersuchungen spontan geäußerter Rede haben besondere Merkmale herausgestellt, die mündliche Texte von schriftlichen unterscheiden, wie z.B. Redepausen (BOOMER 1965; GOLDMAN-EISLER 1968), Versprecher oder sogenannte "slips of the tongue" (FROMKIN 1973), syntaktische Abweichungen (SANDIG 1972) und Parenthesen (BAYER 1973).
Aphatiker greifen im Gespräch ungemein häufig auf sprachliche Floskeln und Wendungen zurück. Hierauf wird, wenn auch nur in Randbemerkungen, immer wieder hingewiesen (BAY 1969; GOODGLASS et al. 1972; MYERSON u. GOODGLASS 1972; WEINSTEIN u. PUIG-ANTICH 1974). Bei Nichts-Zu-Sagen-Haben oder Sich-Nicht-Ausdrücken-Können auf Floskeln und fertige Wendungen zurückzugreifen liegt - auch bei Gesunden - recht nahe, denn solche Floskeln und Wendungen haben eine wichtige kommunikative Funktion: sie leiten sprachliche Handlungen ein, unterstützen und beenden sie. BURGER (1973) nennt sie "pragmatische Idiome", die "vorwiegend als Signale in bestimmten pragmatischen Situationen fungieren" (ibid. 58); GÜLICH (1970) spricht von "Gliederungssignalen", JÄGER et al. (1973:26) von "Dialogmomenten". Ungeachtet welcher Funktion wir die aphatischen Floskeln zuschlagen können, auffällig ist, daß trotz einer hirnorganisch bedingten Sprachstörung wie der Aphasie, sprachliche Kommunikation überhaupt möglich zu sein scheint. Entwickeln Aphatiker also ein sprachliches Kommunikationsgeschick, um ihre Störungen zu überdecken? Oder sind die aphatischen Floskeln und Wendungen Ausdruck sprachlicher Stereotypie? Diesen Fragen wollen wir genauer nachgehen. Dabei untersuchen wir solche Floskeln und Wendungen, die die Rede einleiten, aufrechterhalten und beenden. Wir nennen sie "Kommentierungen". Sie stehen in Parenthese und haben - wie auch WHITAKER (1969) meint - nichts mit idiomatischen Redewendungen zu tun.

Wie CAZDEN (1972) gezeigt hat, wird das Sprachverhalten vom Thema, der Aufgabenstellung und dem Grad an Interaktion zwischen Sprecher und Hörer

---

* Wir danken Herrn Professor Dr. Peter Hartmann sehr herzlich für die Hilfestellung und Kritik bei der Erstellung dieser Arbeit.
Originalbeitrag

stark beeinflußt. Wir untersuchen daher die 'Kommentierungen' bei fünf unterschiedlichen Textsorten:

1) anhand freier INTERVIEWs,
2) und 3) anhand von GESPRÄCHEN über berühmte Persönlichkeiten, die nach dem Grad subjektiver Beliebtheit des Themas (sehr beliebt - kaum beliebt) unterschieden sind (GESPRÄCH I und II),
4) anhand unmittelbarer und
5) wiederholter TEXTREPRODUKTIONEN alltäglicher Geschichten (TEXTREPRODUKTION I und II).

Berücksichtigt man eine zunehmende Reduktion der Alltagserfahrung durch Übergang vom Dialog zum Monolog (LEONT'EV 1974) und eine zunehmende thematische Gebundenheit (U. ENGEL 1974), so können die Anforderungen an die "sprachliche Kommunikationsfähigkeit", wie sie COHEN et al. (1976: 361) definieren, bei der Textsorte INTERVIEW als gering angesehen werden; sie steigen bei der Textsorte GESPRÄCH an und sind bei den TEXTREPRODUKTIONEN, insbesondere bei TEXTREPRODUKTION II am größten.

Wir prüfen den relativen Anteil an 'Kommentierungen' in diesen Textsorten bei Aphatikern und drei Vergleichsgruppen. Wir erwarten, daß Aphatiker in allen Textsorten einen höheren Anteil an 'Kommentierungen' aufweisen als die Vergleichsgruppen. Wir erwarten darüberhinaus auch, daß der Anteil an 'Kommentierungen' textsortenspezifisch variiert.

2 METHODE
2.1 PROBANDEN

Es wurden insgesamt 190 männliche, deutschsprachige und rechtshändige Patienten untersucht, die nach neurologischem bzw. psychiatrischen Urteil eindeutig als Aphatiker (A), Schizophrene (S), nicht-aphatische Hirngeschädigte (K(H)) oder psychiatrisch und neurologisch Gesunde (K(G)) klassifiziert worden waren.

Da es sich als unmöglich erwies, die aphatischen Patienten - sie entstammen 14 verschiedenen Neurologischen Kliniken - nach einem einheitlichen Diagnoseschema von den Ärzten klassifizieren zu lassen, nehmen wir in dieser Arbeit eine Trennung der Aphatiker in flüssig (A(F)) und nicht-flüssig sprechende Aphatiker (A(NF)) entsprechend der Sprechgeschwindigkeit (Anzahl produzierter Wörter pro Minute (wpm) vor (HOWES u. GESCHWIND 1964; KERSCHENSTEINER et al. 1972). Dabei entsprechen die A(NF) (wpm < 50) vor allem den motorischen (Broca-)Aphatikern und die A(F) (wpm > 50) vor

allem den amnestischen und den sensorischen (Wernicke-)Aphatikern (KER-
SCHENSTEINER et al. 1972).
Ausgeschieden wurden alle Aphatiker mit einer Sprechrate von wpm < 8 sowie alle Patienten mit aphatischem Jargon. Alle Patienten wurden nach Alter ($43.2 \leq \bar{x} \leq 44.3$) und sozialer Schichtzugehörigkeit (einem kombinierten Kennwert aus Schulbildung und Berufsstand) parallelisiert, die hirnorganisch geschädigten Patienten mit und ohne Aphasie nach ihren Werten im Trail-Making-Test Form A von REITAN (1959) gleichgehalten ($1.90 \leq \bar{x}_{log.sec.} \leq 1.96$).

Auf diese Weise ergaben sich pro Probanden-Gruppe jeweils 25 Patienten umfassende parallelisierte Untergruppen, mit denen die statistischen Berechnungen durchgeführt wurden.

2.2 REIZMATERIAL
2.21 INTERVIEW

Die Erhebung sprachlicher Äußerungen, sogenannte "Spontansprache", erfolgte in zwei Interviews zu Themen aus dem persönlichen Bereich des Patienten. Lediglich die Thematik war festgelegt (Krankengeschichte, Besuchszeit und Familie, Beruf). Die sprachlichen Äußerungen der Patienten erfaßten wir als Textsorte INTERVIEW (INT).

2.22 GESPRÄCH I und II

Darüberhinaus erfolgte die Erhebung sprachlicher Äußerungen in Form eines Gesprächs zwischen Versuchsleiter und Patient über verschiedene Themenbereiche anhand von sieben Fotos "berühmter Persönlichkeiten", wobei vom Versuchsleiter zu jedem Foto (Themenbereich) mindestens zwei festgelegte Fragen gestellt wurden, die das Gespräch steuern sollten.

Instruktion:
"Ich möchte mich gern mit Ihnen über einige bekannte Leute unterhalten. Dazu habe ich ein paar Bilder mitgebracht; hier habe ich z.B. ein Bild VL ZEIGT BILD UND WARTET SPONTANE REAKTION AB von der Königin von England.
  Frage 1: Meinen Sie, daß man noch heute Könige braucht?
  Frage 2: Meinen Sie, daß das eine gute Aufgabe für eine Frau ist?"
Die Reihenfolge der Themen war festgelegt: 1. Königin von England, 2. Uwe Seeler, 3. Franz Josef Strauß, 4. Willy Brandt, 5. Hans-Joachim Kuhlenkampf, 6. Anneliese Rothenberger, 7. Schah von Persien.[1]

---

[1] Die Erhebung wurde in den Jahren 1972/1973 durchgeführt.

Die sprachlichen Äußerungen der Patienten erfaßten wir als Textsorte GESPRÄCH. Die Aufteilung in GESPRÄCH I und II erfolgte nach dem Grad der subjektiven Beliebtheit des Themas. (Vgl. 2.3 Durchführung GES I und GES II.)

2.23 TEXTREPRODUKTION I UND II

Ferner erfolgte die Erhebung der sprachlichen Äußerungen zu TEXTREPRODUKTIONEN I und II als unmittelbare und wiederholte Nacherzählung von vier Geschichten (TEXTR I und II). Alle vier Textvorlagen enthielten gleichermaßen: 75 Wörter in fünf komplexen Sätzen. Um die Geschichten lebendig zu gestalten waren jeweils zwei Sätze in direkter Rede abgefaßt. Alle Textvorlagen waren im Sinne von STEMPEL (1973) und VAN DIJK et al. (1972) minimal narrativ verknüpft. Sie zeigten als gemeinsame Narrationsstruktur eine Ereignisfolge: 'denken' ⟶ 'handeln'.

Die Textvorlagen lauteten wie folgt:

'LIEBERMANN'   Ereignisfolge: 'überlegen' ⟶ 'kaufen'

Frau Liebermann bemerkte, nachdem sie schon viele Dinge in dem nahen Supermarkt eingekauft hatte, daß es heute Linsen im Sonderangebot gab. "Das habe ich meiner Familie schrecklich lange nicht mehr vorgesetzt." Der Speisezettel, der immer sehr auf Bekömmlichkeit abgestellt war, wurde dadurch allerdings über den Haufen geworfen. Die Hausfrau ging schnell zurück zur Fleischabteilung und fragte: "Haben Sie noch ein schönes Stück Schweinebauch?" Der Verkäufer schnitt ihr ein gutes Pfund nicht zu fettes Fleisch ab.

'ZEITUNGSVERKÄUFER'   Ereignisfolge: 'vermissen' ⟶ 'trocknen'

"Wo bleibt denn Herr Müller, der doch morgens ohne seine Bildzeitung nicht auskommen kann", fragte sich der Zeitungsverkäufer. Durch den strömenden Regen war mittlerweile das ganze Papier völlig aufgeweicht. Deshalb hatte an diesem Tag anscheinend niemand dem Zeitungsverkäufer etwas abkaufen wollen, obgleich dieser sich im allgemeinen auf seine Stammkundschaft gut verlassen konnte und immer mindestens 30 Exemplare der wichtigsten Tageszeitungen verkaufte. "Mein Kunde soll ordentlich bedient werden: Ich werde ein Exemplar gut für ihn trocknen."

'OTTO'   Ereignisfolge: 'sich fragen' ⟶ 'zu spät sein'

Nachdem sich die Straßen immer mehr leerten und in allen Schaufenstern bereits das Licht angezündet worden war, begann Otto sich schließlich zu fragen, ob seine alte Uhr vielleicht nicht mehr funktioniere. "Ich habe sie doch am Morgen noch sehr gründlich aufgezogen". "Wie spät ist es bitte?", fragte er einen Passanten. Er mußte erfahren, daß es für seinen Kinobesuch längst zu spät war. Die hübsche Kartenverkäuferin, die er ja besonders verehrte, war bestimmt nicht mehr da.

'ELISA'   Ereignisfolge: 'nachdenken → ausschlafen'

Elisa war ein hübsches Mädchen und hatte blonde Haare, deshalb wurde ihr im Büro oft nachgeschaut. Ihr strenger Chef war heute auf Dienstreise, nun würde sicher das schwierige Diktat ausfallen. "Vermißt man mich heute überhaupt im Geschäft?", dachte sie. Da kommt auch schon die barsche Aufforderung, die sie täglich hören mußte: "Kind aufstehen, Du kommst zu spät!" Sie aber drehte sich genüßlich auf die andere Seite, kuschelte sich in die Decke und schlief einmal aus.

2.3 DURCHFÜHRUNG

Die Erhebung der Textsorten INTERVIEW, GESPRÄCH sowie TEXTREPRODUKTION I und II erfolgte im Rahmen einer größeren Untersuchung zum aphatischen Verhalten (COHEN et al. 1975).

INTERVIEWs wurden am Morgen des ersten und zweiten Untersuchungstages durchgeführt. Mit dem Thema "Krankengeschichte" wurde jeweils begonnen. Da es uns auf einen kommunikativen Kontakt zwischen Versuchsleiter und Patient ankam, verzichteten wir auf einen "stummen" Versuchsleiter (WAGENAAR et al. 1975).

Die GESPRÄCHE wurden am Nachmittag des dritten Untersuchungstages durchgeführt. Auch hier achteten wir auf einen kommunikativen Kontakt zwischen Versuchsleiter und Patient. Der Übergang zum neuen Thema (Foto) erfolgte erst dann, wenn der Versuchsleiter den Eindruck hatte, daß das behandelte Thema von Seiten des Patienten inhaltlich erschöpft war. Am Ende des Gesprächs wurde durch den Patienten bestimmt, zu welchen Fotos er gern und zu welchen er weniger gern geredet hatte. Es wurde eine Rangordnung von 1 - 7 festgelegt. Es wurden jeweils diejenigen Äußerungen ausgewertet, die zu den beiden Fotos, die den höchsten (GESPRÄCH I) bzw. den niedrigsten (GESPRÄCH II) Beliebtheitsgrad erreicht hatten, geäußert worden waren.

Das Reproduzieren der vier Textvorlagen (TEXTREPRODUKTION I und II) erfolgte am vierten Untersuchungstage in zwei - durch drei Stunden voneinander getrennten - Sitzungen.

1. Sitzung

Unmittelbar nach der Darbietung der ersten Geschichte wurde der Patient aufgefordert, diese nachzuerzählen (TEXTREPRODUKTION I). Im Anschluß daran folgte analog Darbietung und Reproduktion der zweiten Geschichte. Die Instruktion lautete: "Nun werde ich Ihnen eine Geschichte vorlesen. Bitte hören Sie gut zu. Sie soll nachher wiedererzählt werden. Die Geschichte ist so lang, daß kein Mensch sie in allen Einzelheiten behalten kann. Sie sollen nachher erzählen, was da passiert ist. Sie können das ganz so machen, wie Sie wollen. Ganz mit Ihren eigenen Worten. Ich werde Ihnen jetzt die Geschichte zweimal vorlesen."

2. Sitzung

Ohne nochmalige Darbietung erfolgte die Aufforderung zur wiederholten Reproduktion der beiden Geschichten aus der Sitzung 1 (TEXTREPRODUKTION II). Abschließend erfolgte Darbietung und Reproduktion der dritten bzw. vierten Geschichte analog zu Sitzung 1 (TEXTREPRODUKTION I).
Jede Geschichte wurde vom Versuchsleiter zweimal nacheinander vorgelesen. Die Zeit zum Reproduzieren der Geschichten war unbegrenzt. Es wurde die Geschichte 'LIEBERMANN' immer zuerst dargeboten. Die drei weiteren Geschichten wurden permutiert.
Alle sprachlichen Äußerungen wurden auf Band aufgenommen und nach Abschluß der Untersuchung transkribiert.

2.4 AUSWERTUNG

Für jede Textsorte (INTERVIEW, GESPRÄCH I und II, TEXTREPRODUKTION I und II) wurde von zwei unabhängigen Beurteilern (Psychologiestudenten) bestimmt, welche der Äußerungen als 'Kommentierungen' anzusehen waren. Gemessen wurde pro Versuchsperson und pro Textsorte die Anzahl an Wörtern, relativiert auf die entsprechende Gesamtwortanzahl. Dabei galt als "Wort" jedes Wort, das im Duden (Aufl. 1973) aufgeführt ist, ausgenommen "äh" und "hm". Bei der Textsorte INTERVIEW wurden pro Versuchsperson bis zu 200 Wörtern ausgewertet. Bei den übrigen Textsorten entsprach die Gesamtwortanzahl den tatsächlichen Leistungen der Probanden.

2.41 'KOMMENTIERUNGEN'

Hierunter fielen all solche häufig vorkommenden sprachlichen Wendungen und Floskeln, die bei gesunden Sprechern zum Einleiten, Aufrechterhalten und Beschließen einer Sprechhandlung in einer bestimmten Kommunikationssituation dienen.
Solche 'Kommentierungen' umfaßten kommunikatives "ja" und "nein", Interjektionen wie z.B. "oh" oder "liebe Zeit", Anredeformen, Floskeln wie z.B. "ich meine", "wissen Sie", "sagen wir mal" oder "wenn man so sagen soll" und Rückfragen "wie meinen Sie das?".

Die häufigsten 'Kommentierungen' waren im INTERVIEW u. a.:
ja/jawohl/nein/nee/nicht/net/also/gell/freilich/eben/halt/genau/gut/bestimmt/vielleicht/klar/wirklich/praktisch/sozusagen/übrigens/doch/
nicht wahr/glaube ich/ich meine/wissen Sie/sehen Sie/hoffen wirs/gar nix/
so ähnlich/so ungefähr/könnte sein/
sagen wir mal/würd' ich sagen/möcht' ich sagen/kann man sagen/man könnte sagen/wenn man so sagen will/wenn ich mich so ausdrücken darf/das ist folgendermaßen/wie ich schon vorher gesagt hab'/an und für sich/mehr oder weniger/wie heißt das/ich weiß es nicht/

Die Übereinstimmung zwischen dem ersten und zweiten Beurteiler wurde beispielhaft anhand der 'Kommentierungen' der Textsorte TEXTREPRODUKTION I geprüft. Die Übereinstimmung hinsichtlich der Frage, ob eine Äußerung als 'Kommentierung' gelten könne, betrug - korreliert über alle Probanden-Gruppen hinweg - Rho = .91. Durch Diskussion wurde bei divergierenden Zuteilungen entschieden, für welche der beiden Alternativen man mehr Evidenz ansetzte.

2.42 'STEREOTYPISIERTE REDEWENDUNGEN'

Hierunter fielen als intraindividuelles Maß sprachlicher Stereotypie all solche 'Kommentierungen', die von einem Patienten mehr als einmal geäußert worden waren. Dabei wurde die jeweils größtmögliche zusammenhängende Wortkette als Einheit betrachtet.

Die häufigsten 'Stereotypisierten Redewendungen' waren im INTERVIEW u. a.:
ja/jawohl/nein/nee/nicht/net/also/gell/eben/halt/klar/wirklich/
praktisch/
nicht wahr/so ungefähr/könnte sein/
sagen wir mal/wie heißt das/ich weiß es nicht/

Bei Textsorte INTERVIEW wurde pro Versuchsperson bestimmt:

- die Anzahl an 'Stereotypisierten Redewendungen' relativiert auf die entsprechende Anzahl an 'Kommentierungen',
- die Anzahl unterschiedlicher 'Stereotypisierter Redewendungen' relativiert auf entsprechende Gesamtanzahl an 'Stereotypisierten Redewendungen', um ihre Diversifikation zu bestimmen.

3 ERGEBNISSE
3.1 ANTEIL AN 'KOMMENTIERUNGEN'

Eine Varianzanalyse (WINER 1962:302f.) der arcsin-transformierten Anteile an 'Kommentierungen' ergab sowohl für den Faktor Probanden-Gruppen ($F(4,120) = 14,54$; $p < .001$) als auch für den Faktor Textsorten ($F(4,480) = 19,77$; $p < .001$) signifikante Unterschiede. Die Interaktion zwischen beiden Faktoren war ebenso signifikant ($F(16,480) = 2,18$; $p < .01$).

Wie die Gruppenvergleiche mit dem Newman-Keuls-Test zeigen, erbringen die A(NF) in sämtlichen Textsorten weitaus mehr 'Kommentierungen' als die Kontrollgruppen. Sie erbringen im INTERVIEW, GESPRÄCH I und TEXTREPRODUKTION II auch mehr 'Kommentierungen' als die A(F). Die A(F) wiederum gleichen sich im INTERVIEW und GESPRÄCH I den Leistungen der Kontrollgruppen an, erbringen aber, ebenso wie die A(NF), bei den folgenden Textsorten GESPRÄCH II sowie TEXTREPRODUKTION I und II weitaus mehr 'Kommentierungen' als die Kontrollgruppen. Signifikante Unterschiede zwischen den beiden Aphatikergruppen bestehen lediglich in der leichtesten Textsorte (INTERVIEW) und in der schwierigsten (TEXTREPRODUKTION II). Dabei erbringen die A(NF) jeweils die höchsten Werte (vgl. Tabelle 1 A und B sowie Abbildung 1):

Tab. 1: Prozentualer Anteil an 'Kommentierungen' an der Gesamtproduktion (Gruppen)
Varianzanalyse der arcsin transformierten Werte: $F(4,120) = 14,54$; $p < .001$[1]

A Textsorte	Newman-Keuls-Tests
INTERVIEW	A(NF) > [A(F) = S = K(H) = K(G)]
GESPRÄCH I	A(NF) > [S = K(H) = K(G)] = A(F)
GESPRÄCH II	[A(NF) = A(F)] > [K(H) = K(G)] = S
TEXTREPR. I	[A(NF) = A(F)] > [S ↔ K(H) = K(G)]
TEXTREPR. II	[A(NF) > A(F)] > [S = K(H) = K(G)]

[1] Werte auf dem 1%- und 5%-Niveau der Verläßlichkeit ($p < .01$ und $p < .05$) gelten als signifikant. "<" bedeutet: ist signifikant kleiner als; ">" bedeutet: ist signifikant größer als; "↔" bedeutet: Signifikanz zwischen den beiden bezeichneten Pbn-Gruppen; "[ ]" bedeutet: alle Pbn-Gruppen innerhalb der Klammer verhalten sich gegenüber den Pbn-Gruppen außerhalb der Klammer in gleicher Weise.

B Textsorten	INT		GES I		GES II		TEXTR I		TEXTR II	
Gruppen	$\bar{x}$	s	$\bar{x}$	s	$\bar{x}$	s	$\bar{x}$	s	$\bar{x}$	s
A(NF)	21	3	24	3	23	3	19	4	30	6
A(F)	10	2	19	2	21	1	17	3	21	4
S	8	1	14	3	15	1	8	3	12	5
K(H)	6	1	14	1	12	1	5	2	12	4
K(G)	7	1	12	1	12	2	3	2	6	2

Mittelwerte ($\bar{x}$) und Standardabweichung (s), jeweils rücktransformiert in %.

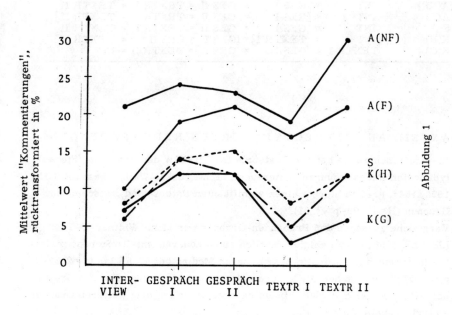

Abbildung 1

Wie ein Vergleich der Textsorten mit dem Newman-Keuls-Test zeigt, bestehen bei den A(NF) und bei den S keinerlei Unterschiede zwischen den fünf Textsorten, wohingegen die A(F) im INTERVIEW den geringsten Anteil an 'Kommentierungen' erbringen ($\bar{x} = 10$) und sich damit von allen übrigen Textsorten signifikant ($p < .05$) abheben ($17 < \bar{x} < 21$). Der Vergleich von TEXTREPRODUKTION I und II ist ausschließlich für die K(H) signifikant ($\bar{x} = 5$ (TEXTR I) und $\bar{x} = 12$ (TEXTR II); $p < .05$). Der gesunden wie der hirnorganisch geschädigten Gruppe ist gemeinsam, daß der Anteil an 'Kommentierungen' in TEXTREPRODUKTION I jeweils signifikant geringer ist als bei GESPRÄCH I und II (K(H): $p < .05$; K(G): $p < .01$). Die Beliebtheit des Themas (GESPRÄCH I und II) hat bei keiner der Probanden-Gruppen einen Einfluß auf den Anteil an "Kommentierungen' (vgl. Tabelle 2):

Tab. 2: Prozentualer Anteil der 'Kommentierungen" an der Gesamtproduktion (Textsorten).
Varianzanalyse der arcsin transformierten Werte: $F(4, 480) = 19,77; p < .001$

Pbn-Gruppen	Newman-Keuls-Tests
A(NF)	INT = GES I = GES II = TEXTR I = TEXTR II
A(F)	INT < [GES I = GES II = TEXTR I = TEXTR II]
S	INT = GES I = GES II = TEXTR I = TEXTR II
K(H)	[INT = TEXTR I]< [GES I = GES II = TEXTR II]
K(G)	TEXTR I < [GES I = GES II]= TEXTR II = INT

3.2 ANTEIL AN 'STEREOTYPISIERTEN REDEWENDUNGEN'

Exemplarisch wurde bei der Textsorte INTERVIEW der Anteil an 'Stereotypisierten Redewendungen' untersucht. Ein Kruskal-Wallis-Test (SIEGEL 1956:184f.) zeigte hierbei einen signifikanten Unterschied zwischen den Gruppen ($H = 15,09; p < .01$).
Vergleiche zwischen den Probanden-Gruppen per Mann-Whitney-U-Test (SIEGEL 1956:116f.) zeigten deutlich einen höheren Anteil 'Stereotypisierter Redewendungen' für die A(NF), deren Median bei 87,5% lag ($z = 2,22; p < .05$) gegenüber den A(F), deren Median bei 65,5% lag. Nur die Gruppe der A(NF) hob sich darüberhinaus deutlich von allen drei weiteren Gruppen ab (vgl. Tabelle 3):

Tab. 3: Prozentualer Anteil der 'Stereotypisierten Redewendungen' im INTERVIEW.
Kruskal-Wallis-Test: $H = 15,09; p < .01$

U-Tests	A(NF) > [A(F)	=	S	= K(H)	= K(G)]
Median (%)	87,5	65,5	56,5	74	60
Streubereich (%)	40-98	22-94	0-89	0-100	0-100

3.3 ANTEIL AN UNTERSCHIEDLICHEN 'STEREOTYPISIERTEN REDEWENDUNGEN'

Zudem wurde geprüft, ob die Aphatiker jeweils dieselben oder aber unterschiedliche 'Stereotypisierte Redewendungen' verwenden. Die Vergleiche der beiden Aphatikergruppen mit dem Mann-Whitney-U-Test zeigen, daß die A(F) mit einem Median von 28% eine weitaus größere Diversifikation in der Verwendung der 'Stereotypisierten Redewendungen' erbringen als die A(NF), deren Median bei 17% liegt ($z = 3,12$; $p < .01$). Wegen der sehr geringen Ausgangsdaten kann dieses Ergebnis jedoch lediglich als Tendenz gewertet werden.

4 DISKUSSION

Die Gruppe der nicht-flüssig sprechenden Aphatiker erbringt in allen fünf Textsorten signifikant mehr 'Kommentierungen' als die Kontrollgruppen der hirnorganisch, aber nicht-aphatischen Patienten und der gesunden Personen. Unsere Ausgangshypothese, daß aphatisches Verhalten ganz besonders durch die Verwendung von Floskeln und Wendungen, die wir 'Kommentierungen' nennen, charakterisiert ist, hat sich somit, zunächst einmal für die nicht-flüssig sprechenden Aphatiker bestätigt. Wie lassen sich nun die extrem hohen Werte an 'Kommentierungen' der nicht-flüssig sprechenden Aphatiker erklären?
Nach GOODGLASS (1962, 1968) ist der Broca-Aphatiker, der nach KERSCHENSTEINER et al. (1972) mit dem nicht-flüssig sprechenden Aphatiker vergleichbar ist, durch eine bestimmte Ausdrucksform, den sogenannten Telegrammstil ("telegraphic speech") gekennzeichnet "which brings into greater prominence the significant informational words of his message" (1962:109). Dieser Telegrammstil ist jedoch ein sprachliches Abbauprodukt, nicht eine bewußt gewählte Ausdrucksweise. Ein in ungemein häufige Floskeln eingebauter Telegrammtext ist undenkbar. GOODGLASS (1962, 1968) sieht einen nicht-linguistischen Sprachdefekt als entscheidend für die Telegrammstilstruktur agrammatischer Rede an. Er hebt hervor: "The characteristic defect of the motor agrammatic patient deprives him of rhythm and intonation" (1962:114).
'Kommentierungen' bestehen aus Lauten, aus Wörtern, möglicherweise aus Sätzen. Sie sehen aus wie Sprache. Was liegt näher, als den Verlust von Sprachmelodie, von Intonation und Rhythmus durch solche verfügbaren Elemente, die geradezu die Aufgabe haben, den Redefluß aufrechtzuerhalten,

zu kompensieren? Unterstützend kommt hinzu, daß - bei gesunden Sprechern - solche Äußerungen auf das engste mit Satzintonation verbunden sind (GÜLICH 1970; KRIVONOSOV 1965). So könnte eine Ursache für zwei sich ausschließende Erscheinungen, wie es Sprachproduktionsstörungen und sprachliche Kompensation sind, verantwortlich gemacht werden: Aufgrund des Verlustes von Sprachmelodie und Sprachrhythmus kommen die agrammatischen Äußerungen zustande. Der Verlust von Prosodie wiederum stimuliert - aus Kompensationsbedürfnis - gleichzeitig die überhäufige Verwendung von Floskeln und Wendungen, die zu äußern dieser Aphatiker noch in der Lage ist.

Es kommt hinzu, daß, linguistisch gesehen, die Struktur dieser pragmatischen Einheiten, worauf auch WEINSTEIN u. PUIG-ANTICH (1974) hinweisen, so angelegt ist, daß sie ohne referentielle Bedeutung auskommen. Das bedeutet, daß die mangelnde syntaktische Strukturierungsunfähigkeit, auf die GOODGLASS (1962, 1968) aufmerksam macht, nicht berührt zu werden braucht; denn 'Kommentierungen' stehen in Parenthese und sind damit immer richtig plaziert. Darüberhinaus sind bereits bei gesunden Sprechern 'Kommentierungen' durch häufigen Gebrauch und durch hohe Konventionalität eingeschliffen. VAN LANCKER (1975) spricht ausdrücklich von "heterogenity in language and speech" und meint damit solche sprachlichen Wendungen wie z.B. "social chatter", "idioms", "greetings", "exclamations", "clichés" etc., die aufgrund ihrer Heterogenität und Konventionalität der linguistischen Analyse so schwer zugänglich sind. Indem VAN LANCKER (1975) die Dichotomie von "propositional speech" und "automatic speech" im Sinne von JACKSON (1958) übernimmt, stellt sie eine ganze Stufenleiter solcher Äußerungsmuster auf, die zwischen diesen beiden Polen liegen. Mit "automatic speech" will VAN LANCKER (1975) gleichzeitig ausdrücken, daß solche Äußerungen ein neurologisches Korrelat besitzen können, d.h. nicht ausschließlich vom Sprachzentrum der linken Hemisphäre abhängen, sondern auch von der rechten, nicht-dominanten Hemisphäre beeinflußbar sind, was auch von BROWN (1977) angenommen wird.

Da der Anteil an 'Kommentierungen' bei allen Probanden-Gruppen nicht etwa mit der unterschiedlichen subjektiven Beliebtheit des Themas, über das gesprochen wurde, in Zusammenhang gebracht werden kann, der Vergleich GESPRÄCH I und II ist nicht signifikant, nehmen wir für die überhöhte Produktion von "Kommentierungen" keine subjektiv-emotionale, sondern mit RATH (1975:223) eine kommunikativ verstärkende, den Hörer antizipatorisch einbeziehende Funktion an. Besonders für die nicht-flüssig sprechenden Aphatiker resultiert hieraus zunächst einmal eine Art Kommunikationsgeschick, wenn auch aus Kompensationsbedürfnis. Ist es nicht ebenso legitim anzunehmen, daß die allzu häufige Verwendung von 'Kommentierungen' deren Funktionalität mindert und sprachliche Stereotypie ansteigen läßt? Richtig ist, daß Aphatiker weit weniger in der Lage sind, den aufgestellten kommunikativen Rahmen mit Information aufzufüllen (ENGEL 1977). Berücksichtigt man noch den hohen Anteil an 'Stereotypisierten Redewendungen' bei den nicht-flüssig sprechenden Aphatikern, so erscheint diese aphatische Kommunikation jetzt wesentlich als eine Kommunikation blosser Kontaktnahme.

Eine solche Interpretation wird auch dadurch nahegelegt, daß zwischen den einzelnen Textsorten bei den nicht-flüssig sprechenden Aphatikern keinerlei Unterschied in den Reaktionen erkennbar ist, daß also selbst in einer zwanglosen Unterhaltung zur Krankengeschichte, die ein Patient immer und immer wieder - und sehr gern - erzählt, er offensichtlich an den Grenzen seiner sprachlichen Leistungsfähigkeit operiert, die er dann durch erhöhten Anteil an 'Kommentierungen' auszugleichen sucht.

Bei den flüssig sprechenden Aphatikern ist nun ein solches Kommunikationsgeschick aus Kompensationsbedürfnis weit geringer. So unterscheiden sich die Anteile an 'Kommentierungen' der flüssig sprechenden Aphatiker im INTERVIEW und in GESPRÄCH I nicht signifikant von denen der Kontrollgruppen, wohingegen dies für alle weiteren Textsorten mit ansteigenden Anforderungen an die "sprachliche Kommunikationsfähigkeit" der Fall ist. Auch unterscheiden sich die flüssig sprechenden Aphatiker im Anteil an 'Stereotypisierten Redewendungen' nicht von den Kontrollgruppen.

Wir meinen, daß die Ergebnisse bei den flüssig sprechenden Aphatikern die bisherige Diskussion durchaus zu stützen vermögen. Der Verlust an Sprachmelodie und Rhythmus, der nach GOODGLASS (1962, 1968) die nicht-flüssig sprechenden Aphatiker kennzeichnet, ist bei den flüssig sprechenden Aphatikern gering. Aber offensichtlich wird hier gerade die Flüssigkeit des Sprechverlaufs - auch sie suggeriert, ebenso wie Floskeln und Wendungen, das Vorhandensein von Sprache - zur Kommunikation bloßer Kontaktnahme benutzt, gerät da aber an ihre Grenzen, wo die Anforderungen an die "sprachliche Kommunikationsfähigkeit" ansteigen, d.h. wenn die Alltagserfahrung durch Wechsel vom Dialog zum Monolog und durch zunehmende thematische Gebundenheit reduziert wird, dann werden Floskeln und Wendungen auch von den flüssig sprechenden Aphatikern erhöht benutzt. Aphatiker sind also durchaus in der Lage, Rede einzuleiten, aufrechtzuerhalten und zu beenden. Sie tun dies sogar in weit höherem Maße als die nicht-aphatischen Kontrollgruppen als Kommunikation blosser Kontaktnahme, die sich bei den nicht-flüssig sprechenden Aphatikern in Richtung auf zunehmende sprachliche Stereotypie entwickelt.

BIBLIOGRAPHIE

Bay, E. (1969) Aphasielehre und Neuropsychologie der Sprache. Der Nervenarzt 40:53-61

Bayer, K. (1973) Verteilung und Funktion der sogenannten Parenthese in Texten gesprochener Sprache. Deutsche Sprache 1:64-115

Boomer, D.S. (1965) Hesitation and grammatical encoding. Language and Speech 8:148-158

Brown, J. (1977) Mind, Brain, and Consciousness. The Neuropsychology of Cognition. New York: Academic Press

Burger, H. (1973) Idiomatik des Deutschen. Tübingen: Niemeyer

Cazden, C.B. (1972) Die Situation. Eine vernachlässigte Ursache sozialer Klassenunterschiede im Sprachgebrauch. In: W. Klein & D. Wunderlich (Hrsg.) Aspekte der Soziolinguistik. Frankfurt: Athenäum-Fischer, 279-308

Cohen, R.; Engel, D.; Hartmann, P.; Kelter, S.; List, G.; Strohner, H. (1975) Experimentalpsychologische Untersuchungen zur linguistischen Erfassung aphatischer Störungen. Dritter Bericht an die Deutsche Forschungsgemeinschaft. Universität Konstanz: Sonderforschungsbereich 99 Linguistik

Cohen, R.; Kelter, S.; Engel, D.; List, G.; Strohner, H. (1976) Zur Validität des Token-Tests. Der Nervenarzt 47:357-361

Engel, D. (1977) Textexperimente mit Aphatikern. Tübingen: Narr

Engel, U. (1974) Über einige Besonderheiten gesprochener deutscher Alltagssprache. In: J. David & R. Martin (eds.) Statistique et Linguistique. Paris: Klincksieck, 83-94

Fromkin, V.A. (ed.) (1973) Speech Errors as Linguistic Evidence. The Hague: Mouton

Goldman-Eisler, F. (1968) Psycholinguistics: Experiments in Spontaneous Speech. London: Academic Press

Goodglass, H. (1962) Redefining the concept of agrammatism in aphasia. In: L. Croatto & C. Croatto-Martinolli (eds.) Proceedings of the XIIth International Speech and Voice Therapy Conference, Padua, 108-116

Goodglass, H. (1968) Studies on the grammar of aphasics. In: S. Rosenberg & J. Koplin (eds.) Developments in Applied Psycholinguistic research. New York: Macmillan, 177-208

Goodglass, H.; Gleason, J. B.; Bernholtz, M. A.; Hyde, M. R. (1972) Some linguistic structures in the speech of a Broca's aphasic. Cortex 8: 191-212

Gülich, E. (1970) Makrosyntax der Gliederungssignale im gesprochenen Französisch. München: Fink

Howes, D.; Geschwind, N. (1964) Quantitative studies of aphasic language. In: D. Rioch & E. Weinstein (eds.) Disorders of Communication. Baltimore: Williams & Wilkins, 229-244

Jackson, H. (1958) Selected Writings of J. H. Jackson. Ed. by J. Taylor, Vol. 2. New York: Basic Books

Jäger, S. et al. (1973) Sprechen und soziale Schicht. Frankfurt: Athenäum

Kerschensteiner, M.; Poeck, K.; Brunner, E. (1972) The fluency/non-fluency dimension in the classification of aphasic speech. Cortex 8:233-247

Krivonosov, A. (1965) Die Wechselbeziehung zwischen den modalen Partikeln und der Satzintonation im Deutschen. Zeitschrift für Phonetik, Sprachwissenschaft und Kommunikationsforschung 18:573-590

Leont'ev, A. A. (1974) Psycholinguistik und Sprachunterricht. Stuttgart: Kohlhammer

Myerson, R.; Goodglass, H. (1972) Transformational grammar of three agrammatic patients. Language and Speech 15:40-50

Osgood, C. E.; Miron, M. S. (1963) Approaches to the study of aphasia. Urbana: University of Illinois Press

Rath, R. (1975) "Doch" - Eine Studie zur Syntax und zur kommunikativen Funktion einer Partikel. Deutsche Sprache 3:222-242

Reitan, R. M. (1959) A manual for the administration and scoring of the Trail-Making-Test. Indiana University Press

Sandig, B. (1972) Zur Differenzierung gebrauchssprachlicher Textsorten im Deutschen. In: E. Gülich & W. Raible (Hrsg.) Textsorten. Frankfurt: Athenäum, 113-124

Siegel, S. (1956) Nonparametric Statistics for the Behavioral Sciences. Düsseldorf: McGraw-Hill Kogakusha, Ltd.

Stempel, W.-D. (1973) Erzählung, Beschreibung und der historische Diskurs. In: R. Koselleck & W.-D. Stempel (Hrsg.) Geschichte, Ereignis und Erzählung. München: Fink, 326-346

Van Dijk, T. A.; Ihwe, J.; Petöfi, J. S.; Rieser, H. (1972) Zur Bestimmung narrativer Strukturen auf der Grundlage von Textgrammatiken. Hamburg: Buske

Van Lancker, D. (1975) Heterogeneity in Language and Speech: Neurolinguistic Studies. Los Angeles: Working Papers in Phonetics 29, University of California

Wagenaar, E.; Snow, C.; Prins, R. (1975) Spontaneous speech of aphasic patients: a psycholinguistic analysis. Brain and Language 2:281-303

Weinstein, E. A.; Puig-Antich, J. (1974) Jargon and its analogues.
   Cortex 10:75-83

Whitaker, H. A. (1969) On the Representation of Language in the Human
   Brain, Problems in the Neurology of Language and the Linguistic
   Analysis of Aphasia. UCLA Working Papers in Phonetics

Winer, B. J. (1962) Statistical Principles in Experimental Design.
   New York: McGraw-Hill

Die Untersuchung wurde als Teil eines größeren Projektes von der Deutschen Forschungsgemeinschaft, Bonn-Bad Godesberg, finanziert. Wir bedanken uns für die überaus großzügige Unterstützung, die wir von den Direktionen, den Ärzten, dem Pflegepersonal und nicht zuletzt von den Patienten der folgenden Kliniken erhielten:

- Abteilung Neurologie der Medizinischen Fakultät an der Rhein.-Westf. Technischen Hochschule, Aachen
- Neurologische Klinik und Institut für Rehabilitation, Bad Homburg
- Rheinische Landesklinik für Sprachgestörte, Bonn
- Neurologische Klinik der Universität, Freiburg
- Neurologische Kliniken Dr. Schmieder, Gailingen
- Neurologische Universitätsklinik, Heidelberg
- Psychiatrisches Landeskrankenhaus Reichenau, Konstanz
- Städtische Krankenanstalten, Konstanz
- Südwestdeutsches Rehabilitationskrankenhaus, Abteilung Neurologie, Karlsbad-Langensteinbach
- Neurologische Klinik und Hirnverletztenheim, München
- Max-Planck-Institut für Psychiatrie, München
- Nervenkreiskrankenhaus Haar, bei München
- Neurologische Klinik des Bürgerhospitals, Stuttgart
- Neurologische Klinik und Hirnverletztenversorgungskrankenhaus, Tübingen.

BEURTEILUNGEN VON SPRECHSTÖRUNGEN UND IHRE WIRKUNG AUF DIE BETROFFENEN [*]

Ursula Geißner

In meinen derzeitigen Arbeitsfeldern - Sprecherziehung, Gesprächs- und Redeerziehung an Hochschulen und in der Erwachsenenbildung - komme ich selten in Berührung mit schweren Hör- und Sprachstörungen. (Auch ein Zeichen dafür, daß trotz verbesserter Hilfeleistungen die Bildungschancen für Behinderte unzureichend sind.) Dabei werden gewisse Kommunikationsstörungen nicht nur von mir - als Spezialisten -, sondern auch von den jeweiligen Gruppenmitgliedern wahrgenommen. Es handelt sich vor allem um falsche Lautbildung und Stimmstörungen aller Art.

Erwachsene reagieren in Gruppen meist in zwei Formen: sie bemühen sich um Rücksicht oder tun so, als hätten sie gar nichts gemerkt. Vor allem in den Begegnungs- und Kontaktphasen zu Anfang eines Gruppengeschehens lassen sich diese Reaktionen diagnostizieren. Im weiteren Verlauf, vor allem in Leistungssituationen, distanzieren sich viele Gruppenmitglieder von denen, die sie als behindert ansehen und meinen, sich selbst durch Behinderte zu behindern.

Werden die Betroffenen in die Ecke gedrängt, so ist es nicht verwunderlich, wenn sie wie Außenseiter reagieren. Außenseiter sein heißt, sich zu jeder Situation inadäquat verhalten. Menschen, die sich außerhalb der Gruppe gestellt fühlen und es auch sind, reproduzieren Außenseiterverhalten, wie es in der Sozialpsychologie für unterschiedliche Außenseiter beschrieben wird. Dabei kann es sein, daß, objektiv gesehen, die Abweichung von der Gruppe lächerlich gering ist. Manchmal sehen gar Gruppen Sprechweisen als falsch an, die keineswegs von der Standardsprache abweichen. Dabei geht Gruppennorm vor Standardnorm.

Wenn ich nun versuchte, in einzelnen Gruppen auf dieses Phänomen hinzuweisen, habe ich erfahren, daß eine Reihe von Betroffenen ihre "Sprechgeschichte" mit sich herumschleppen und sich damit mehr oder weniger belastet fühlen. Dabei spielten in vielen Fällen Urteile, die explizit etwas über die Sprechweise eines Menschen sagten, eine Rolle.

---

[*] Originalbeitrag

"NORMALITÄT"

Das diesen Urteilen zugrunde liegende Normverständnis von richtig und falsch ist so internalisiert in unterschiedlichen Gesellschaftsgruppen, in unterschiedlichen Altersgruppen usw., daß man die Frage nach dem Ursprung eines solchen Normverständnisses immer wieder stellen sollte. Dabei scheinen mir Gruppennormen eine größere Rolle zu spielen als gemeinsprachliche, übergreifende Normen. In der Dialektgruppe ist der auffällig, der den Dialekt zu sprechen versucht, ihn aber nicht so beherrscht wie die Gruppe, die ihn täglich spricht.

Über die Untersuchungen von AMMON, vor allem "Dialekt und Einheitssprache in ihrer sozialen Verflechtung" (1973), lohnt es sich auch einen differenzierteren Blick auf die "Sprechbarrieren" und ihre soziale Verflechtung zu werfen. AMMON hat einen Ansatz in seinem Aufsatz (1975) formuliert:

> "Die verbreitete Unvernunft gegenüber einem vom Durchschnitt abweichenden Sprechausdruck, ohne Rücksicht auf die inhaltliche Qualität der Aussage, kommt nicht von ungefähr und dürfte sich mit gutgemeinten Aufklärungsbroschüren auch kaum entscheidend umwandeln lassen. Sie setzt ein allgemein rationales Verhältnis von vergesellschafteten Menschen zueinander voraus. Solch ein rationales zwischenmenschliches Verhältnis ist innerhalb der gegenwärtigen kapitalistischen Gesellschaft prinzipiell nur oasenhaft, nicht allgemein herstellbar, weil nämlich diese Gesellschaft auf irrationalen zwischenmenschlichen Verhältnissen basiert, den gegenüber den Menschen verselbständigten, unkontrolliert waltenden Gesetzen der Warenwirtschaft." (50)

So berechtigt dieser gesellschaftskritische Ansatz von AMMON auch ist - der absolute Wert "Leistung" verhindert die Integration aller, die sich an diesen Leistungsansprüchen nicht messen können und wollen -, so ist dennoch zu bedenken, daß die Irrationalität der zwischenmenschlichen Beziehungen und damit die Irrationalität von Normen nicht allein durch die Veränderung der Systeme zu erreichen ist, sondern daß es sich dabei um dialektische Prozesse handelt. Gerade auch aus den Schriften zur Sprachheilarbeit, die in Ländern erschienen sind, die sich selber als nicht-kapitalistisch bezeichnen, sind Normenschematismen herauszulesen. Auch in ihnen wird auf die "Verflechtung" sozialer Prozesse und Einzelbehinderung hingewiesen. So z.B. in BECKER/SOVAK (1971):

> "Die Vielgestaltigkeit der Symptome zeigt, daß das Stottern eine kommunikative, von den jeweiligen sozialen Bedingungen abhängige Störung ist." (191)

Dabei ist noch zu berücksichtigen, daß es für Sprechweisen und Ausdrucksformen im strengen Sinne keine Normen gibt, da sie aus dem Bedingungsgefüge unterschiedlicher Faktoren der jeweiligen Sprechsituation entstehen und in ihrer Relation zu dieser Sprechsituation als angemessen oder unangemessen eingeschätzt werden können, also nicht als von einer standardisierten Form abweichend oder nicht abweichend.

So gibt es z.B. keine außerhalb von Sprechsituationen anzugebende Norm für Lautstärke. Wenn jemand über eine große Entfernung um Hilfe ruft, so muß er seine volle Lautstärke benutzen. In einer intimeren Situation kann er ganz leise um Hilfe bitten. Diese alltägliche Erfahrung müßte die beurteilenden Kommunikationspartner vorsichtig gemacht haben. Sie können eigentlich in ihrer Beurteilung der Lautstärke in einer aktuellen Sprechsituation nur sagen: zu laut für mich in diesem Zusammenhang. Sie sagen aber: "Du sprichst zu laut" und setzen diese Aussage absolut.

In andern Fällen scheinen Beurteilende ihre Aussage so relativierend zu meinen; aber der Beurteilte verabsolutiert und generalisiert, gerade in den Fällen, in denen er durch die Rolle, die der andere für ihn spielt, beeindruckbar ist. Spricht jemand i m m e r , d.h. in allen noch so unterschiedlichen Sprechsituationen z u l a u t , hat er also keine Möglichkeit der Lautheitsabstufungen (wie z.B. ein Teil der Hörgeschädigten), dann allerdings kann sich die Lautheit als Kommunikationsstörung, als nicht aktuell behebbare Verständigungsschwierigkeit und damit als Sprechbarriere erweisen (nach der Definition von H. GEISSNER (1975): Rhetorik, 41 f.).

Die meist unzutreffende Generalisierung macht umso hilfloser, je weniger jemand weiß, was er in einer "Selbsttherapie" verändern soll.

Eine weitere Gruppe soll als Urteilende genannt werden: Ärzte. Vom Kinderarzt über den Schularzt bis zum Spezialarzt, gefragt oder ungefragt geben sie Urteile über das Sprechen ab. Besonders betroffen sind die Patienten bzw. die Eltern der Patienten, die das medizinische Vokabular nicht befragen können.

Die Form, in der Ärzte ihre Urteile aussprechen, ist sicher auch besprechenswert: manch einer vergißt über dem diagnostischen Entdeckerstolz die Betroffenheit und das Leiden seines Patienten. Ein Urteil wie "bei d e n Zähnen ist nichts zu machen", ist ein Beispiel für Art und Weise mancher Ärzte, zwar die möglicherweise richtige Sigmatismus-Diagnose abzugeben, die Einsicht aber über die Tragweite der Aussage anderen zu überlassen:

der Betroffene ist verurteilt, was soll er schon ändern können nach einer solchen Aussage.

Ebenso belastend können sich für die Patienten und deren Umfeld die Äusserungen über die möglichen Entstehungszusammenhänge auswirken. "Ich bin halt eine Frühgeburt" als Selbstaussage über Kommunikationsschwierigkeiten ist schon grotesk.

Am Schluß noch ein Hinweis: manchmal scheinen sich auch die Therapeuten nicht von dem verurteilenden Beurteilen ihrer Patienten freihalten zu können. Meist in der Nachahmung des Arztes oder aber auch in dem Bedürfnis, sich selber und ihr Wissen glänzen zu sehen, belasten sie die Patienten mit Vermutungen, die diese als Urteile auffassen müssen, und verstärken die Symptome.

GENERALISIERENDE URTEILE

Es ist schon einige Male in diesem Zusammenhang darauf hingewiesen worden, wie die Betroffenen aus Einzelbeurteilungen Gesamturteile heraushören, wie sie damit Urteile über ihre Normalität und Anormalität verbinden. Sicher, es sind gerade die Urteile übers Sprechen, die oft auch den Menschen mit all seinen Fähigkeiten meinen. Das liegt z.T. an der hohen Einschätzung verbaler Fähigkeiten durch die Mittelschicht. Auch die Einschätzung von Intelligenz - und dabei denke ich nicht nur an den hohen Stellenwert, den Wortgeläufigkeit und Wortreichtum in gängigen Testverfahren haben -, ist in Urteilen über das Sprechen implizit vorhanden.

DER FRAGEBOGEN

Um genaueren Einblick in die "Sprechgeschichte" in der Selbsteinschätzung von sprechenden und hörenden Menschen zu bekommen, habe ich einen Fragebogen zusammengestellt (s. Anhang).

In diesem Fragebogen habe ich Formulierungen gewählt, die sich aus den Gesprächen mit den anzusprechenden Zielgruppen ergaben, also so weit wie möglich deren Sprache aufgreifen. Ebenso habe ich versucht, einige der Fragen sehr offen zu formulieren, was zwar die Auswertung und die Vergleiche erschwert, was aber gerade Anlaß gibt, differenzierteres Material zu bekommen.

Im ganzen sind es 40 Fragen (mit Unterfragen) zu unterschiedlichen Inhalten.

Von 1973 an habe ich 400 Fragebögen verteilt (bis Herbst 1976), 203 Bögen sind zurückgekommen. Anonymität und Freiwilligkeit blieben zugesichert.

Die Fragen, die für diesen Zusammenhang wichtig sind, lauten:

Hat Sie schon mal jemand auf Ihre Art zu sprechen aufmerksam gemacht?
Was hat er/sie gesagt?
Wie haben Sie darauf reagiert?
Wann war das?
Wie würden Sie heute darauf reagieren?

Von den 203 Beantwortern haben 158 auch diese Fragen beantwortet.

203 ausgefüllte Bögen
    112 Männer
    91 Frauen
158 "Beurteilte" (B.)
    96 Männer
    62 Frauen
Alter: Männer zwischen 19 und 26 Jahren
      Frauen zwischen 18 und 23 Jahren
      4 Frauen über 23 Jahren
      1 Mann über 26 Jahren

Studenten der Pädagogischen Hochschule des Saarlandes (67 %)
         der kath. Fachhochschule für Sozialwesen   (24 %)
         der Universität des Saarlandes   (9 %)
Bis auf 36/203 Saarländer (25/158).

Dabei fühlten sich 11 (!) B. gelobt.

Beispiele: beruhigend, klare Aussprache, hochdeutsch, angenehme Stimme, ruhig und sicher.

Als negative Aussagen empfanden die B. Urteile über

    die Deutlichkeit
    das Tempo
    die Lautstärke
    die Stimmlage (manchmal auch Stimmklang).

Andere Aussagen sind hier nicht aufgeführt, da es sich um nicht-quantifizierbare Beurteilungen in den angesprochenen Parametern handelt.

So wurde die Deutlichkeit   39 mal genannt
    das Tempo   37
    die Lautstärke   29
    die Stimmlage   11 mal.

Unter der Fragestellung:
> Was hat er/sie gesagt?

beantwortet ein Großteil die Frage mit:
> Wer hat Ihr Sprechen beurteilt?

Beispiele: Ein Freund, vor 4 Wochen
ein Lehrer, vor 5 Jahren
Lehrer und Mitschüler in der Sexta
mit 15 Jahren, meine Mutter.

Die Genauigkeit, mit der sich die B. an Personen und Zeitabstände erinnern, läßt vermuten, wie beeindruckt sie in einer bestimmten Situation durch diese Urteile waren.

Über diesen Eindruck geben auch die Antworten auf:
> Wie haben Sie darauf reagiert?

einen Einblick.

Beispiele (auf die Bemerkung zur Lautstärke):
> sauer, versucht leiser zu sprechen
> verärgert
> verhalten gesprochen, meistens aufs Zuhören beschränkt
> gekränkt
> leise gesprochen
> aggressiv geworden, werde ich immer bei solchen Bemerkungen.

Die meisten würden heute "genauso reagieren", meist mit der kleinen Einschränkung: nicht mehr ganz so... (aggressiv). Außer den emotionalen Reaktionen, die zum Teil Abwehr, zum Teil aber nur Betroffenheit erkennen lassen, haben einige B. Konsequenzen zu ziehen versucht. (Ich beschränke mich im Augenblick auf die angeführten Beispiele.) Diejenigen, die diese "Konsequenzen" nicht verbalisiert haben, geben ihre Verletzbarkeit an dieser Stelle an. Sie weisen mich indirekt darauf hin, daß ich sozusagen alles zu ihnen oder über sie sagen darf, nur nichts, wenn es irgend geht, zu ihrer (z.B.) Lautheit. Die dramatischste Konsequenz - und sie ist keineswegs selten - hat der B. mit der Bemerkung geschildert:
> verhalten gesprochen, meistens aufs Zuhören
> beschränkt.

In dieser Aussage beschreibt der B. sein Verhalten in den unterschiedlichen Situationen, ja seine Verhaltensänderung aufgrund einer Aussage. Die Unsicherheit, die das Urteil bei ihm ausgelöst hat, läßt ihn erst einmal seine Sprechweise verändern. Besser gesagt, er versucht sie zu verändern, weiß aber nicht, was er eigentlich tun soll. Er hält sich zurück, spricht "verhalten", "beschränkt sich aufs Zuhören".

Da in den Urteilen von Nichtfachleuten - und leider muß ich aus meinen Erfahrungen auch Ärzte, vor allem aber Lehrer zu den Nichtfachleuten auf diesem Gebiet zählen - keinerlei Hinweise auf Veränderungschancen, sondern nur Urteile abgegeben werden, läßt man die Betroffenen mit ihrem Eindruck allein. Sie versuchen sich nun teilweise selbst zu therapieren und dann entsteht so ein Mißverständnis wie: leiser gesprochen. Heißt das "immer" leiser gesprochen? Wenn ja, kann dieses Leisersprechen zu einem Ausdruck führen, der diesem sprechenden Menschen zuviel an Selbstkontrolle abverlangt und ein bestimmtes Verhalten mitprovoziert.

In beiden Fällen habe ich in Einzelgesprächen Gelegenheit gehabt, mit den Beteiligten über die Auswirkungen zu reden, denn beide waren zu mir in die Beratung gekommen. Der eine (beschränkt aufs Zuhören) mit "Sprechängsten" wie er sagte. Er wagte es nicht in Gruppen zu reden. Der andere, weil er in einer Lehrprobe die Situation stimmlich nicht bewältigte. Beide hatten gesunde Stimmen, bei beiden ging es in der Therapie nicht um Stimmübungen.

DIE ROLLE DES URTEILENDEN

Besonders beeindruckend für viele B. waren Äußerungen von Lehrern. Das ist nicht verwunderlich, trauen doch Schüler Lehrern Kompetenzen auch auf Gebieten zu, auf denen sie keine haben.

Gravierend kommt meist hinzu, daß die Urteile über das Sprechen in emotional sowieso belastenden Situationen in der Schule stattfinden. Wird ein unsicherer Schüler aufgerufen, versucht er, mühsam etwas zu sagen und erwartet die Beurteilung durch den Lehrer; dann empfindet der Schüler die Bemerkung über sein Sprechen als zusätzliche Disqualifikation. Da er innerhalb des Systems Schule an einer solchen Stelle einfach nicht gelernt hat zu reagieren (z.B. ein Gespräch über die Sprechweise seines Lehrers zu beginnen), wird er mit dem Urteil allein gelassen.

Wie viele metakommunikative Äußerungen über das Sprechen treffen auch die metakommunikativen Äußerungen eines Lehrers den Überraschten: die ursprüngliche Sprechsituation wird von dem "Situationsmächtigen" - wie H. GEISSNER diesen Kommunikationsteilnehmer in Prozessen rhetorischer Kommunikation nennt - verändert.

Der Situationsabhängige ist häufig unfähig zu reagieren. Hilflosigkeit und Scham nennen einige B. als Erinnerung an ein Urteil von einem Lehrer - und nicht zu vergessen - vor einer Klasse, von der der Betroffene annimmt, die seien alle "normal", nur er sei unnormal. Meist werden Lehrerurteile auch noch mit dem Beifall der Klasse vermischt und damit für alle feststellbar, für den Betroffenen aber unaufhebbar. Als weiter sehr beeindruckende Personen, die Sprechurteile abgeben, werden M ü t t e r genannt. Sie scheinen in ihrer Rolle als "Sprecherzieherin" in der Familie sich Urteile über das Sprechen ihrer Kinder zuzutrauen. In den angeführten Fällen haben die Mütter auf das Sprechen wie auf eine Frage des guten Benehmens reagiert: so spricht man nicht! Bei den Müttern kommt noch hinzu, daß sie, wie aus den Antworten zu ersehen ist, sich nicht auf eine einzige Bemerkung beschränken, sondern ihre Kritik ständig wiederholen.

Die Reaktion ist meistens: also ich weiß es ja, daß ich so und so spreche, aber "ich bin halt mal so".

In einem bestimmten Alter sind die Äußerungen dann gravierend, wenn sie von F r e u n d e n gemacht werden. Aus meinem Material geht hervor, daß es sich um die Spanne zwischen Abitur und dem Beginn des dritten Semesters handelt.

Eine mögliche aus Einzelfällen abgeleitete Erklärung wäre die folgende: In der Phase neuer Kontakte, neuer Sprechsituationen, reagieren Menschen besonders störungsanfällig (s. Entstehungszeiten des Stotterns). Eine solche Zeit sozialer Unsicherheit scheint der Beginn des Studiums zu sein. Es geht nicht nur um neue Kontakte (also um die Formen von Kontaktgesprächen), sondern auch um neue Sachgespräche in den Lehrveranstaltungen und mit den Kommilitonen. In den Beratungen klagen Studenten über die bedrückende Unpersönlichkeit vieler Hochschulen. Die Unsicheren reagieren mit Auffälligkeiten im Sprechen, bis sie es wieder besser zu steuern lernen. In dieser Phase stellen sich Freunde die Frage, wie sie soziale Beziehungen an der Hochschule herstellen können; dabei werden sie sich auch gegenseitig beurteilen.

Die Generalisierung eines Urteils über das Sprechen kann so aussehen:
> Jetzt weiß ich, warum ich keine Kontakte bekomme, ich spreche
> "zu laut", "zu leise", "zu schnell", "zu langsam", "zu hoch",
> "zu tief", "zu undeutlich", "zu deutlich", "zu flüssig", "zu stockend"
> usw.

Oft maßen sich dabei Urteilende generalisierende Aussagen an und verbinden sie gelegentlich sogar mit düsteren Prophezeiungen.

Aussage:	Reaktion:
Sie sprechen unmöglich	nichts mehr rausgebracht
zu zaghaft sind Sie	noch zaghafter geworden
(amüsiert gelacht)	zurückgezogen
Sie sprechen mal komisch	versucht anders zu sprechen
Wer so spricht, hat Nachteile im Leben	abwarten!
Sie sind unsicher	eingesehen
Sie sind autoritär	ist mir bewußt
Sie sind temperamentlos	ich kenne meine Schwächen
(nachgeahmt)	aufgehört zu sprechen

In den Beratungsgesprächen und in der Therapie kann ein Teil dieser Aussagen relativiert werden. Dabei geht es dann in der Therapie auf einem solchen Hintergrund nicht nur um Übungsbehandlungen, welche die sprecherischen Störungen zu beheben versuchen.

Es gilt, die "Sprechgeschichte" aufzuarbeiten, gegenwärtige Auswirkungen der Störungen auf das gesamte Umfeld des Patienten zu durchleuchten und in der Kombination von verhaltenstherapeutischen Ansätzen mit der Verstärkung befriedigender Kommunikationserlebnisse neue Muster zu finden. Übungsbehandlungen können unterstützend wirken, da es sich in den hier aufgeführten Fällen meist um geringfügige Störungen handelt.

Dabei kann dem Betroffenen die Aussage, daß seine Störung nicht so gravierend sei, rational einleuchten; seine Leidenserfahrung aber motiviert ihn dennoch, unauffällig zu werden und "normal" zu sprechen. Die Stabilisierung mit der Behinderung ist deshalb in bestimmten Phasen der Behandlung möglich, sie widerspricht aber oft dem Wunsch der Patienten.

Wenn man die Variationen der sprecherischen Möglichkeiten mit großer Toleranz sieht, kann dieser Wunsch nach "Normalität" allzuleicht belächelt werden. Für den sich behindert Fühlenden ist eine solche Einstellung jedoch schwer verständlich.

THESEN

- Kommunikationsstörungen werden von der Umgebung wahrgenommen.
- Kommunikationsstörungen werden als solche erkannt und explizit benannt.
- Kommunikationsstörungen werden negativ oder positiv verstärkt.
- Verhaltensunsicherheiten und Verhaltensstörungen entstehen aus der Reaktion der Umwelt.

SCHLUSS

Soweit diese Ausführungen als schlüssig erscheinen, haben sie realistische Konsequenzen, die sich - so hoffe ich - auch in der Praxis auswirken können:

1. Überall dort, wo über Kommunikation gesprochen wird - vor allem da, wo sie gelehrt wird - muß die Auseinandersetzung über Variabilität und Norm in Verständigungsprozessen deutlicher geführt werden.
2. Überall dort, wo Fachleute aufklären können, sollten sie vor allem Erzieher auf die Gefahren ihrer Urteile über das Sprechen aufmerksam machen.
3. Kommunikationsstörungen haben ihre Vorgeschichte. Verhaltensauffälligkeiten haben oft auch eine Kommunikationsgeschichte. Sie gilt es in den Therapien stärker zu erfassen und zu bearbeiten.
4. In einer Gruppe können unterschiedlich Sprechende die Gemeinsamkeiten von gelingender und nicht-gelingender Kommunikation auf das gesamte Feld der mündlichen Kommunikation beziehen lernen.
5. Nicht nur derjenige, der unter einer Kommunikationsstörung leidet, bedarf der Hilfe, sondern auch sein soziales Umfeld.

BIBLIOGRAPHIE

Ammon, U. (1973) Dialekt und Einheitssprache in ihrer sozialen Verflechtung. Weinheim-Basel: Beltz

Ammon, U. (1975) Zur Relevanz der Soziolinguistik für die Sprachbehindertenpädagogik. In G. Lotzmann (Hrsg.) Sprachrehabilitation, 39-52

Becker, K.; Sovak, M. (1971) Lehrbuch der Logopädie. Berlin

Geißner, H. (1975) Rhetorik und politische Bildung. Kronberg: Scriptor

Geißner, U. (1973) Kranke Sprache - kranke Gesellschaft. Eine dreiteilige Sendereihe über Sprachkrankheiten und ihre Ursachen. Hamburg: NDR

Lotzmann, G. (1975) (Hrsg.) Sprachrehabilitation durch Kommunikation. München-Basel: E. Reinhardt

ANHANG: FRAGEBOGEN

Jahrgang: Geschlecht:
Aus welchem Mundartgebiet kommen Sie:

Wann haben Sie angefangen zu sprechen:
Welches Wort (Wörter) soll das gewesen sein:
Wer hat Ihnen das berichtet:
Wie sah damals Ihre Familie (Primärgruppe) aus:
Vater: Mutter: Bruder/Brüder (wieviel älter):
Großmutter: Großvater: Schwester   (wieviel älter):
Wie sieht heute Ihre Familie (Primärgruppe) aus:
....
Wer übernimmt in dieser Gruppe die führende Sprechrolle:
Wer spricht am meisten:
Wer spricht am wenigsten:

Gibt es in Ihrer Familie jemand der Sprechfehler (hatte):
Welche:
Wer:
Gibt es in Ihrer Umgebung jemand der Sprechfehler hat:
Welche:
Wer:
Hatten Sie selber Sprechfehler:
Hatten Sie Sprechhemmungen:
beim Eintritt in den Kindergarten:
   "   "   in die Schule:
bei einem Schulwechsel:
während der Pubertät:
sonst:

Wann fällt es Ihnen leicht zu sprechen:
Über was reden Sie gerne:
Wo würden Sie gerne mitreden:
Welche Personen erleichtern Ihnen das Sprechen:
Welche Situationen erleichtern Ihnen das Sprechen:
....
Wann sprechen Sie am liebsten:
....

Welche Situationen erschweren Ihnen das Sprechen:
....

Sprechen Sie lieber
zu anderen: mit anderen:

In welchen Gruppen sprechen Sie nicht mehr (bzw. ungern):
3er   5er   10er   15er   Gruppen
Sprechen Sie noch, wenn mehr als
30   50   100
zuhören:

Gibt es Personen, die Sie besonders hemmen beim Sprechen:
Sind das eher
Vorgesetzte: Lehrer: Kinder (welches Alter):
Abhängige: Frauen: Männer:
Alte Menschen: Fremde:
Welche Situationen erschweren Ihnen das Sprechen:
Welche Umgebung:
....
Hat Sie schon mal jemand auf Ihre Art zu sprechen aufmerksam gemacht:
Was hat er/sie gesagt:
....
Wie haben Sie darauf reagiert:
Wann war das:
Wie würden Sie heute darauf reagieren:

Was regt Sie auf beim Sprechen anderer:
....
eher
die Stimme   der Tonfall   die Lautstärke
die Mundart   das Tempo   die Deutlichkeit
....
Wie reagieren Sie darauf:
Was finden Sie beim Sprechen anderer sympathisch:
Sprechen Sie eine Mundart:
Welche: wann: wo:
Haben Sie Schwierigkeiten beim Wechsel von der Mundart in die Hochsprache:
Welche: wann: wo:
Was tun Sie dagegen:

DETERMINANTEN DER VERSTÄNDLICHKEIT APHATISCHER REDE *

Claus Heeschen

Das Verstehen von Sprache ist in der Aphasieforschung bisher recht einseitig untersucht worden, nämlich fast ausschließlich von der Seite des Aphatikers selbst; d.h., daß bisher fast nur gefragt wurde: Wie gut oder schlecht versteht ein Aphatiker normale Sprache? Die Frage des Sprachverständnisses hat aber auch noch eine andere Seite: Wie gut oder schlecht versteht ein normaler Hörer die Sprache von Aphatikern? Was also macht die Rede eines Aphatikers für seinen gesunden Kommunikationspartner mehr oder minder verständlich bzw. unverständlich? Oder noch anders ausgedrückt: Wovon hängt es ab, wie verständlich ein Aphatiker sich gegenüber gesunden Kommunikationspartnern machen kann? Meines Wissens ist diese Frage bisher nur für den phonetisch-phonologischen Bereich untersucht worden (s. TIKOFSKY et al. 1966; TIKOFSKY 1970; IRWIN 1976; KANAI 1976); für die höheren Ebenen linguistischer Organisation wie Syntax, Semantik etc., liegen keine Untersuchungen vor. Dies ist recht verwunderlich angesichts der offenkundigen Bedeutung der Frage für die Planung der Therapie. Realistischerweise kann sich die Aphasietherapie nur äußerst selten das Ziel setzen, dem Patienten zu einer vollständigen Restitution aller linguistischer Fähigkeiten zu verhelfen; in der überwiegenden Mehrheit der Fälle wird man sich mit dem bescheideneren Ziel zufrieden geben müssen, daß der Patient sich wieder im Rahmen gewisser linguistischer Grenzen verständlich machen kann, d.h. sich verständlich machen kann, obwohl die formale linguistische Organisation seiner Äußerungen mehr oder minder defekt bleiben wird. Für dieses Therapie-Ziel jedoch ist es wichtig zu wissen, was denn die Verständlichkeit aphatischer Rede für normale Hörer besonders beeinträchtigt und was für die Verständlichkeit vielleicht weniger relevant ist, so daß in der Therapie zieladäquate Schwerpunkte gesetzt werden können. Die vorliegende Arbeit untersucht, wie verständlich Aphatiker eine bestimmte Täter-Objekt-Relation enkodieren können und von welchen syntaktischen und lexikalisch-semantischen Variablen diese Verständlichkeit abhängt. Es mag zunächst so scheinen, als ob die Übermittlung einer Täter-Objekt-Relation nur einen sehr einge-

---

* Originalbeitrag

schränkten Aspekt sprachlicher Kommunikation darstellen würde, jedoch ist sprachliche Kommunikation fast immer Kommunikation von Relationen, so daß die Enkodierung von Täter-Objekt-Relationen sicherlich nicht ganz untypisch ist für das, was sprachliche Kommunikation im wesentlichen ausmacht.

MATERIAL UND ABLAUF DER UNTERSUCHUNG[1]

Den Probanden wurden 24 Bildpaare vorgelegt. Die Bilder je eines Paares stellten eine Interaktion zwischen zwei Personen (gelegentlich Tieren) dar; die Aktion und die Personen waren auf den zwei Bildern absolut identisch, jedoch war die Täter-Objekt-Relation auf den zwei Bildern revertiert.

Beispiel: Das linke Bild zeigt, wie ein Fußgänger einem Radfahrer "einen Vogel zeigt".
Das rechte Bild zeigt, wie ein Radfahrer einem Fußgänger "einen Vogel zeigt".

Die Probanden wurden aufgefordert, sich nach Belieben eines der beiden Bilder eines Bildpaares auszusuchen, zu markieren und dann einen Satz zu sagen, aus dem für jemanden, der nicht weiß, welches Bild sich der Proband ausgesucht hat, dieses klar hervorgeht.

Die Sätze wurden (im wesentlichen normaler deutscher Orthographie folgend) einschließlich Pausen und phonematischer Paraphasien transkribiert.

Die transkribierten Sätze der Probanden wurden zusammen mit den (unmarkierten) Bildpaaren acht Psychologie- und acht Linguistikstudenten vorgelegt. Diese rater hatten bei jedem Satz zu entscheiden, welches der beiden Bilder eines Paares vom Probanden gemeint war. Die rater hatten folgende Antwortkategorien zur Verfügung:

- sicher links
- wahrscheinlich links
- unentscheidbar
- wahrscheinlich rechts
- sicher rechts

[1] Verständlichkeit und Fehler sind in dieser Untersuchung noch als Eigenschaften der Patienten behandelt. Es wäre wesentlich sinnvoller, statt einzelner Patienten die Sätze selbst als experimental units einzuführen. Da zur Zeit jedoch aus rein ökonomischen Gründen nur ein Raterdurchgang durchgeführt werden konnte, der einzelne Satz also nur einen Verständlichkeitsscore von 0 bis 2 hat, war das nicht möglich. Es ist geplant, mehrere Durchgänge auch mit ratern verschiedener sozialer Herkunft durchzuführen und dann die Analyse direkt auf die Sätze zu beziehen. Dann wird auch eine genauere faktorielle Analyse der Prädiktoren sinnvoll sein.

Bei "sicherer" Übereinstimmung des raters mit der jeweiligen Intention des Probanden bekam der Proband zwei Punkte; bei "wahrscheinlicher" Übereinstimmung bekam der Proband einen Punkt; in allen anderen Fällen bekam der Proband 0 Punkte. Die Punkte summiert über alle 24 Items bilden den Score für die V e r s t ä n d l i c h k e i t des Patienten.

Das Bild-Satz-Material wurde durch die 16 rater so rotiert, daß je vier rater sich in einen Probanden teilten.

Die Testhalbierungs-Reliabilität des Verständlichkeitsscores war .90. Das ist verhältnismäßig hoch; dennoch muß man sich vergegenwärtigen, daß dies bedeutet, daß nur 81 % der Varianz aufgeklärt werden können.

Im zweiten Teil der Auswertung wurden die Sätze in Termen von sechs syntaktischen und drei lexikalischen Fehlermerkmalen beschrieben.

Syntaktische Merkmale

A. Fehlen von Flexionselementen: Auslassung von Artikeln, Unterlassung von Kasusmarkierungen, Unterlassung von Verbkonjugation etc.

B. Falsche Flexion. In bezug auf falsche Kasusmarkierungen wurde hierbei Toleranz geübt. Verwechslungen obliquer Kasus wurden nicht als Fehler gewertet, wohl aber Verwechslungen von Kasus obliquus und Kasus rectus.

C. Fehlen notwendiger Konstituenten: Verben, Nomina etc. "Notwendig" heißt hier nur "syntaktisch notwendig", z.B. Objektergänzung bei transitiven Verben, "notwendig" bedeutet also nicht: "notwendig im Sinne vollständiger Beschreibung des Bildes".

D. Falsche Sinnträger. Auch hier ist "falsch" nur im syntaktischen Sinne zu verstehen, z.B. die Kombination eines Bewegungsverbs mit direktem Objekt: "Der Hund rennt die Katze".

E. Syntaktisch nicht einzuordnende Elemente, also Elemente, die die syntaktische Struktur eines Satzes sprengen.
   Beispiele: Falsche Konjunktion von Subjekt und Verbphrase: "Der Radfahrer und macht einen Vogel". Nicht einzuordnender Sinnträger: "Der Radfahrer Kopf macht Vogel".

F. Falsche Wortstellung: Hier wurde im wesentlichen nur die Stellung des finiten und infiniten Verbteils gewertet.

Lexikalische Merkmale

G. Fehlen notwendiger Sinnträger. Zur vollständigen inhaltlichen Beschreibung eines Bildes gehört die Verbalisierung der drei Elemente Täter, Objekt und Aktion. Fehlt eine Verbalisierung, wird im Sinne dieses Merkmals ein Minuspunkt gegeben. Die Verbalisierung kann ansonsten durchaus grammatisch falsch sein. Das Merkmal G ist scharf zu trennen von dem Merkmal C. Zwar beziehen sich beide Merkmale auf die Auslassung von Sinnträgern, jedoch hat Merkmal C mit der syntaktischen Vollständigkeit eines Satzes zu tun, während Merkmal G mit der semantischen Vollständigkeit der Bildbeschreibung zu tun hat.

H. Inadäquate Wortwahl. Hier werden im wesentlichen die semantischen Paraphasien erfaßt.

I. Phonematische Paraphasien incl. Neologismen.

Die Beschreibung der Sätze in Termen der genannten Fehlermerkmale wurde von zwei ratern vorgenommen; Sätze, bezüglich deren Beschreibung die beiden rater keine Einigkeit erzielen konnten, wurden nicht gewertet. Dies war jedoch nur in 2 % der Sätze der Fall. Es gab jedoch eine Reihe von Sätzen, die so entstellt waren, daß sie überhaupt nicht in Termen der neun Fehlermerkmale beschrieben werden konnten (z.B. "Er ist vielleicht nie er hat besser und da ist sehr gut"). Auch diese Sätze wurden in der Auswertung unberücksichtigt gelassen. Die Verständlichkeits- und Fehlerscores der Probanden, bei denen Sätze unbewertet blieben, wurden prozentual hochgerechnet.

PROBANDEN

Untersucht wurden 16 Broca-Aphatiker, 16 Wernicke-Aphatiker, 16 rechtshemisphärisch Hirnverletzte ohne Aphasie und 16 Probanden ohne Schädigung im zentralen Nervensystem. Die vier Gruppen waren bezüglich des Alters über Mittelwert und Varianz gematcht; die drei hirnverletzten Gruppen waren zusätzlich bezüglich ihrer Leistung im Trail-Making-Test A von REITAN (1959) über Mittelwert und Varianz gematcht; die beiden Aphatikergruppen waren zusätzlich bezüglich ihrer Leistung im Token-Test (DE RENZI u. VIGNOLO 1962) über Mittelwert und Varianz gematcht. Alle Probanden waren Rechtshänder. Zwei Broca- und ein Wernicke-Aphatiker lieferten nicht zu bewertende Äußerungen. Die Stichprobengröße der Aphatiker reduzierte sich somit von 32 auf 29.

STATISTIK [2]

In die statistische Analyse wurden nur die beiden Aphatikergruppen einbezogen. Die Gesunden und die nicht-aphatischen hirnverletzten Kontrollprobanden produzierten im allgemeinen verständliche Sätze und machten so gut wie nie Fehler. Ihr Einbezug in die Analyse hätte aufgrund dieses ceiling-Effektes massive Pseudozusammenhänge ergeben.

Jedem Patienten ist nach der oben skizzierten doppelten Auswertung ein Meßwertesatz von zehn Variablen zugeordnet: die "Verständlichkeit" und neun Fehlervariablen. Tabelle 1 zeigt die Mittelwerte dieser Variablen, getrennt für Broca- und Wernicke-Aphatiker:

Tab. 1: Mittelwerte ($\bar{x}$) und Standardabweichungen (SD) für Broca- und Wernicke-Aphatiker.

			Broca n=14	Wernicke n=15
A	Fehlen von Flexionselementen	$\bar{x}$ SD	13.49 17.90	6.21 11.26
B	Falsche Flexion	$\bar{x}$ SD	4.38 1.89	6.74 4.68
C	Fehlen notwendiger Konstituenten	$\bar{x}$ SD	5.42 5.38	2.31 1.99
D	Falsche Sinnträger	$\bar{x}$ SD	2.67 2.86	1.69 1.72
E	Syntaktisch nicht einzuordnende Elemente	$\bar{x}$ SD	3.86 4.23	3.55 4.13
F	Falsche Wortstellung	$\bar{x}$ SD	2.09 2.90	2.25 3.49
G	Fehlen notwendiger Sinnträger	$\bar{x}$ SD	9.32 7.25	6.37 8.95
H	Inadäquate Wortwahl	$\bar{x}$ SD	2.74 3.17	1.21 1.68
I	Phonematische Paraphasien	$\bar{x}$ SD	5.01 5.40	6.74 8.40
	Verständlichkeit	$\bar{x}$ SD	21.04 12.68	27.41 10.66

---

[2] Für Hilfe bei der Durchführung der Hauptkomponententransformation habe ich Herrn Dipl.-Ing. R. Mohnhaupt von der Experimentellen Chirurgie des Klinikums Westend zu danken.

Zwischen den beiden Gruppen besteht für die "Verständlichkeit" kein signifikanter Unterschied. Ansonsten zeigen die Gruppen die üblichen und erwarteten Unterschiede: die Broca-Aphatiker sind schlechter für das Merkmal "Fehlen von Flexionselementen", während umgekehrt die Wernicke-Aphatiker schlechter sind für das Merkmal "falsche Flexion". Diese Unterschiede ebenso wie einige andere in der Tabelle ersichtliche Unterschiede reflektieren den bekannten Unterschied zwischen Agrammatismus und Paragrammatismus. Da jedoch das Ziel der vorliegenden Untersuchung nicht die Fehlercharakteristik der beiden Aphatikergruppen ist, soll auf eine eingehendere Analyse der Daten von Tabelle 1 verzichtet werden. Ziel der Untersuchung ist vielmehr, den Einfluß herauszufinden, den die neun Fehlermerkmale auf die "Verständlichkeit" haben. Die statistisch adäquateste Behandlung der Daten im Sinne dieser Frage ist die Anwendung einer multiplen Regressionsanalyse, in der die "Verständlichkeit" als Kriteriumsvariable fungiert und die neun Fehlermerkmale als Prädiktorvariablen. Tabelle 2 zeigt zunächst die Interkorrelationen, die zwischen den Prädiktorvariablen bestehen:

Tab. 2: Interkorrelationsmatrix für die Fehlervariablen (Bedeutung s. Text). * $p < .05$; ** $p < .01$

	A	B	C	D	E	F	G	H	I
A		-.10	.38*	.30	.54**	.84**	.43*	.27	.01
B			-.05	-.07	.09	.14	-.15	-.30	.48**
C				.15	.37*	.18	.54**	.07	.02
D					.06	.33	.45*	.35	-.12
E						.59**	.43*	.11	.18
F							.42*	.21	.20
G								.27	-.21
H									-.19
I									

Es ist ersichtlich, daß die neun Merkmale unglücklicherweise (allerdings auch erwartungsgemäß) stark interkorrelieren, wobei die Korrelationen besonders zwischen einigen der sechs syntaktischen Merkmale unangenehm hoch sind. Da bekanntlich Korrelationen zwischen den Prädiktorvariablen eine Abschätzung des spezifischen Vorhersagebeitrages einer Variablen in der multiplen Regression erheblich erschweren, wurde nach einem Weg gesucht, wenigstens die syntaktischen Merkmale voneinander unabhängig zu machen, d.h. zu orthogonalisieren. Die sauberste Lösung schien hierbei die Hauptkomponententransformation der Daten in der Version von WINER (1971, Kap. 2.6) zu sein. Die Transformation ergab gut interpretierbare Komponenten.

Die erste Hauptkomponentenwertereihe war ausschließlich von dem ursprünglichen Merkmal A bestimmt; ich beziehe mich hierauf im folgenden als "Non-Morphologie". Die zweite Komponente war zu gleichen Teilen von den beiden ursprünglichen Merkmalen C und E "beherrscht". Da beide Merkmale die Konstituentenstruktur eines Satzes zerstören, beziehe ich mich auf diese zweite Komponente als "Non-IC-Struktur". Die Darstellung der vier weiteren Komponenten ist hier irrelevant.

Nach der Transformation der sechs syntaktischen Merkmale lagen nun als Prädiktoren ein Block orthogonaler syntaktischer Variablen und ein Block lexikalischer Variablen vor; letztere korrelierten untereinander nur relativ schwach (s. Tab. 2). Praktisch gibt es damit also nur noch eine Block-Block-Korrelation. Da somit die Verhältnisse bereits recht übersichtlich gemacht sind, wurde auf weitere Orthogonalisierungsschritte verzichtet.

ERGEBNISSE UND DISKUSSION

Vor der Darstellung der Ergebnisse ist es vielleicht ganz sinnvoll, sich einmal zu überlegen, von welchem Merkmal man denn überhaupt einen bedeutsamen Beitrag zur Erklärung des Kriteriums "Verständlichkeit" erwartet, und sich dies an Beispielen zu vergegenwärtigen.

Obwohl die Enkodierung einer Täter-Objekt-Relation an sich ein primär syntaktischer Vorgang ist, wird man, wie die folgenden Beispiele zeigen, auch einen hohen Beitrag aller drei lexikalischer Variablen erwarten können:

Merkmal	Satz	Bild
G. Fehlen notwendiger Sinnträger	"Der macht den"	
H. Inadäquate Wortwahl	"Der Matrose grüßt den vorbeischallenden Steuermann"	Der Fußgänger zeigt dem Radfahrer "einen Vogel"
I. Phonematische Paraphasien	"Der pelanziger fellt dem Tan eine Lüge"	

Sicherlich kann man auch einen hohen Beitrag von den morphologischen Merkmalen (bzw. den Komponenten, in denen diese Variablen hoch laden) erwarten. Speziell sollten "Fehlen von Flexionselementen" (A) und "falsche Flexion (B) einen gleichhohen Beitrag leisten, da die Äußerung "Fußgänger - Radfahrer" nicht minder irreführend ist als die Äußerung "dem Fußgänger - dem Radfahrer".

Einen Beitrag wird man ferner, zumindest in Kombination mit dem Merkmal "Fehlen notwendiger Sinnträger" (G) auch von "Fehlen notwendiger Konstituenten" (C) erwarten. Einen geringen oder gar keinen Beitrag wird man von "falsche Wortstellung" (F) und "syntaktisch nicht einzuordnende Elemente" (E) erwarten, da beide Merkmale eigentlich kaum die Täter-Objekt-Relation betreffende Information vernichten.

Vor diesem "Erwartungshorizont" seien nun die Ergebnisse dargestellt.

Zunächst wurden nur die sechs aus der Hauptkomponententransformation resultierenden syntaktischen Komponenten mit dem Kriterium "Verständlichkeit" korreliert. Die Analyse ergab danach folgende Zusammensetzung der Kriteriumsvarianz:

1.00 Kriteriumsvarianz
-.59 erklärte Varianz
-.22 nicht erklärte Varianz
-.19 Fehler

19 Prozent der totalen Varianz des Kriteriums "Verständlichkeit" sind wegen der Grenzen der Reliabilität grundsätzlich nicht aufklärbar (= Fehlervarianz). Von den verbleibenden 81 aufklärbaren Prozenten werden 59 Prozent durch die Regression auf die syntaktischen Komponenten erklärt. Dies entspricht einem multiplen Regressionskoeffizienten $r = .77$.

Die durch die syntaktischen Komponenten erklärte Varianz teilt sich wie folgt auf:

.59 erklärte Varianz
-.43 erklärt durch "Non-Morphologie" (A)
-.15 erklärt durch "Non-IC-Struktur" (C, E)
-.01 erklärt durch übrige Komponenten

43 Prozent werden also durch die Komponente "Non-Morphologie" erklärt, 15 Prozent durch die Komponente "Non-IC-Struktur" und 1 Prozent durch alle übrigen Komponenten. Dies Resultat überrascht in mehrfacher Hinsicht. Zunächst einmal ist der multiple Regressionskoeffizient r = .77 außerordentlich hoch, was jetzt bereits vermuten läßt, daß neben den syntaktischen Variablen für andere Variablen kaum noch Platz ist. Ferner überrascht die überwältigende Spitzenstellung der Komponente "Non-Morphologie". Es war zu erwarten, daß sie einen Beitrag, nicht aber, daß sie einen weitaus höheren Beitrag als z.B. die Komponenten "Fehlen notwendiger Konstituenten" (C) und "falsche Flexion" (B) leistet. Letztere Variable, bzw. die Komponenten in denen sie lädt, hat sogar eine Null-Korrelation mit dem Kriterium "Verständlichkeit". Diese Analyse sagt recht paradoxe Ergebnisse voraus, die durch einige Beispiele demonstriert seien:

Ein Satz im Telegrammstil wie "Radfahrer plem plem Fußgänger" ist demnach weniger verständlich als der bezüglich der Morphologie genauso irreführende Satz "Der Radfahrer gemachen Vogel der Fußgänger". Der Telegramm-Satz ist ferner weniger verständlich als der Satz "Vogel gezeigt hat der Fußgänger", obwohl im letzteren eine ganze notwendige Konstituente fehlt.

Der Telegramm-Satz ist ferner weniger verständlich als der Satz "Der Radfahrer geht den Fußgänger", obwohl im letzteren ein falscher Sinnträger vorliegt.

Das alles klingt so wenig glaubwürdig, daß der Verdacht aufkommt, hier liege ein Artefakt vor. So sind ja diejenigen Aphatiker, die wenig Morphologie verwenden, gerade auch diejenigen, die erfahrungsgemäß schlecht im lexikalischen Merkmal G ("Fehlen notwendiger Sinnträger") sind.

Möglicherweise sind die hohen Korrelationen der syntaktischen Komponenten mit dem Kriterium "Verständlichkeit" nur auf ihre Korrelationen mit den lexikalischen Variablen zurückzuführen.

Dies sei nun durch die multiple Regression der zwei syntaktischen Komponenten "Non-Morphologie" und "Non-IC-Struktur" und der drei lexikalischen Variablen auf das Kriterium "Verständlichkeit" geprüft. Hierbei ergibt sich folgende Zerlegung der Kriteriumsvarianz:

1.00 Kriteriumsvarianz
-.69 erklärte Varianz
-.12 nicht erklärte Varianz
-.19 Fehler

Die erklärte Varianz ist folgendermaßen zu zerlegen:

.69 erklärte Varianz
-.20 erklärt durch "Non-Morphologie"
-.07 "   "   "Non-IC-Struktur"
-.16 "   "   "Fehlen notwendiger Sinnträger"
-.01 "   "   "Inadäquate Wortwahl"
-.16 "   "   den kombinierten Beitrag von "Non-Morphologie" und "Fehlen notwendiger Sinnträger"
-.07 "   "   den kombinierten Beitrag von "Non-IC-Struktur" und "Fehlen notwendiger Sinnträger"
-.02 "   "   restliche verschiedene kombinierte Beiträge

Die jetzt durch die multiple Regression erklärte Kriteriumsvarianz beträgt 69%, was einem Korrelationskoeffizienten von r = .83 entspricht. Da die beiden Variablenblöcke "Syntaktische Komponenten" und "Lexikalische Variablen" noch Korrelationen miteinander aufwiesen, entstanden in der multiplen Regression notwendigerweise kombinierte Beiträge von je zwei Variablen, die das Bild etwas unübersichtlicher machen. Dennoch sind folgende Tendenzen klar auszumachen: Die außerordentliche Bedeutung, die die beiden syntaktischen Komponenten für die Verständlichkeit eines Aphatikers haben, bestätigt sich. Dabei bleibt die Spitzenstellung des Merkmals "Non-Morphologie" bestehen. Das Flektieren (nicht unbedingt das richtige Flektieren!) der Satzelemente ist damit eine der wichtigsten Voraussetzungen für die Verstehbarkeit eines Satzes.

Erwartungsgemäß hat auch das Merkmal "Fehlen notwendiger Sinnträger" (G) große Bedeutung für die Verständlichkeit: denn werden ganze Komplexe eines mitzuteilenden Geschehens nicht verbalisiert, leidet naturgemäß die Verständlichkeit der Mitteilung. Nicht erwartungsgemäß ist allerdings, daß das Merkmal "inadäquate Wortwahl" (H) so gut wie keine und "phonematische Paraphasien" (I) überhaupt keine Relevanz für die Verständlichkeit hat. Es scheint also wichtiger zu sein, daß überhaupt verbalisiert wird, als daß adäquat verbalisiert wird. Dies hat eine verblüffende Parallele auf der syntaktischen Ebene: auch hier schien es ja wichtiger zu sein, daß überhaupt flektiert wird, als daß richtig flektiert wird. Ein unmittelbarer Vergleich zwischen den syntaktischen und den lexikalischen Variablen ist wegen der nicht unbeträchtlichen kombinierten Beiträge nicht möglich. Dennoch kann mindestens ausgesagt werden, daß speziell das "Fehlen von Flexionselementen" dem "Fehlen notwendiger Sinnträger" nicht nachsteht, wenn es nicht sogar noch mehr Bedeutung als das letztere hat.

Die oben angeführten paradox anmutenden Beispiele behalten also ihre Gültigkeit, und ihnen sind nach der zweiten Regressionsanalyse sogar noch weitere hinzuzufügen:

Der flexionslose Telegrammsatz "Radfahrer plem plem Fußgänger" ist weniger verständlich als der zum selben Bild geäußerte Satz "Der Matrose grüßt den vorbeischallenden Steuermann", in dem sämtliche lexikalischen Elemente inadäquat sind.

Der Telegrammsatz ist mindestens ebenso unverständlich wie der Satz "Der hier der macht den pst", in dem nahezu kein Geschehensbestandteil verbalisiert wird. Daß der letztere Satz unverständlich ist, verwundert nicht; verwunderlich bleibt aber, warum einerseits der Telegrammsatz nicht verständlicher ist als der "wortlose" Satz und warum andererseits ausgerechnet der fast konfabulierte Satz mit dem "vorbeischallenden Steuermann" verständlicher ist als sowohl der Telegramm- als auch der "wortlose" Satz.

Zusammengefaßt muß folgendes festgehalten werden:

- Es scheint für das "Sich-verständlich-machen" wichtiger zu sein, daß grammatische Struktur und lexikalische Elemente überhaupt produziert werden, als daß das Produzierte korrekt und adäquat ist.
- Die grammatische Organisation ist nicht minder wichtig als das Produzieren von lexikalischen Elementen: ein bloßes Äußern von lexikalischen Stich- bzw. Schlüsselwörtern reicht nicht aus.

Die beiden für die Verständlichkeit relevantesten Merkmale sind also das bloße Vorhandensein von Syntax und Lexemen. Genau in diesen beiden Merkmalen aber sind die Broca-Patienten schlechter als die Wernicke-Patienten. Es wäre also an sich zu erwarten, daß die Wernicke-Patienten verständlicher sind als die Broca-Patienten. Wie Tabelle 1 zeigt, ist dies, da die Differenz keine Signifikanz erreicht, nur tendenziell der Fall; es ist zu vermuten, daß die Nichtsignifikanz an der Künstlichkeit der Stichproben liegt, da ja Patienten, die keinerlei verwertbare Äußerungen lieferten, ausgeschlossen werden mußten.

Es bleibt die Frage, wieso eigentlich "Falsches" einen Satz weniger verständlich macht als "Nichts" und wieso eigentlich grammatisch-morphologische Organisation für die Verstehbarkeit genauso relevant ist wie die Verbalisierung lexikalischen Materials. Wie weiter oben vermutet, wäre eigentlich etwas anderes zu erwarten gewesen. Vielleicht geben die Ergebnisse eines zweiten ratings, zu dem die rater aufgefordert wurden, eine Antwort auf die Frage:

Die rater hatten in einem zweiten Durchgang die formal-grammatische Güte der aphatischen Äußerungen in einem Schulnotensystem zu beurteilen, also gewissermaßen den Verfall der "Satzhaftigkeit" der aphatischen Äußerungen zu fixieren. Der Score für die formale Güte korrelierte nahezu perfekt mit dem Verständlichkeitsscore: der Koeffizient r betrug .87, was dem wegen der Reliabilitätsgrenzen bei .90 fixierten theoretischen Maximum sehr nahe kommt. Würde man also in den obigen Regressionsanalysen statt der "Verständlichkeit" die "Formale Güte" als Kriterium einführen, würde man exakt analoge Ergebnisse erhalten.

Die Bedeutung der einzelnen Fehlermerkmale verwundert einen jetzt allerdings keineswegs mehr: Es scheint einleuchtend, daß eine Äußerung weniger satzhaft wirkt, wenn ganze Komponenten ausgelassen werden, als wenn diese Komponenten vorhanden sind, seien sie auch noch so inadäquat verbalisiert. Insbesondere machen die Abwesenheit von Flexion und die Auflösung einer durchschaubaren Konstituentenstruktur eine Äußerung nicht nur zu einem defekten Satz, sondern zu einem "Unsatz", d.h. einem reinen Worthaufen. Es scheint demnach, daß ein Hörer darauf geeicht ist, organisierte Wortsequenzen, eben Sätze, und nicht pure Wortzusammenstellungen zu verstehen. Er lehnt es gewissermaßen ab, einen reinen Worthaufen, d.h. einen "Unsatz" zu verstehen, seien die Wörter auch noch so passend gewählt. Dies wird daran deutlich, daß die Minuspunkte beim Verständlichkeitsscore bei agrammatischen Äußerungen vor allem durch die Bewertung "unentscheidbar" und weniger durch Mißverständnisse zustande kamen. Bei Äußerungen mit grammatischer, wenngleich falscher Struktur, oder bei Äußerungen mit inadäquater Wortwahl hingegen zeigten die rater Toleranz und bemühten sich um Verständnis, so daß der Aphatiker eine Chance hatte, gemäß seiner Intention verstanden zu werden.

Die Aussage über das, was die Verständlichkeit aphatischer Rede determiniert, ist also unversehens zu einer Aussage über die Rezeptionsgewohnheiten der Hörer geworden. Daß diese so eminent grammatikbezogen sind, ist erstaunlich: Denn erstens wurden die rater ausdrücklich aufgefordert, herauszufinden, was der Patient meint, gleichgültig wie der Patient es ausdrückt. Zum anderen wiesen die rater teilweise sogar aggressiv zurück, daß sie der grammatischen Geformtheit der Äußerungen irgendeine Bedeutung beimessen würden. Es sieht also so aus, als hätten sich die Hörer gegen die Abhängigkeit ihrer Rezeption von grammatischer Form gar nicht wehren können. Ich neige sehr dazu, dies mit der radikalen Syntaxorientierung unserer dominanten linken Hemisphäre in Verbindung zu bringen, will dies hier aber nicht näher ausführen.

Wenn diese anhand des Identifizierens von Bildern gewonnenen Ergebnisse auf die normale Kommunikationssituation zu übertragen sind, dann zeichnet sich für die Kommunikations- wie Rehabilitationschancen vieler Aphatiker ein düsteres Bild ab: einmal weil sie nicht nur an der "objektiven" Unverständlichkeit ihrer Rede scheitern, sondern auch (nach unseren Ergebnissen sogar überwiegend) an der Verständnisunbereitschaft der Hörer; zum anderen aber auch, weil das Aktivieren von Satzstrukturelementen, zumindest für Broca- und globale Aphatiker, wohl mit zu den schwierigsten Sprachleistungen gehört.

Viele Patienten - und wie ich fürchte, auch viele Therapeuten - wiegen sich in dem Optimismus, daß, wenn erst einmal die "Wörter da seien", man sich auch wieder werde verständlich machen können.

Falls die Ergebnisse dieser Untersucuhung zu verallgemeinern sind, wäre der Therapie anzuraten, von Anfang an die Syntax anzugehen, bei der Wortfindung, den verbalen Paraphasien etc. aber eine gewisse Nachsicht walten zu lassen.

BIBLIOGRAPHIE

De Renzi, E.; Vignolo, L.A. (1962) The Token-Test: A sensitive test to
    detect receptive disturbances in aphasics. Brain 85:665-678

Irwin, R.B. (1976) Variability of phonemic perceptual ability of speech clinicians. In: E. Loebell (ed.) XVIth Internat. Congr. of Logopedics and Phoniatrics. Basel: Karger, 207-212

Kanai, K. (1976) A study on speech intelligibility in patients with paralytic dysarthria following cerebral apoplexy. (Japanese) Journal of Otolaryngology of Japan 79:478-490

Kyle, J.G. (1977) Audiometric analysis as a predictor of speech intelligibility. British Journal of Audiology 11:51-58

Moore, W.H.; Sommers, R.K. (1975) Phonetic contexts: Their effects on perceived intelligibility in cleft palate speakers. Folia Phoniatrica 27:410-422

Reitan, R.M. (1959) A Manual for the Administration and Scoring of the Trail Making Test. Indiana University

Stephens, M.I.; Daniloff, R. (1977) A methodological study of factors affecting the judgment of misarticulated /s/. Journal of Communication Disorders 10:207-220

Tikofsky, R.S.; Glattke, T.J.; Tikofsky, R.P. (1966) Listener confusions in response to dysarthric speech. Folia Phoniatrica 18:280-292

Tikofsky, R.S. (1970) A revised list for the estimation of dysarthric single word intelligibility. Journal of Speech and Hearing Research 13:59-64

Winer, B.J. (1971) Statistical Principles in Experimental Design. New York: McGraw-Hill

VERBALE UMWEGLEISTUNGEN BEI APHASIKERN [*]

Anneliese Kotten

1 EINLEITUNG

Bei allen Formen der Aphasie sind mehr oder minder große Wortfindungsschwierigkeiten und Fehlbenennungen, d.h. semantische oder phonologische Paraphasien zu finden. Erste Antworten auf die Frage, ob die Wortfindungsstörungen durch einen echten Verlust oder aber durch einen erschwerten Zugang zu den gespeicherten Lexikoneinheiten bestimmt sind, wurden durch die Untersuchungen von HOWES (1964:65f.) gegeben:

> "...notwithstanding the fact that the patient tends to use fewer different words than the normal in a sample of given size, he can use any word that the comparable normal can use if one listen to a large enough sample of his speech."

Diese Aussage spricht gegen einen tatsächlichen Wortverlust. Weitere Indizien, welche gegen die Annahme eines Wortverlustes sprechen, sind die Deblockierungsexperimente von WEIGL, welche eindrucksvoll zeigen, daß bei korrekter Anwendung der Methode ganze semantische Felder - ebenso wie syntaktische Strukturen - auch bei schwer gestörten Aphasikern zumindest kurzzeitig zugänglich werden, und zwar in den verschiedensten Modalitäten wie Sprechen, Schreiben, Lesen.

Ferner konnte WIEGEL-CRUMP (1973) in einem Experiment mit amnestisch Aphasischen folgendes zeigen:

Im Rahmen einer gezielten Therapie fanden Generalisierungen sowohl innerhalb von vier behandelten Kategorien als auch in einer zusätzlichen fünften, nicht geübten Kategorie statt. Nach 18 Übungsstunden bestand kein signifikanter Unterschied mehr in bezug auf die Anzahl der korrekten Benennungen von geübten und nicht-geübten Items der vier behandelten Kategorien, darüberhinaus gab es auch keinen Unterschied in der Benennungsleistung von Items der geübten und nicht-geübten Kategorien. Der einzig feststellbare Unterschied bestand darin, daß die trainierten Items schneller als die nichttrainierten benannt werden konnten.

Welche Faktoren die Benennungsleistungen im einzelnen beeinflussen, ist noch nicht völlig geklärt. Als gesichert kann jedoch angenommen werden, daß die Worthäufigkeit einen Einfluß auf die korrekte Produktion von Benennungen ausübt. GLONING (1977:328f.) konnte folgendes feststellen:

---

[*] Originalbeitrag

> "Signifikant positiv korreliert die Zahl der richtigen Benennungen mit der Wortfrequenz nach Meier (für Verwandtschaftsbezeichnungen r = 0,85, für Werkzeuge r = 0,84); signifikant negativ ist die Korrelation zwischen dem intendierten Wort, bei dem paraphasiert wird und seiner Häufigkeit."

Neben der Worthäufigkeit wurden als beeinflussende Faktoren bei der Wortfindung solche Kategorien wie Abbildbarkeit, Belebtheit, Zeitpunkt, zu dem der Name erlernt wurde u.ä. angenommen. Ferner zeigt eine Untersuchung von GARDNER (1973), daß möglicherweise auch die Dimension Manipulierbarkeit/Nicht-Manipulierbarkeit des Objektes eine Rolle bei der Benennungsleistung spielen kann. Die bessere Benennungsleistung bei manipulierbaren Objekten wird mit der Piaget'schen Auffassung begründet (GARDNER 1973: 219):

> "... that naming depends upon the capacity to arouse some subset of the actions or sensory experiences (schemes) normally involved in activity with the object."

GARDNER kommt zu dem Schluß, daß die relative Robustheit der Namen für operative Elemente folgendermaßen zu erklären sei (a.a.O. 219):

> "These (die Namen der operativen Elemente) can be aroused through several sensory modalities, while the names of figurative elements depend primarily on associations within the visual modality."

Nicht nur die hier aufgezählten Faktoren haben einen Einfluß auf die Benennungsleistung, sondern zusätzlich spielt auch der linguistisch beschreibbare Typus eines Zielwortes eine Rolle dabei, welche Art von semantischer Paraphasie bei der Benennung produziert wird (vgl. STACHOWIAK 1978).

2 DIE WORTFINDUNGSSTÖRUNG BEI DEN EINZELNEN APHASIEFORMEN

Ich möchte nun noch kurz auf die Frage eingehen, ob der Mechanismus der Wortfindung bei den verschiedenen Formen der Aphasie in gleicher Weise gestört ist. Diese Frage muß mit "nein" beantwortet werden. Bei vergleichbarem absolutem Störungsgrad der Wortfindung unterscheiden sich die einzelnen Aphasieformen im Hinblick auf den tatsächlichen Prozeß der Wortfindung recht deutlich voneinander. Neuere Untersuchungen (GOODGLASS und BAKER 1976; BARTON 1971; BROWN und McNEILL 1966) des "tip of the tongue"-Phänomens, d.h. dem internen Wissen um Anfangslaut und Silbenzahl eines gesuchten Wortes, welches jedoch im gegebenen Moment nicht produziert werden kann, zeigten deutliche Unterschiede bei den einzelnen

Gruppen. Interessant ist dabei, daß abgesehen von den amnestischen Aphasikern die drei übrigen Gruppen, nämlich die Broca-, Wernicke- und Leitungsaphasiker, für mehr als 50% der nicht verfügbaren Wörter angaben, sie hätten eine interne Vorstellung des betreffenden Wortes. Die Testergebnisse stehen jedoch in deutlichem Widerspruch zu den Selbstaussagen (GOODGLASS und BAKER 1976:149).

Insgesamt brachte die Leitungsaphasie die meisten korrekten Antworten (34,3% Silben korrekt; 34,1% Anfangsbuchstaben korrekt), gefolgt von Broca- (20,1% Silben korrekt; 20,6% Anfangsbuchstaben korrekt), Wernicke- (13,8% Silben korrekt; 13,3% Anfangsbuchstaben korrekt) und amnestischer Aphasie (9,8% Silben korrekt; 5,5% Anfangsbuchstaben korrekt).

Das Ergebnis für die Broca-Aphasie ist insofern überraschend, als es der Anschauung widerspricht, daß die Wortfindungsschwierigkeiten dieser Gruppe primär eine motorische Ursache hätten. Hinzu kommt, daß es bei dieser Gruppe eine solch große Streuung gab, daß keine signifikante Unterscheidung von den anderen drei Gruppen möglich war.

Die Ergebnisse bezüglich der Wernicke- und der amnestischen Aphasie werden von GOODGLASS und BAKER (1976:152) folgendermaßen interpretiert:

> "... it appears that word finding is usually an "all or none" process for Wernicke and anomic patients, in the sense that they either recover a name well enough to produce it or they can give little evidence of partial knowledge... However the near perfect multiple choice selections by all subjects indicate that this is a one-way disorder involving recall, but not recognition."

3   FORMEN SEMANTISCHER PARAPHASIEN

Die Schwierigkeiten beim Zugang zu dem internen Lexikon führen bei allen klinisch unterscheidbaren Aphasiegruppen entweder zu Paraphasien phonologischer bzw. semantischer Art, zu Neologismen oder aber zu Umwegleistungen. Nullreaktionen, welche speziell in Testsituationen auftauchen, möchte ich hier ausklammern. Da im weiteren Verlauf dieser Arbeit die Beziehung zwischen semantischen Paraphasien und Umwegen untersucht wird, möchte ich kurz die wichtigsten Typen der semantischen Paraphasien nennen. Es lassen sich nach STACHOWIAK (1978) vier große Gruppen unterscheiden:[1]

    1. klassifikatorische Paraphasien
    2. Zufallsparaphasien
    3. situative Paraphasien
    4. deskriptive Umschreibungen

---

[1] vgl. auch HUBER et al. 1975 a, b.

Bezüglich der situationalen Paraphasien ist folgendes festzustellen (STA-CHOWIAK 1978):

> "It... seems plausible to suggest that most situational paraphasias are, in fact, no genuine paraphasias, but condensed explications of the terms not retrievable. Semantically, situational paraphasias such as <u>Apfel</u> instead of <u>Armbrust</u> deviate from the target word as much as random paraphasias. In contrast to these they are, however, not only produced by patients with a severe semantic deficit, but also by patients with amnesic and Broca's aphasia who have only a mild semantic disturbance. This, again, is a fact which makes it very implausible that situational paraphasias are caused by "mechanistic" errors in the underlying semantic differentation processes."

Situative Paraphasien und Umschreibungen stehen insoweit miteinander in Beziehung als viele von ihnen keine Benennungen, sondern vielmehr Explikationen der gesuchten Termini sind. Ihr propositionaler Charakter ist ziemlich offensichtlich (a.a.O.).

Eine weitere Beziehung zwischen situativer Paraphasie und deskriptiver Umschreibung ist darin zu sehen, daß wahrscheinlich viele der situativen Paraphasien eine Untergruppe der deskriptiven Umschreibungen, und zwar mit der spezifischen Eigenschaft der Ein-Wort-Äußerung, darstellen (a. a.O.).

Ferner ist noch hinzuzufügen, daß deskriptive Umschreibungen in kommunikativer Hinsicht adäquater sein können als semantische Paraphasien. Ein solches Verfahren ist vergleichbar mit den Strategien eines gesunden Sprechers, der in einer Fremdsprache Wortfindungsschwierigkeiten hat (a.a.O.). Dieser Auffassung von Stachowiak kann man voll und ganz zustimmen. Gerade die sonst so oft vernachlässigte kommunikative Funktion ist der zentrale Gesichtspunkt der nun folgenden Analyse aphasischer Umwegleistungen.

4 UMWEGLEISTUNGEN

Mit dem Ausdruck "Umwegleistung" soll eine Kommunikationstechnik umschrieben werden, mit deren Hilfe ein Aphasiker ein verbal angestrebtes Kommunikationsziel - z.B. die Benennung einer Sache oder die Darstellung eines Sachverhaltes - über Zwischenstufen erreichen kann, wenn der direkte Weg, d.h. die korrekte Formulierung im System der Standardsprache, spontan nicht möglich ist. In einigen Fällen kann es dabei unter Umständen schwierig sein, Umwegleistungen von Paraphasien zu unterscheiden. Ferner ist auch nicht auszuschließen, daß eine Paraleistung und ein echter Umweg in einem einzigen Interaktionsverlauf gemeinsam vorkommen. Ich möchte hier ein Beispiel geben, das meiner Meinung nach einen solchen Fall illustriert:

Ein Patient bekommt eine Liste von Übungswörtern vorgelegt, unter denen sich auch das Wort "Woge" befindet. Er deutet auf dieses Wort und sagt: "Wasser, nicht?" Er wird gefragt: "Meinen Sie so etwas wie "Welle"?" Er antwortet daraufhin: "Nein, Wasser - DDR." Die Zusatzfrage: "Meinen Sie einen Fluß in der DDR?", beantwortet er: "DDR ja, DDR nicht." Daraufhin wird er gefragt: "Sie meinen also nicht die DDR, sondern die UdSSR?" Der Patient stimmt zu, und als er gefragt wird, ob er die "Wolga" meine, stimmt er ebenfalls zu.

Aus diesem Beispiel lassen sich mehrere Aspekte isolieren. Es beginnt mit der eindeutigen Paralexie "Wolga" statt "Woge". Der Patient kann jedoch weder diesen Namen aussprechen noch ist er sich ganz sicher, ob er die Bedeutung richtig erfaßt hat. Dem entspricht, daß auch bei den mündlich produzierten Paraphasien die falsche Wortwahl häufig vom Patienten selbst bemerkt wird, daß dementsprechend Unsicherheiten auftauchen und Verbesserungsversuche unternommen werden. Dies bedeutet jedoch, daß die Anwesenheit bzw. Abwesenheit von Kontrolle kein ausreichendes Merkmal für die Unterscheidung von verbaler Paraphasie und verbalem Umweg ist. Am eindeutigsten ist eine Äußerung dann als Umweg bei der Wortsuche aufzufassen, wenn der Patient das gesuchte Wort als Abschluß der Äußerung ohne fremde Hilfe produzieren kann. Der Umweg funktioniert dann wie eine Art Selbstdeblockierung.

Zurück zu unserem Beispiel. Das Wort "Wasser" anstelle des treffenderen "Fluß" könnte für sich alleine stehend sowohl als Paraphasie als auch als Umweg aufgefaßt werden. Durch den Zusatz "DDR" erscheint es jedoch eher als Umweg charakterisiert. Akzeptiert man diese Auffassung, so läßt sich sagen, daß dieser Umweg über ein Teilelement einer semantisch zusammengehörenden Wortgruppe läuft, wobei das durch spezifische Merkmale am wenigsten differenzierte Element gewählt wird. Dieses Verfahren läßt sich durchaus in Beziehung setzen mit den Assoziationsmechanismen gesunder Personen. Insbesondere konnte CLARK (1975:250) feststellen, daß zwar bei den Reaktionen auf vorgegebene Reizwörter sowohl Tilgung als auch Hinzufügung von semantischen Merkmalen recht häufig auftauchen, aber insgesamt die Regel der Merkmalstilgung vorrangig angewendet wird. Die Anwendung dieser Regel führt zu Begriffen, welche dem gegebenen Reizwort übergeordnet sind.

In unserem Beispiel wird die notwendige weitere Merkmalsdifferenzierung extern gegeben, und zwar nicht im Rahmen eines semantischen Paradigmas, sondern durch ein Element eines pragmatischen Paradigmas. Wie kann nun das Verhältnis des eigentlichen Zielwortes "UdSSR" zu dem genannten "DDR" charakterisiert werden, und zwar unter Berücksichtigung der Formulierung "DDR ja - DDR nicht"? Von einer Assoziation im üblichen Sinne kann hier wohl kaum gesprochen werden. Zumindest vermute ich, daß man auf das Reizwort "UdSSR" recht selten die Reaktion "DDR" erhalten wird, sondern vielmehr ganz andere Wörter. Eher läßt sich das verwendete Wort auffassen als eine Art von Beispiel für eine Gruppe von Ländern, die unter dem Aspekt der Gesellschaftsordnung zusammengehören. Wenn die Analyse korrekt ist, so folgt daraus, daß es zumindest eine Klasse verbaler Umwegleistungen gibt, die man als "Beispiele aus einem pragmatischen Paradigma" umschreiben kann.

5 TYPEN VON UMWEGEN

Ich möchte nun versuchen, anhand von Beispielen einige der wichtigsten Formen von Umwegleistungen vorzustellen. Nach formalen und inhaltlichen Gesichtspunkten lassen sich verschiedene Gruppen unterscheiden. Die erste Hauptgruppe umfaßt **Umschreibungen für einzelne lexikalische Elemente**, während die zweite Hauptgruppe sich auf die **Darstellung ganzer Sachverhalte** richtet und sich somit auf Umwegleistungen im syntaktischen Bereich bezieht. Die vorliegende Darstellung ist den Umschreibungen für einzelne lexikalische Elemente gewidmet. Hierbei möchte ich nur folgende Umwegleistungen untersuchen: **periphrastische Äußerungen mit propositionalem Charakter, assoziative Wortketten** und **das Anführen von Beispielen**.

5.1 PERIPHRASTISCHE ÄUSSERUNGEN

Die Gruppe der **periphrastischen Äußerungen** läßt sich unter inhaltlichen Gesichtspunkten in die nachfolgenden Untergruppen aufteilen:

5.11 QUASI-DEFINITIONEN
5.111 KATEGORIAL-SEMANTISCHE DEFINITION

Typische Form des Satzes ist "X ist ein Y". Der Sprecher realisiert aber nur den Teil "ein Y", da ja gerade "X" dasjenige Wort ist, welches er im

Moment nicht findet. Obwohl für diesen Typus die Beispiele in meiner Sammlung noch nicht ausreichen, um gesicherte Aussagen zu machen, scheint es jedoch hier eine Art von Selbstdeblockierung zu geben, die dann zur Realisierung des gesuchten Wortes führt.

Hier zunächst einige Beispiele:

- Zielwort "Küken". Patient (motorische Aphasie) sagt "kleines Huhn" und ergänzt dann selbständig "Küken".
- Zielwort "Gerste". Patient (motorische Aphasie) sagt: "Körner, die langen...Ger...Gerste".
- Zielwort "Ratte". Patient (motorische Aphasie) sagt: "Die Maus, aber große." (Hier ist zu ergänzen, daß dieses Beispiel aus einer Übung stammt, bei welcher der Patient Wörter finden sollte, welche mit dem Buchstaben "R" beginnen.)
- Zielwort "Strauß". Patient (sensorische Aphasie) sagt: "Huhn in vergrößertem Maßstab."

Alle diese Beispiele zeigen nun recht deutlich eine charakteristische Gemeinsamkeit, und zwar im Hinblick auf ihr Abweichen von echten Definitionen der Form "X ist ein Element der Klasse Y". Anstelle der Klassenbezeichnung, d.h. des Oberbegriffs, wird ein Element genannt, welches stellvertretend auf den Oberbegriff hinweist. Dieses Verfahren zeigt eine deutliche Beziehung zu den semantischen Paraphasien des Typus "Substitution des Oberbegriffs durch ein Element der Klasse", wie z.B. "banana" anstelle von "vegetable" (vgl. RINNERT u. WHITAKER 1973:68). Abweichend von diesen semantischen Paraphasien wird jedoch bei den Quasi-Definitionen dasjenige Element, welches stellvertretend für die Klasse genannt wird, mit einer Zusatzinformation versehen, die zumindest ein charakteristisches Differenzierungsmerkmal zwischen genanntem und gesuchtem Wort angibt, das zu dem gesuchten Wort gehört. Bei unseren Beispielen wird durchgängig auf ein äußerlich sichtbares Merkmal, nämlich die Größe verwiesen. Ob der Verweis auf ein wahrnehmbares Merkmal regelhaft ist, läßt sich erst entscheiden, wenn eine ausreichende Menge derartiger Beispiele vorliegt. Auch die weitere Frage, ob nämlich dieser Umwegtypus am ehesten zu dem gesuchten Zielwort führt, kann noch nicht beantwortet werden. Diese Annahme scheint jedoch nicht gar so abwegig zu sein, wenn man beispielsweise an die semantischen Generalisierungen des eingangs beschriebenen Therapieexperiments denkt.

Bei den Quasi-Definitionen gibt es noch eine weitere Gruppe, welche recht häufig vorkommt. Hierbei wird häufig von "funktionaler Umschreibung eines Gegenstandes" gesprochen. Man kann diese Umwege auch als Ersatzstrategie bezeichnen, "deren Ziel die Explikation anstelle der Benennung ist" (STACHOWIAK 1977:385). Eine genaue Analyse dieser Umschreibungen ergibt, daß es sich hier nicht um eine einheitliche Kategorie von verbalen Umwegen oder Strategien der Wortfindung handelt, sondern daß sich hier unterschiedliche Gruppen herauskristallisieren lassen. Eine wichtige Gruppe der Umschreibungen ist die folgende:

5.112 FUNKTIONALE DEFINITION ODER GEBRAUCHSANGABE

Solche Definitionen haben normalerweise die Form "der gewöhnliche Gebrauch von X ist Y". Der Patient produziert jedoch nicht die volle, formal exakte Definition, sondern er produziert als einziges Element den Teil Y, vertreten durch ein Verb. Zuweilen können auch zu der Gebrauchsangabe noch Ortsangaben hinzutreten:

- Zielwort "Bleistift".
  Patient sagt "Ding zum Schreiben".

- Zielwort "Stuhl".
  Patient sagt "to sit on" (YAMADORI u. ALBERT 1973:115).

- Zielwort "Kamm".
  Patient sagt "zum Haar kämmen" (RINNERT u. WHITAKER 1973:69).

- Zielwort "Gabel".
  Patient sagt "essen" (GLONING 1977:328).

Die folgenden Beispiele gehören ebenfalls in diese Gruppe, weisen jedoch noch zusätzliche Besonderheiten auf.

- Zielwort "envelope".
  Patient sagt: "You put a letter in it, seal it and put a stamp on, a container." (YAMADORI u. ALBERT 1973:115)

- Zielwort "Nußknacker".
  Patient sagt: "Eine Zange, um Nüsse zu knacken."
  (STACHOWIAK 1977:385)

In diesen beiden Beispielen sind die funktionale und die kategoriale Definition miteinander kombiniert.
Es ist evident, daß dieser Typus von Umwegen nur vorkommen kann zur Umschreibung solcher Gegenstände, mit denen bestimmte Operationen normalerweise vorgenommen werden. Die Basis der Substituierbarkeit besteht

darin, daß es sich um die "Gemeinsamkeit von Elementen eines konkretfunktionalen Vorganges" handelt und daß hier gewissermaßen "Gesetze einer Alltagssemantik" wirksam werden (GLONING 1977:329).

Eine spezielle Untergruppe von Gegenständen, welche solchermaßen umschreibbar sind - nämlich Werkzeuge aller Art - bietet sich zudem für diesen Umwegtypus insbesondere dadurch an, daß die Gebrauchsangabe hier schon ein notwendiges Merkmal des Gegenstandes darstellt. Bei einer derart engen Beziehung kann auch in umgangssprachlicher Kommunikation die Gegenstandsbezeichnung oder die Gebrauchsangabe als Verweis auf ein und denselben Referenten vorkommen. Welches der beiden Elemente genannt wird, hängt von der konkreten Situation und der privaten oder distanzierteren Beziehung der Partner zueinander ab. Alltägliche Beispiele hierfür sind etwa "Gib mir mal was zum Schreiben" oder "Soll ich Ihnen was zum Lesen bringen?". Allerdings handelt es sich bei diesen Formulierungen nicht um Benennungsakte, sondern es werden Wünsche, Befehle oder Fragen geäußert. Der Hauptunterschied zwischen den Substitutionen der Alltagskommunikation und dem verbalen Umweg des Aphasikers liegt primär in der jeweilig unterschiedlichen Funktion dieser Äußerungen.

5.12 HANDLUNGSASPEKTE

Eine weitere Gruppe von Umschreibungen läßt sich dadurch charakterisieren, daß nicht die Funktion des Gegenstandes bezeichnet wird, sondern daß unterschiedliche Aspekte von Handlungen im Umfeld des Gegenstandes genannt werden.

Der Bezugspunkt ist hierbei immer die außersprachliche Wirklichkeit und ein Konsens über bestimmte allgemeinzugängliche Alltagserfahrungen. Wird bei solchen Umwegen auf ein Spezialwissen Bezug genommen - z.B. eine bestimmte Berufserfahrung, welche der Kommunikationspartner nicht gleichermaßen teilt - so muß die Äußerung zwangsläufig unverständlich bleiben. Die hierher gehörenden Umwegtypen zerfallen in folgende Untergruppen:

5.121 ZIELANGABE (oder auch Ergebnis)

- Zielwort "Krieg". Patient (amnestische Aphasie) sagt: "Wir hatten doch vier...nachher mußten doch brmmmmmm...alles kaputt machen."

Die Verständlichkeit dieses Umwegs basiert auf dem gemeinsamen Wissen, daß der hier geschilderte Vorgang normalerweise auf ein bestimmtes Ziel angelegt ist oder ein zwangsläufiges Ergebnis hat. Ferner zeigt das Beispiel, daß sich mit Hilfe dieses Umwegs auch eine Reihe von Abstrakta recht gut umschreiben läßt.

Die Beziehung dieses Umwegs zu den semantischen Paraphasien des Typus "Vertauschung von Handlung und Ergebnis" wie z.B. "discussions" anstelle von "speak" (vgl. RINNERT u. WHITAKER 1973:69) ist evident.

5.122 TYPISCHE HANDLUNG (Geräusch) eines Gegenstandes, einer Person oder eines Tieres

Die hier gemeinten Handlungen können sowohl motorische Handlungen als auch charakteristische Sprechhandlungen sein. Letztere bieten sich insbesondere zur Kennzeichnung von Berufen an. Beispiele:

- Zielwort "Pfau".
  Patient (amnestische Aphasie) sagt: "Er macht so ein Rad."
- Zielwort "Blumenverkäufer".
  Patient (motorische Aphasie) ruft: "Blumen zu verkaufen!"

Bei der Produktion solcher charakterisierenden Sprechhandlungen wird zusätzlich zu den rein verbalen Elementen auch die korrekte Intonation gebracht. Ferner kommt noch hinzu, daß im Rahmen solcher Umwege motorische Aphasiker grammatische Formen produzieren, welche in ihrer sonstigen Spontansprache noch nicht vorkommen. Ein vergleichbarer Effekt kann auftreten, wenn motorische Aphasiker Äußerungen anderer Personen zitieren, z.B. bei der versuchten Wiedergabe eines Gesprächs.

Ich möchte hier noch ein weiteres Beispiel dafür anführen, wie ein bestimmter Sprechakt, nämlich eine Wunschäußerung als Umweg für die Benennung benutzt wird.

- Zielwort "Biene".
  Patient (Totalaphasie in Rückbildung) sagt: "Ich möchte...Honig."

Hierbei ist anzufügen, daß der Patient in der Spontansprache keine Sätze produzieren konnte, sondern daß gerade eine Phase einsetzte, in welcher sinnlose "recurring utterances" von einigen sinnvollen Wörtern abgelöst wurden. Die Wendung "ich möchte..." war vorher geübt worden.

Zu den typischen Handlungen eines Gegenstandes oder eines Tieres lassen sich auch deren charakteristische Geräusche zählen. Derartige Substitute sind vergleichbar mit Äußerungen der sogenannten "Ammensprache".

Bevor ich zur nächsten Gruppe von Umwegen übergehe, möchte ich noch ein kurioses Beispiel anführen, in dem ein sensorischer Aphasiker versucht, durch einen ganz bestimmten Typ von Sprechakt, nämlich einen Befehl, die Funktion des Weckers zu umschreiben: "Komm auf Du alter Frühlingsmann!"

23 TEILASPEKTE EINER HANDLUNG

Es können hier drei Untergruppen gebildet werden.

23.1 Handlung eines Gegenstandes oder einer Person:

- Zielwort "Schaufensterdekorateur".
  Patient (sensorische Aphasie) sagt: "Die kommen ins Geschäft und stapeln was auf."

23.2 Handlung mit einem Gegenstand:

- Zielwort "Dressurakt".
  Patient (motorische Aphasie) sagt: "Pferd alleine reiten und Pferd vorwärtsgehen und rückwärtsgehen und klopfen zwanzig Minuten."

- Zielwort "Deckel".
  Patient (amnestische Aphasie) sagt: "Macht auf und zu".

- Zielwort "Zelt".
  Patient (motorische Aphasie) sagt: "Garten reingehen, aufstellen und schlafen."

- Zielwort "Rolladenkasten".
  Patient (motorische Aphasie) sagt: "Rollen hochgemacht und befestigen."

23.3 Herstellung eines Gegenstandes:

- Zielwort "Kupferkessel".
  Patient (motorische Aphasie) sagt: "Kupfer rund gemacht."

Die Untergruppen 5.123.2 und 5.123.3 sind hier von besonderem Interesse. Bei der Liste der Zielwörter fällt zunächst einmal auf, daß sie nicht in eine relativ einheitliche Gruppe gehören wie dies bei den Zielwörtern der funktionalen Definitionen der Fall ist. Dort handelte es sich um die Bezeichnung solcher Gegenstände, mit denen notwendig ganz bestimmte Manipulationen vorgenommen werden. Die Kenntnis dieser Objekte wird größtenteils durch Operationen mit ihnen erworben (vgl. GARDNER 1973:213). Bei den hier vorliegenden beiden letzten Untergruppen kann der Gebrauch zwar auch eine Rolle spielen, aber er ist nicht mehr eindeutig nur mit dem hier gemeinten Referenten verknüpft. Die Gegenstände, die hier umschrieben werden, können in unterschiedlichen Handlungsketten verschiedenartig gebraucht werden. Ferner kommt hinzu, daß die Zielwörter ihrem Charakter nach überwiegend etikettierend ("labels") und nicht deskriptiv sind (vgl. STACHOWIAK 1978). Bei den Umschreibungen wird jedoch versucht, sie wie deskriptive Ausdrücke zu behandeln. In einem Benennungstest wäre zu erwarten, daß diese Gruppe von Wörtern überwiegend klassifikatorische Paraphasien oder situative Paraphasien, nicht aber deskriptive Umschreibungen hervorruft (STACHOWIAK 1978).

In der nun folgenden Gruppe wird zwar scheinbar auch auf eine Handlung mit einem Gegenstand Bezug genommen, die nachfolgenden Beispiele charakterisieren diesen Umwegtypus jedoch eindeutig als

5.13 "VORGESCHALTETES SYNTAGMA"

- Zielwort "Fenster".
  Patient (amnestisch-sensorische Aphasie) sagt: "Ich rufe die...Fenster."

- Zielwort "door".
  Patient sagt: "You close and open the door." (YAMADORI u. ALBERT 1973:119)

Dieser Umwegtypus hat eine auffallende Ähnlichkeit mit den "open-ended-sentences" wie sie in der Therapie benützt werden, um einem Patienten bei der Wortsuche zu helfen. Gerade hier wäre es interessant zu wissen, ob dieser Weg auch von solchen Patienten benützt wird, die noch keine Therapie bekommen haben.

Die nächste Gruppe von Umwegen unterscheidet sich grundlegend von den bisher beschriebenen. Zwar ist auch hier das Ziel die Benennung eines einzelnen Gegenstandes, der Zugang zu dem gesuchten Element wird jedoch nicht über eine wie auch immer geartete Deskription versucht, sondern über eine

5.2 "ASSOZIATIVE WORTKETTE"

- Zielwort "Frosch".
  Patient (amnestisch-sensorische Aphasie) sagt: "Tümpel...Frösche."

- Zielwort "Schrank".
  Patient (amnestisch-sensorische Aphasie) sagt: "Küche...Schrank."

- Zielwort "Esel".
  Patient (amnestisch-sensorische Aphasie) sagt: "Weide...Schaf... ia...(lange Pause)...Esel."

- Zielwort "Messer".
  Patient (amnestisch-sensorische Aphasie) sagt: "Gabel...essen...Ei ...Messer."

- Zielwort "Schnecke".
  Patient (motorische Aphasie) sagt: "Erbse... Möhre... Hund... Garten ... Maus nicht... Schnecke."
- Zielwort "Palme".
  Patient (amnestisch-sensorische Aphasie) sagt: "Hoch... hoch Hochhaus ... Blätter... See... Schwertlilie (dann lange Pause)... Palme."
- Zielwort "Anker".
  Patient (amnestisch-sensorische Aphasie) sagt: "Greifer... Anker."
- Zielwort "Nordsee".
  Patient (motorische Aphasie) sagt: "Ostsee nicht... Nordmeer... Nordsee."

An diesen assoziativen Ketten ist zunächst einmal zweierlei bemerkenswert:

o Alle mir bisher bekannten Beispiele dieser Art führten am Ende zu dem gesuchten Wort.

o Bevor die Kettenbildung versucht wurde, zeigten alle Patienten zuerst eine "Ich weiß es nicht"-Reaktion. Darauf wurde ihnen dann gesagt, sie sollten einfach einmal versuchen, einen Weg zu dem ganz bestimmt bekannten Wort zu finden. Außer dieser emotionalen Unterstützung wurde kein weiterer Vorschlag bezüglich der Form der Wortsuche gegeben, d. h., daß alle hier angeführten Patienten diesen Weg selbständig wählten.

Zwischen dieser Art der Kettenbildung und den Ergebnissen von Assoziationsexperimenten mit Aphasikern besteht eine recht eindeutige Beziehung. Ich möchte daher kurz die von Aphasikern bevorzugten assoziativen Kategorien nach GOODGLASS et al. (1976) zitieren:

Die bevorzugten Antwortkategorien auf ein gegebenes Reizwort lassen sich in fünf Hauptgruppen aufteilen (a. a. O. 151):

o situativer Kontext	22,7 %
o gleiche Kategorie	10,7 %
o fernliegende Kategorie	9,5 %
o unklassifizierte Mehr-Wort-Antworten	26,4 %
o Unterordnungen, übergeordnete Begriffe, Teil/Ganzes, Attribute sowie Klangassoziationen	13 %

Bemerkenswert ist ferner, daß sich in dem Experiment von GOODGLASS et al. keine Gruppenunterschiede der klinischen Aphasiearten in bezug auf die bevorzugten Antworttypen ergaben.

Die Bevorzugung des situativen Kontextes ist auch in den hier angeführten Umwegbeispielen deutlich, obgleich Elemente entfernterer Kategorien sowie adjektivische Attribute zu dem gesuchten Zielwort ebenfalls zu finden sind. Man könnte nun einwenden, daß der situative Kontext, der ja auch in den anderen von mir angeführten Umwegbeispielen häufig auftaucht, nur aufgabenspezifisch, nämlich bei der Wortfindung, eine so dominante Rolle spielt. Daß der situative Kontext auch bei anderen Aufgabenarten dominiert, läßt sich durch eine Reihe neuerer Untersuchungen recht gut belegen.

So führten beispielsweise KELTER et al. (1976) ein matching-Experiment durch, bei welchem die Vpn selbständig einen Mediator suchen mußten, um zu einem gegebenen visuellen Stimulus aus einer Serie von Bildern das passende auszuwählen. Es gab vier Typen von Beziehungen:
o wahrnehmbare Merkmale wie Farbe oder Form,
o thematisch-kontextuelle Assoziationen,
o homonyme Beziehung,
o metaphorische Verwendung des Namens für das Ausgangsitem.

Ein wichtiges Resultat dieser Untersuchung ist darin zu sehen, daß die Aphasiker genauso gute Leistungen zeigten wie die Kontrollgruppen (Hirngeschädigte ohne Aphasie, gesunde Sprecher und Schizophrene), wenn bei der Lösung der Aufgaben der Mediator in einer thematisch-kontextuellen Assoziation bestand. [1]

Bei einer Untersuchung von ZURIF, welche sich mit einem Vergleich der semantischen Strukturen des internen Lexikons bei gesunden und aphasischen Vpn beschäftigt, und zwar anhand der Ordnung vorgegebener Begriffe (sechs Items aus dem menschlichen Bereich und sechs Items aus dem Bereich der Tiere) nach Gesichtspunkten der Bedeutungsähnlichkeit, ergab sich für die Gruppe der anterioren (hauptsächlich motorischen) Aphasien (ZURIF 1974: 184):

"...although the memory structure underlying anterior aphasia retains some of the conceptual features of the underlying organization in normal language use, the organizational ties are less tight. Further, there is a shift in the data base: the anterior aphasic's organization emphasizes extralinguistic information;..."

Posteriore Aphasieformen (hauptsächlich sensorische Aphasie) zeigten demgegenüber gänzlich andere Ordnungsstrukturen, welche sich nach ZURIF wie folgt interpretieren lassen (a.a.O. 180f.):

"...the posterior aphasics often sorted on the basis of how easily any two words could be used in a copula sentence, as for example "My mother is a good cook". This example is not based on inference: the process was usually carried out aloud."

Die Einbeziehung extralinguistischer oder, anders formuliert, situativer Information bei der Ordnung von Begriffen hatte beispielsweise zufolge, daß die grundlegende Unterscheidung zwischen Mensch und Tier von den Aphasikern nicht eingehalten wurde. Das Wort "Hund" wurde von anterioren Patienten in enge Beziehung zu dem Wort "Partner" gesetzt.

---

[1] Vgl. auch die Begriffsexperimente von STACHOWIAK (1977).

Die starke Einbeziehung thematisch-kontextueller oder situativer Faktoren beim Umgang mit Lexikoneinheiten hat im wesentlichen zwei Auswirkungen: zum einen erleichtert sie die Kommunikation, da hier Bezug genommen wird auf ein Alltagswissen, welches der gesunde und der aphasische Sprecher in gleicher Weise teilen, zum anderen können jedoch durch die Zusammenfügung begrifflich differenzierter Wörter in einen gemeinsamen Rahmen, der durch den situativen Kontext gegeben ist, Bedeutungsunterschiede aufgehoben werden, so daß Quasi-Synonyme entstehen.

So faßte beispielsweise ein von mir behandelter, gut gebesserter Totalaphasiker die Wörter "essen" und "trinken" als austauschbare Synonyme auf, was zu Sätzen führte wie "Ich esse Kaffee". Dieser Patient zeigte das gleiche Phänomen noch bei anderen Verben, die in ähnlich starker situativer Beziehung zueinander stehen.

Auch die letzte Gruppe von Umwegen bei der Wortsuche, die ich hier anführen möchte, nimmt Bezug auf ein außerlinguistisches Alltagswissen. Dieser Umwegtyp ist insofern bedeutsam, als er nicht nur bei der Wortfindung, sondern auch bei der Darstellung von Sachverhalten und generell bei jeder Art von argumentativem Verhalten vorkommen kann.

4.3 DAS "ANFÜHREN VON BEISPIELEN"

Bei dieser Umwegleistung handelt es sich um ein Verfahren, das in den großen Zusammenhang der sogenannten "Störung des abstrakten Verhaltens" (GOLDSTEIN 1948) von Aphasikern gehört. GOLDSTEIN zufolge haben Aphasiker eine Tendenz zur Konkretisierung von abstrakten Sachverhalten. Eine verwandte Technik ist die des sogenannten "zitierenden Sprechens" (s. dazu PEUSER 1978:396).

- Zielwort "Klassische Musik".
  Patient (gemischte Aphasie) sagt: "Mozart."
- Zielwort "Versammlung oder Demonstration".
  Patient (gemischte Aphasie) sagt: "Kalkar."[1]

Die Antwort "Mozart" stammt aus einer spontanen Unterhaltung, in deren Verlauf der Patient gefragt worden war, welche Art von Musik er bevorzuge. Bei der weiteren Diskussion stellte sich heraus, daß mit "Mozart" die gesamte Wiener Klassik gemeint war. Obgleich hier also der gesuchte Begriff

---

[1] Kalkar, Ort am Niederrhein, der durch eine große Anti-Kernkraftwerk-Demonstration bekannt wurde.

nicht genannt wurde, funktioniert das Beispiel wie ein Richtungsweiser, der
den Verlauf der Unterhaltung wesentlich steuert.
Die Antwort "Kalkar" wurde in einer Übung gegeben, in welcher Institutionen gesucht wurden, die öffentlich Programme bekanntgeben wie etwa das
Fernsehen. Mit seinem Beitrag wies der Patient darauf hin, daß ja auch
politische Versammlungen nach einem Programm ablaufen.

Diese Umwegtechnik kommt sehr häufig vor. Sie bezieht sich zwar überwiegend auf ein extralinguistisches Wissen, es können jedoch auch sprachliche Fakten damit umschrieben werden. Dies ist beispielsweise der Fall,
wenn ein Patient, welcher gerade mit Satzbildungsübungen begonnen hat,
auf die Frage, was er denn in der Therapie lerne, zur Antwort gibt: "Ich
trinke Wein." Hier dürfte wohl klar sein, daß der betreffende Patient nicht
zum Weinkenner ausgebildet wird, sondern die Bildung von Akkusativsätzen
übt.
Die Technik des "Beispiele-Anführens" hat neben bestimmten Formen der
Umschreibung den stärksten Bezug zu den Kommunikationstechniken gesunder Sprecher. (So bedient sich ja auch der weitaus größte Teil der hier vorgeführten Untersuchung der Technik, durch Beispiele Kommunikationsformen von Aphasikern zu beschreiben.)

Auch für die Darstellung von Sachverhalten, welche nicht mit einem einzelnen Begriff zu beschreiben sind, benützen Aphasiker analog gesunden Sprechern charakterisierende Beispiele, von denen ich eines hier anführen
möchte:

In einer Unterhaltung wurde ein Patient gefragt, ob er glaube, daß es typische Arbeiten gäbe, welche für Frauen nicht geeignet seien. Der Patient
antwortete daraufhin: "Geige...ja...aber so brmmmmm nix", wobei er die
typische Bewegung für die Arbeit mit dem Preßlufthammer machte.

6 SCHLUSS

Die Frage, welche Umwegformen von welchen Aphasiearten am ehesten bevorzugt werden, kann im Grunde genommen noch nicht eindeutig beantwortet
werden. Aus dem mir zugänglichen Material geht hervor, daß, abgesehen von
schweren totalen und sensorischen Aphasien, jede Aphasieart vertreten ist.
Zwar überwiegen die Umwegbeispiele der motorischen Aphasiker, dies kann
jedoch mit einer Verzerrung aufgrund des uns zugänglichen Krankengutes
erklärbar sein. Um zu endgültigen Ergebnissen zu kommen, muß die Kernfrage möglicherweise ganz anders lauten, nämlich: Welche Art von Ziel-

wort führt in einer freien Konversation zu welchen Typen von Umwegen? Daß in Benennungstests eine Beziehung zwischen dem linguistischen Typus des Zielwortes und dem Typus der Paraphasie besteht, konnte STACHOWIAK (1978) nachweisen. Inwieweit derartige Testergebnisse transponierbar sind auf die Umwegformen der spontanen Kommunikation, wird ein zentrales Thema weiterer Untersuchungen sein müssen.

BIBLIOGRAPHIE

Barton, M. (1971) Recall of generic properties of words in aphasic patients. Cortex 7:73-82

Brown, R.; McNeill, D. (1966) The tip of the tongue phenomenon. Journal of Verbal Learning and Verbal Behaviour 5:325-337

Clark, H.H. (1975) Wortassoziationen und Sprachtheorie. In: J. Lyons (ed.) (Hrsg.) Neue Perspektiven in der Linguistik. Hamburg: Rowohlt, 243-256

Deese, J. (1962) Form class and the determinants of association. Journal of Verbal Learning and Verbal Behaviour 1:79-84

Gainotti, G. (1976) The relationship between semantic impairment in comprehension and naming in aphasic patients. British Journal of Disorders of Communication 2:57-61

Gardner, H. (1973) The contribution of operativity to naming capacity in aphasic patients. Neuropsychologia 11:213-220

Gardner, H.; Denes, G. (1973) Connotative judgements by aphasic patients on a pictorial adaption of the semantic differential. Cortex 9:183-196

Geschwind, N. (1967) The varieties of naming errors. Cortex 3:97-112

Gloning, K. (1977) Untersuchungen zur Lexikonorganisation an Aphatikern: eine Analyse von Paraphasien. In: H.W. Viethen, W.-D. Bald & K. Sprengel (Hrsg.) Grammatik und interdisziplinäre Bereiche der Linguistik. Tübingen: Niemeyer, 327-330

Goldstein, K. (1948) Language and Language Disturbances. New York: Grune & Stratton

Goodglass, H.; Klein, B.; Carey, P.; Jones, K. (1966) Specific semantic word categories in aphasia. Cortex 2:74-89

Goodglass, H.; Hyde, M.; Blumstein, S. (1969) Frequency, picturability, and availability of nouns in aphasia. Cortex 5:104-119

Goodglass, H.; Gleason, J.B.; Ackerman, N.; Hyde, M.R. (1972) Some linguistic structures in the speech of a Broca's aphasic. Cortex 8:191-212

Goodglass, H.; Denes, G.; Calderon, M. (1974) The absence of covert verbal mediation in aphasia. Cortex 10:264-269

Goodglass, H.; Gleason, J.B.; Green, E.; Ackerman, N.; Hyde, M.R. (1975) The retrieval of syntax in Broca's aphasia. Brain and Language 2:451-471

Goodglass, H.; Baker, E. (1976) Semantic field, naming, and auditory comprehension in aphasia. Brain and Language 3: 359-374

Goodglass, H.; Kaplan, E.; Weintraub, S.; Ackerman, N. (1976) The "tip-of-the-tongue" phenomenon in aphasia. Cortex 12: 145-153

Hörmann, H. (1976) Meinen und Verstehen. Grundzüge einer psychologischen Semantik. Frankfurt

Howes, D. H. (1964) Application of the word-frequency concept to aphasia. In: A. V. S. De Reuck & M. O'Connor (eds.) Disorders of Language. London: Churchill, 47-75

Huber, W.; Stachowiak, F.-J.; Poeck, K.; Kerschensteiner, M. (1975a) Die Wernicke-Aphasie. Journal of Neurology 210: 77-97

Huber, W.; Orgass, B.; Vogels, P. (1975b) Aphasische Fehlbenennungen und Wortassoziationen gesunder Sprecher des Deutschen. Vortrag gehalten auf der Tagung der Arbeitsgemeinschaft für Aphasieforschung und -behandlung, Wien. Unveröffentl. Paper, RWTH Aachen

Kelter, S.; Cohen, R.; Engel, D.; List, G.; Strohner, H. (1976) Aphasic disorders in matching tasks involving conceptual analysis and covert naming. Cortex 12: 383-394

Luria, A. R. (1973) Towards the mechanisms of naming disturbance. Neuropsychologia 11: 417-421

Peuser, G. (1978) Aphasie. Eine Einführung in die Patholinguistik. München: Fink

Rinnert, C.; Whitaker, H. A. (1973) Semantic confusions by aphasic patients. Cortex 9: 56-81

Rochford, G.; Williams, M. (1962) Studies in the development and breakdown of the use of names. Journal of Neurology, Neurosurgery and Psychiatriy 25: 222-233

Stachowiak, F.-J. (1977) Störungen in der semantischen Organisation des Lexikons bei Aphasie. In: H. W. Viethen, W. D. Bald & K. Sprengel (Hrsg.) Grammatik und interdisziplinäre Bereiche der Linguistik. Tübingen: Niemeyer, 377-387

Stachowiak, F.-J. (1978) Some universal aspects of naming as a linguistic activity. In: H. Seiler (ed.) Language Universals. Papers from the Conference held at Gummersbach/Cologne, Oct. 3-8, 1976. Tübingen: G. Narr (im Druck)

Weigl, E. (1969) Beiträge zur neuropsychologischen Grundlagenforschung. Probleme und Ergebnisse der Psychologie 28/29: 87-102. In diesem Band.

Wepman, J. M.; Bock, R. D.; Jones, L. V.; van Pelt, D. (1956) Psycholinguistic study of aphasia: A revision of the concept of anomia. Journal of Speech and Hearing Disorders 21: 468-477

Wiegel-Crump, C.; Königsknecht, R. A. (1973) Tapping the lexical store of the adult aphasic: Analysis of the improvement made in word retrieval skills. Cortex 9: 410-418

Yamadori, A.; Albert, M. L. (1973) Word category aphasia. Cortex 9: 112-125

Zurif, E. B. (1974) Semantic feature representations for normal and aphasic language. Brain and Language 1: 167-187

MESSEN, BESCHREIBEN, THERAPIERELEVANTE DIAGNOSTIK

VERGLEICHENDE UNTERSUCHUNG DER MORPHOLOGISCHEN KATEGORIEN BEI MOTORISCHER UND SENSORISCHER APHASIE: EINE VERLAUFSBESCHREIBUNG *

Alexandru Fradis und Anton Leischner

EINLEITUNG

Die linguistische Analyse der Aphasie erweckt immer größeres Interesse. Bisher hat man aber recht selten versucht, zwei verschiedene Aphasietypen miteinander zu vergleichen.

HECAEN et al. (1964) haben die sprachlichen Leistungen von zwei Wernicke-Aphasikern, LEBRUN (1967) hat diejenigen von zwei expressiven Aphasikern einander gegenübergestellt. GOODGLASS und HUNTER (1970) haben die Fähigkeiten des Lesens und Schreibens bei einem Broca- und bei einem Wernicke-Aphasiker miteinander verglichen. Von TISSOT, MOUNIN und LHERMITTE (1973) wurden Vergleiche zwischen Broca-Aphasikern und Wernicke-Aphasikern aufgrund eines Prüfbogens für Agrammatismus durchgeführt.

Die vorliegende Arbeit befaßt sich mit einer Analyse der Häufigkeitsverteilung morphologischer Kategorien bei einem motorischen und einem sensorischen Aphasiker. Dabei ist das Verhältnis der Anzahl der Substantive und derjenigen der Verben, welche LEISCHNER (1960) neben anderen Gesichtspunkten als Kriterium der Unterscheidung zwischen diesen beiden Aphasieformen verwendet, zum Gegenstand dieser Studie gemacht worden. Gleichzeitig wurde versucht, den Einfluß der Rückbildung (des Behandlungserfolges) auf die Häufigkeitsverteilung morphologischer Kategorien zu klären.

BESCHREIBUNG DER FÄLLE

Es folgt eine kurze Beschreibung der Befunde, welche sich bei der neurologischen, der hirnpathologischen und der psychologischen Untersuchung ergaben sowie ein Hinweis auf den Erfolgsgrad der Behandlung.

---

* Die Arbeit wurde mit Hilfe eines Stipendiums der Alexander-von-Humboldt-Stiftung durchgeführt.

Originalbeitrag

Fall 1:

L.H., Ingenieur, 60 Jahre, Rechtshänder. Durch einen im 56. Lebensjahr erlittenen Insult trat eine Hemiplegie rechts und eine Aphasie auf. Er wurde drei Monate (vom 29.12.1969 bis 23.3.1970) an der Rheinischen Landesklinik für Sprachgestörte in Bonn behandelt.

Neurologischer Befund: leichte Hemiparese rechts und Hemihypaesthesie rechts.

EEG (Dr. Linck): Herdbefund temporo-basal, temporal vorn und temporal hinten links.

Hirnpathologischer Befund (Prof. Leischner): Schwierigkeiten bei der Satzbildung in der Spontansprache, besonders beim Erzählen (er sollte eine Fabel nacherzählen). Das Reihensprechen war intakt. Beim Nachsprechen langer Worte traten Auslassungen und Verdrehungen von Silben auf. Das Bezeichnen von Gegenständen war schwer gestört, und es traten dabei Paraphasien auf. Das Sprachverständnis war erhalten. Beim Lesen eines Textes traten einige Paralexien auf. Worte mit verstellten Buchstaben erkannte er. Beim Diktatschreiben kam es zu einigen Paragraphien, die der Kranke selbst verbesserte. Leichte Rechenstörung.
Es handelte sich daher um eine Motorisch-amnestische Aphasie[1] (nach der Einteilung von LEISCHNER) mit Paragraphien und Paralexien.

Psychologische Untersuchung (Dipl.-Psych. U. Bonson): Der Kranke verfügte über eine mittlere Intelligenz (IQ 99), die vor dem Insult vermutlich auf einem viel höheren Niveau war. Die allgemeine Leistungsfähigkeit schien durch eine Verminderung der Konzentrationsfähigkeit und des Antriebs gelitten zu haben.

Therapie (R. Braun): Nach dreimonatiger Behandlung war eine deutliche Besserung festzustellen.

Fall 2:

P.S., Werkmeister, 61 Jahre, Rechtshänder. Mit 59 Jahren erlitt der Patient einen Insult, der eine rechtsseitige Hemiparese und eine Aphasie zur Folge hatte. Er wurde in der Rheinischen Landesklinik für Sprachgestörte in Bonn drei Monate (vom 31.3. bis 23.6.1970) stationär behandelt.

Neurologischer Befund: sehr leichte rechtsseitige Hemiparese und homonyme Hemianopsie rechts.

Hirnpathologischer Befund: In der Spontansprache war die Satzbildung mangelhaft, manchmal kam es zu Perseverationen. Die Zahlenreihe wurde richtig hergesagt, beim Hersagen der Tage der Woche und der Monate kam es zu einigen Schwierigkeiten. Kurze Wörter wurden richtig nachgesprochen. Beim Nachsprechen längerer Wörter traten Paraphasien auf. Die Wortfindung war schwer gestört, auch dann, wenn man dem Kranken die ersten Silben der Wörter vorsagte. Das Sprachverständnis war schwer gestört, auch einfache Aufträge konnten nicht erfaßt werden. Das Diktatschreiben war für einige Hauptwörter möglich, aber es kam dabei zu vereinzelten Paragraphien. Kurze Sätze wurden mit Paragraphien und Wortauslassungen geschrieben. Das Lesen war unmöglich, selbst für Hauptwörter und einfache Verben. Wörter mit verstellten Buchstaben konnte der Kranke weder verbessern noch er-

---

[1] Im folgenden abgekürzt "Motorische Aphasie".

kennen, manchmal konnte er auch die einzelnen Buchstaben nicht nennen. Es handelte sich um eine Sensorisch-amnestische Aphasie [1] mit Agraphie und Alexie.

Psychologische Untersuchung (Dipl.-Psych. U. Bonson): Die intellektuellen Fähigkeiten waren vermindert (IQ 84), sie sind auch durch Störung der optischen Aufmerksamkeit und des Sprachverständnisses beträchtlich behindert. Die Schwierigkeiten, die Texte zu verstehen, erfordert Vorsicht bei der Bewertung der Ergebnisse.

Therapie (M. Elsholz): Nach dreimonatiger Behandlung zeigte sich eine leichte Besserung in der Spontansprache und beim Nachsprechen.

METHODE

Zur Anwendung gelangte das Standardinterview, welches FRADIS et al. (im Druck) zur Analyse der morphologischen Kategorien bei rumänischen Aphasikern angewendet haben. Bei diesem Interview herrscht die Atmosphäre eines zwanglosen Gesprächs. Man stellt dem Kranken standardisierte Fragen zu den wichtigsten Aspekten des menschlichen Lebens wie Familie, Beruf, Wohnung, Ernährung, Freizeitgestaltung etc.

Von jedem der beiden Aphasiker wurden vor Beginn der Behandlung 500 Wörter aufgenommen. Nach Beendigung der Behandlung, die drei Monate dauerte, wurde das Standardinterview wiederholt, und es wurden wiederum 500 Wörter von jedem Kranken aufgenommen.

Die Antworten wurden jeweils auf Tonband registriert und dann transkribiert. Dabei wurden für jede der insgesamt vier Aufnahmen folgende Parameter geprüft:

a) die Häufigkeitsverteilung der einzelnen morphologischen Kategorien, d.h. die Anzahl aller Substantive, Verben etc.

b) die lexikalische Variabilität (type token relatio) der einzelnen Kategorien, d.h. die Anzahl verschiedener Substantive, Verben etc.

Hierbei wurden nur die Daten für die beiden lexikalischen Hauptkategorien der Substantive und Verben diskutiert. Die übrigen Kategorien waren zu schwach besetzt, um über Unterschiede zwischen beiden Aphasieformen Aussagen zu machen.

---

[1] Im folgenden abgekürzt "Sensorische Aphasie".

ERGEBNISSE UND DISKUSSION

HÄUFIGKEITSVERTEILUNG DER WICHTIGSTEN MORPHOLOGISCHEN KATEGORIEN

Die nachstehende Tabelle 1 zeigt die Häufigkeitsverteilung der morphologischen Kategorien bei einem motorischen und einem sensorischen Aphasiker vor und nach der Behandlung.

Tab. 1: Häufigkeit der morphologischen Kategorien bei zwei Aphasikern.

Morphologische Kategorien	Vor der Behandlung			Nach der Behandlung		
	Motor. Aphasie	Sensor. Aphasie	Differenz %	Motor. Aphasie	Sensor. Aphasie	Differenz %
Substantive	105	63	40	139	79	43,2
Adjektive	35	26	25,7	31	32	3,2
Artikel	28	12	57,1	46	35	19,6
Präpositionen	43	24	44,2	52	44	15,4
Verben	56	73	30,4	76	59	22,4
Adverbien	52	77	48,1	40	69	72,5
Pronomen	60	110	83,3	51	87	70,6
Zahlwörter	26	25	3,8	12	29	141,7
Partikel (ja-nein)	41	36	10,9	13	21	69,2
Konjunktionen	45	46	2,2	38	39	2,6
Interjektionen	3	3	-	1	4	-
nicht klassifizierbar	6	5	-	1	1	-
Summe	500	500	-	500	500	-

Die voraufgehende Tabelle 1 faßt die morphologischen Kategorien nach ihrer Häufigkeitsverteilung in drei Gruppen zusammen:

1. Morphologische Kategorien, welche bei dem motorischen Aphasiker häufiger auftraten:

   Substantive (40 %)
   Adjektive (25,7 %)
   Artikel (57,1 %)
   Präpositionen (44,2 %)

Bei dieser Gruppe handelt es sich um das Substantiv und seine Determinanten. Die niedrige Gebrauchshäufigkeit des Substantivs in den Äußerungen des sensorischen Aphasikers hat demgemäß auch eine geringere Häufigkeit der Determinanten zur Folge. Dies ist eine besondere Ausprägung des Phänomens der Anomie (Wortfindungsstörung), indem der Wortabruf für Substantive bei dieser Aphasieform stärker beeinträchtigt ist als bei dem motorischen Aphasiker, in dessen Telegrammstil vor allem die Träger der Hauptinformation, also Substantive, erhalten sind. Gerade dieser Mangel an Substantiven ist es jedoch, welcher die syntaktisch relativ intakten Texte von sensorischen Aphasikern ihres Mitteilungswertes beraubt.

Obgleich bei dem motorischen Aphasiker Substantive häufig begegneten, waren sie dennoch nicht so zahlreiche wie bei dem von BEIN und SHOKHOR-TROTSKAYA (1966) beschriebenen Fall eines Telegrammstils, in dem die Substantive 80 % der Mitteilung ausmachten. Der Unterschied zu unseren Ergebnissen (21 % Substantive, s. Tab. 1) erklärt sich wahrscheinlich durch die Tatsache, daß wir ein Standardinterview angewendet haben, während die genannten Autoren dem Kranken aufgetragen hatten, eine Folge von Bildern zu beschreiben. Dies hatte zu einer größeren Häufigkeit der Substantive geführt.

2. Morphologische Kategorien, welche bei dem sensorischen Aphasiker häufiger auftraten:

>Verben   (30,4 %)
>Adverbien   (48,1 %)
>Pronomen   (83,3 %)

Wichtigster Bestandteil dieser Gruppe ist das Verb und seine Determinanten, wobei allerdings von den Pronomen nur das Personalpronomen dazuzurechnen ist. Diese drei morphologischen Kategorien betragen zusammen mehr als die Hälfte der gesamten Äußerung des sensorischen Aphasikers, machen jedoch noch nicht einmal ein Drittel der gesamten Mitteilung des motorischen Aphasikers aus. Dies läßt sich durch den Telegrammstil des letzteren erklären, in dem sehr wenig Verben verwendet werden.

Die von einigen Autoren geäußerte Meinung, daß der Telegrammstil durch den fast ausschließlichen Gebrauch von Verben im Infinitiv charakterisiert sei, wird allerdings durch diesen Fall nicht bestätigt. So verwendete der hier beschriebene motorische Aphasiker nur vier, der sensorische Aphasiker jedoch elf Verben im Infinitiv.

Besondere Aufmerksamkeit verdient die Zunahme der Gebrauchshäufigkeit des Pronomens, die auf verschiedene Faktoren zurückzuführen ist: So ist das vermehrte Auftreten des Personalpronomens bei dem sensorischen

Aphasiker von der gesteigerten Häufigkeit des Verbs, als dessen Determinante es fungiert, abhängig. Die unbestimmten und demonstrativen Pronomen wiederum, die bei dem sensorischen Aphasiker doppelt so häufig sind wie bei dem motorischen, erklären sich durch die geringere Verwendung von Substantiven. Hier liegt die von WEPMAN und JONES (1966) beschriebene, umgekehrt proportionale Beziehung von Substantiven und Pronomen vor, indem diese als Stellvertreter der fehlenden Substantive fungieren. (Diese Beziehung ist allerdings nach unseren Ergebnissen auf demonstrative und indefinite Pronomen einzuschränken.)

3. Morphologische Kategorien, die bei beiden Aphasikern fast gleich häufig auftraten:
Dazu gehören die Zahlwörter, die Partikel "ja" und "nein", die Konjunktionen, die Interjektionen und die nicht-klassifizierbaren Wörter. Zu letzteren wurden all die Wörter gerechnet, bei denen sich aufgrund schlechter Aussprache eine Bestimmung der morphologischen Kategorie nicht vornehmen ließ. Diese recht heterogene Gruppe besteht überwiegend aus redeeinleitenden und redebegleitenden Wörtern, die einen recht geringen Informationsgehalt haben. Bei beiden Aphasikern machen sie ungefähr 20 - 25 % der gesamten Mitteilung aus.

Von älteren Autoren wurde aufgrund empirischer Beobachtungen, die jedoch nicht wortstatistisch abgestützt waren, vielfach behauptet, der Agrammatismus sei durch das Fehlen der funktionalen oder grammatikalischen Wörter wie Artikel, Präpositionen, Konjunktionen und Adverbien gekennzeichnet. Unsere Zählungen haben jedoch ergeben, daß diese sogenannten "kleinen Wörter" keine Einheit bilden, sondern sich recht unterschiedlich verhalten: So sind in den Äußerungen des motorischen Aphasikers die Adverbien zwar seltener, die Artikel und Präpositionen jedoch häufiger als bei dem sensorischen Aphasiker (bei den Konjunktionen läßt sich keine eindeutige Aussage machen).

Nach der Behandlung stellten sich die Häufigkeitsverhältnisse der morphologischen Kategorien im Rahmen der drei bereits besprochenen Gruppen wie folgt dar:

1. In der Gruppe des Substantivs und seiner Determinanten zeigte sich bei beiden Aphasieformen eine Häufigkeitszunahme, die mit Ausnahme der Substantive bei dem sensorischen Aphasiker größer war, so daß sich

der Unterschied, der in der Verwendung dieser Kategorien zwischen beiden Aphasieformen bestand, verringerte. Artikel und Präpositionen waren in den Äußerungen des sensorischen Patienten vor der Behandlung um 57,1 % bzw. 44,2 %, nach der Behandlung jedoch nur noch 19,6 % bzw. 15,4 % weniger häufig.

2. Eine noch auffälligere Änderung trat bei den Verben ein: diese waren vor der Behandlung bei dem sensorischen Aphasiker häufiger (30,4 %), nach der Behandlung überwogen sie jedoch bei dem motorischen Aphasiker (22,4 %). Dies ist auf den Einfluß der Therapie zurückzuführen, durch den die vor der Behandlung von dem sensorischen Aphasiker übermäßig gebrauchten Verben kontrollierter und seltener verwendet wurden. Der motorische Aphasiker wurde dagegen durch die Therapie in die Lage versetzt, die vor der Behandlung zu selten verwendete Kategorie vermehrt einzusetzen.

Was die Adverbien und Pronomen angeht, so war ihre Häufigkeit zwar bei beiden Aphasieformen verringert, jedoch bei dem sensorischen Aphasiker immer noch deutlich höher (70 %) als bei dem motorischen.

3. In der Gruppe der bei beiden Aphasikern nahezu gleich häufig auftretenden Kategorien schließlich war die Anzahl der Zahlwörter bei dem motorischen Aphasiker soweit zurückgegangen, daß sie nun bei dem sensorischen häufiger auftraten. Das gleiche gilt für die Partikel "ja" und "nein" und stellt ein weiteres Indiz für die deutlichere Besserung des motorischen Aphasikers dar, die auch von dem klinischen Bericht bestätigt wird. Denn die vermehrte Häufigkeit dieser Partikel ist ein Ausdruck der Redenot, indem sie dazu dienen, fehlende Informationswörter zu ersetzen.

Von den anderen Kategorien dieser Gruppe traten auch die Konjunktionen bei beiden Aphasieformen seltener auf, die nicht-klassifizierbaren, d.h. unverständlichen Wörter verschwanden als Folge der Besserung fast vollständig.

Das unterschiedliche Verhalten der "kleinen Wörter" ließ sich auch nach der Behandlung feststellen, während die Häufigkeit der Präpositionen bei beiden Aphasieformen anstieg, verringerte sich die Anzahl der Konjunktionen.

HÄUFIGKEITSVERTEILUNG, LEXIKALISCHE VARIABILITÄT UND VERHÄLTNIS VON SUBSTANTIVEN UND VERBEN

Substantive und Verben sind ohne Zweifel die wichtigsten morphologischen Kategorien. Sie bilden zwischen 30 und 40 % der gesamten Äußerungen und stellen 30 - 50 % der lexikalischen Varianten dieser Texte. Darüberhinaus weist ihnen ihre syntaktische Funktion als Subjekt und Prädikat eine wichtige Rolle zu.

Um sie herum gruppieren sich die anderen morphologischen Kategorien, welche die Aufgabe haben, die beiden Hauptkategorien zu ergänzen und genauer zu bestimmen, d.h. Adjektive, Artikel, Zahlwörter und Präpositionen können als Determinanten des Substantivs, Pronomen und Adverbien als Determinanten des Verbs betrachtet werden.

Es ist daher legitim, den Vergleich der beiden Aphasieformen bezüglich der Gebrauchshäufigkeit morphologischer Kategorien auf die Betrachtung des Verhältnisses von Substantiven und Verben einzuengen.

LEISCHNER stellte aufgrund empirischer Beobachtungen die Hypothese auf, daß die Häufigkeit beider Wortarten bei den einzelnen Aphasieformen unterschiedlich sei und somit ein differentielles Charakteristikum von motorischer und sensorischer Aphasie darstelle (LEISCHNER 1960:61):

> "Bei der motorischen Aphasie... besteht eine bestimmte Stufenleiter, nach der die Wortarten in Verlust geraten bzw. zurückgewonnen werden. Am resistentesten sind die Hauptworte, dann die Zeitworte...
> Bei der amnestischen Aphasie ist... die Stufenleiter der Resistenz der Wortarten umgekehrt wie bei der motorischen Aphasie. Diese Eigenschaft teilt die amnestische Aphasie mit der sensorischen Aphasie,..."

In der folgenden Tabelle 2 werden die Ergebnisse der Zählung von Substantiven und Verben bei deutschen und rumänischen Aphasikern bezüglich der Häufigkeit (A) und der lexikalischen Variabilität (B) dargestellt. Das Verhältnis von Substantiven und Verben in den jeweiligen Äußerungen wird dabei noch durch einen besonderen Quotienten (Substantive/Verben) verdeutlicht:

Tab. 2: Substantive und Verben bei deutschen und rumänischen Aphasikern.

A. Häufigkeit der morphologischen Kategorien:

	Vor der Behandlung		Nach der Behandlung	
	Motor. Aphasie	Sensor. Aphasie	Motor. Aphasie	Sensor. Aphasie
Deutsche Aphasiker				
Substantive	105	63	139	79
Verben	56	73	76	59
Substantive/Verben	1,9	0,9	1,8	1,3
Rumänische Aphasiker[1]				
Substantive	526	208		
Verben	319	541		
Substantive/Verben	1,7	0,4		

B. Lexikalische Variabilität (Anzahl verschiedener Wörter in jeder Kategorie):

	Motor. Aphasie	Sensor. Aphasie	Motor. Aphasie	Sensor. Aphasie
Deutsche Aphasiker				
Substantive	73	22	90	33
Verben	22	23	35	17
Substantive/Verben	3,3	0,95	2,7	1,9
Rumänische Aphasiker[1]				
Substantive	205	50		
Verben	37	44		
Substantive/Verben	6	1,2		

[1] Bei den rumänischen Aphasikern sind die Häufigkeitswerte der morphologischen Kategorien und der lexikalischen Formen größer als bei den deutschen Aphasikern, da die bei ihnen ausgezählten Mitteilungen länger waren. Die rumänischen Aphasiker wurden nur vor der Behandlung untersucht.

Aus Tabelle 2 ergibt sich, daß die Substantive in Relation zu den Verben in den Äußerungen des motorischen Aphasikers weitaus häufiger sind als bei dem sensorischen; nämlich bezüglich der Gesamthäufigkeit um das Doppelte (1,9 zu 0,9) und bezüglich der lexikalischen Variabilität um das Dreifache (3,3 zu 0,95).

Durch die Behandlung verringerte sich dieser Unterschied zwischen beiden Aphasieformen beträchtlich. Dennoch überwiegen die Substantive in den

Äußerungen des motorischen Aphasikers sowohl bezüglich der Gesamthäufigkeit (1, 8 zu 1, 3) als auch bezüglich der lexikalischen Variabilität (2, 7 zu 1, 9).

Die Verringerung des unterschiedlichen Substantiv/Verb-Verhältnisses bei beiden Aphasieformen ist dabei weniger auf die Substantive, deren Gebrauchshäufigkeit und lexikalische Variabilität durch die Besserung der anomischen Störung bei allen Aphasieformen zunimmt, sondern auf die schon erwähnte Änderung in der Verwendung von Verben (seltenere Verwendung durch den sensorischen, vermehrte Verwendung durch den motorischen Aphasiker) zurückzuführen.

In Tabelle 2 B wird das Verhältnis von Substantiven und Verben (vor der Behandlung) bei den beiden deutschen und zwei rumänischen Aphasikern (FRADIS et al. im Druck) dargestellt. Aus den Daten geht deutlich hervor, daß die Substantive bezüglich der beiden Parameter Gebrauchshäufigkeit und lexikalische Variabilität bei dem motorischen Aphasiker auch im Rumänischen überwiegen: d.h. die Anzahl der Substantive, ausgedrückt im Substantiv/Verb-Quotient, überwiegt bei der motorischen Aphasie im Deutschen bezüglich der Gesamthäufigkeit um das Doppelte (1, 9 zu 0, 9), im Rumänischen fast um das Vierfache (1, 7 zu 0, 4). Bezüglich der lexikalischen Variabilität ist der Quotient bei dem Deutschen ungefähr dreimal größer (3, 3 zu 0, 95), bei dem Rumänen jedoch fast fünfmal größer (6 zu 1, 2). Dies gilt natürlich nur für die Häufigkeitsverhältnisse vor der Behandlung, da für die rumänischen Aphasiker posttherapeutische Daten fehlen.

Obwohl die vier Aphasiker wegen der unterschiedlichen Sprachen und der Unmöglichkeit, völlig identische Vertreter einer bestimmten Aphasieform zu finden, nur bedingt vergleichbar sind, scheint es, daß die im Verhältnis zum Verb überwiegende Verwendung von Substantiven ein Charakteristikum der motorischen Aphasie in beiden Sprachen darstellt.

ZUSAMMENFASSUNG

In der voraufgehenden Untersuchung wurde aufgrund einer vor und nach der Behandlung bei einem motorischen und einem sensorischen Aphasiker erhobenen Wortartenstatistik der günstige Einfluß der Sprachtherapie auf die Gebrauchshäufigkeit morphologischer Kategorien nachgewiesen.

Der Vergleich des Verhältnisses von Substantiven und Verben bei den beiden deutschen und zwei rumänischen Aphasikern scheint darauf hinzudeuten, daß im Sinne von LEISCHNER (1960) der Unterschied beider Aphasieformen nicht nur auf den Kriterien der Redeflüssigkeit (fluent/non-fluent) und des Dysgrammatismus (Agrammatismus/Paragrammatismus), sondern auch auf einem unterschiedlichen Auftreten dieser zentralen morphologischen Kategorien beruht.

BIBLIOGRAPHIE

Bein, E. S.; Shokhor-Trotskaya, M. K. (1966) The preventive method of speech rehabilitation in aphasia. Cortex 2: 96-108

Fradis, A.; Mihăilescu, L.; Voinescu, I. (im Druck) L'analyse morphologique de la parole des aphasiques.

Goodglass, H.; Hunter, M. (1970) A linguistic comparison of speech and writing in two types of aphasia. Journal of Communication Disorders 3: 28-35

Hécaen, H.; Dubois, J.; Angelergues, R.; Vedrennes, C.; Marcie, P. (1964) Comparaison neurolinguistique et neuropsychologique de deux observations anatomo-cliniques d'aphasie. Revue Neurologique 111: 401-414

Lebrun, Y. (1967) Linguistic analysis of two cases of emissive aphasia. Journal of Neurological Sciences 4: 271-277

Leischner, A. (1960) Zur Symptomatologie und Therapie der Aphasien. Der Nervenarzt 31: 60-67

Tissot, R.; Mounin, G.; Lhermitte, F. (1973) L'agrammatisme. Brüssel: Dessart

Wepman, J. M.; Jones, L. V. (1966) Studies in aphasia. A psycholinguistic method and case-study. In: E. C. Carterette (ed.) Brain Function, vol. III. Berkeley & Los Angeles: University of California Press, 141-172

ZUR BEDEUTUNG LINGUISTISCHER BESCHREIBUNGS-
MODELLE IM RAHMEN DER APHASIOLOGIE *

Thomas A. Pollow

0 VORBEMERKUNGEN

Die Aphasiologie erweist sich aufgrund ihres Untersuchungsgegenstandes als ein interdisziplinärer Forschungsbereich par excellence; denn hirnorganisch bedingte Sprachstörungen geben Neurologen, Psychologen, Sprachheiltherapeuten, Logopäden und nicht zuletzt Linguisten und Kommunikationswissenschaftlern ein weites Betätigungsfeld. Dabei erweist es sich als notwendig, daß jede Disziplin das, was sie zur gemeinsamen Arbeit beiträgen kann, vor dem Hintergrund der eigenen Theorie für die anderen verständlich skizziert - auch wenn eine solche Darstellung dem jeweiligen Fachwissenschaftler verkürzend oder trivial erscheinen mag.

Unter diesem Gesichtspunkt kann sich die folgende Diskussion linguistischer Beschreibungsmodelle auf jene Aspekte beschränken, die für die Analyse aphatischer Sprache - und somit mittelbar auch für ihre Therapie - einen gewissen Beschreibungs-, eventuell sogar Erklärungswert besitzen.

Um dem interessierten fachfremden Leser die Möglichkeit zu vertiefender Lektüre zu geben, wird jedoch an den entsprechenden Stellen auf einschlägige Literatur hingewiesen.

Die umgekehrte Blickrichtung in der Zusammenarbeit von Aphasiologie und Linguistik, d.h., die Bedeutung aphatischer Erscheinungen für die Ausbildung und Verifizierung linguistischer Theorien - wie sie z.B. BIERWISCH 1970 in seiner "Fehlerlinguistik" begründet - soll in diesem Aufsatz völlig außer acht gelassen werden, kann aber die Wechselwirkung zwischen beiden Disziplinen andeuten.

1 ALLGEMEINE ANMERKUNGEN ZUM CHARAKTER VON GRAMMATIKMODELLEN

Der im Titel und in der Vorbemerkung verwendete Ausdruck "linguistisches Beschreibungsmodell" kann als eine vereinfachende Umschreibung des Terminus "Grammatik" aufgefaßt werden. Der Begriff "Grammatik" ist in seinem Sprachgebrauch mehrdeutig. Neben präskriptiven oder normativen Grammatiken, wie sie im Sprachunterricht angewandt werden - auch Lehr-

---

* Originalbeitrag

bücher werden umgangssprachlich als "Grammatiken" bezeichnet -, gibt es die von Linguisten entworfenen deskriptiven Grammatiken, die der Beschreibung und Erklärung der menschlichen Sprache mittels formaler Regeln dienen sollen.

Darüberhinaus kann eine Grammatik auch als ein internalisiertes Regelsystem aufgefaßt werden, über das der ideale Sprecher/Hörer einer Sprache als "native speaker" automatisch verfügt. So definiert z.B. CHOMSKY 1965 (1969:19) eine generative Grammatik als "ein Regelsystem, das auf explizite und wohldefinierte Weise Sätzen Strukturbeschreibungen zuordnet." Geht man von dieser Ansicht aus, so lassen sich Aphasien als Störungen bzw. Ausfälle dieses im Gehirn internalisierten Systems auffassen und somit auch im Rahmen eines Grammatikmodells beschreiben - allerdings nur unter der Prämisse, daß sich der aphatische Sprachabbau tatsächlich regelhaft vollzieht.

Für den Bereich der Phonologie hat schon JAKOBSON 1944 auf eine solche Regelhaftigkeit hingewiesen, für die übrigen linguistischen Bereiche lassen Untersuchungen zur Komplexität sprachlicher Strukturen (z.B. GOODGLASS 1968; BERKO-GLEASON et al. 1975; LASKY et al. 1975) zumindest den Schluß zu, daß bestimmte Strukturen regelhaft vor anderen gestört werden, so daß die obige Prämisse als gegeben angesehen werden kann.

Auf die Beziehungen zwischen Grammatik und linguistischer Theorie soll in diesem Rahmen nicht eingegangen werden, da eine solche wissenschaftstheoretische Diskussion in keiner direkten Beziehung zur Diagnose und Therapie von Aphasien steht. Vgl. hierzu u.a. CHOMSKY 1965 (1969, vor allem S. 39 ff.) sowie WUNDERLICH 1974.

1.1 GRAMMATIK ALS ANALYSE- BZW. PRODUKTIONS-REZEPTIONSMODELL

In der Beurteilung dessen, was eine deskriptive Grammatik leisten kann, stehen sich die Auffassungen von einem Analyse- und einem Produktions-Rezeptionsmodell gegenüber.

Ursprünglich, d.h. nach der Veröffentlichung der grundlegenden Arbeiten zur generativen Transformationsgrammatik (CHOMSKY 1957, 1965) war man der Ansicht, ein Modell gefunden zu haben, das auch der psychologischen Seite der Sprache gerecht werden könnte. Hier bot sich z.B. ein Ansatz zur Erklärung der erstaunlichen Schnelligkeit des frühkindlichen Spracherwerbs, aber auch der Fähigkeit des Menschen, unbegrenzt viele Sätze produzieren und verstehen zu können. In diesem Zusammenhang versuchte man in dem neuen Wissenschaftszweig der Psycholinguistik die im Rahmen der Transformationsgrammatik eingeführten theoretischen Konstrukte als psychologisch real nachzuweisen. Zeitweise glaubte man sogar, die Vorgänge bei der Produktion und Rezeption von Äußerungen in direkter Analogie durch Phrasenstrukturregeln wiedergeben zu können, so daß dabei die zeitlich-lineare Abfolge des En- bzw. Dekodierens durch das entsprechende Grammatikmodell ausgedrückt würde (YNGVE 1960; JOHNSON 1965).

Die anfängliche Euphorie auf diesem Gebiet ist mittlerweile einer erheblichen Skepsis gewichen, da sich u. a. die psychologische Realität der für ein solches Produktions-Rezeptionsmodell konstitutiven grammatischen Einheiten nur bedingt hat nachweisen lassen.

Eine sehr gründliche Darstellung und Bewertung der entsprechenden psycholinguistischen Experimente findet sich bei ENGELKAMP 1974, Kap. 2.

Aus diesem Grunde sollte auch die Aphasiologie in dieser Hinsicht keine zu großen Erwartungen an die Linguistik stellen, denn die heute zur Verfügung stehenden Grammatikmodelle können in erster Linie nur als sprachliche Analyseverfahren angesehen werden, d.h., das von den Linguisten bereitzustellende Instrumentarium kann vorläufig nur zur Klassifikation und Beschreibung aphatischer Fehlleistungen dienen.

Aussagen darüber, wo und wie sich Funktionsstörungen im Gehirn tatsächlich abspielen, kann man in diesem Zusammenhang bestenfalls auf hypothetischer Ebene erwarten. Um sie zu verifizieren und präzisieren, bedürfte es eines neurolinguistischen Sprachproduktions-Rezeptionsmodells. Wenn es auch Vorschläge hierzu - zum Teil sogar speziell auf die Aphasiologie bezogen - gibt, so ist doch generell dem Urteil LENNEBERGs zuzustimmen (1975:4):

> "The diagrams that some "neurolinguists" draw, showing cortical centers for various types of language behavior interconnected by directional arrows, are fairly speculative."

Für die in den 60er Jahren entstandenen Modelle vgl. die Überblicke bei GREEN 1969 und OSGOOD u. MIRON 1963. Für die jüngste Zeit seien noch die Ansätze von WEIGL u. BIERWISCH 1970, WHITAKER 1971 a,b sowie HÉCAEN 1974 erwähnt.

1.2 DIE DREI EBENEN DER ADÄQUATHEIT

Wenn wir in diesem Aufsatz auch nicht auf das Verhältnis von linguistischer Theorie und Grammatik eingegangen sind, so ist es doch selbstverständlich, daß auch ein in der Aphasiologie verwandtes linguistisches Beschreibungsmodell den allgemeinen wissenschaftstheoretischen Voraussetzungen Genüge leisten muß. Hierzu gehört neben Kriterien wie Einfachheit und Widerspruchsfreiheit u. a. auch die Forderung nach Adäquatheit.

CHOMSKY (1965) hat die Adäquatheit als Bewertungs- und Auswahlkriterium für Grammatiken vorgeschlagen und unterscheidet dabei drei hierarchisch aufeinander aufbauende Ebenen:

1) **Beobachtungsadäquatheit** ist dann gegeben, wenn eine Grammatik in der Lage ist, alle Sätze einer Sprache zu erzeugen, und zwar nur die grammatischen.
2) **Beschreibungsadäquatheit** kommt einer Grammatik dann zu, wenn sie den von ihr erzeugten grammatischen Sätzen auch noch korrekte strukturelle Beschreibungen zuordnen kann.
3) **Erklärungsadäquatheit** trifft in der Regel nur auf linguistische Theorien zu, und zwar auf solche, die in der Lage sind, auf der Grundlage primärer sprachlicher Daten ein System von Regeln auszuwählen, das diese Daten beschreibt und erzeugt (mit anderen Worten: eine beschreibungsadäquate Grammatik).

Vor dem Hintergrund dieser Bewertungsskala wird nun vielleicht deutlicher, wieso im Titel des Aufsatzes von "Beschreibungs"modellen die Rede war. Die am weitesten gehende Forderung nach Erklärungsadäquatheit würde bedeuten,

> "daß die in Frage stehende linguistische Theorie eine Erklärung für die sprachliche Intuition des muttersprachlichen Sprechers vorschlägt."
> (CHOMSKY 1964: 924, zitiert nach WUNDERLICH 1974: 89)

Bei Normalsprechern kann man davon ausgehen, daß alle Angehörigen einer Sprachgemeinschaft ein **gleichermaßen verfügbares** Inventar sprachlicher Grundregeln und -muster besitzen. Demgegenüber muß man im Bereich der Patholinguistik angesichts der Vielfalt aphatischer Erscheinungen berücksichtigen, daß die jeweils verschiedene Ätiologie zumindest mitbestimmend in das Erscheinungsbild aphatischer Äußerungen eingreift, so daß eine **Erklärung** sprachpathologischer Phänomene nicht ausschließlich auf der linguistischen, sondern auch auf der neurologisch-psychologischen Seite zu suchen ist. Insofern würde man von einem patholinguistischen Ansatz zuviel erwarten, wenn man von ihm Erklärungsadäquatheit verlangte.

Über die beiden verbleibenden Ebenen der Beobachtungs- und Beschreibungsadäquatheit kann man sagen, daß die erstere bei einer richtigen Darstellung der Daten, die letztere bei einer richtigen Darstellung der Fakten gegeben ist. Der Unterschied zwischen Daten und Fakten läßt sich nach WUNDERLICH 1974 : 88 dahin auflösen, daß "Daten... in einzelnen Beobachtungen..., Fakten in generalisierender und abstrahierender Weise festgestellt" werden. Da die Linguistik ihren Platz im Rahmen der Aphasiologie vor allem in Hinblick auf Diagnostik und Therapie haben soll, sind generalisierende Aussagen über die strukturelle Beschreibung aphatischer Sprache und somit ein beschreibungsadäquates Grammatikmodell nötig.

Einen Überblick über Fragen der Adäquatheit - nicht nur auf die generative Grammatik bezogen - vermittelt WUNDERLICH 1974, Kap. 3.

2 ZENTRALE BEGRIFFE IN MODERNEN LINGUISTISCHEN ANSÄTZEN

Die Entwicklung in der Linguistik hat sich seit Ende der 50er Jahre sehr schnell vollzogen und zu einer starken Auffächerung im Bereich linguistischer Modellbildung geführt. Dennoch gibt es ein "Grundvokabular" von Ausdrücken, die - ausgehend von der generativen Transformationsgrammatik CHOMSKYs - Eingang in die Mehrzahl der heute diskutierten Ansätze gefunden haben. Einigen dieser Begriffe kommt für die Beschreibung und Erklärung aphatischer Sprache möglicherweise besondere Bedeutung zu, so daß sie im folgenden näher erläutert werden sollen.

Einen Überblick über die Geschichte der neueren Linguistik bieten neben allgemeinen Einführungen (LYONS 1971; HEESCHEN 1972) die Arbeiten von HELBIG 1971 und VATER 1975.

2.1 KOMPETENZ UND PERFORMANZ

CHOMSKY 1965 (1969 : 14) macht die

> "grundlegende Unterscheidung zwischen Sprachkompetenz (competence; die Kenntnis des Sprecher-Hörers von seiner Sprache) und Sprachverwendung (performance; der aktuelle Gebrauch der Sprache in konkreten Situationen)."

Diese Begriffe gehen zurück auf die SAUSSUREsche Trennung von "langue" (Sprache) und "parole" (Sprechen), wobei der "langue" als einem statisch-systematischen Inventar von Zeichen jedoch der dynamisch-generative Aspekt der Kompetenz fehlt.

Mit Hilfe der Kompetenz lassen sich z.B. die menschliche Fähigkeit, unbegrenzt viele Sätze produzieren und verstehen zu können, oder die Kürze der

Spracherwerbsphase erklären. Für die Aphasiologie ist die Kompetenz-Performanz-Dichotomie noch aus einem weiteren Grunde interessant:

Ausgehend von der Annahme, daß jedem Gebrauch von Sprache die unbewußte Kenntnis des Regelapparates dieser Sprache zugrunde liegt, kann man Aphasie aus linguistischer Sicht entweder als Störung des Sprach b e s i t z e s (= Kompetenzstörung) oder als Störung der Sprach v e r w e n d u n g (= Performanzstörung) definieren. Die Entscheidung für eine der beiden Definitionen impliziert jedoch bereits weitreichende Folgen für die jeweilige Konzeption der Therapie.

Geht man von einer Kompetenzstörung aus, so bedeutet dies, daß der Patient im Rahmen der Therapie sprachliche Fähigkeiten n e u l e r n e n muß. Somit würde die Therapie praktisch eine Art Zweitsprachenerwerb beinhalten, für den möglicherweise auch Methoden der Fremdsprachendidaktik Berücksichtigung finden könnten.

Allerdings wäre es falsch - auch wenn man Aphasie als Kompetenzverlust verstehen würde -, die Parallelität von Rehabilitationsprozeß und Zweitsprachenerwerb überzubewerten, da beim Fremdsprachenerwerb im Gegensatz zur Aphasie dem Lernenden in Form der Muttersprache ein völlig intaktes Sprachsystem zur Verfügung steht, so daß der Lernprozeß durch die in einem System bereits vorhandene Kompetenz mittels Analogiebildung oder Kontrastierung gefördert werden kann.

Daß prinzipiell eine völlige Wiedergewinnung des Sprachvermögens möglich ist, zeigen die Heilungserfolge bei aphatischen Kindern innerhalb des ersten Lebensjahrzehnts (LENNEBERG 1967). Hier spielen jedoch möglicherweise die noch nicht abgeschlossenen Hirnreifungsprozesse eine Rolle, insofern als bis zu diesem Alter intakte Hirnteile aufgrund der noch vorhandenen Plastizität des Gehirns die ausgefallenen Funktionen übernehmen können.

Der Definition der Aphasie als Performanzstörung liegt die Auffassung von Performanz als einem komplexen System einzelner Komponenten zugrunde. Diese Komponenten sind einerseits funktional relativ autonom, beziehen sich andererseits aber auch immer in spezifischer Weise auf die zugrunde liegende Kompetenz. So könnte man aphatische Syndrome als Störungen innerhalb der Komponenten des Performanzsystems auffassen, d. h., die R e a l i s i e r u n g bestimmter zugrunde liegender sprachlicher Fähigkeiten ist - momentan oder über einen längeren Zeitraum hinweg, schlimmstenfalls ad exitum - nicht mehr gegeben. Bei einem so gelagerten Krankheitsbild könnte der Therapeut versuchen, über die noch intakten sprachlichen Kanäle die nicht mehr verfügbaren Leistungen wieder freizusetzen. Anstatt der E r s e t z u n g von Fähigkeiten wie bei der Annahme einer Kompetenzstörung wäre also nur ihre W i e d e r h e r s t e l l u n g erforderlich.

Ein solches Verfahren ist unter dem Namen "Deblockierungsmethode" von
dem Ostberliner Neuropsychologen Egon WEIGL und seinem Team an der
Arbeitsstelle für Sprachpathologie an der Akademie der Wissenschaften entwickelt und erfolgreich angewandt worden.

Deblockierung = "Transfer einer speziellen Leistung von einer intakten
Komponente der Performanz auf eine gestörte." (WEIGL u. BIERWISCH
1970, dt. 1974: 441)

So ist es nicht überraschend, daß vor allem aus diesem Kreis Argumente
für die Annahme einer intakten Kompetenz (und somit für eine Performanzstörung) vorgebracht werden. So führen z.B. WEIGL u. BIERWISCH (1970)
folgende Gründe an:

1) Die Sprachleistungen eines einzigen Aphatikers können auch innerhalb
derselben Komponente sehr unterschiedlich sein (z.B. Gelingen und
Mißlingen derselben Benennungsaufgabe in aufeinanderfolgenden Therapiesitzungen). Eine solche Leistungsfluktuation läßt sich nicht mit
einem Kompetenzverlust in Einklang bringen.

2) Bei Aphatikern sind oft nur einzelne Komponenten der Sprachverwendung
gestört. Würde man solche Beeinträchtigungen als Verlust der zugrunde
liegenden Kompetenz betrachten, so müßte man jeder gesondert gestörten Performanzkomponente (z.B. Spontansprechen, Nachsprechen, rezeptives Lesen, expressives Lesen) eine eigene Kompetenz zusprechen.
Dies erscheint angesichts der engen Beziehung zwischen diesen Komponenten äußerst unwahrscheinlich und würde auch der wissenschaftstheoretischen Forderung nach Einfachheit und Übersichtlichkeit eines Modells widersprechen.

3) Die in den Fallstudien ausgewiesenen Erfolge der Deblockierungsmethode lassen sich nur erklären, wenn die deblockierten Fähigkeiten noch
vorhanden waren, d.h. bei intakter Kompetenz. Die andere theoretisch
denkbare Erklärung, das Wiedererlernen von Fähigkeiten, muß aufgrund
des beschriebenen Therapieverlaufes ausgeschlossen werden.

Gegen die hier diskutierte Übertragung von Kompetenz-Performanz-Modellen auf die Aphasie sind in jüngster Zeit generelle Einwände erhoben worden.
So bezweifelt z.B. HEESCHEN (1973:25), ob

"die aphatischen Symptome in den Termini einer von allen...Gebrauchstermini (z.B. Gebrauchshäufigkeit von Wörtern - Verf.) abstrahierenden Kompetenztheorie in einsichtsvoller Weise zu beschreiben"

sind. Stattdessen fordert er ein multizentrales Sprachmodell, in dem - je-

weils in Bezug auf enger abzugrenzende Sprachmodalitäten - die für die
Aphasiologie tatsächlich differenzierenden Spracheigenschaften Berücksichtigung finden.

Für weitere Kritik an Performanz-Kompetenz-Modellen vgl. vor allem
WHITAKER 1971 a und b, dessen Argumentation jedoch teilweise fragwürdig
erscheint.
Im übrigen beschränkt sich die Kritik an der Anwendung der Kompetenz-Performanz-Dichotomie nicht auf Diskussionen im Bereich der Patholinguistik. Vgl. z.B. BOERSCH 1976 für psycholinguistische Fragestellungen.

Obwohl solche Einwände für die patholinguistische Theoriebildung sicher
berechtigt und diskussionswürdig sind, kann ihre weitere Behandlung für
unsere Fragestellung ausgeklammert werden, da Fragen nach theoretischen
Konstrukten wie der Kompetenz für die erste Phase patholinguistischen Arbeitens, für die analytisch-diagnostische Erstellung von Fallstudien, von
sekundärem Charakter sind. Für die zweite Phase, für das Erarbeiten von
Sprachmodellen und ihre Umsetzung in Therapiemaßnahmen, sind sie zwar
wesentlich, können aber nur sinnvoll im Zusammenhang mit Vorschlägen
für ganze Modelle diskutiert werden, was den Rahmen des Aufsatzes sprengen würde.

Trotz gewisser Bedenken bleibt somit fürs erste an der Kompetenz-Performanz-Dichotomie als an einer für die Beschreibung von Aphasien nützlichen
Unterscheidung festzuhalten. Wie in der allgemeinen Linguistik sollten jedoch
auch in der Patholinguistik Modifikationen und Erweiterungen des CHOMSKYschen Kompetenzbegriffs vorgenommen werden. Gedacht ist hierbei vor allem an den Begriff der "kommunikativen Kompetenz" (vgl. HABERMAS 1971,
HYMES 1972). Er dient zur Beschreibung der Fähigkeit, in gegebenen Situationen kommunikativ angemessen interagieren zu können, und würde - sofern
man eine intakte kommunikative Kompetenz annimmt - einen Erklärungsansatz für die erfolgreichen Umwegsstrategien des Aphatikern bei der Kommunikation bieten.

2.2 TIEFENSTRUKTUR UND OBERFLÄCHENSTRUKTUR

Mit den Ausdrücken "Tiefenstruktur" und "Oberflächenstruktur" wird ein
weiteres Begriffspaar aus der modernen Linguistik eingeführt. Aufgrund
dieser Annahme läßt sich jede konkrete Äußerung - repräsentiert als Oberflächenstruktur - auf eine inhaltlich und formal eindeutige zugrunde liegende
Form, die Tiefenstruktur, zurückführen. So kann man z.B. die Doppeldeutigkeit des Satzes:

(1) Die Beurteilung des Patholinguisten war positiv

erklären, indem man ihn aus zwei verschiedenen Tiefenstrukturen ableitet:
(1') Der Patholinguist beurteilt etwas positiv.
(1") Jemand beurteilt den Patholinguisten positiv.

Für die Aphasiologie erweist sich die Annahme von Tiefen- und Oberflächenstruktur als nützlich, da aphatische Äußerungen oft fragmentarisch bleiben, wie z.B. das Phänomen des Agrammatismus zeigt. In einem Zwei-Ebenen-Modell könnte dies so interpretiert werden, daß die Anormalien als Fehlentwicklungen der Satzbildung auf dem Weg von der Tiefen- zur Oberflächenstruktur entstehen. Eine solche Sichtweise bietet den Vorteil, die stark variierenden Äußerungen des Aphatikers auf eine einheitliche Basis zurückführen zu können, wodurch überhaupt erst Sprachvergleiche von Aphatikern untereinander und mit Normalsprechern ermöglicht werden.

Parallel zur Annahme einer kommunikativen Kompetenz könnte das Postulat einer vollständigen und eindeutigen Tiefenstruktur darüberhinaus erklären, wieso Aphatiker trotz semantischer, syntaktischer und/oder phonologischer Verstümmelungen ihrer Sprache noch relativ erfolgreich kommunizieren können.

Die vorgetragenen Hypothesen implizieren zweierlei, worüber hier aber nicht weiter diskutiert werden soll:
1) die psychologische Realität der TS-OS-Unterscheidung, die jedoch aufgrund einer Reihe psycholinguistischer Experimente als relativ gesichert angesehen werden kann (vgl. z.B. ENGELKAMP 1974 für einen Überblick)
2) das Wissen um die syntaktischen bzw. semantischen Beziehungen zwischen Tiefen- und Oberflächenstruktur kann als Teil der Kompetenz aufgefaßt werden, deren Intaktheit somit wieder vorausgesetzt werden müßte.

2.3 TRANSFORMATIONEN

Die für das Funktionieren eines solchen Zwei-Ebenen-Modells notwendige Überführung von der Tiefen- zur Oberflächenstruktur wird von einem Regeltyp geleistet, der unter der Bezeichnung "Transformation" Eingang in die moderne Sprachwissenschaft gefunden hat.

Transformationen in diesem Sinne sind von CHOMSKY eingeführt worden und sind auch namengebend für das von ihm entwickelte Modell der Generativen Transformationsgrammatik (abgekürzt: GTG oder TG). In Abgrenzung hierzu ist der zuvor schon von HARRIS gebrauchte Transformationsbegriff zu sehen (vgl. z.B. HELBIG 1971 oder WUNDERLICH 1974).

Mit Hilfe von vier Elementartransformationen lassen sich alle Veränderungen der zugrunde liegenden Struktur über eine Reihe von Zwischenstufen bis hin zu einer Strukturbeschreibung vollziehen, die der intendierten oberflächlichen der Äußerung entspricht:

1) Adjunktion   - Hinzufügung eines neuen Elementes (in den Strukturbaum)
2) Tilgung   - Löschung eines Elementes (im Strukturbaum)
3) Substitution - Ersetzung eines Elementes (im Strukturbaum) durch ein neues
4) Permutation - Vertauschung eines Elementes (im Strukturbaum)

Von diesen vier Grundoperationen dürften beim Aphatiker vor allem Tilgung und Substitution überrepräsentiert sein.

Die Anzahl der Grundoperationen läßt sich verringern, indem man Substitution und Permutation als Kombination aus Tilgung und Adjunktion beschreibt.

Der Ausfall bzw. die falsche Anwendung von Transformationen würde viele Eigenarten der aphatischen Sprache, vor allem im syntaktischen Bereich, erklären. Folgerichtig hat man daher versucht, die Verfügbarkeit von Transformationen als diagnostisches Kriterium in Aphasietests anzuwenden (vgl. u. a. BERKO-GLEASON et al. 1975; PEUSER 1976).

Ausgehend von psycholinguistischen Experimenten (SAVIN-PERCHONOCK 1965) glaubte man, daß sich die verschiedenen transformationellen Umformungen (z.B. Frage - Negation - Emphase - verneintes Passiv - verneinte Passivfrage) aufgrund ihrer Komplexität bzw. der Anzahl der beteiligten Einzeltransformationen in einer Komplexitätsskala ordnen ließen.

Zur Darstellung und Beurteilung dieser Experimente - ihre Verläßlichkeit ist umstritten - vergleiche SLOBIN 1974:35ff.; ENGELKAMP 1974:63ff.

Tatsächlich zeigte sich auch bei Aphatikern eine solche Abstufung (vgl. BERKO-GLEASON et al. 1975:458, Tabelle 2), so daß die Hypothese bestätigt wird, derzufolge Konstruktionen, die auf eine oder mehrere Transformationen zurückzuführen sind, störungsanfälliger als die "einfachen" Konstruktionen sind.

Im Zusammenhang mit einer Übertragung des Transformationskonzeptes auf die Aphasiologie bleiben noch viele Fragen offen, von denen einige hier erwähnt werden sollen:

- Ist die Rangordnung des Ausfalls von Transformationen tatsächlich eine Bestätigung der JAKOBSONschen Theorie über die Spiegelbildlichkeit von Spracherwerb und Sprachverlust?

- Kann ein Test der Verfügbarkeit unterschiedlich komplexer Transformationen als Maßstab für den Schweregrad von Aphasien dienen?
- Welche Rolle spielt die Speicherkapazität des Gehirns bei der korrekten Anwendung von Transformationen? Diese Frage leitet sich aus Teilergebnissen von BERKO-GLEASON et al. (1975) ab. Hier hatte sich nämlich gezeigt, daß die zweimalige (im Sinne der Linguistik also rekursive) Anwendung einer relativ gut beherrschten Transformation (Attribuierung) den meisten Aphatikern große Schwierigkeiten bereitete. Eine solche Beschränkung der Möglichkeit rekursiver Regelanwendung könnte erklären, wieso Aphatiker nur sehr selten eingebettete Sätze produzieren.

3 EXEMPLARISCHE BEHANDLUNG KONKRETER ANSÄTZE

Nachdem bisher allgemeine Beschreibungsprinzipien und theoretische Grundlagen linguistischer Modelle erörtert wurden, soll nun exemplarisch auf die Verwertbarkeit einzelner Ansätze eingegangen werden. Dabei werden die folgenden drei Ansätze aus der bestehenden Vielfalt ausgewählt:

1) **Traditionelle Grammatik**, da alle diejenigen, die keine spezielle linguistische Ausbildung erhalten haben, von der eigenen Schulzeit her mit diesem Ansatz vertraut sein dürften.

2) **Generative Transformationsgrammatik**, da fast alle heute zur Diskussion stehenden Grammatikmodelle von diesem zentralen Ansatz beeinflußt wurden - entweder als eine direkte Weiterentwicklung der "Standardtheorie" (CHOMSKY 1965) oder als eine aus der Darlegung ihrer Mängel entstandene Alternative.

3) **Mischgrammatik**, da wahrscheinlich keines der vorliegenden Modelle in toto auf die Sprachpathologie übertragbar erscheint. So ergibt sich die Notwendigkeit, aus den verschiedenen Ansätzen ein Modell zu entwickeln, das den Eigenarten gestörter Sprache gerecht wird.

Aufgrund der Spiegelbildtheorie von Spracherwerb und Sprachverlust wäre es prinzipiell denkbar, Modelle, die für die Kindersprache entwickelt wurden, auch in der Aphasiologie zu verwenden. Wir wollen hier jedoch auf die Diskussion dieser Möglichkeit verzichten - nicht zuletzt wegen der Fragwürdigkeit, die solche Modelle zum Teil auch innerhalb der Spracherwerbsforschung haben.

In der Betrachtung der Sprache werden im allgemeinen eine syntaktische, semantische und phonologische Ebene unterschieden.

Der pragmatische Aspekt zielt vor allem auf die Verwendungsseite von Sprache, also auf das Sprechen, und bedarf insofern einer gesonderten Behandlung.

Obwohl diese drei Komponenten in enger Wechselwirkung stehen, wollen
wir uns aus Gründen der Übersichtlichkeit in diesem Aufsatz auf die syntaktische Analyse beschränken. Sie soll in allen Modellen an demselben
Beispielsatz vorgenommen werden, um so die Unterschiede in der Beschreibung zu verdeutlichen. Da die Modelle auf verschiedene aphatische Symptome unterschiedlich adäquat reagieren, könnte durch die Auswahl eines
entsprechenden Fehlertyps bereits die Befürwortung oder die Ablehnung
eines Modells prädiziert werden. Daher wird als Untersuchungsgegenstand
ein korrekter Satz gewählt, der allerdings von einem Aphatiker geäußert
wurde, was uns bei aller Diskussion über gestörte Sprache daran erinnern
soll, daß auch Aphatiker noch korrekte Sätze bilden können:

(2) Der Vater holte einen Taxifahrer.
(Marianne M., motor.-amnest. Aphasie - Material PEUSER 1978)

Um den Praxisbezug zwischen Grammatikmodell und aphatischer Sprache
herzustellen, wird jeweils auf entsprechende Fallstudien hingewiesen.

3.1 TRADITIONELLE GRAMMATIK

Traditionelle Grammatik wird hier als Sammelbegriff für die Modelle verstanden, die im Rahmen der traditionellen Sprachwissenschaft, d.h. vor
dem Aufkommen moderner linguistischer Theorien wie der TG, entwickelt
wurden (z.B. ERBEN 1958; BRINKMANN 1962). Sie haben über die Schulgrammatik den Sprachunterricht der letzten Jahrzehnte entscheidend beeinflußt und zeichnen sich insofern oft - wie z.B. die DUDEN-Grammatik -
durch einen normativen Charakter aus. Darüberhinaus verzichten sie weitgehend auf die Formalisierung eines Regelapparates zur Erzeugung von Sätzen.

Einen Überblick über die historische Entwicklung sowie eine Charakterisie-
rung der einzelnen Ansätze bietet ERLINGER 1969.
Die Funktionsweise dieser traditionellen Grammatik wird in anschaulicher
Weise beschrieben bei WEBER 1977 (in Gegenüberstellung zur TG).
Wir haben den Terminus "traditionelle Grammatik" hier bewußt in einem
weiteren Sinne gebraucht. Eigentlich versteht man hierunter nur die "vor-
strukturalistische Grammatik, die ältere Schulgrammatik" (LEWANDOWS-
KI 1975:775).

Von den in der traditionellen Grammatik benutzten Beschreibungsmitteln
ist es vor allem das Prinzip des Satzbauplanes, das besondere Beachtung verdient. Als Satzbaupläne bezeichnet man die der konkreten Satzbildung
zugrunde liegenden Muster. Ihre exakte Definition ist jedoch davon abhängig,
ob man sie auf der Ebene der innersprachlichen Bedeutung, des außersprach-

lichen Sachverhalts oder der äußeren Form betrachtet (vgl. WEBER 1977: 68 ff.). Realisiert werden sie als "Kernsätze", die als aktuelle Äußerung zwar relativ selten sind, aber als Satzbauplan zum Kern auch des komplexesten Satzes gehören.

Kernsatz wird hier zur Bezeichnung einfacher, nicht weiter reduzierbarer Aussagesätze vor allem im heuristischen Sinne benutzt und ist nicht mit den "kernel sentences" von CHOMSKY (1957) gleichzusetzen. In den "Syntactic Structures" werden hierunter Sätze verstanden, die nur von Phrasenstrukturregeln und obligatorischen Transformationen erzeugt werden.

Im Grammatik-DUDEN (^{3}1974: 488 f.) findet sich eine Aufstellung von 23 Haupt- und 14 Neben-Satzbauplänen. Diesem Schema folgend wäre unser Beispielsatz zu beschreiben als eine Realisierung des Satzbauplanes I, 2, der durch die Satzgliedfolge "Subjekt + Prädikat + Akkusativobjekt" charakterisiert wird. Darüberhinaus läßt er sich noch näher bestimmen als ein Bestandteil der Gruppe der unbeschränkt passivfähigen Sätze.

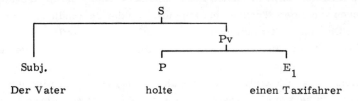

(S - Satz; Pv - Prädikatverbindung; P - Prädikat; E_1 - Ergänzung vom Typ 1 (Akkusativobjekt))

Für die Beschreibung von Aphasien wurde das Konzept des Satzbauplanes erstmals von KANDLER in den frühen 50er Jahren eingesetzt (vgl. PANSE et al. 1952). Es erscheint insofern nützlich, als mit seiner Hilfe komplexe Äußerungen auf einen einfachen, klassifizierbaren Aussagekern zurückzuführen sind. Da komplexe Äußerungen bei Aphatikern relativ selten, in der Sprache des Normalsprechers aber weitverbreitet sind, könnten die anzunehmenden Reduktionserscheinungen sich an den Grundmustern der Satzbaupläne orientieren, die somit möglicherweise für die Diagnostik einsetzbar wären.

Ähnlich argumentieren z.B. auch CRYSTAL et al. 1976 für die stärkere Berücksichtigung von "sentence-construction-types".
Für die aktuelle linguistische Diskussion deutscher Satzbaupläne sei verwiesen auf ENGELEN 1976, ENGEL 1977 sowie WEBER 1977.

3.2 GENERATIVE TRANSFORMATIONSGRAMMATIK

Das Modell der generativen Transformationsgrammatik ist in vielen einschlägigen Einführungen kurz und knapp beschrieben worden, so daß sich hier eine weitere Einführung erübrigt.

Verwiesen sei hier z.B. auf BARTSCH et al. 1977 oder GUTKNECHT und PANTHER 1973.

Darüberhinaus wurden in Teil 2 mit den Termini Kompetenz-Performanz, Tiefenstruktur-Oberflächenstruktur sowie Transformationen bereits zentrale Begriffe dieses Ansatzes eingeführt. Für unsere Satzanalyse seien noch die folgenden Informationen gegeben:
CHOMSKY unterscheidet zwischen einer zentralen generativen Komponente (Syntax) und zwei interpretativen Komponenten (Semantik und Phonologie), die ein zusammenhängendes System bilden. In der syntaktischen Komponente wird ein Basisteil mit Phrasenstruktur- und Subkategorisierungsregeln unterschieden von einem Transformationsteil, der die Umwandlung von der Tiefen- zur Oberflächenstruktur vornimmt. Tiefen- und Oberflächenstruktur sind ihrerseits die Ausgangsstufen für die interpretativen Komponenten Semantik bzw. Phonologie.

Eine Möglichkeit der Darstellung der syntaktischen Verhältnisse ist der Strukturbaum, in dem die Tiefenstruktur als das Ergebnis von Phrasenstrukturregeln in einem Konstituenzschema wiedergegeben wird.

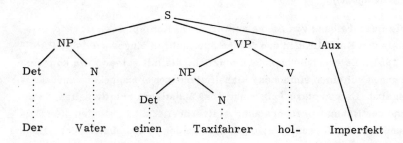

(S - Satz; NP - Nominalphrase; VP - Verbalphrase; N - Nomen; Aux - Auxiliarkomplex (u.a. Tempus); Det - Determinans (Artikel etc.); V - Verb)

Phrasenstrukturregeln: 1) S → NP + VP + Aux
2) NP → Det + N
3) VP → V + NP

Lexikonregeln zur Einsetzung lexikalischer Formative:
1) N → Vater, Taxifahrer
2) V → holen
3) Det → der, einen

Diese Grammatik ist speziell auf unseren Beispielsatz zugeschnitten und somit stark vereinfacht. So wurden z.B. die Probleme der Subkategorisierung ausgeklammert.

Das Konzept der TG hat in einer Reihe von linguistischen Fallstudien zur Aphasie Anwendung gefunden. Verwiesen sei vor allem auf die Arbeiten der Bostoner Schule (GOODGLASS et al.) sowie für den deutschsprachigen Bereich auf die Arbeiten an der Abteilung für Neurologie der Medizinischen Fakultät der TH Aachen. Letztere sind vor allem deshalb von großer Bedeutung, weil sie versuchen, das klinische Bild einzelner Aphasiearten mit neurolinguistischen Strukturen auf der Basis der TG zu verbinden. Hier wird auch der konkrete Nutzen einzelner linguistischer Regeln für die Beschreibung aphatischer Symptome deutlich (z.B. Selektionsbeschränkungen als Erklärungsprinzip amnestischer Störungen).

Literaturbeispiele: MYERSON u. GOODGLASS 1972; GOODGLASS et al. 1972; SCHUELL et al. 1969. POECK et al. 1974; HUBER et al. 1975.

Die Bewertung des generativ-transformationellen Ansatzes ist heute eher negativ. Zwar sind sicher einige Bestandteile eines solchen Modells verwertbar, als Ganzes kann es jedoch nicht übernommen werden. So erscheint z.B. die Bevorzugung der syntaktischen Komponente nicht ohne weiteres auf die Aphasiologie übertragbar, da anhand des Sprachmaterials meist nicht feststellbar ist, welche Beeinträchtigung primär ist, da in der Regel Störungen im semantischen und syntaktischen Bereich gleichzeitig vorkommen. Zwar gibt es jeweils ein Schwergewicht der Ausfälle in einem Bereich; dies muß aber wohl im Zusammenhang mit der Ätiologie gesehen werden.

3.3 MISCHGRAMMATIK

Die hier besprochene Mischgrammatik steht in keinem Zusammenhang zu patholinguistischen Überlegungen. Da es aber bisher kein speziell für die Patholinguistik entwickeltes Modell gibt, soll an diesem Ansatz wenigstens einmal die Konzeption einer Vermischung von Grammatikmodellen erläutert werden.

Es handelt sich bei dem vorliegenden Modell (HERRLITZ 1977) um einen Ansatz, den man als "dependentielle Kasusgrammatik" bezeichnen könnte. Hierin kommt zum Ausdruck, daß einerseits Elemente der Kasusgrammatik, andererseits Elemente der Dependenzgrammatik miteinander verknüpft wurden.

Unter Kasusgrammatik (begründet von FILLMORE 1968) versteht man eine im Vergleich zur TG stärker semantisch orientierte Grammatik, in deren Mittelpunkt Kasusrelationen, d.h. abstrakte Relationen zwischen Nominalphrasen und dem Prädikat stehen (vgl. Parallelen zum Prädikatenkalkül in der Logik). Die Kasus selbst können als semantisch spezifizierte Rollen aufgefaßt werden, z.B. Agentiv - Verursacher einer Handlung; Objektiv - Kasus des Betroffenen oder aus einer Handlung Resultierenden.

Eine Dependenzgrammatik zeichnet sich gegenüber einer TG durch eine andere Beschreibungsweise der syntaktischen Beziehungen zwischen den einzelnen Elementen eines Satzes aus. Während in einer TG mit Hilfe von Konstituenzrelationen beschrieben wird, wie sich komplexe Kategorien aus weniger komplexen aufbauen, drücken Dependenzrelationen hierarchische Beziehungen von gleich komplexen Kategorien aus.
Literatur: BAUMGÄRTNER 1970; ROBINSON 1970, 1967; VATER 1973.

Eine vorläufige syntaktische Analyse unseres Beispielsatzes würde somit wie folgt aussehen:

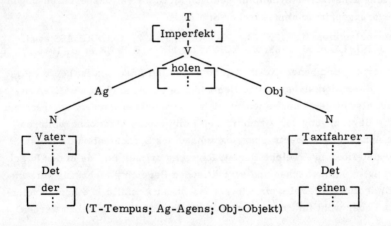

(T-Tempus; Ag-Agens; Obj-Objekt)

Ein Vergleich der Strukturbäume von 3.2 und 3.3 zeigt u.a., daß in einer Dependenzgrammatik die Zweiteilung des Satzes in Subjekt und Prädikat (von S direkt dominierte NP und VP) aufgehoben wird. Stattdessen rückt das Verb in das strukturelle Zentrum des Satzes. Eine solche Beschreibung könnte den Fällen von Aphasie gerechter werden, bei denen das Verb sich für die Satzbildung als der konstanteste, am wenigsten variierende Faktor erweist.

WEIGL und BIERWISCH 1970(1974:453) berichten von einer motorisch-amnestischen Aphatikerin mit schwerer Alexie und Agraphie, die im Zuge der Deblockierungsmethode gewissermaßen als Irradiationseffekt in dem Satz "Die Mutter bügelt die Wäsche" wohl die beiden NPs, nicht aber das Verb verändern konnte (s. den Beitrag von I. WEIGL in diesem Band).

4 AUSBLICK

PLANK (1977:18) hat darauf hingewiesen,

"daß im methodologischen Umgang mit aphasiologischen Daten mit eine Ursache für den... wenig fortgeschrittenen Zustand der linguistischen Aphasieforschung zu suchen ist."

Methodologischer Umgang schließt u.a. auch ein dem aphatischen Sprachmaterial angemessenes Grammatikmodell ein. Ein solches ist sicher nicht unter den bereits vorhandenen linguistischen Beschreibungsmodellen zu finden, und es erscheint angesichts der Vielfalt aphatischer Symptome sowie des stark variierenden Ausmaßes der Störung sogar schwierig, an seine Entwicklung in absehbarer Zukunft zu glauben. Dennoch erscheint der Versuch lohnenswert, da die Grundvoraussetzung in Form eines regelhaften Sprachabbaus gegeben ist, der sich in einem geordneten Verlust von syntaktischen, semantischen und/oder phonologischen Merkmalen zeigt. Insofern erscheint es sinnvoll, wie es z.B. PEUSER (1977:166) vorschlägt,

"eine Merkmalgrammatik und Merkmalsemantik gestützt auf die Ergebnisse sprachpathologischen Merkmalabbaus zu erstellen."

Unter dem Etikett 'Merkmalgrammatik' gibt es zwar einen Ansatz (vgl. de V. CLUVER 1972), jedoch verbirgt sich hierhinter eine spezielle Version der TG (in Anlehnung an die Arbeiten von ROSENBAUM), die nicht auf die Aphasiologie übertragbar erscheint.

So bleibt ein patholinguistisches Grammatikmodell immer noch ein Desiderat, das die Arbeit im Umgang mit Sprachgestörten wesentlich erleichtern und überschaubarer machen könnte. Mit der Beschreibung einiger theoretischer und methodologischer Annahmen, die heute in der Linguistik diskutiert werden, sollten zu dieser Aufgabe einige Bausteine zusammengetragen werden.

BIBLIOGRAPHIE

Bartsch, R.; Lenerz, J.; Ulmer-Ehrich, V. (1977) Einführung in die Syntax. Kronberg/Ts.: Scriptor

Baumgärtner, K. (1970) Konstituenz und Dependenz. In: H. Steger (Hrsg.) Vorschläge für eine strukturale Grammatik des Deutschen. Darmstadt: Wiss. Buchgesellschaft, 52-77

Berko-Gleason, J.; Goodglass, H.; Green, E.; Ackerman, N.; Hyde, M.R. (1975) The retrieval of syntax in Broca's aphasia. Brain and Language 2:451-470

Bierwisch, M. (1970) "Fehler-Linguistik". Linguistic Inquiry 1:397-414

Börsch, R. (1976) Kompetenz-Performanz. In: R. Kern (Hrsg.) Löwen und Sprachtiger. Akten des VIII. Linguistischen Kolloquiums Löwen, 19.-22.9.1931. Löwen: Peeters, 417-432

Brinkmann, H. (1962) Die deutsche Sprache. Gestalt und Leistung. Düsseldorf: Schwann (2. Aufl. 1971)

Chomsky, N. (1957) Syntactic Structures. The Hague: Mouton (dt. 1973)

Chomsky, N. (1964) The logical basis of linguistic theory. In: Proceedings of the 9th International Congress of Linguistic (Cambridge, Mass. 1962). The Hague: Mouton, 914-1008

Chomsky, N. (1965) Aspects of the Theory of Syntax. Cambridge, Mass. (dt. Frankfurt: Suhrkamp, 1969)

Cluver, A.D. (1972) Merkmalsgrammatik der deutschen Sprache. I.: Einfache Satzanalyse. Tübingen: Niemeyer

Crystal, D.; Fletscher, P.; Garman, M. (1976) The Grammatical Analysis of Language Disability. A Procedure for Assessment and Remediation. London: Arnold

Duden (1973) Grammatik der deutschen Gegenwartssprache. 3. neubearbeitete und erweiterte Auflage. Bearbeitet von P. Grebe. Mannheim: Bibliographisches Institut

Engel, U. (1977) Syntax der deutschen Gegenwartssprache. Berlin: Schmidt

Engelen, B. (1975) Untersuchungen zu Satzbauplan und Wortfeld in der geschriebenen deutschen Sprache der Gegenwart. München: Hueber

Engelkamp, J. (1974) Psycholinguistik. München: Fink

Erben, J. (1958) Deutsche Grammatik. (11. Aufl. München: Hueber, 1972)

Erlinger, H.-D. (1969) Sprachwissenschaft und Schulgrammatik. Strukturen und Ergebnisse von 1900 bis zur Gegenwart. Düsseldorf: Schwann

Fillmore, C.J. (1968) The case for case. In: E. Bach & R.T. Harms (eds.) Universals in Linguistic Theory. London, 1-90 (dt. in: W. Abraham (Hrsg.) Kasustheorie. Frankfurt: Athenäum, 1971, 1-117)

Goodglass, H. (1968) Studies on the grammar of aphasics. In: S. Rosenberg & J.H. Koplin (eds.) Developments in Applied Psycholinguistic Research. New York: MacMillan, 177-208

Goodglass, H.; Gleason, J.B.; Bernholtz, N.; Hyde, M.R. (1972) Some linguistic structures in the speech of a Broca's aphasic. Cortex 8: 191-212

Green, E. (1969) Psycholinguistic approaches to aphasia. Linguistics 53: 30-50

Gutknecht, Ch.; Panther, K.-U. (1973) Generative Linguistik. Ergebnisse moderner Sprachforschung. Stuttgart: Urban

Habermas, J. (1971) Vorbereitende Bemerkungen zu einer Theorie der kommunikativen Kompetenz. In: J. Habermas & N. Luhmann (Hrsg.) Theorie der Gesellschaft oder Sozialtechnologie. Was leistet die Systemforschung? Frankfurt: Suhrkamp, 101-141

Harris, Z.S. (1970) Papers in Structural and Transformational Linguistics. Dordrecht: Reidel

Hécaen, H. (1974) Les bases anatomophysiologiques du langage. In: Colloques internationaux du centre national de la recherche scientifique No. 206. Paris, 237-249

Heeschen, C. (1972) Grundfragen der Linguistik. Stuttgart: Urban

Heeschen, C. (1973) Aphasieforschung und theoretische Linguistik. Linguistische Berichte 25:22-39

Herrlitz, W. (1977) Grammatik. In: K.-H. Göttert & W. Herrlitz (Hrsg.) Linguistische Propädeutik I. Tübingen: Niemeyer, 61-149

Huber, W.; Stachowiak, F.-J.; Poeck, K.; Kerschensteiner, M. (1975) Die Wernicke-Aphasie. Klinisches Bild und Überlegungen zur neurolinguistischen Struktur. Journal of Neurology 210:77-97

Hymes, D. (1972) On communicative competence. In: J.S. Pride & J. Holmes (eds.) Sociolinguistics. Selected Readings. Harmonsworth: Penguin, 269-293

Jakobson, R. (1944) Kindersprache, Aphasie und allgemeine Lautgesetze. Uppsala (Neuaufl. Frankfurt/M.: Suhrkamp, 1969)

Johnson, N.F. (1965) Language - models and functional units of language behavior. In: S. Rosenberg (ed.) Directions in Psycholinguistics. New York: MacMillan, 29-65

Lasky, E.Z.; Weidner, W.E.; Johnson, J.P. (1976) Influence of linguistic complexity, rate of presentation, and interphrase pause time on auditory-verbal comprehension of adult aphasic patients. Brain and Language 3:386-395

Lenneberg, E.H. (1967) Biological Foundations of Language. New York (dt. Frankfurt/M.: Suhrkamp, 1969)

Lenneberg, E.H. (1975) In search of a dynamic theory of aphasia. In: E.H. Lenneberg & E. Lenneberg (eds.) Foundation of Language Development. A Multidisciplinary approach. Vol. 2. New York: Academic Press, 3-20

Lewandowski, Th. (1975) Linguistisches Wörterbuch. Heidelberg: Quelle & Meyer

Lyons, J. (1968) Introduction to Theoretical Linguistics. Cambridge (dt. München: Beck, 1971)

Myerson, R.; Goodglass, H. (1972) Transformational grammars of three agrammatic patients. Language and Speech 15:40-50

Osgood, C.E.; Miron, M.S. (1963) Approaches to the Study of Aphasia. Urbana: Illinois Press

Panse, F.; Kandler, G.; Leischner, A. (1952) Klinische und sprachwissenschaftliche Untersuchungen zum Agrammatismus. Stuttgart: Thieme

Peuser, G. (1976) Der "Drei-Figuren-Test": ein neues Verfahren zur qualitativen und quantitativen Bestimmung von Sprachverständnisstörungen. In: G. Peuser (Hrsg.) Interdisziplinäre Aspekte der Aphasieforschung. Köln: Rheinland-Verlag, 143-161

Peuser, G. (1977) Patholinguistik: ein neues Gebiet der Angewandten Sprachwissenschaft. In: Ch. Gutknecht (Hrsg.) Grundbegriffe und Hauptströmungen der Linguistik. Hamburg: Hoffmann & Campe, 156-184

Peuser, G. (1978) Aphasie: Eine Einführung in die Patholinguistik. München: Fink

Plank, F. (1977) Fehleranalyse und Therapieanalyse in der linguistischen Aphasieforschung an syntaktischen Linearisierungsstörungen illustriert. Linguistische Berichte 49:18-38

Poeck, K.; Kerschensteiner, M.; Stachowiak, F.-J.; Huber, W. (1974) Die amnestische Aphasie. Klinisches Bild und Überlegungen zur neurolinguistischen Struktur. Journal of Neurology 207:1-17

Robinson, J. (1967) A Dependency-Based Transformational Grammar. (Research report RC-1889). Yorktown Heights, N.Y.: IBM Watson Research Center

Robinson, J. (1970) Dependency structures and transformational rules. Language 46:259-285

Rosenbaum, P.S.; Jacobs, R.A. (1968) English Transformational Grammar. Waltham, Mass. (dt. München: Hueber, 1973)

de Saussure, F. (1916) Cours de Linguistique Générale. Lausanne. (dt. Berlin: de Gruyter, 2. Aufl. 1967)

Savin, H.B.; Perchonock, E. (1965) Grammatical structure and the immediate recall of English sentences. Journal of Verbal Learning and Verbal Behaviour 4:348-353

Schuell, H.; Shaw, R.; Brewer, W. (1969) A psycholinguistic approach to the study of language deficit in aphasia. Journal of Speech and Hearing Research 12:794-806

Slobin, D.I. (1974) Einführung in die Psycholinguistik. Kronberg: Scriptor

Vater, H. (1973) Toward a generative dependency grammar. Lingua 36: 121-145

Vater, H. (1975) Strukturalismus und Generative Transformationsgrammatik. Trier: L.A.U.T.

Weber, H. (1977) Kleine generative Syntax des Deutschen. I.: Traditionelle Syntax und generative Syntaxtheorie. Tübingen: Niemeyer

Weigl, E.; Bierwisch, M. (1970) Neuropsychology and linguistics: Topics of common research. Foundations of Language 6:1-18 (dt. in: W. Eichler & A. Hofer (Hrsg.) Spracherwerb und linguistische Theorien. München: Piper, 437-457

Whitaker, H.A. (1971 a) On the Representation of Language in the Human Brain. Problems in the Neurology of Language and the Linguistic Analysis of Aphasia. Edmonton: Linguistic Research Inc.

Whitaker, H.A. (1971 b) Neurolinguistics. In: O.W. Dingwall (ed.) A Survey of Linguistic Science. Maryland: Linguistic Program, University of Maryland, 136-251

Wunderlich, D. (1974) Grundlagen der Linguistik. Reinbek: Rowohlt

Yngwe, V. (1960) A model and a hypothesis for language structures. In: Proceedings of the American Philosophical Society 104:444-466

DAS MESSEN SPRACHLICHER BESSERUNGEN NACH EINEM SCHLAGANFALL.*

John E. Sarno, Martha Taylor Sarno und Eric Levita

Um es Patienten zu ermöglichen, mit den bleibenden neurologischen Ausfällen nach einem schweren Schlaganfall zu leben, sind folgende Voraussetzungen nötig:
- eine genaue und vollständige Beschreibung der Ausfälle,
- brauchbare Behandlungsmethoden, um diese Ausfälle nach Möglichkeit zu mildern,
- die realistische Einschätzung des vermutlichen Behandlungsergebnisses,
- die Mithilfe des Patienten und seiner Familie, um die neurologische Behinderung zu akzeptieren und zu kompensieren.

Es ist das Ziel dieses Aufsatzes, auf eine mit dem Messen sprachlicher Ausfälle nach Schlaganfall verbundene Gefahr und ihre Folgen für die weitere Behandlung und Betreuung des Patienten hinzuweisen.
Wir sind der Ansicht, daß sprachliche Besserungen, die in formalen Testsituationen gemessen werden, nicht unbedingt die sprachlichen Fähigkeiten des Patienten in realen Kommunikationssituationen wiederspiegeln. Vielmehr wollen wir darauf aufmerksam machen, daß zwischen den Leistungen eines Patienten unter den Beschränkungen der Zeitbegrenzung, Methode und Situation eines Tests, und den kommunikativen Fähigkeiten des gleichen Patienten in realen Kommunikationssituationen außerhalb der Klinik ein Unterschied besteht.
Diese Tatsache hat sowohl für die Beschaffenheit und Interpretation von Testdaten wie auch für die therapeutische und psychosoziale Betreuung des Patienten Konsequenzen.

---

*Übersetzung vom Herausgeber. Abgedruckt mit freundlicher Genehmigung der Archives of Physical Medicine and Rehabilitation, Vol. 52, 1971. Copyright, 1971, American Congress of Rehabilitation Medicine. Die Untersuchung wurde unterstützt vom "Social and Rehabilitation Service, Department of Health, Education and Welfare, under the designation of New York University as a Rehabilitation Research and Training Center". Sie wurde auf dem 47. Jahrestreffen des "American Congress of Rehabilitation Medicine", der am 20. August 1970 in New York stattfand, vorgetragen.

Obwohl die hier geschilderte Untersuchung nur auf die Probleme der schlaganfallbedingten Aphasie eingeht, glauben wir, daß das zugrunde liegende Prinzip auf alle anderen Funktionen dieser Patienten anwendbar ist. Man braucht lediglich die hier diskutierten kommunikativen Parameter durch diejenigen des Gelenkspielraums, der Muskelkraft, der Spastik, des sensorischen Status, der Sehkraft sowie der kognitiven und perzeptiven Funktionen zu ersetzen.

Indem wir die Aufmerksamkeit auf dieses Problem lenken, hoffen wir, eine kritische Überprüfung der allgemein üblichen Meßverfahren in doppelter Hinsicht einzuleiten: bezüglich der Information, die sie über den Patienten vermitteln, wie auch bezüglich der Konsequenzen, die sich aus diesen Informationen ergeben.

Insbesondere sollten diese Meßdaten mit Blick darauf geprüft werden, ob sie die Fähigkeit des Patienten erfassen, in realen Situationen adäquat zu reagieren oder lediglich seine Reaktionen in einer künstlichen Labor- oder Kliniksituation beschreiben.

Zunächst müssen wir uns jedoch Klarheit darüber verschaffen, was unter "Besserung" zu verstehen ist. Selbst wenn der Wortschatz eines Aphatikers um einige Wörter vermehrt oder der Bewegungsspielraum eines gelähmten Gliedes um einige Winkelgrade vergrößert wird, handelt es sich um eine echte Besserung nur dann, wenn der Patient dadurch in die Lage versetzt wird, adäquater zu reagieren. Meßdaten sind also nur in dem Maße sinnvoll, in dem das hinter ihnen stehende Konzept der Besserung sinnvoll ist.

Nach unserer Meinung handelt es sich bei Fortschritten, die sich nicht im Alltag des Patienten auswirken, um keine echte Besserung. Das bedeutet, daß Testergebnisse, die uns keine Auskunft über die kommunikativen Fähigkeiten eines Patienten in seiner gewohnten Umgebung geben, keine angemessene Information darstellen - es sei denn, es würde von vornherein darauf verzichtet, angemessene Informationen zu erhalten.

Nach einem schweren Schlaganfall ändert sich häufig der Zustand der Patienten. Dies geschieht vor allem in den ersten Wochen nach der Erkrankung, kann aber auch manchmal, wenn auch in wesentlich schwächerem Ausmaß, noch lange Zeit danach geschehen.

Unsere Aufgabe ist es nun, kritisch nach dem qualitativen und quantitativen Ausmaß, vor allem aber nach der funktionalen Bedeutung dieser Veränderungen im Zustand des Kranken zu fragen.

Ferner ist es äußerst wichtig, sowohl dem Patienten wie seiner Familie

die eigentliche Bedeutung einer festgestellten Besserung klar zu machen. Denn nur so ist die Führung des Therapeuten bei der von allen angestrebten Anpassung des Patienten an die Behinderung zu gewährleisten. Nur wenn der Arzt und sein Team klare und realistische Vorstellungen von sinnvoller Besserung haben, können sie hoffen, auch ihre Patienten davon zu überzeugen.
Um dies zu verdeutlichen, führten wir folgende Untersuchung durch:

METHODOLOGIE

Die Versuchspersonen (Vpn) dieser Studie waren 23 Patienten des "Institute of Rehabilitation Medicine". Die Gruppe bestand aus 15 Männern und acht Frauen zwischen 36 und 74 Jahren (Durchschnittsalter 62 Jahre).

Jeder Patient war Rechtshänder, hatte wenigstens acht Jahre lang die Schule besucht und war durch einen gefäßbedingten Hirnschaden der linken Hemisphäre zum Aphatiker geworden. Die Muttersprache der Vpn war Englisch. Keine von ihnen zeigte Symptome einer peripheren oder corticalen Dysarthrie. Die audiometrische Untersuchung mittels Reintonaudiogramm hatte ergeben, daß das Gehör bei allen Patienten intakt war. Die Vpn waren der routinemäßigen Untersuchung des "Institute of Rehabilitation Medicine" unterzogen worden, wobei unter anderem das "Functional Communication Profile" (FCP) und ein vollständiger Aphasietest, die "Neurosensory Center Comprehensive Examination for Aphasia" (NCCEA) zur Anwendung gelangten. Diese Tests wurden gleich nach der Aufnahme des Patienten in die Klinik, die im allgemeinen 1 - 14 (im Durchschnitt 5) Wochen nach dem Schlaganfall erfolgte, durchgeführt und 3 - 45 (im Durchschnitt 11) Wochen später wiederholt. In allen Fällen wurden das FCP und die NCCEA zum gleichen Zeitpunkt durchgeführt.

BESCHREIBUNG DES FCP

Das "Funktionale Kommunikationsprofil" (FCP) wurde mit der Absicht entwickelt, die intakten Sprachfunktionen von Aphatikern (TAYLOR 1965; SARNO 1969) zu erfassen. Es findet zur Beschreibung der natürlichen Sprachverwendung weithin Anwendung. (Untersuchungsbogen s. Anhang)
Die Bewertung der einzelnen Leistungen wird mit einer Skala durchgeführt, die sich zwischen 0 für eine nicht mehr nachweisbare und 9 für eine normale Leistung bewegt. Sie erfolgt aufgrund einer gelenkten Unterhaltung zwischen Untersucher und Patient. Eine Reaktion wird nur dann als normal bewertet,

wenn sie dem vermutlichen prämorbiden Niveau des Patienten entspricht (TAYLOR 1965; SARNO 1969). Jeder Leistung wird ein gewichteter Punktwert zugewiesen, der dann in Prozentanteile umgewandelt wird. Dies geschieht innerhalb der fünf Modalitäten "Bewegungsfähigkeit", "Sprechen", "Verstehen","Lesen" und einer Mischkategorie, die "Schreiben" und "Rechnen" umschließt. Der Gesamtwert ist die Summe der in sämtlichen Modalitäten erhobenen Werte und kann als ein Maß für die kommunikative Fähigkeit des Patienten im Alltagsleben verwendet werden. So drückt z. B. ein Gesamtwert von 50% aus, daß die sprachlichen Fähigkeiten des Patienten nur noch zur Hälfte seinem prämorbiden Niveau entsprechen. Hierbei ist noch zu bemerken, daß in der hier berichteten Untersuchung nicht Prozentwerte, sondern gewichtete Rohwerte verwendet wurden.

Über die Reliabilität des FCP ist in früheren Untersuchungen berichtet worden (TAYLOR 1965; TAYLOR u. SANDS 1965; GREENBERG 1966; SARNO 1969; ANDERSON et al. 1970).
Desgleichen konnte die prädiktive Validität (GERSTMAN und WOODBURY 1965; SANDS et al. 1969), Konkurrenzvalidität (GREENBERG 1966; SCHLANGER et al. 1966; ANDERSON 1970) und Konstruktvalidität (WEINBERG und DILLER 1968; SARNO 1969; GOODKIN 1969) dieses Meßinstruments bestätigt werden.
Die vorliegende Arbeit beschränkt sich auf die FCP-Untertests "Verstehen" und "Sprechen", da sie die wichtigsten Aspekte der Aphasie erfassen und mit den entsprechenden Untertests des NCCEA vergleichbar sind.

BESCHREIBUNG DES NCCEA

Die vollständige Beschreibung dieses Tests findet sich in BENTON 1967. Er besteht aus 20 Untertests, welche die in der nachstehenden Tabelle 1 aufgeführten Sprachfunktionen erfassen. An dieser Tabelle wird zugleich deutlich, daß der Test ein sehr breites Spektrum kommunikativer Modalitäten abdeckt. Der NCCEA hat darüber hinaus den Vorteil, an einer großen Stichprobe von Gesunden und Aphatikern standardisiert worden zu sein. Das Bewertungsverfahren ist objektiv, indem es sich auf die unmittelbaren Reaktionen des Patienten bezieht. Das Endergebnis enthält einen Korrekturwert für den Bildungsgrad.

Für die vorliegende Arbeit wurden Untertest 1 und 11 des NCCEA herangezogen.

Tab. 1: Liste der 20 Untertests des NCCEA.

Nr.	Abk.	Bezeichnung des Untertests
1	VB *	Visuelles Benennen
2	GB	Gebrauchsbeschreibung
3	TBR	Taktiles Benennen, rechtshändig
4	TBL	Taktiles Benennen, linkshändig
5	SN	Sätze nachsprechen
6	ZN	Zahlen nachsprechen
7	ZNR	Zahlen nachsprechen rückwärts
8	WF	Wortflüssigkeit
9	SB	Sätze bilden (Masselon Test)
10	WV	Wortverständnis
11	SV *	Satzverständnis (Token Test, DE RENZI/VIGNOLO 1962)
12	WLL	Wörter laut lesen
13	SLL	Sätze laut lesen
14	WSL	Wörter sinnverstehend lesen
15	SSL	Sätze sinnverstehend lesen (Token Test)
16	VGB	Visuelles graphisches Benennen
17	WS	Wörter schreiben
18	DS	Diktat schreiben
19	AS	Abschreiben
20	ART	Artikulation (Nachsprechen)

* Die mit Asterisk versehenen Untertests liegen der vorliegenden Arbeit zugrunde.

Beim Untertest 1, dem "Visuellen Benennen", wird der Patient aufgefordert, verschiedene Objekte (keine Objektbilder!) zu benennen.
Der Untertest 11, zum "Satzverständnis", ist eine modifizierte Version des Token Tests von DE RENZI u. VIGNOLO (1962). Er besteht aus 39 Anweisungen zunehmender Komplexität. Nach allgemeiner Ansicht gibt dieser Test über die Fähigkeit des Patienten Aufschluß, gesprochene Sprache sinnverstehend zu erfassen. Die Anweisungen beziehen sich auf die Manipulation von Plättchen in verschiedenen Formen (2), Größen (2) und Farben (5). "Zeigen Sie mir einen Kreis!" ist eine der einfachsten Anweisungen. Eine der schwierigsten lautet: "Legen Sie das weiße Viereck hinter den gelben Kreis!"

Wie aus der folgenden Tabelle 2 hervorgeht, kann das Ergebnis des Untertests SV des NCCEA Werte zwischen 0 und 163 annehmen. Die Standardisierung für Normalsprecher ergab ein Mindestergebnis von 153. Ein Aphatiker mit einem Punktwert 67 befindet sich deshalb im 18. Prozentrang der aphatischen Versuchsgruppe, aber unterhalb des "Cut-off"-Werts für erwachsene

Normalsprecher. Der Vergleich mit Gesunden zeigt deshalb den Schweregrad des aphatischen Defizits am deutlichsten.

Tab. 2: Zusammenfassung des gewichteten Rohwerts der Erstuntersuchung.

Untertest	Streuung	Mittelwert	mögl. Streuung
FCP Sprechen (FCP-S)	0.0-10.8	0.4	0-18.0
FCP Verstehen (FCP-V)	1.6-23.2	7.4	0-24.0
NCCEA Visuelles Benennen (NCCEA-VB)	0.0-16	0.5	0-16
NCCEA Satzverständnis (NCCEA-SV)	0.0-161	7	0-163

Beim Untertest "Visuelles Benennen" betrug die höchste Punktzahl 16, der "Cut-off"-Wert für Normalsprecher 14; wie aus Tabelle 2 hervorgeht, war das Durchschnittsergebnis der Patienten 0.5.

Die Untertests für Sprechen und Verstehen des FCP waren für den Vergleich mit den entsprechenden expressiven und rezeptiven Untertests des NCCEA ausgewählt worden.

Dabei gingen wir davon aus, daß die Untertests beider Meßverfahren trotz der bestehenden Unterschiede die gleichen zugrunde liegenden Prozesse erfassen. Beim NCCEA werden die objektiven Daten kleiner Proben des phonisch-expressiven und phonisch-rezeptiven Sprechverhaltens benutzt. Die Punktwertung des FCP stützt sich hingegen auf die klinische Bewertung des sprachlichen Verhaltens des jeweiligen Patienten und bezieht sich dabei nicht auf ein bestimmtes Testkorpus. Hierbei beruht wahrscheinlich der das Sprechvermögen erfassende Teil des FCP in stärkerem Maße als die anderen Sektionen auf objektiver Beobachtung.

ERGEBNISSE

In Tabelle 2 sind die gewichteten Rohwerte aller Tests der Anfangsuntersuchung zusammengestellt. Um jede Unklarheit bei der Diskussion der statistischen Ergebnisse zu vermeiden, sei nochmals gesagt, daß die Sprechdaten des FCP (FCP-S) mit den Werten des entsprechenden Untertests des NCCEA ("Visuelles Benennen") verglichen werden. Desgleichen werden die Punktwerte des FCP für das Sprachverständnis (FCP-V) mit denjenigen des Untertests "Satzverständnis" des NCCEA (NCCEA-SV) verglichen.

Es war dabei nicht unsere Absicht, die Besserung oder Verschlechterung der untersuchten Patienten aufzuzeigen, sondern vielmehr zu sehen, ob zwischen den Ergebnissen des FCP und des NCCEA eine Korrelation besteht. Um den möglichen Einfluß des Faktors "Alter" abzugrenzen, wurden die Retest-Werte[1] für alle Untertests mittels des Mann-Whitney U Tests analysiert (SIEGEL 1956).

Der Terminus "Retest-Unterschied" bezieht sich auf die Differenz des Punktergebnisses bei wiederholter Anwendung des gleichen Tests auf die gleiche Vp. D.h., wenn ein Patient bei der ersten Testanwendung 10 Punkte, bei der einen Monat später wiederholten Testung jedoch 20 Punkte erreicht, dann beträgt seine Retest-Differenz 10.

Die Patienten wurden bei einem Durchschnittsalter von 62 Jahren in zwei Gruppen aufgeteilt. Tabelle 3 enthält die Ergebnisse:

Tab. 3: Bewertung der Retest-Unterschiede in ihrer Abhängigkeit vom Alter.

Untertest	Mann-Whitney U Werte	Signifikanz *
FCP-S	58,5	NS
FCP-V	62,5	NS
NCCEA-VB	44,0	NS
NCCEA-SV	46,5	NS

* NS = nicht signifikant

Die obige Tabelle zeigt, daß keiner der U Werte auf dem 0.05 % Niveau signifikant war. Dies besagt, daß das Alter keinen Einfluß auf die Retest-Differenzen beim FCP oder NCCEA hatte. Beim Vergleich der Anfangswerte der Untertests FCP-S und NCCEA-VB ergab sich ein Spearman Korrelationskoeffizient von 0.57, d.h. eine Signifikanz unter dem 0.01 % Niveau (SIEGEL 1956). Der Vergleich der Erstwerte der Untertests FCP-V und NCCEA-SV ergab einen Spearman Koeffizienten von 0.70, d.h. eine Signifikanz unter dem 0.001 % Niveau.

Die bei der zweiten Testanwendung erzielten Ergebnisse wurden auf die gleiche Weise analysiert. Hierbei war der Korrelationskoeffizient beim Vergleich von FCP-S und NCCEA-VB 0.84, d.h. signifikant auf dem 0.001 % Niveau. Der Vergleich der Untertests für das Sprachverständnis, FCP-V und NCCEA-SV, ergab bei der zweiten Testanwendung einen Spearman Koeffizienten 0.23,

---

[1] Retest = Testwiederholung

d.h. keine Signifikanz auf dem 0.05% Niveau. Diese Ergebnisse sind in der nachfolgenden Tabelle zusammengestellt:

Tab. 4: Vergleich der Untertests des FCP und NCCEA.

	Spearman Korrelationskoeffizient	Signifikanz *
Ersttest		
FCPS NCCEA-VB	0.57	S (< 0.01)
FCP-V NCCEA-SV	0.70	S (< 0.001)
Zweittest		
FCPS NCCEA-VB	0.84	S (< 0.001)
FCP-V NCCEA-SV	0.23	NS (> 0.05)

* S = signifikant
NS = nicht signifikant

Die Werte für die Untertests des FCP und NCCEA stimmten mit Ausnahme der Untertests für das Sprachverständnis (FCP-V und NCCEA-SV) bei der Testwiederholung (Zweittest) überein. Es scheint deshalb, daß die zweite Testanwendung einen Unterschied zwischen beiden Tests in der Bewertung der Besserung e i n e s sprachlichen Parameters aufdeckt: nämlich des Sprachverständnisses.

Nun wurden die Retest-Differenzen beider Tests weiteren Analysen unterzogen, wobei wiederum der Spearmansche Korrelationskoeffizient zur Anwendung kam. FCP-S und NCCEA-VB ergaben einen Wert 0.45, d.h. eine Signifikanz unter dem 0.05 % Niveau. Wenn dies auch auf einen positiven Zusammenhang deutet, so zeigt sich dabei jedoch ein nur schwaches Maß an Übereinstimmung. Eine Mann-Whitney-Analyse der FCP-Differenzwerte, aufgeteilt nach hohem und niedrigem NCCEA-VB Ergebnis, ergab darüberhinaus einen U Wert von 43,5, d.h. keine Signifikanz auf dem 0.05 % Niveau. Dieses Ergebnis kann dahin gedeutet werden, daß, wenn auch zwischen den Differenzwerten des FCP-S und NCCEA-VB eine schwache Korrelation besteht, so entsprechen sich doch die mit beiden Tests festgestellten Besserungen nicht durchgängig. Bei der Analyse der Retest-Werte der Untertests für das Sprachverständnis (FCP-V und NCCEA-SV) ergab sich keine signifikante Korrelation. Der Spearmansche Rang-Korrelationskoeffizient betrug in diesem Fall 0.19, d.h. es ergab sich keine Signifikanz auf dem 0.05% Niveau. Auch die eben erwähnte Mann-Whitney-Analyse auf der Basis der Unterscheidung von hohen (high) und niedrigen (low) Werten ergab bei einem U von 49 keine Signifikanz auf dem 0.05% Niveau. Es bestand deshalb keine signifikante Beziehung zwischen den mit beiden Untertests gemessenen Retest-Werten, d.h. die Differenzwerte des einen Untertests fanden keine durchgehende Entsprechung in denjenigen des anderen. Dies verdeutlicht die nachstehende Tabelle:

Tab. 5: Analyse der Differenz-Werte bei den Untertests des FCP u. NCCEA

Untertest	Spearman	Mann-Whitney U	Signifikanz *
FCP-S zu NCCEA-VB	0.45		S (< 0.05)
FCP-S zu NCCEA "high-low"		43.5	NS (> 0.05)
FCP-V zu NCCEA-SV	0.19		NS (> 0.05)
FCP-V zu NCCEA "high-low"		49	NS (> 0.05)

* S = signifikant
NS = nicht signifikant

Im allgemeinen vermindert eine Einschränkung des Wertebereichs die Reliabilität von Differenzwerten. Der fehlenden Korrelation zwischen den FCP-V und NCCEA-SV Differenzwerten (Spearman-Rang-Korrelationskoeffizient 0.19) entspricht jedoch die fehlende Korrelation zwischen den FCP-V und NCCEA-SV Ergebnissen beim zweiten Testdurchgang (Spearman rho 0.23). Angesichts signifikanter Korrelationen der Werte beim ersten Testdurchgang muß man schließen, daß beide Untertests korrekt maßen, jedoch bezüglich der Bewertung der sprachlichen Besserung zu unterschiedlichen Ergebnissen kamen.

DISKUSSION

Die vorliegende Studie vergleicht die Testresultate aphatischer Patienten, die mit zwei verschiedenen Testverfahren gewonnen wurden. Es handelt sich dabei um einen objektiven Sprachtest und um ein Testverfahren, welches das kommunikative Funktionieren der Sprache in Alltagssituationen erfassen soll. Dieser Vergleich zeigt, daß sprachliche Besserungen, die mit dem objektiven Sprachtest (NCCEA) festgestellt wurden, sich nicht immer in einer entsprechenden Besserung der kommunikativen Sprachfunktionen, die der FCP mißt, niederschlagen.

Obwohl sich dieser Aufsatz nur mit einem der vielen Probleme von Schlaganfall-Patienten beschäftigt, glauben wir dennoch, daß sich daraus Konsequenzen für den gesamten Bereich der Versorgung dieser Kranken ergeben. Die Entwicklung der Sprachtherapie als eines Teilgebiets der Medizin hat Tausenden von behinderten Patienten Hoffnung und Hilfe gebracht. Zugleich sind wir jedoch gezwungen, Probleme anzugehen, über die wir nur wenig wissen und Methoden anzuwenden, die theoretisch noch sehr wenig fundiert sind. Wenn man in diesem Bereich einen Fehler begeht, dann geht es nicht um Leben und Tod, aber es geht um fehlinvestierte Zeit, um vertanes Geld und enttäuschte Hoffnung. Damit kann jedoch die angestrebte soziale Reintegration des Patienten in Frage gestellt werden.

Die hier vorgestellten Ergebnisse bekräftigen die klinische Erfahrung, daß eine sich in besseren Testergebnissen niederschlagende sprachliche Besserung es dem Patienten nicht immer gestattet, sich in Alltagssituationen besser zu verständigen. Zu diesem Ergebnis kommt man jedoch nur unter der Voraussetzung, daß der FCP die kommunikative Sprachfähigkeit erfaßt, der NCCEA jedoch ein objektiver Sprachtest ist, der keine Aussagen über die kommunikative Gesamtfunktion macht.

Dieser Unterschied zwischen den beiden Meßinstrumenten zeigt sich am deutlichsten in den Untertests zum Sprachverständnis, indem hier statistisch signifikante Unterschiede auftreten.

Auf der anderen Seite ähnelt der die Sprechperformanz erfassende Untertest des FCP dem entsprechenden Untertest des NCCEA, indem beide Verfahren weitgehend objektive Daten ermitteln, wobei freilich der NCCEA das objektivere Verfahren ist. Der statistische Vergleich der Ergebnisse dieser beiden Untertests zeigte dementsprechend auch keine Unterschiede auf.

Es soll nochmals betont werden, daß der NCCEA bis zum gegenwärtigen Zeitpunkt der einzige Sprachtest ist, welcher sowohl für Normalsprecher wie für Aphatiker standardisiert wurde. Es handelt sich dabei um ein ausgezeichnetes Testverfahren, das eine entsprechend weite Verbreitung finden sollte.

Jedoch geht es uns in diesem Zusammenhang nicht um einen Vergleich des FCP und des NCCEA. Worauf es uns ankommt, ist vielmehr, daß man bei der Auswahl eines Tests wissen muß, welcher Aspekt der sprachlichen Besserung gemessen werden soll. Testergebnisse haben nur dann einen Wert, wenn volle Klarheit darüber besteht, auf welchen Voraussetzungen der Test beruht, d.h. was er eigentlich mißt. Daraus folgt, daß verläßliche Rückschlüsse auf die sprachliche Besserung eines Patienten nur dann möglich sind, wenn man sich über die Eigenart des jeweils benutzten Tests und des gemessenen Besserungsfaktors im klaren ist.

BIBLIOGRAPHIE

Anderson, T.P.; Bourestom, N.; Greenberg, F.R. (1970) Rehabilitation predictors in completed stroke. Final Report to the Social and Rehabilitation Service, Department of Health, Education and Welfare. Washington, D.C., 247-264

Benton, A.L. (1967) Problems of test construction in the field of aphasia. Cortex 3: 32-58

De Renzi, E.; Vignolo, L. (1962) The Token Test: A sensitive test to detect receptive disturbances in aphasics. Brain 85: 665-678

Gerstman, L.J.; Woodbury, M.A. (1965) Computer prediction of language recovery after stroke. Digest of the 6th International Conference on Medical Electronics and Biological Engineering. Tokio

Goodkin, R. (1969) Changes in word production, sentence production and relevance in an aphasic through verbal conditioning. Behaviour Research and Therapy 7: 93-99

Greenberg, F.R. (1966) Functional communication ability and responses to a structured language test in dysphasic adults. (Abstract) Archives of Physical Medicine and Rehabilitation 47: 541

Sands, E.; Sarno, M.L.; Shankweiler, D. (1969) Long-term assessment of language function in aphasia due to stroke. Archives of Physical Medicine and Rehabilitation 50: 202-206

Sarno, M.T. (1969) The Functional Communication Profile Manual of Directions. Rehabilitation Monograph 42. New York: Institute of Rehabilitation Medicine

Schlanger, B.; Arnold, B.; Brotkin, R.; Kilpatrick, I.; Miller, R. (1966) Relationships between the communication functioning of aphasics and performance on varied tasks. Presented at the Annual Meeting of the American Speech and Hearing Association. Washington, D.C.

Siegel, S. (1956) Nonparametric Statistics for the Behavioral Sciences. New York: McGraw-Hill

Taylor, M.L. (1965) A measurement of functional communication in aphasia. Archives of Physical Medicine and Rehabilitation 46: 101-107

Taylor, M.L.; Sands, E.S. (1965) Reliability measures of the functional communication profile. Presented at the Annual Meeting, American Speech and Hearing Association. Chicago

Weinberg, J.; Diller, L. (1968) On reading newspapers by hemiplegics - denial of visual disability. American Psychology 23:655-656

ANHANG

Untersuchungsbogen des "Funktionalen Kommunikations-Profils"

Es handelt sich hierbei um kein "diagnostisches", sondern ein zusätzlich orientierendes Instrument, zu dessen Anwendung es spezieller Instruktionen bedarf (s. TAYLOR 1969).

	KOMMUNIKATIONSFÄHIGKEIT	BEWERTUNG				
		normal	gut	mäßig	schlecht	∅
NON-VERBAL	Imitation von Mundbewegungen Versuch zu kommunizieren Ausdrücken von "ja" und "nein" Stockwerksangabe im Fahrstuhl Gebrauch von Gebärdensprache					
SPRECHEN	Verwendung von Grußformeln Sagen des eigenen Namens Verwendung von Substantiven Verwendung von Verben Verwendung von Substantiv-Verb-Verbindungen Verwendung nicht automatisierter Sätze Fähigkeit, Anweisungen zu geben Fähigkeit zu telefonieren Verwendung kurzer, vollständiger, nicht automatisierter Sätze Verwendung langer, nicht automatisierter Sätze					
VERSTEHEN	Wahrnehmung von lauten Umweltgeräuschen Verstehen der emotionalen Bedeutung des Stimmklangs Verstehen des eigenen Namens Wahrnehmung von Sprache Verstehen des Familiennamens anderer " der Bezeichnung von vertrauten Objekten " von Handlungsverben " von gestischen Anweisungen " von verbalen Anweisungen " von einfachen Gesprächen mit einem Kommunikationspartner " des Fernsehens " von Gesprächen mit mehreren Kommunikationspartnern " von Filmen " von komplizierten verbalen Anweisungen " von komplizierten, schnell geführten Gesprächen					
LESEN	Lesen von Einzelwörtern " des Therapieplans " von Straßenschildern " von Zeitungsschlagzeilen " von Briefen " von Zeitungsartikeln " von Illustrierten " von Büchern					
SCHREIBEN u.a.	Schreiben des Familiennamens Zeitorientierung Fähigkeit abzuschreiben Schreiben nach Diktat Umgang mit Geld Schreiben als Umwegleistung für Sprechen Rechenfähigkeit					

DER "ALLGEMEINE DEUTSCHE SPRACHTEST":
ZUR ANWENDUNG EINES NICHTKLINISCHEN SPRACHTESTS IN DER APHASIEDIAGNOSTIK *

Rainer Schönekäß

EINLEITUNG

Die Untersuchung der sprachlichen Ausfälle von Aphatikern wird mit eigens dafür entwickelten "hirnpathologischen" oder "neuropsychologischen" Tests vorgenommen.

Jedoch fehlt - nicht nur im deutschen Sprachgebiet - ein einheitliches Untersuchungsverfahren, d.h., jede Klinik, an der Aphatiker untersucht und therapiert werden, verwendet ein anderes Untersuchungsschema. (Zu den im deutschen Sprachgebiet bekanntesten gehören die Untersuchungen von LEISCHNER (1974), KERSCHENSTEINER et al. (1975) und FRÜHAUF (1976). Weitere Mängel der bestehenden klinischen Aphasiediagnostik sind nach PEUSER (1978:81f.):

- o die fehlende Standardisierung an gesunden Kontrollsprechern,
- o die unterschiedliche Exploration der vier Hauptmodalitäten des Sprechens, Hörverstehens, Schreibens und Leseverstehens (Aphasiediagnosen bauen auf den vorwiegend untersuchten Modalitäten des Sprechens und Hörverstehens auf),
- o die unvollständige Erfassung der Leistungen eines Patienten auf den wichtigsten sprachlichen Ebenen (Phoneme, Morpheme, Lexeme, Sätze und Texte).
- o Die bestehenden klinischen Untersuchungen sind auf die relativ schweren Ausfälle mittlerer bis schwerer Aphasien ausgerichtet. Dies hat zur Folge, daß der Untersuchungsraster für die leichteren Aphasieformen (amnestische Aphasien) und ihre Resterscheinungen zu grob ist.
- o Aus all dem ergibt sich, daß die klinischen Aphasieuntersuchungen dem Therapeuten zu wenig Informationen für den Aufbau seiner Therapie liefern.

Es liegt deshalb nahe, nach geeigneten, an gesunden deutschen Sprechern standardisierten Sprachtests Ausschau zu halten und sie auf ihre Eignung für die Aphasiediagnostik zu prüfen.

Ich wählte für meine Untersuchung den Allgemeinen Deutschen Sprachtest (ADST) von STEINERT (1975).

---

* Originalbeitrag

TESTBESCHREIBUNG

Bezugstheorie des ADST ist die "Empirische Sprachdidaktik" von MESSELKEN (1971). Es kann an dieser Stelle lediglich angedeutet werden, daß dieser Ansatz sowohl auf der Energia-These HUMBOLDTs (1903 ff.) wie auf dem Organon-Modell und der Synsemantik von BÜHLER (1934) basiert. Mit seiner "Formalen Beschreibung sprachlicher Leistungen" bietet Messelken ein linguistisches Modell, mit dem Analysen und Planungen für den Sprachunterricht und - dies sei hier besonders nachdrücklich vermerkt - auch für Sprachtherapie möglich werden.

In Anlehnung an FILIPEC (1966) und SGALL (1966) zur Differenzierung der sechs Sprachebenen sowie an LADO (1971) zur Differenzierung der vier Sprachfertigkeiten, stellt sich die Taxonomie des ADST folgendermaßen dar:

Folgende **sprachlichen Ebenen** werden unterschieden:

1. Textematik (Texte, jede abgeschlossene sprachliche Äußerung)
2. Lexematik (Wörter, Begriffe)
3. Morphematik (Wort-Grammatik)
4. Syntagmatik (Satz-Grammatik)
5. Phonematik (Laute/Buchstaben)
6. Prosodie   (Betonung, Rhythmus, Tempo, Akzentuierung)

Die genannten Ebenen werden jeweils in folgenden **sprachlichen Fertigkeiten** erfaßt:

1. Hören
2. Lesen
3. Sprechen
4. Schreiben

Auf der Basis dieser sechs Ebenen und vier Fertigkeiten ergibt sich also ein Raster mit 24 Feldern (Tab. 1). Zu jedem dieser Felder gibt es im ADST ein Testsegment mit je zehn Aufgaben.

Tab. 1: Taxonomie des ADST (Ebenen und Fertigkeiten).

	HÖREN	LESEN	SPRECHEN	SCHREIBEN
TEXTEMATIK	1	2	3	4
LEXEMATIK	5	6	7	8
MORPHEMATIK	9	10	11	12
SYNTAGMATIK	13	14	15	16
PHONEMATIK	17	18	19	20
PROSODIE	21	22	23	24

In Abb. 1 wird deutlich, daß der ADST Sprachperzeption und -produktion für den Phonem- und Graphembereich jeweils gesondert prüft:

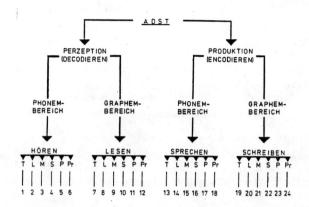

Abb. 1: Taxonomie des ADST (Kodierung und Bereich).

Jede der so angesprochenen Fertigkeiten (Hören, Lesen, Sprechen, Schreiben) wird auf allen linguistischen Ebenen (Textematik - Prosodie) durch je ein Testsegment repräsentiert, insgesamt also 24 Segmente.

Anders formuliert sind in jeder Fertigkeit grundsätzlich zwei Aspekte vereint, nämlich ein psychologischer und ein linguistischer; der psychologische gibt an, ob es sich um eine perzeptive oder eine produktive Fertigkeit handelt, der linguistische dagegen, ob die Fertigkeit phonematisch oder graphematisch realisiert wird. Wie unten ausgeführt, ergaben die Befunde des ADST, daß der psychologische Aspekt gegenüber dem linguistischen dominant ist. Die Schwierigkeit wuchs nämlich in der Reihenfolge Hören-Lesen-Sprechen-Schreiben und nicht, wie häufig angenommen, in der Reihenfolge Hören-Sprechen-Lesen-Schreiben.

Stichwortartig seien nun die einzelnen Testsegmente nach den linguistischen Ebenen geordnet charakterisiert (vergleiche dazu die Numerierung der Segmente in Tab. 1). Getestet wird:

Textematische Ebene

   1 - die Fähigkeit, den Inhalt eines kurzen Textes nach einmaligem Hören zu erfassen,

   2 - die Fähigkeit, den Inhalt eines kurzen Textes nach einmaligem Lesen zu erfassen,

3 - die Fähigkeit, zu einem Bildstimulus eine beliebige Geschichte auf Tonband zu sprechen,

4 - die Fähigkeit, zu einem Bildstimulus eine beliebige Geschichte aufzuschreiben.

Lexematische Ebene

5 - die Fähigkeit, zu klassifizieren und zu selegieren, indem jeweils fünf Wörter zu hierarchisieren sind,

6 - die Fähigkeit, ein Wort im Satz durch ein Synonym zu ersetzen,

7 - die Fähigkeit, zu klassifizieren, indem jeweils drei Wörter begrifflich vom Allgemeinen zum Speziellen zu ordnen sind,

8 - die Fähigkeit, Antonyme zu bilden.

Morphematische Ebene

9 - die Fähigkeit, grammatische Fehler in gesprochenen Sätzen zu erkennen,

10 - die Fähigkeit, Wortbildungen aus Lexem und Suffix als richtig oder falsch zu beurteilen,

11 - die Fähigkeit, eine vorgegebene Präsensform in eine entsprechende Imperfekt- oder Perfektform zu transformieren,

12 - die Fähigkeit, Grundformen in flektierte Formen zu transformieren.

Syntagmatische Ebene

13 - die Fähigkeit, temporale Kongruenz in Satzgefügen zu erkennen, indem gezielt nach Vor-, Gleich- bzw. Nachzeitigkeit gehörter Sätze gefragt wird,

14 - die Fähigkeit, grammatische Kongruenz in gelesenen Sätzen zu erkennen,

15 - die Fähigkeit, zu einem vorgegebenen Nebensatz einen Hauptsatz so zu ergänzen, daß ein syntaktisch korrektes Satzgefüge entsteht,

16 - die Fähigkeit, syntaktisch desorganisierte Sätze (Wörtersalat) zu reorganisieren, ohne die Anzahl oder Flexionsform der Wörter zu verändern.

Phonematische Ebene

17 - die Fähigkeit, Konsonantenphoneme zu unterscheiden,

18 - die Fähigkeit, Reimpaare im Schriftbild zu erkennen (Graphem-Diskrimination),

19 - die Fähigkeit, Wörter mit sehr ähnlichem Klangbild zu erkennen (Phonem-Diskrimination),

20 - die Fähigkeit, Wörter mit sehr ähnlichem Klangbild korrekt zu schreiben (Orthographie).

Prosodische Ebene

21 - die Fähigkeit, Betonungen im Klangbild eines Satzes zu erkennen,

22 - die Fähigkeit, Betonungen aus dem Schriftbild zu erkennen,

23 - die Fähigkeit, beim Sprechen eines vorgegebenen Satzes richtig zu betonen,

24 - die Fähigkeit, in vorgegebene Sätze die korrekten Satzzeichen zu setzen.

Der ADST wird in drei Teilen durchgeführt:

In Teil A liegen alle Anweisungen dem Probanden schriftlich vor. Die jeweilige Lösung erfolgt ebenfalls schriftlich durch das Ergänzen einzelner Wörter oder durch Ankreuzen nach dem multiple-choice-Verfahren. Testzeit: 90 min. (die von mir untersuchten Patienten benötigten zwischen 63 und 163 min.).

In Teil B erhält der Proband die Arbeitsanweisungen mündlich, die Lösungen erfolgen schriftlich nach dem oben genannten Modus. Testzeit: 30 min. (die untersuchten Patienten benötigten zwischen 31 und 53 min.).

In Teil C erfolgt sowohl die Aufgabenstellung als auch die Lösung mündlich. Die Reaktionen der Probanden werden auf Tonband aufgenommen. Testzeit: 15 min. (die Patienten benötigten ca. 20 min.).

Das Auswertungsverfahren sei hier nur kurz erläutert (vgl. Abb. 2):

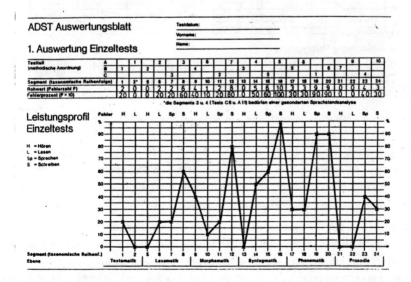

Abb. 2: Leistungsprofil des Patienten RU (38 Jahre, Postbeamter, vaskuläre Ätiologie).

Wenn durch einen Vergleich mit dem Lösungsheft die Fehlerzahl für jedes Testsegment ermittelt worden ist, werden diese Fehlerrohwerte nach einem einfachen Verfahren in Fehlerprozentwerte umgerechnet. Die so ermittelten Fehlerprozente überträgt man dann auf das vorgegebene Raster und erhält so für jeden Probanden ein individuelles Fehlerprofil.

Nach demselben Verfahren gewinnt man anschließend noch je ein Profil für die sechs Ebenen und die vier Fertigkeiten (vgl. Abb. 3):

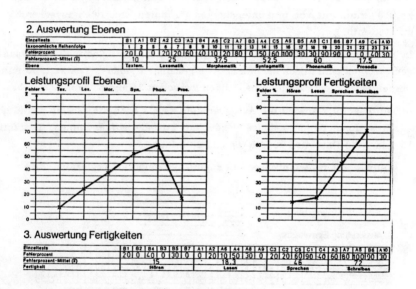

Abb. 3: Leistungsprofil für die Ebenen und Fertigkeiten (Patient RU).

Für jeden Probanden erhält man also drei Profile; eines für sämtliche Einzeltests zusammen, eines für die linguistischen Ebenen und eines für die sprachlichen Fertigkeiten. Mit Hilfe dieser Profile lassen sich nun eingehendere Überlegungen und Vergleiche anstellen.

MESSELKEN (1971) ging in seiner "Empirischen Sprachdidaktik" von der Überlegung aus, daß die sechs Ebenen von oben nach unten zunehmend abstrakter, spezieller und somit schwieriger würden. Ebenso nahm er eine Schwierigkeitssteigerung vom Hören über das Lesen und Sprechen bis zum Schreiben an. Diese beiden Annahmen wurden bei der Standardisierung des ADST bestätigt.

Tab. 2: Gesamtergebnis der Schülerstichprobe (N = 4845). M = Mittelwert.

	Hören	Lesen	Sprechen	Schreiben	M
Textematik	20,7	21,3	-	-	21,0
Lexematik	7,6	13,7	43,3	25,4	22,5
Morphematik	40,7	15,5	13,0	33,9	25,8
Syntagmatik	26,3	45,3	23,3	49,5	36,1
Phonematik	25,6	43,9	57,1	52,5	44,8
Prosodie	27,6	61,0	52,3	62,6	50,9
$\bar{x}$	24,8	33,5	37,8	44,8	34,6

Es erfolgte - betrachtet man das Fehlermittel - tatsächlich eine kontinuierliche Fehlerzunahme von der Textematik hin zur Prosodie und andererseits vom Hören bis zum Schreiben.

Die Standardisierungspopulation des ADST bestand aus anfangs 6000, zuletzt 4845 Schülern im Alter von 8 - 17 Jahren aus den Klassen 3 - 10 aller Schularten (Lernbehinderten-, Grund-, Haupt-, Realschule und Gymnasium).

VERSUCHSDURCHFÜHRUNG

Um den ADST bei erwachsenen Aphatikern durchführen zu können, mußten einige Änderungen des Durchführungsmodus vorgenommen werden:

o Alle Testanweisungen wurden in die "Sie-Form" gebracht.

o Sämtliche Zeitlimits wurden fallengelassen, die pro Aufgabe benötigte Zeit allerdings kurz notiert (vgl. Zeitangaben bei der Erläuterung zum Testaufbau).

o Auf Wunsch wurden die mündlichen Arbeitsanweisungen wiederholt; die eigentlichen Items jedoch nur einmal - wenn auch recht langsam - vorgelesen.

VERSUCHSPERSONEN

Ich testete zehn Patienten der Rheinischen Landesklinik für Sprachgestörte in Bonn; drei Damen und sieben Herren im Alter zwischen 21 und 63 Jahren. Das Durchschnittsalter betrug 39 Jahre. [1]

---

[1] An dieser Stelle möchte ich den Patienten, dem Leiter der Klinik, Herrn Dr. H. A. Linck, sowie den Therapeuten, insbesondere Herrn Elsholz, für die Unterstützung meiner Untersuchung herzlich danken.

Die hirnpathologische Untersuchung hatte bei allen eine motorisch-amnestische Aphasie ergeben. Die Ätiologie der Hirnschädigung war verschieden; bei sechs Patienten vaskulär, bei zweien traumatisch, in einem Fall die Folge einer Enzephalitis und bei einer Patientin handelte es sich um eine toxische Hirnschädigung nach Suizidversuch.

ERGEBNISSE

Ich komme nun zu einigen mir wesentlich erscheinenden Ergebnissen meiner Untersuchung. Vorab möchte ich allerdings einem Mißverständnis vorbeugen:

Wenn ich im folgenden einzelne Ergebnisse der Schülerpopulation mit den Ergebnissen der von mir untersuchten erwachsenen Aphatiker vergleichen werde, will ich keineswegs die Aphatiker mit Schülern auf eine Stufe stellen bzw. sie an deren Normen qualitativ messen. Derartige Vergleiche sollen vielmehr dem Nachweis dienen, daß der ADST grundsätzlich bei bestimmten Aphatikergruppen anwendbar ist und damit als Maßstab auch für abweichende Sprachleistungen angesehen werden kann.

Schließlich veranschaulichen diese Vergleiche offenkundig die Gültigkeit der linguistischen Taxonomie Messelkens, die dem ADST zugrunde liegt. Da auch andere Autoren im Bereich der Patholinguistik (z.B. PEUSER 1978) mit ähnlichen linguistischen Entwürfen arbeiten, eröffnet sich hier die Möglichkeit einer interdisziplinären Diskussion über ein linguistisches Beschreibungsmodell sprachlicher Leistungen.

Ausgehend vom Fehlermittel ergab sich für die Aphatikergruppe folgendes Bild:

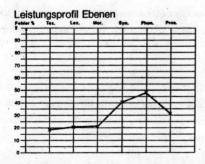 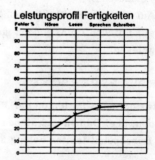

Abb. 4: Durchschnittliche Leistungsprofile der aphatischen Versuchsgruppe.

Auf den Ebenen nahm die Zahl der Fehler von der Textematik bis zur Phonematik zu, mit einem deutlichen Sprung zwischen Morphematik und Syntagmatik. Die Kurve knickt jedoch - entgegen den Erwartungen der linguistischen Taxonomie - zur Prosodie stark ab (vgl. dazu auch die Werte der Tab. 3).

Tab. 3: Gesamtergebnis der Aphatikerstichprobe (N = 10). M = Mittelwerte.

	Hören	Lesen	Sprechen	Schreiben	M
Textematik	12	15	-	-	18,5
Lexematik	-	19	42	20	20,3
Morphematik	36	6	9	33	21,0
Syntagmatik	28	54	39	41	40,5
Phonematik	18	54	61	59	48,0
Prosodie	20	32	37	36	31,3
x̄	19,0	31,6	37,6	37,8	31,0

Bei den Fertigkeiten erfolgt der erwartete kontinuierliche Anstieg der Fehlerzahl vom Hören zum Schreiben. Die Fehlerzunahme zwischen Sprechen und Schreiben betrug allerdings nur 0,2 Fehlerprozent. Bei den individuellen Analysen erwiesen sich drei Patienten als graphisch besser, sieben als phonisch besser. (Zur Dissoziation der phonischen und graphischen Leistung von Aphatikern s. PEUSER 1978:230ff.) Legt man nun die Kurven der Standardisierungspopulation des ADST darüber, erhält man folgendes Bild:

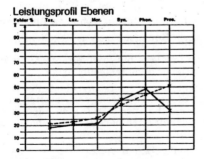
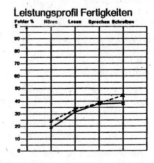

Abb. 5: Leistungsprofile der Standardisierungspopulation und der aphatischen Versuchsgruppe. (Durchgehende Linie = untersuchte Aphatikergruppe; gestrichelte Linie = Standardisierungspopulation. In Abb. 4 und 5 handelt es sich jeweils um Mittelwerte.)

Wir erkennen bei den Fertigkeiten einen weitgehend ähnlichen Kurvenverlauf. Die Fehlerzahl der Aphatiker blieb jedoch geringfügig unter der der Schülerpopulation. Außerdem ist der Anstieg der Kurve vom Sprechen zum Schreiben deutlich schwächer (er betrug bei den Aphatikern, wie bereits erwähnt, nur 0,2, bei den Schülern dagegen 7 Fehlerprozent).

Die Fehlerprofile zu den Ebenen (Abb. 5) lassen unter anderem folgende Aussagen zu:

- o Im Bereich von Textematik, Lexematik und Morphematik bleibt der Kurvenverlauf annähernd gleich, ist aber nach unten verschoben.
- o Der deutliche Sprung der Fehlzahl von Morphematik zur Syntagmatik bleibt bei den Aphatikern nicht nur erhalten, sondern verstärkt sich sogar noch.
- o Die gravierendste Abweichung ist im Prosodischen zu konstatieren. Die Aphatiker machten auf dieser Ebene in allen Fertigkeiten deutlich weniger Fehler als die Schülerpopulation. Ob es sich hierbei um ein Ergebnis handelt, daß gerade für motorisch-amnestische Aphatiker typisch ist, oder ob dies für Erwachsene generell zutrifft, muß zumindest solange bezweifelt werden, bis Ergebnisse einer gesunden erwachsenen Kontrollgruppe vorliegen. Der deutliche Kurvenabknick zur Prosodie läßt sich aber nicht nur für das Fehlermittel der Untersuchungsgruppe nachweisen, sondern gilt für jeden einzelnen Probanden.

Bei der komparativen Analyse der individuellen Fehlerprofile konnten nach verschiedenen Kriterien (z.B. Fehlermaximum oder -minimum auf bestimmten Ebenen oder für bestimmte Fertigkeiten) Untergruppen zusammengestellt werden, die sich durch jeweils typische Kurvenverläufe unterschieden.

ZUSAMMENFASSUNG

Aus den geschilderten Ergebnissen der Untersuchung von zehn Aphatikern mittels des ADST scheinen sich folgende Konsequenzen zu ergeben:

- o Der ADST eignet sich speziell für mittlere bis leichte motorische und amnestische Aphasien sowie aphatische Resterscheinungen.
  Wegen der relativ hohen Anforderungen an die Lese-, Schreib- und Sprachverständnisfähigkeit bleibt dieser Test wohl vornehmlich diesen Aphatikergruppen vorbehalten. Versuche, den ADST auch mit sensorischen Aphatikern durchzuführen, scheiterten bereits am mangelnden Verständnis der Anweisungen.
- o Die Taxonomie des ADST liefert konkrete und systematische Hinweise für die Planung und Durchführung von Sprachtherapie bei den o.g. Aphatikergruppen.
  Anhand des in Abb. 6 gezeigten Fehlerprofils einer Patientin kann man dies gut veranschaulichen:

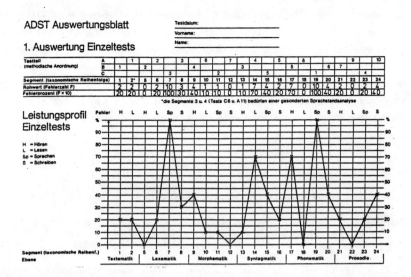

Abb. 6: Leistungsprofil der Patientin DR (21 Jahre, Schülerin, traumatische Ätiologie).

Im Kurvenverlauf werden die Fehlerschwerpunkte deutlich. Sie liegen auf der lexematischen Ebene im Bereich des Sprechens, im Syntagmatischen beim Lesen und im Phonematischen beim Hören und Sprechen.

In Anlehnung an die Testsegmente ließen sich folglich die Therapieschwerpunkte inhaltlich konkretisieren.

o Der ADST ist ein empfindliches Instrument zur Registrierung sprachlicher Besserung.

Tab. 4: Ergebnis der Aphatikergruppe für die Ebene Prosodie.

BA	BL	DR	GÖ	GR	KL	KU	RU	SCH	WI	$\bar{X}$
47,5	57,5	20	35	25	22,5	30	17,5	37,5	20	31,5

Patient RU erreichte auf der Ebene "Prosodie" mit 17,5 Fehlern das beste Ergebnis der Gesamtgruppe, obwohl er die stärksten motorisch-amnestischen Störungen der von mir untersuchten Aphatiker aufwies.

Der genannte Patient beendete am Tag nach der Durchführung des ADST seinen dreimonatigen Klinikaufenthalt. Die Rücksprache mit seiner Therapeutin ergab, daß ein Schwerpunkt der durchgeführten Therapie darin bestanden hatte, gerade im prosodischen Bereich intensiv zu üben.

Ausgehend von der Tatsache, daß in der augenblicklichen Aphasiediagnostik meines Wissens keine Tests zur Anwendung gelangen, die an gesunden Sprechern standardisiert sind, und daß die üblichen klinischen Aphasietests den Therapeuten häufig zu ungenaue Informationen für einen konkreten Therapieansatz liefern, hoffe ich, mit den Ergebnissen meiner Pilot-Studie eine Möglichkeit aufgezeigt zu haben, die große Diskrepanz zwischen klinischer Diagnostik und Therapie ein wenig zu verringern.

BIBLIOGRAPHIE

Bühler, K. (1934) Sprachtheorie. Jena: Fischer

Filipec, J. (1966) Zur Theorie und Methode der lexikologischen Forschung. In: Veröffentlichung des 2. Internat. Symposiums "Zeichen und System der Sprache" vom 8.-15.9.1964 in Magdeburg. Bd. 3, Berlin, 154-173

Frühauf, K. (1976) Eine faktorenanalytisch ermittelte Methode zur Prüfung aphatischer Störungen. Psychiatrie, Neurologie und medizinische Psychologie (Leipzig) 28 : 140-149

Humboldt, W. v. (1903-36) Gesammelte Werke. Berlin: Akademie der Wissenschaften

Kerschensteiner, M.; Poeck, K.; Huber, W.; Stachowiak, F.-J. (1975) Die Untersuchung auf Aphasie. Aktuelle Neurologie 2 : 151-157

Lado, R. (1971) Testen im Sprachunterricht. München: Hueber

Leischner, A. (1974) Die neuropsychologisch-hirnpathologische Untersuchung. Archiv für Psychiatrie und Nervenkrankheiten 219 : 53-77

Messelken, H. (1971) Empirische Sprachdidaktik. Heidelberg: Quelle und Meyer

Messelken, H. (1973) Zur Planung von Sprachunterricht. In: Richtlinien und Lehrpläne für die Grundschule in Nordrhein-Westfalen. Ratingen

Peuser, G. (1978) Aphasie. Eine Einführung in die Patholinguistik. München: Fink

Sgall, P. (1966) Generative Beschreibung und die Ebenen des Sprachsystems. In: Veröffentlichung des 2. Internat. Symposiums "Zeichen und System der Sprache" vom 8.-15.9.1964 in Magdeburg. Bd. 3, Berlin, 225-239

Steinert, J. (1975) Allgemeiner Deutscher Sprachtest. Ein Beitrag zur Empirischen Sprachdidaktik. Diss. phil. PH Rheinland Köln

Steinert, J. (1977) Allgemeiner Deutscher Sprachtest (ADST). Göttingen: Westermann/Hogrefe. (Best.-Nr. 180922)
(1978) Handanweisung für die Durchführung, Auswertung und Interpretation (Best.-Nr. 180921)

KINDLICHE
SPRACH- UND SPRECHSTÖRUNGEN

ERWORBENE APHASIE BEI KINDERN: ZWEI FALLBESCHREIBUNGEN [*]

J.C. Boehringer, C.M. Doms und C. Fery

Diese Arbeit behandelt die Störungen von zwei Kindern, die infolge eines Hirntraumas eine Aphasie erlitten. Den ersten Fall, einen zwölfjährigen Jungen, konnten wir von Beginn an verfolgen. Den zweiten Fall, einen zur Zeit des Hirntraumas achtjährigen Jungen, haben wir erst fünf Jahre nach dem Unfall beobachten können.
Die in der Literatur geschilderten Fälle lassen sich wegen der Verschiedenheit des Materials und der Untersuchungsmethoden nur schwer vergleichen.
Diese Arbeit hat zum Ziel, aufgrund der detaillierten Beschreibung der beiden Fälle, die in der Literatur aufgestellten Hypothesen zum Wesen der kindlichen Aphasie kritisch zu überprüfen.

FALL 1: DIRK

Am 18. Mai 1976 erlitt Dirk einen Unfall, bei dem er ein Hirntrauma mit einer parieto-occipitalen Impressionsfraktur und Verlust von Hirnsubstanz davontrug. Er wurde viermal operiert.
Dirk verblieb ungefähr zwei Monate in einem komatösen Zustand, der sich dann in ein apallisches Syndrom verwandelte. Erst nach der letzten Operation begann er Fortschritte zu machen, d.h., er reagierte auf Anruf, das auditive Sprachverständnis besserte sich und die rechtsseitige Hemiparese bildete sich allmählich zurück.
Im Dezember 1976 bestand eine Totalaphasie mit einer Hemianopsie rechts. Das Sprachverständnis war leicht gebessert. Im Januar 1977 setzte die Sprachtherapie ein.

Neurolinguistische Entwicklung

Januar 1977: Totalaphasie
Lautsprache
1. Auditives Sprachverständnis
   In natürlichen Situationen verstand Dirk weitgehend alles, aber bei der Anwendung von Sprachverständnistests ergab sich eine deutliche Störung seines auditiven Sprachverständnisses.

---

[*] Originalbeitrag

2. **Mündlicher Sprachgebrauch**
Seine Spontansprache beschränkte sich auf einige isolierte Wörter wie "Mama", "Papa", "Dirk", "ja", "nein" und die stereotype Wendung "tiens-tiens" (so - so). Er konnte vorgesprochene Wörter nicht wiederholen. Um ein bestimmtes Wort zu finden, spielte Dirk mit den Lauten und bildete dabei oft Neologismen.

Weitere Störungen
Hier wurden zusätzlich Alexie, Agraphie, Akalkulie, Farbenagnosie, Hemianopsie rechts und eine bucco-faciale Apraxie festgestellt.

März 1977: Motorische Aphasie

Lautsprache

1. **Auditives Sprachverständnis**
Das Sprachverständnis in Testsituation hatte sich weitgehend zurückgebildet (80 %), jedoch war das Verstehen abstrakter Begriffe immer noch gestört.

2. **Mündlicher Sprachgebrauch**
Der Wortschatz hatte sich vergrößert, aber die Spontansprache bestand noch überwiegend aus einer bloßen Aneinanderreihung von Substantiven und einigen wenigen Verben wie "sein", "tun" und "machen", eine Sprechweise, die an den Agrammatismus bei Erwachsenen erinnert. Der automatische Sprachgebrauch besserte sich allmählich. Die Testresultate waren noch immer dürftig, aber schon besser als im Januar.

Die bucco-faciale Apraxie und die Farbenagnosie hatten sich völlig gebessert; die Hemianopsie rechts wurde gut kompensiert.

Schriftsprache

1. **Lesen**
Der Patient verstand zwar isolierte Wörter, konnte aber schriftliche Aufträge noch nicht ausführen. Beim Lesen ging er analytisch vor, d.h. er verwendete die automatische Reihe des Alphabets. Er hatte eine verbale Alexie.

2. **Schreiben**
Das Abschreiben war weitgehend gebessert, ebenso die Rechtschreibung. Spontan schrieb er nur seinen Vornamen und einige isolierte Wörter. Dabei bediente er sich derselben analytischen Methode wie beim Lesen.

Juli 1977: Motorische Aphasie

Lautsprache

1. Auditives Sprachverständnis
In natürlichen Situationen verstand Dirk bereits sehr gut, jedoch traten bei metalinguistischen Tests noch einige Störungen auf.

2. Mündlicher Sprachgebrauch
Der Wortschatz war umfangreicher als im März. Er enthielt Substantive, Adjektive und Verben. Die Wortfindung hatte sich von 0 auf 60 % gebessert. Dirk konnte nunmehr fast alles mitteilen, setzte aber bei gelegentlichen Wortfindungsstörungen noch Gebärdensprache ein. Er bediente sich häufig einfacher Sätze.
Das automatische Sprechen war wieder völlig normal. Beim Nachsprechen längerer Sätze traten noch Schwierigkeiten auf.

Schriftsprache

1. Lesen
Auch hier hatte Dirk bedeutende Fortschritte gemacht (85 %), er verstand schriftliche Aufträge und kurze Texte. Er las insgesamt flüssiger und konnte unbekannte Wörter, Sätze und Texte entziffern. Kürzere Wörter las er bereits ganzheitlich, bei längeren verwendete er noch die analytische Methode.

2. Schreiben
Das Abschreiben gelang jetzt fehlerlos (100 %), jedoch war Dirk noch übertrieben sorgsam und brauchte deshalb sehr viel Zeit. Beim Testdiktat von Wörtern und Sätzen konnte er ungefähr 80 % der Leistung erbringen. Darüberhinaus schrieb er jetzt auch eine Reihe von noch nicht geübten Wörtern und Sätzen, wobei jedoch orthographische Fehler auftraten, da Dirk die Orthographieregeln nicht mehr automatisch anwenden konnte.
Seine spontanschriftlichen Äußerungen beschränkten sich auf seinen Namen, einige isolierte Wörter und bisweilen einen kleinen Satz.

Zusammenfassung
Dirk hat noch immer eine motorische Aphasie mit Störungen der Schriftsprache. Insgesamt bilden sich die Störungen zurück, erfordern jedoch noch eine lange und intensive Sprachtherapie. Seit September geht er wieder in einer speziellen Abteilung für Sprachgestörte zur Schule. Seine Therapie wird dreimal wöchentlich fortgesetzt.

FALL 2: JAN

Am 21. April 1972 wurde der achtjährige Jan das Opfer eines Unfalles, infolgedessen er ein Hirntrauma mit einer Kontusion der beiden Hemisphären und des Hirnstammes erlitt. Bei der Aufnahme in die Klinik war er in einem komatösen Zustand mit Zeichen einer Dezerebration. Die Untersuchungen ergaben eine starke zerebrale Atrophie. Auch dieser Patient verblieb ungefähr zwei Monate in einem komatösen Zustand, der sich dann in ein apallisches Syndrom verwandelte. Fünf Monate nach dem Unfall hatte er keine Bewußtseinsstörungen mehr. Die Diagnose lautete: Totalaphasie, leichte Hemiparese des rechten Armes und eine Ataxie links.

Neurolinguistische Entwicklung

Da wir die Entwicklung dieses Patienten nicht selbst verfolgten, stützt sich unsere nachfolgende Übersicht auf Berichte und Untersuchungsergebnisse der behandelnden Klinik.

Anfang 1973 hatte Jan noch Störungen des auditiven Sprachverständnisses, sein mündlicher Sprachgebrauch war auf "ja-nein" und einige isolierte Vokale und Konsonanten beschränkt. Er hatte eine totale bucco-faciale Apraxie.

Im März 1973 begann er, einsilbige Wörter zu verwenden. Mehrsilbige Wörter wurden noch skandierend gesprochen: eine Silbe pro Ausatmung. Es bestand darüberhinaus eine Wortfindungsstörung mit semantischen und phonematischen Paraphasien. Er hatte eine leichte Echolalie. Sein automatischer Sprachgebrauch war noch schwer gestört.

Im August 1973 befand er sich hinsichtlich des auditiven Sprachverständnisses und des mündlichen Sprachgebrauchs auf dem gleichen Niveau wie Dirk.

Im September 1973 ging er bereits wieder in die Schule.

Juli 1977

Lautsprache

1. **Auditives Sprachverständnis**
   Dieses war sowohl in natürlichen Situationen wie bei der Anwendung von Tests völlig normal. Jedoch war Jan sehr verlangsamt, hatte noch immer Konzentrationsstörungen und ermüdete schnell.

2. **Mündlicher Sprachgebrauch**
   Die Spontansprache hatte sich fast völlig normalisiert. Jan sprach aber monoton und langsam: er hatte eine Bradylalie und eine Dysprosodie.

Obwohl er keinen Agrammatismus hatte, war er häufig genötigt, einen bereits begonnenen Satz abzubrechen und eine neue Konstruktion zu versuchen.

Der automatische Sprachgebrauch war normal (85 %). Bei einem Nachsprechtest traten Inversionen von Silben und Elisionen von Wörtern auf. Gelegentliche semantische Paraphasien ließen sich bei einem Nachlassen der Konzentrationsfähigkeit beobachten. Die Testresultate bei metalinguistischen Tests waren noch sehr schwach (44 %). Jan war noch außerstande, aus vorgegebenen Wörtern einen Satz zu bilden.

Schriftsprache

1. Lesen

Jan verstand ungefähr 85 % dessen, was er las. Schriftliche Aufträge führte er ohne jegliche Schwierigkeiten aus. Beim Lesen isolierter Wörter bereiteten ihm lediglich die Pronomina gewisse Schwierigkeiten.

Das Lesen kurzer Texte bereitete ihm noch Mühe, da diese zuviel Information enthielten und er nicht alle Wörter verstand. Seine Leistungen beim Lautlesen waren noch schwach (64 %). Obwohl er analytisch las, gelang es ihm nicht, alle Wörter zu entziffern. Es kam zu Paralexien und Neologismen.

2. Schreiben

Seine motorische Behinderung (Hemiparese rechts, Ataxie links) erschwerten das Schreiben sowohl mit der rechten als auch mit der linken Hand. Jan schrieb deshalb auf einer elektrischen Schreibmaschine. Hierbei konnte er recht gut, wenn auch langsam, abschreiben. Die Rechtschreibung war jedoch sehr schwach. Bei isolierten Wörtern wurde nur ein einziges fehlerlos geschrieben, in Sätzen waren nur einige kurze Wörter fehlerlos geschrieben. Hierbei waren die Fehler ziemlich systematisch:

- o Elision eines Konsonanten bei Konsonantenverbindungen, z.B. polot (potlood), lapen (lampen)
- o Elision eines Vokals bei Doppelvokalen, z.B. gag (graag), burman (buurman)
- o Vereinfachung von Diphthongen durch Elision (Ausnahme ie und ij) z.B. bum (pruim)
- o Verwechslung von stimmhaften und stimmlosen Konsonanten, z.B. polot (potlood), bum (pruim)

Die auditive Diskrimination war jedoch ungestört. Das Spontanschreiben beschränkte sich auf den Namen und einige isolierte Wörter.

Zusammenfassung

Die Aphasie dieses Patienten hatte sich nach fünf Jahren gut zurückgebildet. Die hervorstechendsten sprachlichen Resterscheinungen waren Bradylalie, Dysprosodie und Dyslexie-Dysorthographie.

Die nachstehende Tabelle faßt die sprachlichen Befunde beider Patienten noch einmal zusammen:

Tab. 1: Die sprachlichen Leistungen zweier kindlicher Aphatiker.

	DIRK			JAN
	Jan.	März	Juli	Juli
Lautsprache				
Sprachverständnis				
- Situationen	++	+	-	-
- Tests	+++	+	-	-
- abstraktes Begreifen	+++	+	+	+
Sprachausdruck				
- Spontansprache	+++	+++	++	+
- Test, automatisch	+++	+	-	-
- " Nachsprechen	+++	++	+	+
- " Benennen	+++	+++	++	+
- " metalinguistisch	+++	++	+	+++
Schriftsprache				
Lesen				
- Lesesinnverständnis	+++	++	+	+
- Lautlesen	+++	++	+	++
Schreiben				
- Kopieren	+++	+	-	-
- Diktat	+++	++	+	+++
- spontan	+++	+++	+++	+++

```
  -  : keine Störung        = Testleistung 90 - 100 %
  +  : leichte Störung      =      "       75 -  89 %
 ++  : schwere Störung      =      "       50 -  74 %
+++  : sehr schwere Störung =      "        <   50 %
```

DISKUSSION

Psychologische Ergebnisse

Aus den psychologischen Tests ergibt sich, daß die intellektuellen Fähigkeiten beider Patienten, insbesondere das Gedächtnis und die psychomotorische Geschwindigkeit, noch lange nach dem Unfall gestört bleiben.

Tab. 2: Psychologische und neuropsychologische Leistungen zweier kindlicher Aphatiker.

A	DIRK Jan. 77	DIRK Juli 77	JAN Juli 77
Verbale Intelligenz			
Allgemeines Wissen	1*	3	2
Allgemeines Verständnis	1	4	6
Rechnerisches Denken	3	3	6
Gemeinsamkeiten	0	4	5
Zahlen	2	3	3
Wortschatz	0	6	3
Verbaler I.Q.	46	62	65
Handlungsteil			
Bilder ergänzen	8	9	0
Bilder ordnen	7	9	2
Mosaiktest	7	10	2
Figurenlegen	7	10	6
Kode	3	3	0
Handlungsteil I.Q.	77	87	45
Gnosien			
Stereognosie	-	-	-
Farbengnosie			
Wiedererkennen	-	-	-
Benennen	-	-	-
Verstehen	-	-	-
Fingergnosie			
rechts	NG*	-	-
links	NG		
Autotopognosie	++	-	-
Hemianopsie	+		
rechts	+	-	-
links	-	-	-

* = Standard Score
NG = nicht geprüft
R = rechts

B	DIRK Jan. 77	DIRK Juli 77	JAN Juli 77
Praxien			
Konstruktiv	-	-	-
Visuo-Konstruktiv	-	-	-
(Komplexe Figur von Rey)			
Closing-in	-	-	+
Ideomotorisch	-	-	-
Ideatorisch	-	-	-
Gedächtnis			
Verbal			
Wiederholen	+++	+++	+++
Wiedererkennen	+++	+++	+++
(15 Wörter von Rey)			
Visuell	+++	+++	+++
Rechts-Links-Orientierung	-	-	-
Händigkeit	R	R	R
Abstraktionsvermögen	+++	+++	+++
Konzentration	+++	+	+++
Ravens Progressive Matrices	NG	-	+++

1. **Intelligenz**

   Dirk erzielte im Handlungsteil des Intelligenztests bessere Ergebnisse als im verbalen Teil. Hierbei kann die Lokalisation der Läsion eine Rolle spielen.

   Bei Jan sind die Ergebnisse beider Testteile, des Handlungsteils und des verbalen Teils, relativ niedrig. Auch hier kann die Lokalisation - es handelt sich um eine bilaterale Läsion - eine Rolle spielen. Dies wurde durch weitere Indizien bestätigt:

   o durch die Perseverationen. Beim Mosaiktest hatte der Patient große Schwierigkeiten, zum nächsten Item überzugehen. Wenn man ihm zu verstehen gab, daß die Antwort falsch war, dann wiederholte er diese falsche Antwort dennoch beim nächsten Item wieder.

   o durch das Closing-in. Dieses Phänomen wird meistens bei bilateralen Läsionen mit starker Intelligenzminderung festgestellt.

2. Gnosien

Jan hatte noch leichte Störungen der Fingergnosie. Darüberhinaus bestanden noch Resterscheinungen einer Hemiparese des rechten Arms. Jedoch konnte er beim Essen diesen Arm schon gebrauchen. Die linke Hand hingegen war wegen einer schweren Ataxie von diesem Test ganz ausgeschlossen.

Dirk hatte am Anfang eine Autotopagnosie, d.h. er konnte auf Aufforderung die eigenen Körperteile nicht mehr zeigen. Dabei handelte es sich jedoch um ein vorübergehendes Phänomen, das sich im Zusammenhang mit der Wiedergewinnung des Körperschemas zurückbildete. Seine anfängliche Hemianopsie wurde durch Kopfdrehungen kompensiert.

3. Gedächtnis

Wir konnten bei allen Patienten mit einer Hirnläsion feststellen, daß die Gedächtnisstörungen am langwierigsten waren. Dabei wird allerdings auch das Fehlen einer regelmäßigen Therapie eine Rolle gespielt haben. Da für auditives, visuelles und verbales Material jeweils spezifische Gedächtnisleistungen vonnöten sind, ist auch der Transfer bestimmter Techniken (z.B. der Assoziation) von einem zum anderen Material praktisch unmöglich.

Darüberhinaus bemerkten wir bei der Untersuchung des verbalen Gedächtnisses, daß beide Patienten unwirksame mnemotechnische Methoden verwendeten. So ermöglichen z.B. die 15 Wörter von Rey die Bildung von Assoziationen, welche die Speicherung und Wiedergabe erleichtern. Unsere Patienten bedienten sich jedoch dieser Assoziationen nicht, d.h. sie versuchten die Wörter beziehungslos im Gedächtnis zu speichern und dann zu reproduzieren. Der Erfolg dieser Methode war jedoch sehr gering.

Ferner konnten wir feststellen, daß sich das visuelle Gedächtnis schneller zurückbildete als das verbale Gedächtnis.

Neurolinguistische Ergebnisse

Lautsprache

1. Sprachverständnis

Das Sprachverständnis hatte sich in beiden Fällen ziemlich schnell normalisiert. Dieser Befund stimmt mit demjenigen der meisten Autoren, wie ALAJOUANINE und LHERMITTE (1965), HECAEN (1976), COLLIGNON et al. (1968) u.a. überein. Nur wenige Autoren, wie z.B. ASSAL und CAMPICHE (1973), erwähnen bleibende Störungen des Sprachverständnisses. Weniger Beachtung fand in der Literatur die Fähigkeit, abstrakte Wörter und Begriffe zu verstehen. Diese Fähigkeit scheint sich nur langsam und unvollständig zurückzubilden. Sie war bei Jan noch nach fünf Jahren gestört. In dieser Hinsicht scheinen also Erwachsene und kindliche Aphatiker übereinzustimmen.

2. **Mündlicher Sprachgebrauch**

Vergleicht man die Entwicklung der Totalaphasie bei Kindern mit derjenigen bei Erwachsenen, so gewinnt man den Eindruck, daß die Rückbildung der Symptome bei Kindern schneller geschieht als bei Erwachsenen. Wir sind sogar der Meinung, daß sie nicht nur schneller, sondern auch in größerem Umfange geschieht, so daß Kinder in der Therapie größere Fortschritte machen als Erwachsene.

Hinzukommt, daß es sich bei unseren Fällen im Gegensatz zu den meisten in der Literatur geschilderten, um schwere Hirntraumen mit langem Koma und apallischem Syndrom handelte. Jedoch bildeten sich diese Symptome in beiden Fällen gut zurück.

Unsere Befunde widersprechen darüberhinaus auch GUTTMANN (1942) und ASSAL und CAMPICHE (1973), denen zufolge beim Bestehen von Sprachverständnisstörungen die Prognose ungünstiger sei.

Im Einklang mit den bisher in der Literatur geschilderten Fällen konnten auch wir zu Beginn eine Verminderung des spontanen Sprachgebrauchs beobachten.

ALAJOUANINE und LHERMITTE (1965) verglichen zwei Gruppen miteinander, wobei die eine jünger als 10 Jahre, die andere älter als 10 Jahre war. Sie fanden jedoch keinen Unterschied zwischen diesen Gruppen hinsichtlich des Tempos der Aphasierückbildung. Diese setzte lediglich in der ersten Gruppe der weniger als 10 Jahre alten Kinder später ein.

Bei den aphatischen Ausfällen dieser Kinder galt unsere besondere Aufmerksamkeit dem Agrammatismus und der Wortfindungsstörung:

o Agrammatismus. Diese Störung war in beiden Fällen ein hartnäckiges Symptom. Jedoch unterschied sie sich von dem Agrammatismus der Erwachsenen, indem es sich bei diesen Kindern mehr um eine vereinfachte als um eine ungrammatische Syntax handelte. Im Gegensatz zum Agrammatismus der Erwachsenen verwendeten unsere beiden Fälle viele Ad-

jektive und eine große Anzahl der sogenannten "kleinen Wörter" wie
Pronomina, Präpositionen etc., welche mit wenigen "Inhaltswörtern"
wie Substantiven und Verben aneinandergereiht wurden. Dies steht in
Übereinstimmung mit den von ALAJOUANINE und LHERMITTE (1965),
OELSCHLAGER und SCARBOROUGH (1976) beschriebenen Fällen.

o Wortfindung. Ein besonderes Problem ist darüberhinaus die Wortfindungsstörung. Im zweiten Fall hatte sie sich fast völlig zurückgebildet.
Im ersten Fall lag jedoch eine besondere Art der Wortfindungsstörung
vor, indem es sich ähnlich wie beim Agrammatismus eher um einen
vereinfachten, allgemeinen Wortschatz handelte, in dem die präzisen
Wörter fehlten. Sowohl die Störung der Grammatik wie die des Lexikons erinnern in diesem Fall an die Leitungsaphasie bei Erwachsenen.
Die mit Ausnahme der längeren Wortfolgen guten Nachsprechleistungen stehen allerdings dazu im Widerspruch.

Verschiedene Autoren erwähnen eine Reihe von Symptomen wie z.B.
Logorrhoe, Paraphasie, Stereotypie und Perseveration, welche für die
Aphasie von Erwachsenen typisch seien. Hiervon haben wir lediglich die
Logorrhoe in unseren Fällen kindlicher Aphasie nicht feststellen können.
Jedoch traten in beiden Fällen Paraphasien auf, obwohl ALAJOUANINE
und LHERMITTE (1965) behaupten, daß man diese nur bei Kindern beobachten kann, die älter als zehn Jahre sind. Darüberhinaus traten in beiden Fällen Perseverationen auf. Stereotypien konnten wir nur im ersten,
eine leichte Echolalie nur im zweiten Fall beobachten.

In beiden Fällen hatte sich die bucco-faciale Apraxie gut zurückgebildet.
Nur Jan hatte fünf Jahre nach seinem Unfall noch immer eine Bradylalie
und eine Dysprosodie als Restsymptome seiner Dysarthrie. Zwei Ursachen kämen hierfür in Frage:

o die bilaterale Läsion und eine etwaige Verletzung der Basalkerne,
o die Kontusion des Hirnstammes.

So behaupten auch ALAJOUANINE und LHERMITTE (1965), daß Artikulationsstörungen häufiger bei Kindern unter zehn Jahren auftreten.

Schriftsprache

Die Störungen der Schriftsprache haben sich in beiden Fällen zurückgebildet.
Im ersten Fall ist die schnelle Rückbildung deshalb erstaunlich, weil es sich

hier um eine ausgedehnte parieto-occipitale Läsion links handelte. Zur Erklärung scheint uns hier die Hypothese am plausibelsten, wonach die rechte Hemisphäre in der Sprachrehabilitation eine wichtige Rolle spielt. Verschiedene Argumente würden dafür sprechen:

So konnten AJURIAGUERRA und HECAEN (1951) nach einer occipitalen Lobektomie eine fast völlige Wiederherstellung des Lesevermögens feststellen. Sie erklärten dies durch den Transfer der Funktion zur rechten Hemisphäre, wobei sie allerdings die Mitwirkung der umliegenden Gebiete der linken Hemisphäre nicht ganz ausschlossen.

Davon kann allerdings in unserem ersten Fall keine Rede sein, da die Läsion viel zu ausgedehnt ist. Die einzig mögliche Erklärung scheint also in einem Transfer der Funktion zur nicht-dominanten Hemisphäre zu liegen.

- o Schließlich können die Fälle von linker Hemisphärektomie bei Kindern mit Restitution der Schriftsprache eine weitere Stütze dieser Hypothese bilden.
- o Außerdem wurden in unseren beiden Fällen die automatischen Reihen für das Lesen und Schreiben von Buchstaben und Ziffern benutzt. Diese Technik verwenden auch Split-Brain-Patienten, wenn sie bei einer tachystoskopischen Untersuchung die rechte Hemisphäre für das Erkennen von Buchstaben und Ziffern einsetzen.

Blicken wir schließlich noch einmal auf Tabelle 1, so fallen die schwachen schriftsprachlichen Leistungen von Jan auf. Noch fünf Jahre nach dem Unfall hatte er schwere Restsymptome. Dies könnten vielleicht folgende Umstände erklären:

- o die bilaterale Läsion, welche einen Transfer der Funktion zur rechten Hemisphäre erschwert,
- o die Tatsache, daß Jan zur Zeit des Hirntraumas erst acht Jahre alt war und daher die Schriftsprache nur ungenügend beherrschte.

ZUSAMMENFASSUNG

Trotz ihres relativ hohen Alters (8 und 12 Jahre) und des Schweregrades dieser Hirntraumen hat die Aphasie sich in beiden geschilderten Fällen ziemlich gut zurückgebildet.

Vier Monate nach dem Unfall von Dirk teilte ein Arzt den Eltern mit, daß die Situation hoffnungslos sei und ihr Sohn wenig Überlebenschancen hätte, bestenfalls auf Lebenszeit wie eine Pflanze versorgt werden müßte. Die Eltern wollten sich jedoch damit nicht zufrieden geben und behielten recht: die Therapie hatte Resultate.

Trotz schweren Hirntraumas und langen Komas scheinen Kinder demnach dennoch Fortschritte machen zu können. Hierbei spielen die Plastizität des Gehirns und die Anpassungsfähigkeit des Kindes, aber auch die soziokulturelle Umgebung eine Rolle.

Auf intellektuellem Gebiet müssen diese Kinder jedoch noch einen bedeutenden Rückstand aufholen. Es wäre deshalb interessant, ihre Entwicklung über Jahre zu verfolgen.

Eine endgültige Prognose ist deshalb immer noch nicht möglich. Dirk träumt davon, Architekt zu werden. Vielleicht verwirklicht sich dieser Traum noch einmal.

BIBLIOGRAPHIE

Ajuriaguerra, J. de; Hécaen, H. (1951) La restauration après lobectomie occipitale. Le problème de la réorganisation après lésions du système nerveux central. Journal de Psychologie, 510-546

Alajouanine, Th.; Lhermitte, F. (1965) Acquired aphasia in children. Brain 88 : 653-662

Assal, G.; Campiche, R. (1973) Aphasie et troubles du langage chez l'enfant après contusion cérébrale. Neuro-chirurgie 19 : 399-406

Collignon, R.; Hécaen, H.; Angelergues, R. (1968) A propos de 12 cas d'aphasie acquise de l'enfant. Acta Neurologique Belg. 68 : 245-277

Gazzaniga, M.S.; Hillyard, S.H. (1971) Language and speech capacity of the right hemisphere. Neuropsychologia 9 : 276

Guttmann, E. (1942) Aphasia in children. Brain 65 : 205-219

Hécaen, H. (1976) Acquired aphasia in children and the ontogenesis of hemispheric functional specialization. Brain and Language 3 : 114-134

Oelschlager, M.L.; Scarborough, J. (1976) Traumatic aphasia in children: a case study. Journal of Disorders of Communication 9 : 281-288

BEITRAG ZUR THERAPIE DER ERWORBENEN APHASIE
BEI KINDERN IM VORSCHULALTER [*]

K. Gloning und Erika Hift

In dieser Arbeit werden nur erworbene, weitgehend auf sprachliche Dimensionen beschränkte Störungen auf der Grundlage eines hirnorganischen Prozesses berücksichtigt, die vor der Einschulung der betroffenen Kinder aufgetreten sind; die sogenannten kongenitalen oder Entwicklungsaphasien fallen nicht unter diese Definition und werden hier nicht behandelt. In der Literatur finden sich relativ wenig Publikationen, die sich mit der Aphasie im Vorschulalter beschäftigen (ALAJOUANINE et al. 1965; ASSAL und CAMPICHE 1973; BASSER 1962; BYERS und MCLEAN 1962; COLLIGNON et al. 1968; GLONING und HIFT 1970, 1971; GUTTMANN 1942; LANDAU und KLEFFNER 1957; LANGE-COSACK und TEPFER 1973; LENNEBERG 1972; MACKINNEY und MACREAL 1974; RIESE und COLLISON 1964; SHOUMAKER et al. 1974; VAN DONGEN und LOONEN 1976).

KRANKENGUT

In der Zeitspanne von 1951 bis 1977 kamen an der Universitätsklinik für Neuropsychiatrie des Kindes- und Jugendalters in Wien (vormals Kinderabteilung der Neurologisch-Psychiatrischen Universitätsklinik Wien) insgesamt 9 Kinder zur Untersuchung, die den eingangs erwähnten Kriterien entsprachen. Es handelte sich um 2 Mädchen und 7 Knaben im Alter von 2 Jahren und 7 Monaten bis zu 7 Jahren (Median 5 1/2 Jahre) mit folgender Ätiologie: 7 schwere Schädel-Hirntraumen, 1 Encephalitis und 1 Temporallappenepilepsie ungeklärter Genese (Typ: LANDAU und KLEFFNER 1957).

UNTERSUCHUNGSMETHODIK

Alle Kinder wurden klinisch neurologisch und psychiatrisch, testpsychologisch und elektroencephalographisch untersucht. Die psychologischen Untersuchungen erfolgten anfangs in vierwöchigen Abständen und bei den späteren Nachkontrollen mindestens zweimal jährlich. An Intelligenztests wurden - je nach Altersstufe - verwendet: Kleinkindertests (BÜHLER und HETZER 1961), BINETARIUM (1953), Hamburg-Wechsler Intelligenztest

---

[*] Originalbeitrag

für Kinder (HAWIK 1966), WPPSI (1963) sowie die Coloured Progressive
Matrices (RAVEN 1956). Als Sprachtests wurde die Untersuchungsreihe
von GLONING und QUATEMBER (1967) und als Zeichentests "Draw a man"
von GOODENOUGH (1926), dessen Erweiterung "Tree-House-Person-Test"
und der WARTEGG-Test (1963) vorgegeben. Außerdem wurde der Welttest
(CH. BÜHLER 1955) benutzt und das Sprach-, Spiel- und Sozialverhalten
des Kindes laufend beobachtet und registriert.

ERGEBNISSE DER UNTERSUCHUNG

Bei allen Kindern war die Sprachstörung durch folgende Kriterien gekennzeichnet: Einsetzen mit einer 1 - 12 Wochen dauernden Periode einer Aphasie. Auch in der weiteren Rückbildung ist das Sprachverständnis immer mitbetroffen. Die expressive Sprache zeigt anfangs "Agrammatismus" mit Ein- und Zweiwortsätzen, mühsamen Ansatz des Sprechens, lange Pausen, sehr selten phonologische oder verbale Paraphasien und wenig sprachliche Perseverationen. Artikulation und Prosodie sind oft gestört. Eine sprachliche Produktion ist besonders in der ersten Zeit nur sehr schwierig provozierbar, die Kinder antworten zwar, sprechen aber spontan kaum.

Darüber hinaus sind Anzeichen dafür vorhanden, daß zusätzlich zur Aphasie eine schwere mutistische Reaktion besteht; die Kinder produzieren - wenn sie sich unbeobachtet glauben - oft längere Perioden eines Jargons, der sich aus meist "sinnlosen Silben" und Lautfolgen zusammensetzt und ein wenig dem neologistischen Jargon schwerer Aphatiker vom Wernicke-Typ ähnelt. Die Kinder verstummen aber sofort, wenn sie angesprochen werden. Dieser zusätzliche Mutismus ist wahrscheinlich eine psychogene Reaktion auf das Trauma der Sprachstörung.

In allen verbalen Tests finden sich stark reduzierte bis fehlende Leistungen. Besonders auffällig ist die Störung im Untertest "Allgemeines Verständnis" des HAWIK. Hier werden Sätze wie z.B. "Was tust Du, wenn...?" dem Sinn nach nicht erfaßt.

Bei den Zeichentests zeigen sich zwei Arten der Störung: einmal ist - zumindest vorübergehend - die Strichführung als Ausdruck einer feinmotorischen Behinderung gestört. Weiters ist auch Planung und Komposition der Zeichnungen betroffen, die Art der Ausführungen liegt unter dem jeweiligen Altersniveau. Diese Störungen von Komposition und Konzeption kommen besonders im Welttest zur Darstellung, die Kinder bauen "chaotische" Welten.

Die Beobachtung zeigt schließlich, daß ganz allgemein konstruktive Spiele in dieser Phase nicht gelingen.

THERAPIE

Die jeweils individuell aufgestellten Behandlungspläne umfaßten Sprachtherapie, nichtverbale Methoden und physikalische Behandlung der zusätzlichen motorischen Störungen. Als Grundsatz wurde beachtet, daß anfangs immer relativ gut erhaltene Leistungen behandelt wurden, um eine Entmutigung der Kinder zu verhindern.

Als nichtverbale Behandlungsmethoden wurden Zeichnen, Malen, Puzzles und andere konstruktive Spiele verwendet.

Neben einer systematischen Sprachtherapie erwiesen sich folgende Methoden als wirksam:

1. **Spieltelefon**
   Therapeut und Kind sitzen an zwei etwas entfernten Tischen, jeder mit einem Spieltelefon vor sich; der Therapeut wählt, klingelt und spricht ins Telefon in Form eines kindlich orientierten, alltäglichen Gespräches. Sehr oft spricht das aphatische Kind dann - meist sehr leise - in sein Telefon, anfangs Jargon, später Einwortsätze. Dies ist in dieser Periode im direkten Gespräch nicht erreichbar. Mit dieser Methode kann wahrscheinlich die mutistische Reaktion durchbrochen werden.

2. **Imitation von Tierlauten**
   Diese wird bei Kindern angewandt, die überhaupt keine Lautproduktion zeigen. In Spielsituationen werden Tierlaute in kindlicher Art vorgemacht, die das Kind nachmachen soll.

VERLAUF DER APHASIE

Bei 4 Kindern war nach einem Zeitraum von 1 - 3 Jahren die Aphasie völlig restituiert. Bei diesen handelte es sich um traumatische Läsionen vorwiegend der linken Hemisphäre, obwohl man aufgrund von neurologischem und EEG-Befund annehmen mußte, daß auch die rechte Hirnhälfte mitbetroffen war. Diese Kinder hatten keine massiven motorischen Ausfälle. Bei den übrigen Kindern mit anhaltender Aphasie bestanden dreimal ausgedehnte bilaterale Läsionen und in einem Fall eine Zerstörung der gesamten linken Hemisphäre (im Alter von 6 Jahren). Die Paresen dieser Kinder waren schwer.

Im weiteren Verlauf zeigte es sich, daß die Kinder, die eine dauernde Aphasie hatten, Lesen und Schreiben nicht ausreichend erlernten; nur ein einziges Kind mit komplett rückgebildeter aphasischer Störung hatte erhebliche Schwierigkeiten im Erlernen der Schriftsprache. Alle Kinder zeigten aber eine leichte bis schwere Einschränkung der verbalen Merk- und Lernfähigkeit.

BIBLIOGRAPHIE

Alajouanine, T.; Lhermitte, F.; Ducarne, B. (1965) Acquired aphasia in children. Brain 88:653-662

Assal, G.; Campiche, R. (1973) Aphasie et troubles du langage chez l'enfant après contusion cérébrale. Neurochirurgie 19:399-406

Basser, L.S. (1962) Hemiplegia of early onset and the faculty of speech with special reference to the effects of hemispherectomy. Brain 85:427-460

Binetarium (1953) Göttingen: Dr. J.C. Hogrefe

Bühler, Ch.; Hetzer, H. (1961) Kleinkindertests. München: J.A. Barth

Byers, R.; MacLean, W. (1962) Etiology and course of certain hemiplegias with aphasia in childhood. Pediatrics 29:376-383

Collignon, R.; Hécaen, H.; Angelergues, R. (1968) A propos de 12 cas d'aphasie acquisé chez l'enfant. Acta Neurol. Belg. 68:245-277

Gloning, K.; Hift, E. (1970) Aphasie im Vorschulalter. Wien. Z. Nervenheilkd. 28:20-28

Gloning, K.; Hift, E. (1971) Das Verhalten von Kindern mit postnatalen zerebralen Läsionen im Hinblick auf dyslektische Störungen. Proc. 1. Donausymposium für Kinderneurologie. Wien: Verlag Wien. Med. Akademie, 113-118

Gloning, K.; Quatember, R. (1967) Über Anwendung und Bedeutung einer Untersuchungsreihe der Sprachentwicklung bei aphasischen Patienten. Nervenarzt 38:315-317

Goodenough, F.L. (1926) Measurement of Intelligence by Drawings. New York: The Psychol. Corp.

Guttmann, E. (1942) Aphasia in children. Brain 65:205-219

Landau, W.; Kleffner, F. (1957) Syndrome of acquired aphasia with convulsive disorders in children. Neurology 7:523-530

Lange-Cosack, H.; Tepfer, G. (1973) Das Hirntrauma im Kindes- und Jugendalter. Berlin: Springer

Lenneberg, E. (1972) Biologische Grundlagen der Sprache. Frankfurt: Suhrkamp

MacKinney, W.; MacReal, D. (1974) An aphasic syndrome in children. Can. Med. Assoc. J. 110:637-639

Raven, J.C. (1956) Coloured Progressive Matrices. London: Lewis

Riese, W.; Collison, J. (1964) Aphasia in childhood reconsidered. J. Nerv. Ment. Dis. 138:293-295

Shoumaker, R.; Bennett, D.; Bray, P.; Curless, R. (1974) Clinical and EEG manifestations of an unusual aphasic syndrome in children. Neurology 24:10-16

Van Dongen, H.R.; Loonen, M.C.B. (1976) Neurological factors related to prognosis of acquired aphasia in childhood. In: Y. Lebrun & R. Hoops (eds.) Recovery in Aphasics. Amsterdam: Swet & Zeitlinger, 201-215

Wartegg, E. (1953) Der Wartegg-Zeichen-Test. Göttingen: Dr. J.C. Hogrefe

Wechsler, D. (1963) Wechsler Preschool Primary Scale of Intelligence. (WPPSI). New York: The Psychol. Corp.

Wechsler, D. (1966) Hamburg-Wechsler Intelligenztest für Kinder (HAWIK). 3. Aufl. Bern-Stuttgart: H. Huber

DIAGNOSTIK UND THERAPIE DES BEGINNENDEN STOTTERNS [*]

Barbara Heidemann-Tagmann

Es gibt unseres Wissens außer VAN RIPERs "The treatment of stuttering" mit dem Kapitel "Treatment of the beginning stutterer" (1973) keine maßgeblichen wissenschaftlichen Untersuchungen über die Therapie beginnender Stotternder, sondern nur Diskussionen, Fallbeschreibungen und Vorschläge über den Umgang mit den kleinen Patienten.

Wir möchten daher VAN RIPERs Ausführungen, die für unsere Arbeit mit Stotternden wegweisend wurden, dieser Übersicht zugrunde legen.

In der Literatur besteht eine generelle Übereinstimmung darüber, daß die Prognose des beginnenden Stotterns günstig ist. Vier von fünf beginnenden Stotternden heilen spontan (ANDREWS u. HARRIS 1964). Die Behandlung ist leichter und weniger zeitraubend als die der jungen chronisch Stotternden, besonders aber der jugendlichen und erwachsenen Patienten.

Von einem beginnenden Stottern spricht man bei stotternden Kindern im Alter von ca. 2 bis 7 Jahren, die noch keine festen Verhaltensweisen bezogen auf die Erwartung unterbrochener Kommunikation aufgebaut haben. Meistens besteht noch kein oder nur vages Störungsbewußtsein. Beim jungen chronisch Stotternden sind dagegen bereits gelernte, das Stottern charakterisierende Verhaltensformen vorhanden. Diese können konditionierte Vermeidensreaktionen auf verschiedene angstauslösende Sprachsituationen einschließen. Gerade diese Sekundärsymptomatik ist so schwer zu löschen.

Aus diesem Grunde ist es ratsam, die Maßnahmen der Früherfassung und Frühtherapie zu intensivieren und damit die Entstehung eines chronischen Stotterns möglichst zu verhindern.

Stottern wird als Symptom einer zeitweise auftretenden Störung des Redeflusses von wenigen bis mehreren Silben- und Lautwiederholungen und Vokaldehnungen bis hin zu mit starker Spannung und Anstrengung einhergehenden Versuchen, ein zerbrochenes Wort zu beenden, definiert (HEIDEMANN u. SCHÖNFELDER 1976).

Je nach dem theoretischen Standpunkt des Untersuchers wird das Symptom

[*] Originalbeitrag

verschieden interpretiert. Neurosentheoretisch ist Stottern Ausdruck eines unbewältigten zwischenmenschlichen Konflikts. Es gibt Hypothesen über hirnorganische Ursachen. Lerntheoretisch wird Stottern als Vorgang einer operanten Konditionierung unflüssiger Sprache bzw. als Vorgang klassischer Konditionierung auf eine den Sprechablauf störende Emotion erklärt. Zu erwähnen ist hier auch die Rollenkonflikttheorie SHEEHANs (1970), der Stottern als Ausdruck eines doppelten Annäherungs-Vermeidenskonflikts sieht.

Das heißt, der Stotternde bewegt sich zwischen zwei Zielen:

- Einerseits dem Wunsch zu sprechen und andererseits der Befürchtung zu stottern.
- Einerseits dem Wunsch zu schweigen und andererseits der Befürchtung, sprechen zu müssen.

Schließlich entwickelt sich in neuerer Zeit ein kybernetisches Modell als Arbeitshypothese, bei dem man davon ausgeht, daß Stotternde ein defektes Monitorsystem für Sprechfolgen haben. In dieses Modell ließen sich die anderen Theorien integrieren. (Einzelheiten siehe bei VAN RIPER, The nature of stuttering, 1971).

Gegen Stottern sind zwei andere Formen der Sprechunflüssigkeit abzugrenzen, Dysfluency und Poltern. Physiologische Mängel des Sprachflusses beim Kleinkind (Dysfluency) unterscheiden sich vom Stottern durch nur vorübergehendes Auftreten, normales Sprechtempo, niedrige Frequenz, Fehlen von Spannung und Störungsbewußtsein (VAN RIPER 1971). Poltern, eine pathologische Form des gestörten Sprachflusses, ist charakterisiert durch zentral bedingte Formulierungsschwierigkeiten, schnelles Sprechtempo, Artikulationsschwäche und Wiederholungen. Im Gegensatz zum Stottern wird die Sprache durch Konzentration flüssiger. Ein Störungsbewußtsein ist nicht vorhanden (siehe ausführliche Hinweise bei BÖHME 1974; nach FREUND 1934). Zum Poltern kann sich zusätzlich ein Stottern entwickeln.

Wenn man versucht, der schwierigen Einordnung des Symptoms Stottern gerecht zu werden, ist es ratsam, die Hypothesen zwar zu beachten, aber sich mehr pragmatisch an Ausgangsbedingungen, Anfangssymptomatik und Verlauf zu orientieren. Wir halten es daher für angebracht, VAN RIPERs von uns bereits an anderer Stelle dargestellte Orientierungstabelle

(HEIDEMANN u. SCHÖNFELDER 1976), die wir seit 1975 bei unserer diagnostischen Arbeit benutzen, auch hier vorzustellen:

Tab. 1: Gruppeneinteilung der Stotterer (nach VAN RIPER 1971).

Gruppe 1	Gruppe 2	Gruppe 3	Gruppe 4
Zuerst normale Sprachentwicklung. Gradueller Stotterbeginn zwischen $2^{1}/_{2}$ und 4 Jahren, lange Remissionen.	Sprachentwicklungsverzögerung. Gradueller Beginn z.Z. der Satzbildung. Keine Remissionen.	Besonders guter und flüssiger Sprachgebrauch. Plötzlicher Beginn nach vollkommener Sprachbeherrschung nach Trauma oder mit starker Emotion verbundenem Erlebnis. Wenige kurze Remissionen.	Vorher besonders flüssige Sprache, plötzlicher Beginn meistens nach dem 4. Lebensjahr, keine Remissionen.
Silbenwiederholung, variables Stottermuster, normale Sprache gut integriert.	Undeutliche Aussprache, Silben- und Wortwiederholungen, Wortzerbrechen, unflüssige Sprache, auch ohne Stottern.	Stimmlose Verlängerungen, laryngeale Blockierungen, festes Stottermuster, normale Sprache sehr flüssig.	Konsistentes Stottermuster, normale Sprache sehr flüssig.
Keine Spannung, kein Störungsbewußtsein, keine Frustration.	Keine Spannung, kein Störungsbewußtsein, keine Frustration.	Viel Spannung, Zittern, starkes Störungsbewußtsein, Frustration, Sprechangst.	Spannung, wenig Tremor, starkes Störungsbewußtsein, keine Frustration oder Anzeichen von Furcht, Verhaltensstörungen, Versuch, Aufmerksamkeit der Umgebung zu erringen.
Es handelt sich um Stottern, das aus der physiologischen Sprechunflüssigkeit entsteht. Es kann sich durch die oben beschriebenen Umstände ein tonisch-klonisches Stottern mit starkem Störungsbewußtsein und Vermeidensverhalten entwickeln.	Die Symptomatik entsteht bei zentraler Sprachschwäche aus einer Sprachentwicklungsverzögerung. Voraussetzungen zur Entwicklung von Poltern sind ebenfalls vorhanden. Frequenz der vorwiegend klonischen Symptome und Sprachgeschwindigkeit sind hoch; gelegentlich Situationsangst, kein Vermeidensverhalten.	Die Grundlage des Stotterns dieser Gruppe ist eine abnorme Erlebnisverarbeitung. Verlauf wechselhaft; Stottern, Sprechangst und Vermeidensverhalten nehmen zu.	Dieses Stottern ist Ausdruck einer neurotischen Persönlichkeitsentwicklung. Wenig Situationsangst, wenig Vermeidensverhalten.
Häufigkeit 50%.	Häufigkeit etwa 20%.	Häufigkeit etwa 10%.	Häufigkeit etwa 10%.

Nur wenige Stotternde lassen sich einer oder mehrerer dieser Gruppen nicht zuordnen. Unsere Auswertung ist noch nicht abgeschlossen. Es scheint sich VAN RIPERs prozentuale Aufteilung der Gruppen 1 und 2 zu bestätigen. Wir treffen aber häufig Zugehörigkeit zu verschiedenen Entstehungstypen an.

DIAGNOSTIK

Wir führen beim beginnenden Stotternden eine mehrdimensionale Diagnostik durch. Der Patient wird phoniatrisch, kinderpsychiatrisch und psychologisch von Mitarbeitern des Teams der Phoniatrischen Abteilung untersucht. Die Frühdiagnostik kann aber auch durch Haus- oder Kinderarzt durchgeführt werden, da Spezialeinrichtungen nicht ausreichend zur Verfügung stehen und früh eingeleitete therapeutische Schritte wegen der günstigen Prognose wichtig sind.

Neben der Abklärung hirnorganischer und psychopathologischer Auffälligkeiten, die unabhängig von der Sprachstörung vorhanden sein können, sollte eine sorgfältige Stotteranalyse durchgeführt werden. Dazu gehört die Frage an die Eltern nach Sprachentwicklung, Zeitpunkt des Beginns unflüssiger Sprache, nach Verlauf, der Reizabhängigkeit von Sprechsituationen und Personen, nach Art des Stotterns und der normalen Sprache sowie nach ihrer Reaktion auf die unflüssige Sprache. Beim Kind selbst wird während der Untersuchung eine Beurteilung des Stotterns und Versuch einer Einschätzung der Stärke der Symptomatik (Stotterrate in % bei 100 Wörtern und Beschreibung der Sekundärsymptomatik, falls schon vorhanden) sowie des Sprechtempos und der Artikulation vorgenommen. Außerdem findet eine Einschätzung der Sprechweise von Eltern und möglichst auch Geschwistern sowie ihres Verhaltens bei der Kommunikation mit dem Patienten statt. Daraufhin werden eine Einordnung in die VAN RIPERschen Gruppen versucht und Therapieziel sowie therapeutischer Weg festgelegt.

THERAPIE

Wegen der günstigen Prognose des beginnenden Stotterns (und seiner Neigung zu Spontanheilungen) ist es realistisch, als Therapieziel flüssiges Sprechen erreichen zu wollen. Entsprechend den verschiedenen Bedingungen, die Stottern hervorrufen bzw. aufrechterhalten, ist aber ein unterschiedliches therapeutisches Vorgehen angezeigt. Jedoch nimmt die Elternberatung einen zentralen Platz ein.

Beim chronisch Stotternden ist das Therapieziel ebenso kritisch, aber schwerer festzulegen. Man kann besonders, wenn Sekundärsymptomatik mit Stotterangst und Vermeidensverhalten vorhanden ist, seltener davon ausgehen, flüssiges Sprechen zum Therapieziel zu machen, sondern sollte Zwischenziele aufstellen:

- ein schweres Stottern in ein leichteres umzuwandeln durch Abbau der Sekundärsymptomatik,
- Modifikation der Primärsymptomatik, d.h. alte, eingefahrene Stotter-

muster durch neue spannungslose, flüssigere zu ersetzen,
- flüssiges Stottern zu stabilisieren.

Die Therapie geschieht vorrangig mit dem Stotternden direkt, bei Schulkindern und Jugendlichen sollte außerdem Beratung der Eltern und Lehrer durchgeführt werden. (Beschreibung der Therapie junger chronisch Stotternder ist an anderer Stelle nachzulesen, HEIDEMANN 1975; HEIDEMANN et al. 1975; HEIDEMANN u. SCHÖNFELDER 1976.)

In Anlehnung an VAN RIPERs Aufteilung praktizieren wir folgendes Vorgehen bei der Therapie beginnender Stotternder:

> Gruppe 1: Vorrangig Elternberatung und notfalls direkte Therapie des Kindes, die sich aber keinesfalls mit der Modifikation des Stotterns befaßt. Sie soll dazu verhelfen, dem Kind in spielerischer Form das Sprechen wieder zu erleichtern.
>
> Gruppe 2: Sprachtherapie des Kindes und Elternberatung.
>
> Gruppe 3 und 4: Psychotherapie des Kindes und Elternberatung bzw. Elterntherapie einzeln oder in Gruppen.

Wegen der großen Bedeutung der Elternberatung beim beginnenden Stottern wollen wir diese auch in unserer Übersicht zum Zentralthema machen. Eine Elternberatung könnte bereits vom Haus- oder Kinderarzt, der den Vorteil hat, Kind und Familie genau zu kennen, durchgeführt werden. Damit würde die leider oft sehr lange Wartezeit auf Untersuchungstermine in Spezialeinrichtungen sinnvoll ausgenutzt werden und sich manche Spezialuntersuchung erübrigen.

Der Untersucher sollte seinem Beratungsgespräch einige Kenntnisse über Faktoren, die beim beginnenden Stotternden unflüssige Sprache hervorrufen oder die Aufmerksamkeit darauf lenken, zugrunde legen. Wir fassen sie unter dem Begriff "kommunikativer Streß" zusammen. Andererseits sollte er auch Faktoren beachten, die flüssige Sprache verstärken und zu einer Stabilisierung führen.

Nach VAN RIPER (1973) kann kommunikativer Streß bei einem Kind, das gerade angefangen hat zu stottern, durch folgende Umstände hervorgerufen werden:

> a) besondere Aufmerksamkeit gegenüber seinem Stottern,
> b) Bestrafung für Stottern,
> c) Zuhörerverlust,

d) zu viele Unterbrechungen,
e) Zeitdruck,
f) Vorzeigenlassen der kindlichen Sprechkünste,
g) Verlangen von Beantwortung zu vieler Fragen,
h) emotionale Störfaktoren,
i) Spannungen durch zu viele Stimuli,
k) zu komplizierte oder undeutliche Sprechmodelle der Familie.

Zu b) sei eine Untersuchung von GLASNER u. ROSENTHAL (1957) zitiert: Über 70 % der Eltern beginnender Stotternder, die sie untersuchten, benutzten aktive Korrektur oder Bestrafung. Sie ermahnten das Kind, deutlicher zu sprechen, zu wiederholen, aufzuhören und neu anzufangen; sie vollendeten die Sätze des Kindes, ermahnten es, nicht zu stottern, wurden ärgerlich etc.

Auch wenn die Ermahnung freundlich geschieht, wird dem Kind schließlich zum Bewußtsein kommen, daß es eine Sprechstörung hat. Die offensichtliche Angst der Eltern und ihre Aufmerksamkeit auf die Sprechweise des Kindes kann Signale aussenden, die kein Kind übersehen kann. Es wird bemerken, daß sie immer dann auftreten, wenn es wiederholt oder nicht weiter kann. Und es kann diese Beachtung sogar wünschen, wenn es ein Kind ist, dem irgendeine Aufmerksamkeit lieber ist als gar keine.

Auf der anderen Seite könnten sich Eltern stärker auf die Situationen konzentrieren, die bei ihrem Kind flüssige Sprache hervorrufen. Jedes Kind hat solche, z.B. beim Spiel mit seinen Puppen oder Tieren oder wenn es Kommandos geben darf oder bei bestimmten Gesprächspartnern. Die Lenkung der Aufmerksamkeit auf flüssige Sprache kann zum Reinforcement werden (VAN RIPER 1973).

Die Interaktionen zwischen dem Untersucher/Therapeuten und den Eltern variieren zwischen

- schriftlichen Ratschlägen, die die Eltern zugeschickt bekommen - falls sie sonst nicht zu erreichen sind,
- schriftlichen Ratschlägen, die nach dem Erstberatungsgespräch mitgegeben werden,
- intensiven Elternberatungen,
- Elterntherapie.

Normalerweise kann man die Eltern beginnender Stotternder als Menschen ansehen, die nicht wissen, daß sich entwickelnde Sprache durch Streß störbar ist. Manche der kommunikativen Belastungen, die die Sprache des Kindes stören, können aber auch eine gestörte Beziehung zwischen Eltern und Kind ausdrücken. In jedem Fall aber liegt hier die Betonung auf Problem der Eltern. Die Eltern spüren das und leiden oft unter erheblichen Schuldgefühlen.

BLOODSTEIN (1958) empfiehlt eine systematische Diskussion mit den Eltern, um herauszufinden, ob elterliche Schuldgefühle vorhanden sind und - wenn dies der Fall ist - diese zu akzeptieren. Man solle ihnen helfen, den Sprechdruck des Kindes zu vermindern, und ihnen zeigen, daß sie ihre Forderungen an das Kind reduzieren müssen.

In manchen Fällen genügt es nicht, den Eltern aufzuzeigen, was sie ändern sollten, sondern ist es darüber hinaus erforderlich, ihnen Einsicht in ihre Motive zu verschaffen. Bei komplizierten Situationen sollte dies nur durch eine Elterntherapie erfolgen.

Es ist die Aufgabe des Erstberaters, herauszufinden, was vorliegt, und die Eltern zur Mitarbeit zu motivieren. Grundsätzlich soll man sich mit der Beruhigung "das Stottern wächst sich zurecht, unternehmen Sie nichts weiter" nicht zufrieden geben. Es quält die Eltern, das Stottern ihres Kindes untätig ertragen zu müssen, und trotz guter Vorsätze kommt es zu den oben beschriebenen Verhaltensweisen, durch die das Kind in zunehmendem Maße ein Problembewußtsein entwickelt.

Unser Vorgehen bei der Elternberatung ist folgendes:

Wo Eltern darunter leiden, Fehler gemacht zu haben, wird dieses Problem durchgesprochen und als Basis der Elternberatung eine Art Absolution zugrunde gelegt. Diese soll Kräfte für Motivation und Mitarbeit freisetzen. Wir halten uns bei der ersten Beratung an folgende Aufforderungen, die mit den Eltern besprochen und schriftlich fixiert mitgegeben werden:

Elternbogen

aus der Stimm- und Sprachabteilung der Universitäts-Hals-, Nasen- und Ohren-Klinik, 2000 Hamburg 20, Martinistraße 52

1. Versuchen Sie das Stottern Ihres Kindes als vorübergehende Entwicklungskrise zu akzeptieren.

2. Seien Sie in den nächsten Wochen möglichst geduldig und ruhig im Umgang mit Ihrem Kind.

3. Bitte korrigieren Sie die Sprechweise des Kindes nicht.
   (Nicht ermahnen, langsam zu sprechen,
   nicht ermahnen, tief Luft zu holen,
   nicht das gestotterte Wort für das Kind zuende sprechen!)
   Aber restimulieren Sie flüssige Sprache, d.h. wiederholen Sie ab und zu als Antwort in ruhiger flüssiger Form den gestotterten Satz des Kindes.

4. Hören Sie Ihrem Kind aufmerksam zu. Es kommt auf den Inhalt dessen, was das Kind Ihnen sagen will, an, nicht auf die Form. Steigern Sie Ihre Aufmerksamkeit noch, wenn es flüssig spricht.

5. Stellen Sie möglichst wenig Fragen. Kein Kreuzverhör!

6. Lassen Sie das Kind an "flüssigen Tagen" viel sprechen. Setzen Sie es an "unflüssigen Tagen" möglichst geringer sprachlicher Belastung aus (nicht unter Zeitdruck setzen: "mach schnell"..., keine Fragen stellen).

7. Falls das Kind selbst unglücklich äußert, daß es heute nicht sprechen könne oder daß es stottere, dürfen Sie es trösten. Etwa: "Das kann jedem mal passieren. Jeder bleibt mal hängen, wenn er ganz schnell etwas sagen will. Oder wenn er müde ist." Ermahnen Sie Ihr Kind aber keinesfalls, langsam zu sprechen!

8. Sprechen Sie selbst möglichst langsam und einfach, aber nicht gekünstelt.

9. Lesen Sie Ihrem Kind nicht nur Geschichten vor, sondern erzählen Sie sie mit eigenen Worten. Das ist für viele Kinder einfacher.

10. Machen Sie sich, bis Sie wieder zu uns kommen, mehrmals wöchentlich Notizen über folgendes:

    a) welche Stottersituation des Kindes empfinden Vater oder Mutter als besonders unangenehm (Sie leiden darunter, sind nervös, werden ungeduldig)

    b) welche Familienmitglieder und Freunde unterbrechen das Kind besonders häufig

    c) wer ist der stärkste Sprecher in der Familie

    d) sonstiges

Unsere Beratungen werden in monatlichen Abständen durchgeführt, wobei wir die Forderungen stets zeitlich begrenzen. Unsere bisherigen Erfahrungen sprechen dafür, daß durch diesen relativ geringen Aufwand - meist über drei bis sechs Monate - die Gefahr des Überganges in ein chronisches Stottern vermindert und die Freude am Sprechen wieder geweckt wird.

Ergibt sich aber keine Veränderung der Symptomatik, sollte das Kind außerdem direkt behandelt werden. Allerdings warnen wir bei so jungen Kindern aus der Gruppe 1 vor Sprachübungen. Der Therapeut kann dem Kind dazu verhelfen, daß ihm Sprechen wieder Freude macht. Unter anderem kann er Modelle von Sprechflüssigkeit stimulieren, Aktivitäten planen, die den glatten Redefluß integrieren und erleichtern, Reinforcements einbauen, die sie noch vermehren, sowie gegen störende Stimuli - wie z. B. Unterbrechungen - desensibilisieren. Mit dieser Aufgabe sind die Eltern überfordert. Sie sollte daher von Logopäden oder Sprachtherapeuten übernommen werden, könnte jedoch auch am Anfang der Spieltherapie stehen.

Es lohnt sich, dazu die vielen von VAN RIPER angeführten Beispiele zu lesen und sich für eigenes Vorgehen anregen zu lassen (VAN RIPER 1973: 398-418).

Bei Kindern, die nach der oben angeführten Einteilung der Gruppe 2 zuzuordnen sind, ist neben der Elternberatung eine logopädische bzw. sprachheilpädagogische Behandlung indiziert, da Sprache noch aufgebaut werden muß. Es handelt sich hierbei im wesentlichen um die konventionellen übenden Verfahren. Allerdings sollten bei so kleinen Kindern stets spielerische Elemente (z.B. Rollenspiel mit Puppen, Masken etc.) eingefügt werden, da die Kinder, mit Leistungsdruck konfrontiert, ihre Grenzen schmerzvoll registrieren und oft jegliche Motivation verlieren.

Bei den beginnenden Stotternden halten wir die Eingliederung in Sprachheilkindergärten und -heime nur dann für angezeigt, wenn sich die notwendigen therapeutischen Maßnahmen in der bisherigen Umgebung des Kindes nicht durchführen lassen oder wenn eine zentrale Sprachschwäche besteht. Es ist stets abzuwägen, ob eine Ausgliederung aus dem gewohnten sozialen Bereich die eigentliche Problematik günstig beeinflußt oder das Kind in neue Konflikte drängt.

Bei den Stotternden aus den Gruppen 3 und 4 steht Psychotherapie im Vordergrund. Es gibt keine bestimmte Psychotherapie für Stotternde, da es

- wie vergleichende Untersuchungen zeigen (SHEEHAN 1970) - keine typische Stottererpersönlichkeit gibt. Die Wahl des geeigneten Verfahrens einer Kinderpsychoanalyse, non-direktiver Spieltherapie, Verhaltenstherapie, Rollenspiels, Psychodramas (A. FREUD, AXLINE, VAN RIPER, Z. MORENO) entspricht den allgemeinen bei der Kinderpsychotherapie üblichen Kriterien und richtet sich leider nicht zuletzt nach den überhaupt erreichbaren Therapiemöglichkeiten (HEIDEMANN u. SCHÖNFELDER 1976). Das gleiche gilt für die Eltern- und Familientherapie. Wir möchten aber bei gestellter Indikation gerade hier die besondere Dringlichkeit der Therapie betonen.

Glücklicherweise gehören die meisten beginnenden Stotternden in die ersten beiden VAN RIPERschen Gruppen. Diese sind einer geeigneten Behandlung leichter zuzuweisen.

Von einer medikamentösen Therapie des beginnenden Stotterns möchten wir bis auf ganz wenige Ausnahmen, die durch zusätzliche kinderpsychiatrisch relevante Probleme bedingt sein können, absehen.

Ist das Therapieziel "flüssige Sprache" erreicht und stabilisiert, sollte eine erneute Stotteranalyse durchgeführt werden, die sich aus dem Bericht der Eltern und anderer Beziehungspersonen sowie aus eigener Beurteilung der Stotterrate und Kommunikationsfreude des Kindes ergibt. Diese Untersuchung sollte in halbjährlichem Abstand wiederholt werden. Falls es sich nur um eine Remission handelt, sollte bei Rückfälligkeit ein erneutes therapeutisches Vorgehen geplant und mit den Eltern, die die Rolle von Kotherapeuten übernommen haben, besprochen werden.

ZUSAMMENFASSUNG

Wegen der günstigen Prognose des beginnenden Stotterns sind rechtzeitige Diagnostik und Therapieeinleitung besonders dringend indiziert. Der Elternberatung kommt hierbei zentrale Bedeutung zu, weil durch sie die Entwicklung eines chronischen Stotterleidens in überwiegender Zahl verhindert werden kann.

Bei Indikationsstellung für eine Kombination mit logopädischer/sprachheilpädagogischer Betreuung und/oder Psychotherapie sollte man sich nach einer Analyse der Stotterentwicklung und der das Stottern aufrechterhaltenden Faktoren richten.

BIBLIOGRAPHIE

Andrews, G.A.; Harris, M. (1964) The Syndrome of Stuttering. London: Heinemann

Axline, V.M. (1974) Kinderspieltherapie im nicht-direktiven Verfahren. München-Basel: Reinhardt

Bloodstein, O. (1958) Stuttering as an anticipatory struggle reaction. In: J. Eisenson (ed.) Stuttering: A Symposium. New York: Harper & Row

Böhme, G. (1974) Stimm-, Sprech- und Sprachstörungen. Stuttgart: Fischer

Freud, A. (1966) Einführung in die Technik der Kinderanalyse. 4. Aufl. München-Basel: Reinhardt

Freund, H. (1934) Zur Frage der Beziehungen zwischen Stottern und Poltern. Monatsschrift für Ohrenheilkunde 68 : 1446-1457

Glasner, P.J.; Rosenthal, D. (1957) Parental diagnosis of stuttering in young children. Journal of Speech and Hearing Disorders 22 : 288-295

Heidemann, B. (1975) Erfahrungen mit einer Stotterangst reduzierenden Methode nach Sheehan, Einzel- und Gruppentherapie bei Kindern und Jugendlichen in Stottern und Poltern. Tagungsbericht Kiel 1974 der Deutschen Gesellschaft für Sprachheilpädagogik e.V. Hamburg: Wartenberg & Söhne, 57-66

Heidemann, B.; Kellner, J.; Kopf-Mehnert, C. (1975) Erste Erfahrungen mit einer Stotterangsttherapie nach Sheehan bei jugendlichen Stotternden. Folia Phoniatrica 27 : 133-153

Heidemann, B.; Schönfelder, T. (1976) Stottern bei Kindern und Jugendlichen. Nervenarzt 47 : 287-294

Moreno, Z.T. (1973) Psychodrame d'Enfants. Paris: Epi

Sheehan, J.G. (1970) Stuttering, Research and Therapy. New York: Harper & Row

Van Riper, C. (1971) The Nature of Stuttering. Englewood Cliffs (N.J.): Prentice Hall

Van Riper, C. (1973) The Treatment of Stuttering. Englewood Cliffs (N.J.): Prentice Hall

SPRACHBEHANDLUNG

BEI KINDERN MIT SPRACHENTWICKLUNGSSTÖRUNGEN*

Christiane Niemeyer

EINLEITUNG

Gibt es eigentlich d i e Behandlung von Kindern mit Sprachentwicklungsstörungen? Diese Frage wird wohl von jedem Therapeuten verneint, der sich vor Therapiebeginn mit folgenden Fragestellungen auseinandersetzt: Welche vermutliche Ursache hat die Sprachentwicklungsstörung? Gibt es eine klar definierte organische Ursache wie frühkindlicher Hirnschaden oder Hörbeeinträchtigung? Was für eine Persönlichkeitsstruktur zeigt das Kind? Ist bereits eine psychische Sekundärsymptomatik ersichtlich? Auf welchem physischen, psychischen und intellektuellen Entwicklungsstand befindet sich das Kind? Erscheinen außer der Sprache noch andere Funktionsbereiche als nicht normgerecht (z.B. Motorik, Wahrnehmung, Konzentration, Merkfähigkeit)? In welchem soziokulturellen Milieu wächst das Kind auf? Wie ist das Angebot an Entwicklungsreizen? Wie wirken die innerfamiliären emotionalen Bezüge? Welche Position hat das Kind in der Familie, z.B. innerhalb der Geschwisterreihe?

Aus diesen Überlegungen ergibt sich, daß die Behandlung eines sprachentwicklungsgestörten Kindes niemals eine reine Symptombehandlung sein kann, sondern daß sich die Richtlinien für die Therapie aus der Analyse dieses Bedingungsfeldes ergeben. Nur so kann die Sprachheilbehandlung das Kind als Ganzes erfassen, wodurch vermieden werden soll, daß eine Sprachstörung losgelöst von der Gesamtpersönlichkeit therapiert wird.

Im folgenden sollen zwei Sprachheilbehandlungen aus der Ambulanz der Rheinischen Landesklinik für Sprachgestörte in Bonn beschrieben werden. Sie stellen den Versuch dar, Sprachtherapie nach den individuellen Bedürfnissen eines Kindes unter Berücksichtigung seiner Gesamtpersönlichkeit zu gestal-

---

* Originalbeitrag

ten. Sie können daher nur Beispiele sein, die keine Allgemeingültigkeit haben.

ERSTE FALLBESCHREIBUNG

Oliver N., zum Zeitpunkt des Therapiebeginns gerade vier Jahre alt.
Intelligenz: IQ 115 (KRAMER 1954), MZQ 120 (ZILER 1970).
Zur Familienanamnese: Vater: Postbeamter der mittleren Laufbahn,
Mutter: Kaufm. Angestellte, seit der Geburt von O. nicht mehr berufstätig,
Geschwister: einjähriger Bruder.

Oliver wurde wegen einer Sprachentwicklungsverzögerung expressiver Art über einen Zeitraum von etwa einem dreiviertel Jahr einmal wöchentlich eine Stunde sprachheilpädagogisch betreut (insgesamt ca. 30 Stunden). Die Ursache des Sprachrückstandes ließ sich nicht eindeutig feststellen. Obwohl die neurologische Untersuchung keine beweisenden Auffälligkeiten ergab, konnte aufgrund der Anamnese eine frühkindliche Hirnschädigung nicht ausgeschlossen werden (cerebraler Krampfanfall und Hypoglykomie im Alter von 20 Monaten).
Sprachliche Ausfälle zeigten sich artikulatorisch in Form eines multiplen Stammelns, von dem neben den Lauten f, w, r, s, z, sch, ch$_{1/2}$[1] und ihren Verbindungen sämtliche Konsonantenverbindungen (z.B. bl, fl, kn etc.) betroffen waren. Da O. zusätzlich noch in einer sehr kleinkindhaften Sprache mit erheblichem Dysgrammatismus (ungeordnete, flexionslose Aneinanderreihung von Substantiven und Verben; Auslassung von Artikeln, Präpositionen etc.) bei insgesamt eingeschränktem Wortschatz sprach, war er für Aussenstehende gar nicht bzw. nur schwer zu verstehen. O. benutzte daher zur Verdeutlichung seiner Wünsche häufig auch Gesten. Seine Sprechbereitschaft war aber nicht so weit beeinträchtigt, daß er sich völlig auf eine Zeichensprache zurückzog. Dennoch war bei O. schon ein erhebliches Störungsbewußtsein ersichtlich; es ergaben sich Anhaltspunkte, daß dieses reaktiv zu einer Verhaltensstörung geführt hatte. O. fiel durch ein unangepaßtes Verhalten sowohl zu Hause als auch im Kindergarten auf. Seine fehlende sprachliche Kompetenz versuchte er durch aggressives Verhalten auszugleichen, um sich dadurch "Gehör" zu verschaffen. Die Aggressionsäußerungen erfolg-

---

[1] In API-Transkription: /f/, /v/, /r/, /s/, /ts/, /ʃ/, /ç/, /x/.

ten sowohl verbal (lautes Schimpfen) als auch in Handlungen, die gegen Dinge und Personen gerichtet waren (Zerstören von Spielzeug, Bilderbüchern etc., Treten und Anspucken von Bezugspersonen). Sie traten phasenhaft in Form von regelrechten Wutanfällen auf. Auffällig erschien O. zudem durch eine ausgeprägte motorische Unruhe, eine schwache Konzentrationsfähigkeit und eine geringe psychophysische Belastbarkeit, Symptome, die zusammen mit bestimmten Aggressionsanteilen zusätzlich auch in Zusammenhang mit einem etwaigen Hirnschaden oder dem immer noch labilen Zuckerspiegel stehen könnten. Zusätzlich wies O. im motorischen Bereich leichte Koordinationsstörungen und feinmotorische Unsicherheiten auf.

Der Behandlungsschwerpunkt lag in diesem Therapiezeitraum auf der Anbahnung der fehlenden bzw. der Korrektur der fehlerhaften Laute und ihrer Verbindungen. Es wurde angenommen, daß sich durch einen Abbau des Stammelns O. s Verständigungsmöglichkeiten verbessern würden. D. h., auch wenn seine Sprache zunächst noch ungrammatisch bliebe, wäre er bei korrekter Aussprache der einzelnen Worte für seine Umwelt zu verstehen. Ein ständiges Nachfragen könnte vermieden werden, was sicher zu einer Steigerung des Selbstbewußtseins bei dem Jungen führen würde.

Vorbereitend für die speziellen Sprachübungen waren erst einmal eine allgemeine Lockerung des Jungen in Sprechsituationen sowie eine Förderung der Konzentrationsfähigkeit (praktische Hinweise hierzu s. GOTTSLEBEN und OFFERGELD 1973). O. zeigte sich zwar an sich sprechfreudig. Die ständigen Ermahnungen seiner Umwelt, deutlich zu sprechen, hatten aber zu einer Verweigerungshaltung bei sprachlichen Aufgaben geführt. Nachsprechen war zu dem Zeitpunkt bei ihm gar nicht mehr möglich. Gerade die Bereitschaft zur Nachahmung und eine gewisse Konzentrationsfähigkeit sind Voraussetzung für sprachtherapeutische Maßnahmen. So wurde mit O. zunächst nur gespielt, wobei seine Sprache kaum beachtet wurde. Dies ließ ihn nach kurzer Zeit sprechfreudiger werden. Bei Lottospielen, Memories, Dominos etc. wurde O. zwar zu sprachlichen Äußerungen ermuntert (z. B. zu sagen, welche Karte er hat). Er wurde aber nicht ständig dazu gedrängt, sondern ggf. verbalisierte die Therapeutin O. s sprachlichen Spielanteil. Nach und nach akzeptierte O. bestimmte sprachliche Aufgaben als zum Spiel gehörige Spielregel. Auch beim Betrachten von Bilderbüchern, die er zunächst vermutlich wegen der zu erwartenden sprachlichen Aufgaben ablehnte, äußerte er sich zunehmend spontan, nachdem die Therapeutin ihm von sich aus einfache Dinge beschrieb, Sachverhalte erklärte und auf Details aufmerksam machte. Sprachprovozierend wirkte sich auch aus, wenn die Therapeutin Dinge erwähnte, die gar nicht auf dem Bild zu sehen waren oder sie falsch beschrieb.

In Spielsituationen mit Puppen, Spielzeugfahrzeugen, Stofftieren, geräuscherzeugenden Gegenständen etc. wurde O. zudem zum Nachahmen emotionaler Sprachäußerungen wie Tier- und Geräuschelaute, Silbenspiele, kleine Reime etc. angeregt. Durch ein spielerisches Funktionstraining des Artikulationsapparates (Kiefer-, Lippen-, Zungenübungen) wurde die Aufmerksamkeit des Kindes auf seinen Mund gelenkt, so daß sich der Übergang von der Nachahmung dieser stummen mundmotorischen Übungen zur Nachahmung von Sprachlauten mühelos vollziehen ließ. Blas- und Pusteübungen waren dann die direkte Vorbereitung einer Anbahnung der Laute $\underline{f}$ und $\underline{w}$,[1] die O. als erste erlernte. Im weiteren Verlauf der Therapie folgten dann die Konsonantenverbindungen mit $\underline{l}$ ($\underline{bl}$, $\underline{pl}$, $\underline{fl}$, $\underline{kl}$, $\underline{gl}$), mit $\underline{n}$ ($\underline{kn}$, $\underline{gn}$), die Laute $\underline{r}$, $\underline{sch}$, $\underline{s}$, $\underline{z}$, $\underline{ch}_{1/2}$[2] und ihre Verbindungen in der Reihenfolge der Aufzählung. Entgegen der in der Literatur häufig zu findenden Methode, die erlernten Laute zunächst in Silben und dann erst in Worten zu üben, gehe ich in der Therapie nach der Erlernung des isolierten Lautes sofort zur Einübung in sinnvollen Worten über, wobei die Laute nacheinander als An-, In- und Auslaut geübt werden.

Da nach der Anbahnung eines Lautes das eigentliche Üben entsprechender Wörter und Sätze, in die das Wort (anfangs nur am Satzende) eingebaut ist, in häuslicher Arbeit erfolgen muß, werden von mir für die Kinder Hefte angelegt. In diese Hefte schreibe ich nicht nur die zu übenden Wörter und Sätze, sondern ich male dazu auch die entsprechenden Gegenstände, Tiere etc. Dies stellt nicht nur eine erhebliche Motivation für die Kinder dar, es erhöht auch die Effektivität des Übens durch vermehrte Übungsmöglichkeiten: denn das Heft wird zu einer Art Bilderbuch, durch das sich die

---

[1] /f/, /v/. [2] /r/, /ʃ/, /s/, /ts/, /ç/, /x/.

Kinder emotional angesprochen fühlen. Sie setzen sich mit dem Heft allein hin, betrachten es und malen - meist verbunden mit spontanen sprachlichen Äußerungen - die Dinge darin an.

Beim Üben wird nicht nur nachgesprochen (dies allein geschieht "sinnvoller" mit bildhafter Unterstützung), sondern die Kinder können, wenn sie in der Lautbildung sicherer geworden sind, die Dinge spontan benennen, wodurch der erste Schritt zur Anwendung des Gelernten getan ist. Hier sei aber angemerkt, daß eine derartige Gestaltung der Übungshefte ein gewisses Zeichentalent voraussetzt. Außerdem benötigt man etwas mehr Zeit, was aber innerhalb der einstündigen Therapie durchaus möglich ist, da Phasen mit Sprach- und Sprechübungen, Phasen des Spielens und Phasen der Stillbeschäftigung (z.B. zur Förderung von Konzentration, Wahrnehmung und Feinmotorik) abwechseln.

O. zeigte sich von Anbeginn der Therapie an als sehr motiviert und bei Beginn der eigentlichen sprachtherapeutischen Maßnahmen auch als sehr lernfähig. Die Anbahnung der fehlenden Laute und Lautverbindungen gelang relativ rasch, wodurch O. die zur Erhaltung der Lernbereitschaft notwendigen Erfolgserlebnisse hatte. Die erworbenen Laute und Lautverbindungen wurden, nachdem O. sie in der Übungssprache beim Nachsprechen von Wörtern und Sätzen weitgehend beherrschte, zunächst anhand von Situationsbildern (Werscherberger Sprachfibel 1975; ELSTNER 1975: Trainingsbilder; Logopädische Bilderreihen von CERVENKA 1974), Bildersprachbüchern (z.B. OFFERGELD u. GOTTSLEBEN 1975; GRUNWALD 1967, 1975), dann auch in Erzähl- und Spielsituationen geübt und waren - abgesehen vom r, wo O. noch Schwierigkeiten hatte - am Ende des Therapiezeitraumes weitgehend automatisiert.

Der Aufbau einer grammatikalisch-syntaktisch geordneteren Sprache konnte in diesem Behandlungskursus nur ansatzweise erfolgen. Eingebettet in Spielsituationen (mit Spielzeugtieren und -fahrzeugen, Puppen, Gegenständen aus verschiedenen Lebensbereichen, in mimisch-gestischen Spielen etc.) wurden Dinge benannt, z.B. "Das ist..." oder "Ich habe..." oder "Ich möchte ..." (ein Auto, Puppe, Teddy etc.) und Tätigkeiten verbalisiert (z.B. "Der Teddy sitzt" oder "Ich male". Durch die Vorgabe von möglichst vielen

Sprechanlässen durch Bilder, Bildgeschichten, sprachbezogene Arbeitsblätter (z.B. aus Vorschulmappen) und Sprachspiele wurde immer wieder versucht, O.s Sprech- und Erzählfreude zu erhalten und zu fördern und seinen aktiven und passiven Wortschatz zu erweitern. Ein systematischer Nachvollzug der Phasen der Satzentwicklung soll in einer Wiederholungsbehandlung erfolgen. Eine Verlängerung des Behandlungszeitraumes wäre eine Überforderung des wenig belastbaren Jungen gewesen. Die gesamte Therapie wurde ohnehin durch die sehr wechselhafte physische und psychische Verfassung des Jungen erschwert. Gerade bei O. erwies es sich als sehr günstig, daß die sprachtherapeutischen Maßnahmen nicht auf einen festen Zeitraum von ca. einer Viertelstunde komprimiert werden mußten, sondern als kleine Übungsphasen über einen Zeitraum von einer Stunde verteilt werden konnten. Bei längeren Übungsphasen wurde O. ungeduldig, aggressiv oder auch albern und verweigerte dann seine Mitarbeit. Dagegen akzeptierte er den Wechsel von Spiel und Übung und war dadurch immer wieder neu motiviert. Durch die Einbeziehung von kleinen Übungen im motorischen, vor allem feinmotorischen Bereich, die sich wie bei vielen sprachbehinderten Kindern auch bei O. als notwendig erwiesen, konnte zudem seinem motorischen Betätigungsdrang entsprochen werden (Anregungen dazu siehe u.a. GOTTSLEBEN und OFFERGELD 1973; VAN DEN HOVEN und SPETH 1976).

Schon zu Beginn der Therapie wurde deutlich, daß der Erfolg sprachheilpädagogischer Maßnahmen in erheblichem Maße davon abhängen würde, inwieweit sich bei O. psychische Faktoren wie Affektlabilität, Frustrationstoleranz, Konzentration, Merkfähigkeit und Aufmerksamkeitsbelastbarkeit positiv beeinflussen ließen.(Hierzu war die Schaffung eines guten emotionalen Bezuges zwischen Kind und Therapeutin eine wesentliche Voraussetzung.) Problematisch erschien auch, daß O.s Mutter in ihrem Erzieherverhalten sehr unsicher und inkonsequent war und zunehmend Erziehungsschwierigkeiten mit O. hatte. Da aber gerade in allen sprachtherapeutischen Maßnahmen die Mutter als Ko-Therapeutin eine wesentliche Rolle spielt (s. auch RADTKE 1973:35), fanden zunächst (und auch begleitend während des ganzen Therapiezeitraumes) Gespräche mit der Mutter statt (zum Teil in Zusammenarbeit mit der Klinikpsychologin), um den mütterlichen Erziehungsstil zu verändern und dadurch die Voraussetzungen für eine sachgerechte Mitarbeit zu schaffen. (Die Mutter erhielt u.a. auch Hinweise, wie sie O.s Eifersucht auf den jüngeren Bruder begegnen sollte.) Daneben wurde unter Berücksichtigung verhaltenstherapeutischer Grundsätze versucht, in der einstündigen Therapie nicht nur O.s Sprache zu fördern, sondern auch eine Verhaltensmodifikation zu bewirken. Wichtig erschien in der Interaktion mit O. auch, eine einfache, klar formulierte Sprache zu benutzen (dies gilt überhaupt für den Umgang mit sprachbehinderten Kindern) und dem Kind mit unbedingter Konsequenz zu begegnen (beides im Gegensatz zum mütterlichen Stil). Als gute Möglichkeit, seine Aggressionen abzureagieren, erwiesen sich für O. Spiele mit Kasperlepuppen, die ja gleichzeitig sprachtherapeutische Bedeutung haben. In anderen Spielen (Lottos, Memories, Puzzles, Kimspielen etc.), in kleinen rhythmischen Übungen und Sinnesübungen (siehe u.a. GOTTSLEBEN und OFFERGELD 1973) wurde versucht, O.s Konzentration zu fördern, die Spanne seiner Aufmerksamkeitsbelastung zu verlängern und in Wettspielen seine Frustrationstoleranz zu erhöhen.

Der Erfolg dieser die Sprachtherapie vorbereitenden und sie unterstützenden Maßnahmen war unterschiedlich. O. wurde durch diese Art Spieltherapie überhaupt erst "therapiereif", indem die Bereitschaft, die Sprachübungen mitzumachen, die Fähigkeit, sich auf eine Sache zu konzentrieren, d.h. die Bemühungen nicht sofort nach einem Mißerfolgserlebnis einzustellen und eine gewisse Ausdauer zu zeigen, geweckt wurden. Der Abbau der Aggressivität gelang mit wechselhaftem Erfolg. O.s Reizschwelle blieb insgesamt niedrig, ein Zusammenhang mit der jeweiligen physischen Tagesform war erkennbar. So gab es Tage, an denen O. - auch zu Hause - recht gut zu leiten war und auch freiwillig die häuslichen Sprachübungen machte, dann wieder gab es Tage, an denen er kaum aß, ständig müde war, seine Umwelt nur mit Aggressionsäußerungen bedachte und auch die Sprachübungen verweigerte. Eltern und Therapeutin stellten sich insofern darauf ein, daß sie ihn dann nicht zu Übungen zwangen, sondern ihm Erholungspausen gewährten, damit nicht seine gesamte Übungsbereitschaft abgebaut wurde.

Nach Beendigung der Therapie ist eine Therapiepause von ca. einem dreiviertel Jahr vorgesehen, in der sich die gewonnenen artikulatorischen Fähigkeiten des Jungen stabilisieren sollen. Der Mutter wurden abschließend noch Hinweise gegeben, wie und mit welchen Materialien sie in dem Zeitraum bis zur Wiederholungsbehandlung (zum Abbau des Dysgrammatismus) die sprachliche Ausdrucksfähigkeit des Kindes, bezogen auf Wortschatz, Syntax und Grammatik, in spielerischer Weise fördern kann. Derartige Hinweise dürfen nicht zu umfangreich und anspruchsvoll sein, da primär die Freude des Kindes an der Sprache erhalten bleiben soll, Eltern aber aus Besorgnis über die Sprachbehinderung des Kindes oder aber auch aus Ehrgeiz dazu neigen, das Kind mit sprachlichen Übungen zu überfordern. Dies könnte sich jedoch negativ auf die weitere sprachliche Motivation des Kindes auswirken.

ZWEITE FALLBESCHREIBUNG

Annette R., zum Zeitpunkt des Therapiebeginns fast sechs Jahre alt.
Intelligenz: IQ 112 (KRAMER 1954), PR 95 (RAVEN 1958).
Zur Familienanamnese: Eltern beide abgeschlossenes Hochschulstudium, Mutter aber seit der Verheiratung nicht mehr berufstätig.
Geschwister: drei Brüder (16, 14, 9).

Annette wurde wegen einer Sprachentwicklungsverzögerung expressiver Art über einen Zeitraum von einem dreiviertel Jahr einmal wöchentlich eine Stunde sprachheilpädagogisch betreut. Aus der medizinischen Anamnese und der neurologischen Untersuchung ließen sich keine Gründe für den Sprachrückstand finden, A. hatte aber erst mit drei Jahren angefangen zu sprechen.

Sprachliche Ausfälle zeigten sich neben einem leichten partiellen Stammeln ($\underline{ch}_1$ /ç/, in- und auslautendes $\underline{sch}$ /ʃ/ sowie Schwierigkeiten bei artikulatorisch komplizierteren Worten) vor allem in einem für das Alter des Mädchens erheblichen Dysgrammatismus mit Umstellungen und Auslassungen von Worten sowie Beugungsfehlern (Deklination, Konjugation) bei an sich überdurchschnittlich gutem Wortschatz. In emotionsgeladenen Situationen und unter psychischem Druck verschlimmerte sich die Symptomatik so stark, daß der Sinn sprachlicher Mitteilungen schwer zu entnehmen war. Obwohl A. sehr kontaktfreudig, aufgeschlossen und an sich sprechfreudig war, schien sich doch ein gewisses Störungsbewußtsein ausgeprägt zu haben, wodurch ihre sprachliche Kommunikationsbereitschaft beeinträchtigt wirkte. A. stand - vor allem in der gleichaltrigen Kindergruppe - ständig unter einer Art Spannung, weil sie sich den anderen gegenüber als sprachlich nicht kompetent fühlte. Sie war zwar in der Lage, sich sprachlich zu verständigen und auch sehr motiviert zu lernen. Dies war aber für sie mit einem erheblichen Energieaufwand verbunden, der wiederum Spannungszustände erzeugte, die A. z.B. im Spiel aggressiv entlud.

Da sich die vorhandenen leichten artikulatorischen Mängel sehr schnell abbauen ließen, konnte der Schwerpunkt der Therapie auf der Verbesserung der grammatikalisch-syntaktischen Fähigkeiten des Mädchens liegen. Voraussetzung hierfür war, daß A.s sprachliches Selbstbewußtsein stieg und sie in ihren sprachlichen Äußerungen gelockerter wurde. Deshalb wurden zunächst möglichst viele Sprechanlässe geschaffen, durch die sich A. emotional positiv angesprochen fühlte, die sie aber vom sprachlichen Anspruchsniveau her nicht überforderten, sondern ihr im Gegenteil durch die Einfachheit, Kürze und mehrfache spielerische Wiederholung von Sätzen Erfolgserlebnisse ermöglichten (z.B. Lottospiele: "Wer hat...?" "Ich habe..."; Memoryspiele: "Das ist..."; Farbspiele: "Der (die, das) ist..."; Quartettspiele: "Hast du...?"; Kimspiele: Antworten auf die Fragen: "Was ist das? Wie ist das?"; Spiel mit dem Kaufladen: "Ich möchte..." oder "Haben Sie ...?"). Auch lustige, klar strukturierte Bilder mit Fehlern und Bilder, die Gegensätze darstellten, waren für A. geeignete sprachliche Motivationen. Das Kind wurde in der ersten Zeit wenig korrigiert; es wurde lediglich ermuntert, im Rahmen seiner Möglichkeiten in ganzen Sätzen zu sprechen.

Nach dieser Phase der allgemeinen sprachlichen Aktivierung, in der sich auch der Kontakt zwischen Kind und Therapeutin entwickeln konnte, wurde mit dem gezielten Aufbau einer grammatikalisch-syntaktisch geordneteren Sprache begonnen. Mit Gegenständen, in Spielen sowie anhand von Bilderbüchern und Bildersprachbüchern (EISENBERGER und ELSTNER 1975; OFFERGELD und GOTTSLEBEN 1975; GRUNWALD 1967, 1975) konnten Satzmuster mit elementaren grammatikalischen und syntaktischen Strukturen geübt werden, die nach und nach durch Objekte und adverbiale Bestimmungen ergänzt wurden (z.B. "Das ist ein Hund."/"Das sind viele Hunde."/

"Der Hund frißt."/"Die Hunde fressen."/"Der Hund ist dick."/"Der Hund frißt einen Knochen."/"Viele Hunde fressen viele Knochen."/"Der Hund frißt einen großen Knochen."/"Der Hund sitzt auf dem Tisch."). Einen Schwerpunkt bildete die Übung des Gebrauchs der Präpositionen, vor allem der Raumpräpositionen (in, an, auf, unter etc.). Da auch an sich altersgemäß sprechende sechsjährige Kinder bei der Fallsetzung nach Präpositionen noch Fehler machen, überrascht es nicht, daß gerade ein dysgrammatisch sprechendes Kind infolge seines mangelhaft entwickelten Sprachgefühls hier besondere Schwierigkeiten hat. Entsprechende Übungen wurden nicht nur in Form von Aussagesätzen durchgeführt, sondern in einer späteren Phase kamen sie auch in Befehlssätzen (z.B. "Teddy, setz dich unter den Tisch!") und in Spielen mit Fragesätzen vor (z.B. "Wo fliegt dein Schmetterling hin?" "Mein Schmetterling fliegt auf die Fensterbank!"). Wichtig erschien bei allen diesen Übungen, daß sich die Therapeutin und zu Hause die Mutter selbst in die Sprachübungen mit einbezogen, z.B. dadurch, daß bei der Arbeit an Bildersprachbüchern oder auch in Frage-Antwort-Spielen abwechselnd gesprochen wurde oder ein Rollentausch stattfand. Motivierend wirkte auf A. auch, wenn der Erwachsene unkorrekte Sätze ("Kasperlesätze") bildete (z.B. "Ich schneide die Wurst mit dem Löffel."). Möglichkeiten zum Transfer dieser eingeübten einfachen Sprachstrukturen ergaben sich im freien Spiel mit Kasperlepuppen, Spieltieren etc., beim Betrachten von Bilderbüchern und vor allem in den verschiedensten didaktischen Spielen. Es sei angemerkt, daß überhaupt die meisten Spiele (z.B. Memories, Lottos, Dominos, Puzzles, Farb- und Formspiele) nicht nur die Möglichkeit bieten, Bereiche wie Konzentration, Wahrnehmung, Merkfähigkeit, Form- und Farbauffassung zu fördern, sie lassen sich auch fast alle durch eine Modifizierung der Spielregeln für sprachheilpädagogische Intentionen umstrukturieren, ohne daß der spielerische Aspekt verlorengeht. Eine Übungsmöglichkeit elementarer Satzstrukturen ließ sich auch durch ein Spiel mit Bildern von Gegenständen, Tieren und Personen herstellen. Hierbei wurde abwechselnd versucht, mit zwei, später auch drei Bildern kurze Sätze zu bilden. Dies machte A. besonderen Spaß, da sich meist auch lustige Sätzchen bilden ließen.

Nachdem A. in ihrer sprachlichen Ausdrucksfähigkeit auf einfacher Ebene sicherer geworden war, konnte zum Ausbau der Sätze zu Satzgefügen übergegangen werden. Anhand von Situationsbildern, Bildgeschichten, Bilderbüchern wurden z.B. Vorgänge erläutert oder Gesichtsausdrücke erklärt, wobei sich u.a. Satzkonstruktionen bilden ließen mit "weil" (z.B. "Warum weint das Kind?" "Das Kind weint, weil es hingefallen ist."), "damit" (z.B. "Warum hält das Auto?" "Das Auto hält, damit die Kinder über die Straße gehen können."), "um zu" ("Warum klettert der Mann auf die Leiter?" "Der Mann klettert auf die Leiter, um Äpfel zu pflücken."). Andere Konstruktionen konnten in Fragespielen (z.B. "Weißt du, wo man Brot kaufen kann?" "Ich weiß, wo man Brot kaufen kann." "Was weißt du alles?" "Ich weiß, daß man mit der Schere schneiden kann." "Was würdest du tun, wenn du viel Geld hättest?" "Wenn ich viel Geld hätte, würde ich mir eine große Puppe kaufen.") oder in Satzergänzungsübungen trainiert werden, z.B. "Wenn ich Hunger habe,...(mache ich mir ein Butterbrot.)" "Der Schneemann schmilzt,...(weil die Sonne scheint.)".

So nahmen kontinuierlich die geübten grammatikalischen und syntaktischen Strukturen an Umfang und Schwierigkeitsgrad zu. An Vorgängen des täglichen Lebens (Einkaufen, Spülen, Schuhe putzen etc.), an Bildersprachbüchern (z.B. GRUNWALD) und in Satzergänzungsübungen wurden u.a. die Haupttempora, die Pluralbildung, die Passivbildung, die Komparation sowie die Pronomina geübt (Anregungen dazu siehe STAPS 1971; WULF 1974). A.s Sprachleistungen konnten allmählich von einzelnen Sätzen zu größeren Sprecheinheiten und dann zum zusammenhängenden Erzählen erweitert werden. Die Übungen hierzu wurden im Schwierigkeitsgrad allmählich gesteigert und führten von einem eher gebundenen Sprechen anhand von Bildgeschichten zum freien Erzählen von kleinen Erlebnissen, vorgelesenen Märchen, Geschichten etc. und dem emotionsgetragenen Sprechen in Spielsituationen (Kasperletheater, Rollenspiel). Gerade das Sprechen mit bildlicher Unterstützung sollte bei dysgrammatisch sprechenden Kindern länger geübt werden. Das dabei gewonnene sprachliche Selbstvertrauen hilft erfahrungsgemäß, die Angstschwelle vor dem freien Sprechen abzubauen. Aufgrund des vielseitigen Marktangebotes ließen sich die Erzählübungen mit Bildgeschichten recht abwechslungsreich gestalten und auch entsprechend dem wachsenden Ausdrucksvermögen nach Umfang und inhaltlicher Differenziertheit abstufen (z. B. EISENBERGER und ELSTNER 1975; "Domino-Duett"; "Zuhören und Sprechen"; ROTHEBACH (o. J.); MEIXNER 1975; GRUNWALD 1967, 1975; THORWARTH (o. J.); RETTICH 1976; "Raconte"). Dabei ergaben sich durch das genaue Beschreiben, Suchen von treffenden Ausdrücken etc. immer wieder Gelegenheiten, A.s Wortschatz noch zu differenzieren. Beim Erzählen von Bildgeschichten, die aus losen Einzelbildern bestanden, war speziell bei A. auch wichtig, daß sie zunächst die ungeordneten Bilder in eine sinnvolle Reihenfolge brachte. Trotz ihrer überdurchschnittlichen Intelligenz hatte A. Schwierigkeiten im Erkennen bildlich dargestellter Situationen und ihrer inhaltlichen Zusammenhänge. Gefördert wurde dieser Bereich zudem durch das Vorlegen von Situationsbildern mit Fehlern, durch Bildgeschichten ohne Schluss oder mit Lücken im Handlungsverlauf sowie durch Einzelbilder, die zu mehreren möglichen Geschichten zusammengestellt werden konnten.

In der letzten Phase der Therapie wurde noch versucht, A.s Sprache bezogen auf Sprechtempo und Sprachmelodie zu normalisieren. A. hatte sich, weil sie sich sehr bemühte, korrekt zu sprechen, eine langsame, zu monotone Sprechweise angewöhnt. Die Korrektur dieser Sprechweise erfolgte durch rhythmisch-musikalische Übungen (siehe u. a. HABERL 1977), durch das Sprechen von Reimen, Gedichten und Sätzen in verschiedenen Intonationen (z. B. fröhlich, traurig etc.) und Lautstärken, das Umsetzen von Bildgeschichten in die wörtliche Rede sowie in Spielsituationen (Rollenspiele mit wechselnden Tier- und Menschenstimmen, Kasperletheater). Hierbei wurde zu A.s eigener Kontrolle auch das Tonbandgerät eingesetzt.

Bei Abschluß der Therapie hatte sich A.s Sprache so gebessert, daß sie in normalen Sprechsituationen fast völlig unauffällig war. Satzbau und Grammatik waren durchweg korrekt; nur gelegentlich - vor allem unter psychischem Druck - kam es noch zu Deklinations- oder Konjugationsfehlern, die A. aber infolge des im Therapieverlauf offensichtlich angebahnten Sprachgefühls meist spontan verbesserte. A. konnte, nachdem zunächst wegen der Schwere des Dysgrammatismus die Schule für Sprachbehinderte vorgesehen war, nun doch in die normale Grundschule eingeschult werden. In den noch im Therapiezeitraum liegenden ersten zwei Monaten nach der Einschulung fiel A. in der Schule sprachlich nicht auf. Sie war nach Aussagen der Lehrerin allen Anforderungen - auch im sprachlichen Bereich - gewachsen.

Neben den speziell sprachlichen Fördermaßnahmen erschien bei A. trotz
der guten Anregungen durch das Elternhaus eine gezielte Förderung nichtsprachlicher Bereiche, die zum Teil aber auch bedeutsam sind für den Erwerb von Sprache, erforderlich. Einbezogen in die therapeutischen Maßnahmen wurden Übungen zur Verbesserung der optischen und akustischen Differenzierungsfähigkeit, der Merkfähigkeit und der visuomotorischen Koordination (z.B. FROSTIG "Wahrnehmungstraining" 1974; Ravensburg-Vorschulmappen "Sehen-Hören-Sprechen" 1973; "Mini-Lük für Vorschulkinder"; Finken-Mappe "Lauter Laute" 1975; Sprechlernspiele, Konzentrations- und Wahrnehmungsspiele).

ZUSAMMENFASSUNG UND AUSBLICK

Die beiden geschilderten Fälle von Sprachentwicklungsverzögerungen bestätigen die allgemein anerkannte These, daß kindliche Sprachstörungen in den meisten Fällen nicht isoliert erscheinen, sondern eingebettet sind in ein Bündel von Begleit- und Folgebehinderungen, die nicht nur den sprachlichen Bereich betreffen (s. auch KNURA 1974:137f.). Bei den Begleitstörungen im nichtsprachlichen Bereich sind vor allem die Störungen bzw. Reifungsverzögerungen in den Bereichen der Motorik, der Sensorik, des Gedächtnisses, der Konzentration und im psycho-sozialen Bereich zu nennen, Störungen, "die sich im Zusammenwirken unter dem Einfluß des Faktors Zeit potenzieren" (KNURA 1974:157). Daraus folgt, daß sich jede Sprachstörung im Kindesalter negativ auf die geistige, psychische und soziale Entwicklung eines Kindes auswirkt, zu Störungen im Lern- und Leistungsverhalten führt und somit Persönlichkeitsentwicklung und soziale Integration gefährden (a.a.O.).
Will man vermeiden, daß sich eine Sprachstörung bei einem Kind fixiert und auf eine Sekundärsymptomatik ausweitet, so ergeben sich folgende Notwendigkeiten:

- Sprachgestörte Kinder müssen möglichst frühzeitig erfaßt und sprachheilpädagogisch betreut werden.

- Die bisherigen Therapieformen müssen qualitativ verbessert,und in einer "mehrdimensionalen Therapie" (KNURA 1974:147)sollte die Sprachstörung nicht isoliert, sondern das Kind in seiner Ganzheit therapiert und gefördert werden.

Notwendigkeit der Früherfassung und -behandlung
sprachgestörter Kinder.

Die Bedeutung der Früherfassung und Frühbehandlung von sprachgestörten Kindern ist in Fachkreisen unumstritten. Denn die Erfahrung zeigt, daß Folgebehinderungen durch einen frühzeitigen Therapiebeginn vermieden werden bzw. in ihrem Ausprägungsgrad auf ein Minimum beschränkt werden können. Dies wurde auch bei den oben beschriebenen Kindern deutlich. Bei Oliver konnte durch die rechtzeitig einsetzenden Erfolgserlebnisse die bereits erheblich ausgeprägte Verhaltensstörung zum Teil wieder abgebaut werden, da das Störungsbewußtsein noch nicht zu stark verfestigt war. Bei Annette erfolgte die Therapie schon fast zu spät, um sie noch in die normale Grundschule einschulen zu können. Daß eine Sonderbeschulung bei ihr nicht erforderlich wurde, ist vermutlich auch der überdurchschnittlichen Intelligenz des Mädchens und dem günstigen sozialen Hintergrund mit der guten Kooperationsbereitschaft und -fähigkeit der Familie zu verdanken. Da aber nur wenige sprachbehinderte Kinder derartig günstige intellektuelle und vor allem soziale Bedingungen mitbringen, ist gerade bei ihnen ein erheblich früherer Therapiebeginn notwendig, um ihre schulische Ausgangsbasis zu verbessern. Der physiologisch und psycho-sozial günstigste Zeitpunkt für einen Therapiebeginn dürfte um das vierte Lebensjahr herum liegen (s. auch KNURA 1974; MEIXNER 1977; ORTHMANN 1968; RADTKE 1973; TEUMER 1978 u.a.). In der Praxis hört man aber immer wieder, daß viele Ambulanzen wegen Personalmangels und langer Wartelisten Kinder erst im letzten Jahr vor der Einschulung therapieren können. Der Personalmangel hat seine Ursachen jedoch nicht in der Zahl der unbesetzten Stellen, sondern in der Zahl der zu besetzenden Stellen.

Qualitative Verbesserung der bisherigen Therapieformen
im Sinne einer mehrdimensionalen Therapie.

> "Eine qualifizierte Sprachheilarbeit darf sich nicht in Symptombehandlung (etwa Lautbildung) erschöpfen, sondern hat das der individuellen Störung zugrunde liegende Bedingungsgefüge komplex zu berücksichtigen und durch gezielte behinderungsspezifische Lernhilfen die in der Regel nicht nur im sprachlichen sondern auch im nichtsprachlichen Bereich vorhandenen Lerndefizite des Sprachbehinderten auszugleichen..."
> (Sprachheilambulanzen haben daher) "eine verantwortungsvolle und sehr differenzierte Arbeit zu leisten." (KNURA 1974:178)

Diese Arbeit scheint unter den überwiegend anzutreffenden Bedingungen nicht realisierbar zu sein. Dies läßt sich vor allem auf folgende ungünstige Faktoren zurückführen:

- Unzureichende räumliche Bedingungen:

  Die ambulanten Sprachtherapien der Vorschulkinder finden meist in wenig kindgerechter - oft steriler - Umgebung, z.B. in Gesundheitsämtern und Klassenräumen statt, weshalb schon durch den äußeren Rahmen (nicht kindgemäßes Mobiliar, kein oder wenig Spielmaterial, fehlende sprachanregende Wandgestaltung) eine für das Kind ungünstige Situation entsteht. Aber gerade eine kindgerechte Umgebung ermöglicht vielen Kindern Lockerung und Abbau ihrer Ängste.

- Zu kurze Therapiezeit:

  Die für das einzelne Kind zur Verfügung stehende Zeit ist zu kurz. Es ist bekannt, daß Sprachtherapie häufig als eine Art "Fließbandtherapie" ablaufen muß; denn für den Abbau der bei den Ambulanzen bestehenden Wartelisten ist vor allem die Quantität der an einem Nachmittag therapierten Kinder wesentlich. In der Kürze der Zeit hat man aber weder die Möglichkeit, das ganze Kind und seine Schwierigkeiten (auch die Begleit- und Sekundärsymptome), z.B. durch Beobachtung im Spiel und ausführliche Elterngespräche zu erfassen, noch kann man die in den meisten Fällen notwendige mehrdimensionale Therapie durchführen. Zudem ist der gute, entspannte Kontakt zwischen Kind und Therapeut, der sich erst im längeren Zusammensein entwickeln kann, eine wichtige Voraussetzung für einen Therapieerfolg. Auch vom speziell sprachheilpädagogischen Standpunkt ist eine Therapiezeit von ca. 20 Minuten wenig sinnvoll. Die Sprachübungen sind auf einen zu kurzen Zeitraum komprimiert, wodurch das sprachgestörte Kind, das Sprache ohnehin oft schon als negativ erlebt, in seinem Störungsbewußtsein eher verstärkt wird. Für eine Reihe von Kindern bedeutet eine solche Übungszeit aufgrund ihrer mangelnden Konzentrationsfähigkeit auch eine Überforderung, während sie in einer Therapiestunde, in der sprachliche Übungen mit Spielen, Konzentrations-, Wahrnehmungs- und feinmotorischen Übungen abwechseln, immer wieder neu motiviert werden können und die Therapie für sie einen spielerischen Charakter behält. (Zudem hält man ja auch die Eltern zu über den Tag verteilten, kurzzeitigen häuslichen Übungen an, um die Effektivität der Therapie zu verstärken und die Motivation der Kinder zu erhalten.) Hinzu kommt, daß sich in derart knapper Therapiezeit sowohl für Stammler als auch für Dysgrammatiker zu wenig Möglichkeiten ergeben, Sprache "anzuwenden", d.h., erworbene artikulatorische und grammatikalisch-syntaktische Fähigkeiten in verschiedenen Spielsituationen zu trainieren. Gerade bei einem dysgrammatisch sprechenden Kind fallen erst in einer einstündigen Therapie (vor allem im fortgeschrittenen Behandlungsstadium, wenn das Kind sprachlich schon sicherer geworden ist) noch verbliebene spezielle grammatikalisch-syntaktische Probleme auf, die man dann gezielt angehen kann.

- Zu viele nebenamtlich tätige Therapeuten:

  Der größte Teil der ambulanten Sprachheilarbeit bei Kindern wird von Sonderschullehrern an Nachmittagen in nebenamtlicher Tätigkeit geleistet und erfolgt deshalb unter den oben geschilderten ungünstigen räumlichen und zeitlichen Bedingungen. Diese Regelung beinhaltet eine gewisse Abwertung der sprachtherapeutischen Arbeit: Sprachtherapie läßt sich quasi "nebenher machen". Dies mag zwar dem Therapeuten unter Umständen gewisse ökonomische Vorteile bringen, ist aber im Hinblick auf die Belange des sprachgestörten Kindes sicher keine gute Lösung. Eine komplexe behinderungsspezifische Förderung, wie sie z.B. in der hiesigen Klinik durchgeführt werden kann, "ist ohne Qualitätsverlust auf die Dauer nicht im Nebenamt zu leisten" (KNURA 1974:178). Ein weiterer Aspekt hierbei ist außer den oben genannten auch die Tatsache, daß diese Therapien nur an Nachmittagen stattfinden können, zu einem Zeitpunkt also, wo die Belastbarkeit und Konzentrationsfähigkeit vor allem der Vorschulkinder bereits erheblich herabgesetzt sind.

- Zu wenig umfassende Ausbildung der Sprachheilpädagogen:
  Die Realisierung einer multidimensionalen Therapie scheitert nicht allein daran, daß die meisten Therapeuten "nur" im Nebenamt in der Sprachheilarbeit tätig sind und unter wenig kindgemäßen räumlichen und hektischen zeitlichen Bedingungen arbeiten, sondern auch daran, daß im Studium der Sprachheilpädagogik zwar die Einbettung der Sprachbehinderung in eine Begleit- und Sekundärsymptomatik immer wieder betont wird, dies aber in der praktischen Ausbildung kaum oder gar nicht Berücksichtigung findet. Die praktische Ausbildung orientiert sich eher an den Methoden einer Symptombehandlung. Bereiche wie Motopädagogik, Rhythmik, Wahrnehmungsförderung, Konzentrationstraining, Verhaltens- und Spieltherapie werden - wenn überhaupt - nur theoretisch angerissen.

Aufgrund meiner sowohl in nebenamtlicher Arbeit in städtischen Ambulanzen als auch in der jetzigen hauptamtlichen Tätigkeit als Sprachheilpädagogin an der Rheinischen Landesklinik für Sprachgestörte in Bonn gesammelten Erfahrungen, erscheint mir eine qualitative Verbesserung der Behandlung sprachentwicklungsgestörter Kinder im Sinne einer komplexen behinderungsspezifischen Therapie dringend erforderlich. Voraussetzung hierfür ist die Erfüllung folgender Kriterien:

- Abschaffung des nebenamtlich in der Sprachheilarbeit tätigen Therapeuten durch die vermehrte Einrichtung von Planstellen für hauptamtliche Sprachheillehrer.
- Kindgerechte Einrichtung der Therapieräume und Bereitstellung von entsprechendem didaktischen Material.
- Verlängerung der Therapiezeit im Hinblick auf eine umfassendere Therapie (außer vielleicht bei Sigmatismen und manchen partiellen Stammelfehlern).
- Verbesserung der Ausbildung von Sprachheilpädagogen durch die Einbeziehung von Bereichen, die eine nichtsprachliche Förderung der Kinder ermöglichen.

BIBLIOGRAPHIE

Červenka, M. (1974) Wer ist das? Was ist das? Logopädische Bilderreihen
    München: Jugend und Volk
"Domino-Duett". Ravensburg: Otto Maier
Eisenberger, E.; Elstner, W. (1975) Wir wollen gute Sätze bauen. 5 Hefte.
    2. Aufl. München: Jugend und Volk

Elstner, W. (1975) Trainingsbilder. München: Jugend und Volk

Frostig, M. (1975) Individualprogramm zum Wahrnehmungstraining. Dortmund: Crüwell

Gottsleben, R.; Offergeld, K. (1973) Sprachanbahnung und Sprachförderung. Weissenthurm: Gerhard Dokter

Grunwald, L. (1967) Bildersprachbuch. 6. Aufl. Weissenthurm: G. Dokter

Grunwald, L. (1975) Bildersprachgeschichten: 4. Aufl. Weissenthurm: G. Dokter

Haberl, A.; Haberl, H. (1977) Schulung der phonematischen Differenzierungsfähigkeit bei sprachentwicklungsverzögerten Vorschulkindern. In: Deutsche Gesellschaft für Sprachheilpädagogik (Hrsg.) Störungen der Sprachentwicklung. Hamburg: Wartenberg & Söhne, 115-128

Knura, G. (1974) Sprachbehinderte und ihre sonderpädagogische Rehabilitation. In: Deutscher Bildungsrat (Hrsg.) Gutachten und Studien der Bildungskommission. Band 35: Sonderpädagogik 4. Stuttgart: Klett, 103-198

Kramer, J. (1954) Kramer Test. Ein Verfahren zur Prüfung der Intelligenz. Solothurn: Antonius Verlag

"Lauter Laute" (1975) Arbeitsmappe von Schüttler-Janikulla. Oberursel: Finken

Meixner, F. (1975) Bildgeschichten. München: Jugend und Volk

Meixner, F. (1977) Rehabilitationsmöglichkeiten bei Sprachentwicklungsverzögerungen. In: Deutsche Gesellschaft für Sprachheilpädagogik (Hrsg.) Störungen der Sprachentwicklung. Hamburg: Wartenberg & Söhne, 49-56

"Mini-Lük für Vorschulkinder" (Hefte 1 - 4). Wilhelmshaven: Vogel

Offergeld, K.; Gottsleben, R. (1975) Logopädisches Bilderbuch. Weissenthurm: G. Dokter

Orthmann, W. (1968) Sinn und System im Sprachgeschädigtenwesen. Zeitschrift für Heilpädagogik 19:137-148

"Raconte". 55 Bildergeschichten. Rielasingen: Huesmann & Benz

Radtke, J. (1973) Effektivität in der ambulanten Sprachbehandlung. Die Sprachheilarbeit 18:33-40

Raven, J.C. (1958) Standard Progressive Matrices. London: Lewis

Rettich, R.; Rettich, M. (1976) Hast du Worte? 6. Aufl.; Kennst du Robert? 2. Aufl.; Was ist hier los? 3. Aufl. Ravensburg: Otto Maier

Rothebach, H. (o.J.) 8 Tiergeschichten in buten Bildern. Hamburg: Wartenberg & Söhne

"Sehen-Hören-Sprechen" (1973) Spiel- und Arbeitsbogen, Stufen 1 und 2 von G. Heuß. Ravensburg: Otto Maier

"Sprechlernspiele". Ravensburg: Otto Maier

Staps, H. (1971) Spiele und Übungen zur Sprachbildung. Übungsblätter zur Sprachbehandlung. Folge 9. Hamburg: Wartenberg & Söhne

Teumer, J. (1978) Aspekte der Früherfassung, Früherkennung und Frühförderung sprachgeschädigter Kinder. Die Sprachheilarbeit 23 : 1-16

Thorwarth, H. (o.J.) Wir sprechen mit Bildern. Hamburg: I. Thorwarth

Van den Hoven, M.; Speth, L. (1976) Motorik ist mehr als Bewegung. 2. Aufl. Hrsg. von A. Löwe. Berlin: Marhold

Werscherberger Sprachfibel (1975) Oldenburg: Arbeiterwohlfahrt Bezirksverband Weser-Ems e.V.

Wulff, J.; Wulff, H. (1974) Der kleine Sprechmeister. München: E. Reinhardt

Ziler, H. (1970) Der Mann-Zeichentest. Münster

"Zuhören und Sprechen". Pelikan Vorschulspiele

GERIATRISCHE SPRACHSTÖRUNGEN

APHASIE ALS MENSCHLICHES UND THERAPEUTISCHES PROBLEM: ZUR BEHANDLUNG GERIATRISCHER PATIENTEN [*]

Annette K. Birchmeier

1 DAS PROBLEM DER AKUTEN PFLEGEFÄLLE

Als akute Pflegefälle werden Patienten bezeichnet, die plötzlich erkranken und bei denen eine lange, möglicherweise dauernde schwere Pflegebedürftigkeit angenommen wird. Es handelt sich dabei fast ausschließlich um geriatrische Patienten. Die Apoplektiker bilden eine zahlenmäßig bedeutsame Untergruppe.
Allein schon der Begriff "akuter Pflegefall" scheint über die Zukunft dieser Patienten zu entscheiden. Liest man jedoch eine Langzeitstudie wie jene von BÖGER (1975), stellt sich die Frage, ob nicht die im Begriff versteckten Meinungen aus sich selber Verhältnisse schaffen. Die Vorstellung vom alternden Menschen als einem in stetigem geistigen, seelischen und körperlichen Abbau begriffenen Individuum ist mit der Vorstellung von Rehabilitation kaum zu vereinen. Aus solcher Sicht ist Alter schon Krankheit. Rehabilitation dagegen heißt Aufbau, heißt Kompensation durch Umstellen und Lernen. Rehabilitation bedeutet also Leistung und schließt anspruchsvolle Aufbauprozesse mit ein. Aber noch immer trauen nur wenige alten Menschen derartiges zu. In neuester Zeit sind allerdings in der Schweiz da und dort geriatrische Kliniken gegründet worden, die als Rehabilitationskliniken gelten können, z.B. im Zieglerspital in Bern. Dabei sind die fortführenden Institutionen integrierter Bestandteil des Rehabilitationsplanes, der den Patienten von der Betreuung im Spital über die Tagesklinik bis zur größtmöglichen Integration in die normale Gemeinschaft führt. Es gibt aber auch medizinische Kliniken, die im Rahmen ihrer Möglichkeiten eine optimale Rehabilitation des alten Patienten anstreben. Als schönes Beispiel mag die kleine medizinische Klinik (40 Betten) der Schweizerischen Pflegerinnenschule, Schwesternschule und Spital, Zürich, dienen.

Die Schweizerische Pflegerinnenschule wurde vor 75 Jahren von zwei Ärztinnen gegründet als eine der ersten Schulen in der Schweiz für freie Krankenschwestern. Zugleich sollten dort Frauen die Möglichkeit erhalten, als Ärztinnen verantwortliche Stellen einzunehmen. Ein Spital der Frauen für die Frauen also, mit großer betreuerischer Tradition. Stets mußte sich die-

[*] Originalbeitrag

se private Institution aber auch harter klinischer Konkurrenz stellen.
Der medizinischen Klinik (Leitung Prof. Dr. G. Forster) ist eine Tagesklinik angegliedert. Dort erhalten behinderte Patienten, darunter auch Aphasiker, ein stützendes und förderndes Rehabilitationsprogramm und werden medizinisch und menschlich betreut. Die Tagesklinik ermöglicht diesen Patienten den Verbleib in der Familie. Die pflegerische Betreuung liegt in den Händen einer psychiatrisch geschulten Schwester, die mit einer Ergotherapeutin und einer weiteren Krankenschwester zusammenarbeitet. Im Augenblick haben auch freiwillige Helferinnen einen wesentlichen Anteil am guten Geist der Tagesklinik. Diese Mitarbeit ist nicht bloß als Sparmaßnahme gedacht, sie soll vielmehr den Rehabilitationsgedanken in einen weiteren Bevölkerungskreis hinaustragen.
Da geriatrische Patienten von Akutspitälern oft abgewiesen wurden, hat die Stadt Zürich eine Regionalisierung der Spitäler zur sicheren Aufnahme solcher Fälle eingeführt. Das Gebiet der Schweizerischen Pflegerinnenschule besitzt den höchsten Altersdurchschnitt der Bevölkerung. Auf der medizinischen Klinik finden sich deshalb verhältnismäßig viele hochbetagte Menschen.

2 ALLGEMEINE BEOBACHTUNGEN UND UNTERSUCHUNGSMETHODIK

Tabellen 1 und 2 vermitteln einen Überblick über eine Gruppe von zwölf geriatrischen Rehabilitationsfällen. Die Tabellen enthalten alle geriatrischen Patienten, die im Jahre 1977 mit einer Aphasie in unsere Klinik kamen. Die Gruppe stellt damit eine echte Stichprobe dar. Zehn von zwölf Patienten hatten eine Hemiparese, und ihre Prognose war damit nach BRUST et al. (1976) schlecht. Dazu kamen besondere Probleme in der Sprachbehandlung geriatrischer Patienten, wie sie auch BECKER et al. (1975) aufzeigen. Tabelle 1 gibt Aufschluß über die Multimorbidität, welche das klinische Bild der meisten Patienten dieser Gruppe prägt. Nach RUDINGER (1971), LEHR (1972) und THOMAE et al. (1976) stellt der allgemeine Gesundheitszustand beim geriatrischen Patienten einen ganz besonders wichtigen Faktor in der geistigen Leistungsfähigkeit dar. Deshalb ist eine optimale medizinische Betreuung des gesamten Krankheitskomplexes von großer Bedeutung für den Erfolg der rehabilitativen Maßnahmen zur Besserung der Aphasie. Aus diesem Grund sind die Zahlen für die Entwicklung des Token Tests in Tabelle 2 aufschlußreich. Dieser Test gilt als trennscharfes Verfahren zur Erfassung aphasischer Störungen (ORGASS und POECK 1969) und eignet sich zur Abschätzung eines "allgemeinen Schweregrads" der Aphasie (ORGASS und POECK 1966). Zudem erfaßt er nach COHEN et al. (1976) einen Hauptfaktor sprachlicher Kommunikationsfähigkeit und eignet sich aufgrund all dieser Fakten auch zur Einschätzung der tatsächlichen Besserung einer Aphasie, was allerdings nicht heißt, daß ohne Besserung im TT keine therapeutischen

Tab. 1: Krankheitsbilder von 12 geriatrischen Patienten mit Aphasie.

1 M.R.	Status nach apoplektischem Insult mit Hemiplegie re. - Vorhofflimmern - Hypertonie - Kompensierte Herzinsuffizienz - Polyarthrose, besonders an den Händen	
2 E.M.	Encephalomalazie mit Hemiparese re. - Allgemeine Arteriosklerose mit leichtem Alters-POS - Leichte Hypertonie - Leicht dekompensierte biventrikuläre Herzinsuffizienz mit Vorhofflimmern - Beckenvenenthrombose re. Recidivierende Harnwegsinfekte	
3 P.S.	Apoplexie mit partieller Hemiplegie re. - Biventrikuläre Herzinsuffizienz mit Vorhofflimmern - Leichte Altersdiabetes	
4 L.H.	Apoplexie mit Hemiplegie re. - Grobschlägiger, wahrscheinlich cerebralsklerotisch bedingter Tremor li. - Hochgradige Perzeptionsschwerhörigkeit bds. - Chronische Cephalea - Degenerative WS-Veränderungen mit fixierter BWS-Kyphose - Gonarthrose bds. - Reaktive Depression	
5 R.M.	Status nach cerebrovaskulärem Insult im Bereich der A. cerebri media li. mit armbetonter Hemiparese re. - Recidivierendes Vorhofflimmern - Chronische asthmoide Bronchitis	
6 M.Z.	Apoplexie mit Hemiplegie re., Hemianopsie nach re. und zentraler Hyperhidrosis - Allgemeine Arteriosklerose mit Aortensklerose und peripheren Durchblutungsstörungen - Leicht dekompensierte Herzinsuffizienz - Labile Hypertonie - Polyarthrose - Endogene Depression	
7 M.D.	Encephalorrhagie li. mit Hemiparese re. - Kompensierte biventrikuläre Herzinsuffizienz - Fraktur der 6. Rippe li. - Unterschenkelkontussion li. - Chronische venöse Insuffizienz des linken Unterschenkels - Diabetes mellitus	
8 P.K.	Dritter apoplektischer Insult mit Hemiparese re. - Kompensierte Herzinsuffizienz bei Status nach Herzinfarkt 1966 - Anamnestische Hypertonie - Diabetes mellitus	
9 W.L.	Apoplexie bei linkscerebraler Durchblutungsstörung - Vorhofflimmern unbekannter Genese - Chronische Bronchitis	
10 E.S.	Cerebrale Ischämie bei Vorhofflimmern - Biventrikuläre Herzinsuffizienz - Rechtsschenkelblock - Embolischer Verschluß im Bereich der Femoralisgabelung re. - Embolischer Verschluß im Bereich der A. femoralis superficialis li. - Bronchitis - Ausgeprägte Osteoporose - Status nach Coxarthrose Op. re.	
11 R.P.	Recidivierende Apoplexie mit leichter Hemiparese und Facialisparese re. - Status nach Läsion im Kleinhirnbereich - Reaktive Depression	
12 M.G.	Recidivierende Apoplexie mit armbetonter Hemiparese re. - Kompensierte Herzinsuffizienz - Ausgedehnte arterielle Verschlußkrankheit mit Carotisstenose li. bei generalisierter Arteriosklerose - Ausgeprägte Osteoporose Spondylarthrose	

Tab. 2: Übersicht der Rehabilitationsgruppe von 12 geriatrischen Patienten.

Patient	Alter	Aphasieform	die Sprachtherapie erschwerende Faktoren	Therapiebeginn nach Erkrankung	Therapiedauer	Entwicklung der Sprache						Rehabilitat.			Versorgung nach der Entlassung aus dem Spital
						Token Test		sprachl. Kom. allg. Verständ.							
						I	II	LK^1		KK^2		Gehen	Essen	Ankleiden	
								I	II	I	II				
1 M.R.	71	global	Dysarthrie Hemianopsie	10 M	10 M	7/19	12/43	0	1	0	2	+	+	+	zu Hause und Tagesklinik
2 E.M.	83	transkortikal sensorisch		sofort	6 M	0/0	15/102	0	2	0	3	+	+	+	Pflegeheim
3 P.S.	81	non-fluent	Dysarthrie schwerhörig	sofort	3 M	-	-	0	2	1	3	+	+	+	Rückkehr Altersheim
4 L.H.	76	non-fluent	Anarthrie schwerhörig	4 M	3 M	8/43	7/40	0	1	0	1	+	+	+	Pflegeheim
5 R.M.	78	non-fluent	Hemianopsie schwerhörig	1 M	3 M	7/42	13/70	0	1	0	2	+	+	+	Altersheim mit Pflegeleistung
6 M.Z.	77	non-fluent	Hemianopsie Dysarthrie	sofort	3 M	15/112	32/140	2	4	2	5	+	+	-	Pflegeabteilung Altersheim
7 M.D.	75	fluent (Jargon)		1 M	2 M	3/70	6/89	0	2	1	3	+	+	+	nach Hause und Tagesklinik
8 P.K.	88	fluent		2 M	4 M	11/68	26/124	1	3	1	3	+	+	+	Altersheim mit Pflegeleistung
9 W.L.	62	fluent		sofort	1 M	14/123	33/151	2	5	3	5	+	+	+	nach Hause
10 E.S.	84	fluent	visuelle Stör.	1 M	3 M	12/73	34/153	2	2	5	5	+	+	+	Altersheim
11 R.P.	75	amnestisch	Aphonie	1 M	2 M	28/140	34/152	3	5	3	5	-	+	-	Pflegeheim
12 M.G.	73	minimal	Dysarthrie	1 M	3 M	32/153	36/159	4	5	3	5	+	+	+	Pflegeheim

^{1} Linguistische Kompetenz
^{2} Kommunikative Kompetenz
I Beginn der Therapie
II Ende der Therapie

Ergebnisse erzielt würden. Bei gleicher Schwere der Störung kann durch vielfältigen Einsatz von Sprachresten die Verständigungsfähigkeit gebessert werden. Mit Nutzen wird darum - wie noch später ausgeführt - rein sprachliche Mitteilungsfähigkeit (linguistische Kompetenz) von Verständigungsfähigkeit (kommunikative Kompetenz) unterschieden. Letztere bedient sich auch nicht-sprachlicher Strategien, die keine Mitteilungsleistung im engeren Sinn darstellen, aber eine optimale Einpassung ermöglichen - man bleibt im Gespräch.

Für die Token Test Prüfung wurde die Kurzform nach SPREEN und BENTON (1969) verwendet. Diese Form enthält einen ganz einfachen neuen ersten Teil mit sieben Aufgaben, bei denen nur eine Erkennleistung gefordert ist, etwa: "Zeigen Sie einen Kreis", oder "Zeigen Sie ein gelbes Plättchen".
Aus Teil A ergeben sich sieben Punkte. Teil B, C, D, E entsprechen Teil I bis IV des ursprünglichen Tests von DE RENZI und VIGNOLO (1962), wobei jeder dieser Teile auf vier Items gekürzt wurde. Aus Teil A bis E ergeben sich somit 23 Aufgaben mit 77 möglichen Punkten. Teil F entspricht dem gekürzten Teil V im Original. Er enthält 16 Aufgaben mit 87 möglichen Punkten. (Total 39 Items, 164 Punkte). Die Punktezahlen wurden aus dem Formular der "Clinica delle Malattie Nervose e Mentali", Milano, übernommen. Die Autoren des TT wirkten beide ursprünglich an dieser Klinik.

Von den vier Patienten, die als akute Fälle in die Klinik kamen und sogleich ein koordiniertes medizinisches, physiotherapeutisches, pflegerisches und sprachliches Übungsprogramm erhielten, haben sich in drei Fällen (von einem Fall liegen keine TT Resultate vor) die TT Resultate erheblich gebessert. Bei Fall 8 (Therapiebeginn nach zwei Monaten) und Fall 10 (Therapiebeginn nach einem Monat) konnte ebenfalls eine deutliche Besserung im TT erzielt werden. Fall 8 war zu Beginn der Therapie völlig apathisch (dies war schon ihr dritter Insult) und kaum ansprechbar. Die Besserung des psychischen Zustandes ging deutlich mit einer Besserung im Gesamtzustand, in der Gehfähigkeit und der Sprache einher. Bei Fall 10 lag eine schwere Durchblutungsstörung in den Beinen vor. Nach einer Embolektomie femoral beidseits, die im Hause durchgeführt wurde, besserte sich die Aphasie rascher. Dies bestätigt die Befunde über die Bedeutung nicht cerebraler Durchblutungsstörungen für das geistige Leistungsniveau.
Bei allen anderen Fällen unserer Statistik war mit einer Ausnahme eine bescheidene Besserung in der Zahl der gelösten Aufgaben (3 - 7) und in der Punktezahl (6 - 28) zu verzeichnen. Bei Fall 11 und 12 lagen allerdings die TT Werte schon bei der Erstuntersuchung recht hoch. Zusammenfassend läßt sich sagen, daß bei allen Patienten, die von Anfang an optimal mit einem ausgewogenen medizinischen und rehabilitativen Programm behandelt wur-

den, die Aphasie sich günstig entwickelte. Die optimale Betreuung durch das Team einer guten medizinischen Klinik erscheint bei unseren Patienten geradezu als Vorbedingung zu einer deutlichen Wirksamkeit der Spontanerholung. Trotz des kleinen Rückschrittes im TT bei Fall 5 entwickelte sich auch bei dieser Patientin die Verständigungsfähigkeit. Ursprünglich konnte sie keinen Laut von sich geben. Durch die Therapie wurde Sprechen in einzelnen, dysarthrisch gestörten, meist aber verständlichen Wörtern möglich und die Lesefähigkeit wie das einfache Leseverständnis gesteigert. Mit dieser Patientin wurde der "Drei-Figuren-Test" von PEUSER (1976) in der schriftlichen Version durchgeführt. Die Patientin las alle Anweisungen richtig vor, machte aber fast alles falsch und fiel deutlich unter die Gruppe der globalen Aphasie, in die sie auch der TT verwies. Bei Erregung fällt die Patientin jetzt in ein Stammeln: "nananana". Ebenfalls in die Gruppe der globalen Aphasie fiel Fall 5. Dieser sehr aggressive Patient hatte keine Dysarthrie, eine schwere Sprachverständnisstörung und eine durch Perseverationen und Stereotypien gekennzeichnete Sprechweise. Der deutschsprachige Mann konnte vor allem auf französisch fluchen. Man muß sich aus der Sicht der Praxis immer wieder fragen, ob hier nicht für verschiedene schwere Syndrome eine Einheitsdiagnose gestellt wird, die mehr in der Schwere der Störung und der Schwierigkeit sie therapeutisch anzugehen begründet ist als in einer echten Übereinstimmung des Erscheinungsbildes. Bei den beiden Fällen wurden verschiedene therapeutische Grundprinzipien in den Mittelpunkt gerückt. Im ersten Fall stützte sich die Therapie auf die Lesefähigkeit, schritt vom Wort zum Satz vor und strebte das Sprechen in verständlichen Einzelwörtern an. Im anderen Fall wurden durch stark variierende Benennübungen (Deblokkierungsmethode) die Perseveration und die Stereotypien etwas eingedämmt. Im günstigen Fall sprach der Patient dann in vereinzelten einfachen, ganzen Sätzen. Trotz unterschiedlicher Methodik hat sich aber bei beiden Patienten das Lesevermögen und das Leseverständnis am besten erholt. Im allgemeinen scheue ich vor der Diagnose "globale Aphasie" zurück, weil sie mit dem Odium der Unbehandelbarkeit behaftet ist.

Aus praktischen Gründen habe ich für die sprachdiagnostischen Anfangs- und Enderhebungen den Aphasietest der gleichen Mailänder Klinik übernommen, an der seinerzeit der TT entwickelt wurde.[1] Dieser Aphasietest stellt für die Übersetzung keine Probleme und ist leicht den individuellen Bedürfnissen der Klinik und einzelner Patienten anzupassen. Er ergibt für den statistisch

---

[1] s. BASSO u. VIGNOLO 1965.

nicht erfahrenen Praktiker gut überschaubare Resultate und ermöglicht eine Kontrolle der Deblockierungseffekte. Die Verstärkung einer latent vorhandenen Deblockierungsfähigkeit ist ein therapeutisch wertvolles Resultat, wenn dem Patienten gleichzeitig beigebracht wird, Deblockierungseffekte kommunikativ einzusetzen, indem etwa ein globaler Aphasiker durch beistimmendes, erstauntes, ablehnendes Wiederholen einzelner Worte Kontakt aufzunehmen und seiner Persönlichkeit in der Gruppe Ausdruck zu verleihen vermag.

Bei der Einschätzung des objektiv verfügbaren Sprachbesitzes ist beim Nachtesten allerdings Vorsicht geboten, da durch die Deblockierung im Test selber ein Lernvorgang ausgelöst wird und deshalb bei der Lösung späterer Aufgaben anhand gleicher Bilder ein nur bedingt echter Leistungszuwachs beobachtet wird. Bei meinen Fällen gab es Unterschiede bis zu 50 %, so wurden bei gleichbleibender Bildserie 80 % der Aufgaben gelöst, mit einer völlig neuen Bildserie aber nur 30 %. Wenn es auch aus methodenkritischer Sicht wichtig erscheint, zwischen Sprache, die durch Deblockierungseffekte, und Sprache, die völlig frei verfügbar ist, zu unterscheiden, so stellt die Verstärkung der Deblockierung doch einen Therapieerfolg dar. Hat der Patient einmal gelernt, Deblockierungsstrategien selber zu handhaben, so hat er gelernt, selbständig weitere Fortschritte zu erzielen.

Meine Patienten sind bei der ersten Sprachuntersuchung meist bettlägerig und in stark reduziertem Zustand. Viele haben eine Hemiparese. Der Vorschlag, mit der linken Hand zu schreiben, wird meist abgelehnt. Die Stimmung ist durchwegs gedrückt, in seltenen Fällen auch ablehnend oder gar aggressiv. Eine depressive Gesamtstimmung darf nicht ohne weiteres als pathologisch gedeutet werden. Diese Menschen haben nur selten eine freundliche Zukunft vor sich. Meist werden sie auf eine persönliche Lebensgestaltung verzichten und ihren Lebensabend zu zweit, zu dritt oder zu viert in einem unpersönlichen Krankenzimmer zusammen mit geistig oder psychisch schwer veränderten und bettlägerigen - echten - Pflegefällen verbringen müssen. Sie fragen sich mit Recht, ob ihr Dasein so noch Sinn hat. Deshalb bemühe ich mich, den Anfangstest mit seinen unvermeidlichen Frustrationen so knapp wie möglich zu halten. So prüfe ich etwa die semantisch ähnlichen Begriffe und Wahrnehmungsprobleme mit der einfachen Wortprüfung in einer Bildserie (20 Bilder) und die Verben und Sätze in einer weiteren Serie von zehn Bildern. Hingegen habe ich das Bildmaterial anspruchsvoller und vielschichtiger gestaltet. Nach meiner Erfahrung ist es schwierig, eine optimale therapeutische Beziehung zu begründen und gleichzeitig wissenschaftlich umfassend zu prüfen. Für den wissenschaftlich interessierten Therapeuten besteht hier ein echter Konflikt: Was ist für die Planung der Therapie unumgänglich notwendig und steht im Dienste einer exakteren Diagnostik? Beim geriatrischen Patienten erscheint mir die formale Unzulänglichkeit nicht streng vergleichbarer Resultate als notwendiger Tribut an das Primat therapeutischer Forderungen. Als Kompromiß bietet sich die Möglichkeit an, Übungen zu erfinden, in denen wissenschaftliche Fragestellungen versteckt sind, an einer exakten Analyse der Spontansprache über Bandaufnahmen zu arbeiten und das eigene therapeutische Material nach und nach methodisch optimal durchzuorganisieren.

Aus all diesen Gründen wurde darauf verzichtet, in Tabelle 2 Einzelresultate zu Funktionen anzugeben. Die Wertung der allgemeinen sprachlichen Kommunikationsfähigkeit (linguistische Kompetenz) zu Beginn und bei Abschluß der Therapie erfolgt nach den von GOODGLASS und KAPLAN (1972) erarbeiteten Richtlinien, die sinngemäß auf die allgemeine Verständigungsfähigkeit (kommunikative Kompetenz) übertragen wurden.

Linguistische Kompetenz	Kommunikative Kompetenz
0 kein brauchbarer sprachlicher Ausdruck, kein auditives Verständnis	0 keine Sprache, keine erfassbare mimische oder gestische Mitteilung
1 nur bruchstückhaft, der Gesprächspartner muß viel raten, nachfragen. Themenkreis eng beschränkt, kaum sprachliche Initiative	1 mit einigen sprachlichen Rudimenten (ja, nein, aber) kommt Verständigung mit der Umgebung zustande. Der Patient kann einfachste Kontakte aufnehmen.
2 Gespräche über alltägliche Dinge mit ausgedehnter Hilfestellung möglich, viele Versager, Patient nimmt am Gespräch aktiv teil	2 mit äußerst begrenztem Wortschatz kann der Patient im Alltag sich in Gruppen einbeziehen und kommunikativ teilnehmen, indem er sich ins Gespräch einschaltet
3 der Patient kann über fast alle einfachen Gegenstände ohne Hilfe sprechen, obschon die Sprache deutlich gestört ist und etwas anspruchsvollere Mitteilungen nicht oder nur sehr unvollkommen formuliert werden können	3 der Patient kann auch mit Fremden Kontakt aufnehmen unter Beachtung seiner Grenzen. Sprache und Handeln sind schon gut koordiniert, Mimik und Gestik gut entwickelt. Fast alle Mitteilungen gelingen
4 in fortlaufender Konversation ist der Verlust einer flüssigen Ausdrucksweise offensichtlich, doch	4 der Patient hat neben Mimik und Gestik eine optimale Strategie des Schweigens entwickelt. Er bringt

können alle Gedanken formuliert und alle Formen nach längerem Suchen generiert werden	komplexere Gedanken geschickt in Form von Randbemerkungen an. Er verfügt über differenzierte Umweg- und Vermeidstrategien.
5 minimale Ausfälle, die für den ungeschulten Beobachter kaum erkennbar sind	5 minimale Ausfälle

Aus dieser Zusammenstellung sollte ersichtlich sein, daß ein Patient in einem günstigen Fall Stufe 4 der Verständigungsfähigkeit erreichen kann, obschon seine sprachlichen Leistungen noch auf Stufe 2 stehen, sofern er nicht-sprachliche und allgemeine kommunikative Strategien entwickelt hat und seine Kombinationsfähigkeit, Fantasie und Selbstdisziplin gefördert wurden. So stellte der medizinische Schlußbericht zu Fall 7 eine "problemlose Verständigung mit der Umwelt" fest, obschon noch immer eine schwere Sprachstörung vorliegt. Natürlich ist diese Patientin nicht selbständig und auf eine Begleitperson in allen Fällen angewiesen. Auch ist die Einstellung und die Anpassungsfähigkeit der Umgebung ein wichtiger Faktor in der tatsächlich erreichten Verständigung, wie auch die Arbeit von HELMICK (1976) zeigt.

3 DREI EXEMPLARISCHE FALLBESCHREIBUNGEN
3.1 PATIENT E. M.[1]

Die transkortikal-sensorische Aphasie[2], besonders aber die Echolalie und verwandte Wiederholphänomene haben in der älteren Literatur viel Beachtung gefunden (LICHTHEIM 1885; GOLDSTEIN 1917, 1948; STENGEL 1936, 1947), aber auch in der neueren Literatur haben Isolierungsphänomene bei Sprachstörungen allgemein (LHERMITTE und BEAUVOIS 1973; GESCHWIND 1965; WHITAKER 1976) und die transkortikal-sensorische Aphasie im besonderen (GESCHWIND et al. 1968; BROWN 1975; KÖRNYEY 1975) Beachtung gefunden.

Für den Krankheitsbeginn war in unserem Fall ein sich über Tage hinweg mehr und mehr verschlechternder Zustand bezeichnend. Die Patientin hat erst bei ihrem Sohn Aufnahme gefunden, mußte dann aber notfallmäßig ins Spital eingeliefert werden. Sie war räumlich und zeitlich desorientiert, völlig inkontinent und unfähig, irgend eine Frage zu beantworten, einfach-

---

[1] Fall 2 in Tabelle 1 und 2.

[2] Hierbei handelt es sich um eine schwere sensorische Aphasie mit erhaltenem Nachsprechen und Echolalie.

ste Aufforderungen zu befolgen oder in mimischer und gestischer Form auf ihre Umgebung zu reagieren. Auch Augenkontakt konnte meist nur vorübergehend hergestellt werden. Sie echote jedoch hochautomatisierte Wendungen nach. Auf "Guten Morgen, Frau M." antwortete sie mit "Guten Morgen, Frau M.". Bei nicht-automatisierten Sätzen echote sie gelegentlich das letzte Wort zurück, sofern ihre Aufmerksamkeit fixiert war (dazu HÉCAEN et al. 1967). Manchmal antwortete sie auch undifferenziert mit "ja, ja". Nach drei Wochen versuchten die Physiotherapeutin (die totale Verständnisstörung und die Antriebsarmut waren für sie ein großes Problem) und ich gemeinsam, mit der Patientin wenigstens einige der einfachsten Aufgaben des Token Tests durchzuführen, was sich als unmöglich erwies. Zu diesem Zeitpunkt hatte die Patientin begonnen, kleine Variationen in ihr Echo einzubauen. Auf "Wie geht es Ihnen?" antwortete sie mit "Wie geht es mir?". Noch zwei Monate nach ihrer Erkrankung zeigte die Patientin große Schäden der allgemeinen Intelligenz, so verschmierte sie etwa ihren eigenen Kot über ihre Person und verhielt sich wie ein schwer debiles Kind. Trotz dieser Veränderungen war die Patientin aufgrund ihres prämorbiden Charakters ausgesprochen therapiewillig. Für die Sprachtherapie wurde der entscheidende Ansatz gefunden, als sich herausstellte, daß geschriebene Worte ebenfalls echoartig laut gelesen wurden und daß eine schwache Verständnisspur von dort zum zugehörigen Bild führte. In kleinen Einheiten von zwei, dann von drei und vier Wörtern und Bildern wurden Zuordnungsübungen gemacht. Das erhaltene Gefühl für das phonetisch und orthographisch richtige Wortganze wurde für erste analytische und kombinatorische Übungen verwendet, indem ein Bild und der Anfangsbuchstabe oder die Anfangssilbe des Wortes angeboten und das ganze Wort gleichzeitig vorgesprochen wurde. Die Patientin mußte dann das passende Wortende suchen. Nachdem das Zuordnen von Wort und Bild wieder einigermaßen aufgebaut war, schritt die Therapie gut voran. Am Ende ihres Spitalaufenthaltes wurden der Patientin an vier aufeinanderfolgenden Tagen je 20 Bilder in Zehnergruppen vorgelegt. Sie mußte erst die Gegenstände benennen, dann das passende Wortkärtchen zuordnen, danach die Wörter laut lesen und endlich aus je zehn Bildern fünf Paare bilden, die "irgendwie gut zusammenpassen". Die Eindeutigkeit der geläufigen Zuordnung war an zehn gesunden Versuchspersonen überprüft worden. Die Resultate dieser Prüfung sind aus der folgenden Tabelle ersichtlich. Tabelle 3 zeigt eine Häufung der Fehler beim mündlichen Benennen und beim Assoziieren:

Tab. 3: Sprachliche und assoziative Leistungen der Patientin E. M. an vier aufeinanderfolgenden Tagen.

Tage \ Ergebnis	richtig benannte Bilder (n = 20)	richtig zugeordnete Bilder (n = 20)	richtig gelesene Wörter (n = 20)	in der Norm assoziierte Bildpaare (n = 20)
1	8	20	19	8
2	8	20	20	6
3	8	18	20	6
4	12	15	19	0

Am Tage der vierten Testreihe erfuhr die Patientin, auch für mich überraschend, daß sie schon anderntags in ein Pflegeheim verlegt würde. Der plötzliche Leistungsabfall von der Norm beim Assoziieren ist wohl dadurch ausgelöst worden.
Die Benennfehler lassen sich in die Gruppen "Entfernte Begriffe" (z. B. "Badewanne → Waschmittel"), "Semantische Verwechslung" (z.B. "Mond → Sonne") und "Ausweitung eines Details" (z.B. "Ski → Bindung") einordnen. Bei einigen Bildern häuften sich die Fehler. So ist bei der Fehlbenennung "Blume" statt "(blühender) Baum" sowohl die Ausweitung eines Details ("Blüte" statt "Baum") wie eine semantische Paraphasie ("Blume" statt "Blüte") beobachtbar. Bei vielen Fehlbenennungen ist ein kombinierter Faktor aus einer "Aufmerksamkeitsstörung" und "falscher visueller Komponentenanalyse" festzustellen.

So wurde etwa die Abbildung eines kleinen, mit geriebenem Käse gefüllten irdenen Töpfchens, in welchem ein Löffelchen stak, beharrlich als Pfanne bezeichnet, eine Haustüre mit geschwungener hölzerner Verzierung wurde ebenso beharrlich als Schrank bezeichnet, obschon die Türe klar mit einer Schwelle in die Mauer eingelassen war. Bei der karminroten Dahlie wurde die Strahlenform bestimmend für die Bezeichnung "Sonnenblume" und der Hase, der mit aufgerichteten Ohren im Grase lag, wurde aufgrund der Stellung und der Umgebung zur Kuh.

Die Isolierung einzelner Details unter Mißachtung anderer bedeutungsmodifizierender Details kommt auch dort zum Ausdruck, wo ein richtiges Detail die Wortwahl bestimmte, wie etwa bei "Schublade" für "Kommode", "Gemüse" für eine Bratpfanne mit zwei Kalbshaxen und zwei Tomaten darin, "Binde" (= Bindung) für "Kinderskier", "Wasser" für "Meer", "Lokomotive"

(eines wartenden Zuges) für "Bahnhof". Die Patientin vermochte nur bedingt aus Bilddaten jene relevanten Details auszusondern, welche für eine geläufige sprachliche Kennzeichnung notwendig sind.
Obschon fast alle Wörter richtig zugeordnet und gelesen wurden, traten bei der Assoziationsübung abliegende und oft erstaunliche Kombinationen auf. Manchmal merkte die Patientin, daß die Bildpaare schlecht aufgingen, aber nur mit Hilfe vermochte sie andere Lösungen zu suchen. Erklärungen zu ihren Lösungen waren meist ganz vernünftig, wenn auch fernliegend: In der Schule lernt man kochen (daher: Schule ↔ Bratpfanne), in Büchern sind Blumen abgebildet (daher: Lilie ↔ Bücher), der Fallschirm landet im Meer (daher: Meer ↔ Fallschirn) usw. Mit einfachen Gesprächen kam die Patientin hingegen ganz gut zurecht und setzte dabei gelegentlich ihr Echovermögen geschickt ein, um über Klippen hinwegzukommen. Auch hochautomatisierte Wendungen wie "Das weiß ich nicht", "Das müssen Sie mir sagen" wurden mit optimaler kommunikativer Wirkung eingebettet. Die Wiedergabe eines kleinen Gespräches ab Band soll das kommunikative Verhalten der Patientin dartun (Th = Therapeutin; P = Patientin):

Th: Was ist das?
P: ...
Th: Ein Tonbandgerät.
P: Aah! ein Tonbandgrär.
Th: Wissen Sie, wozu man das braucht?
P: Das weiß ich nicht.
Th: Haben Sie denn vorher nicht gehört? Was habe ich denn getan?
P: Ja, was haben Sie getan?
Th: Ich habe aufgenommen, wie Sie sprechen und dann haben Sie... (zeigt auf das Ohr).
P: (macht einen Gedankensprung zu einem interessanteren Thema und fährt mit dem Bericht über einen kleinen Unfall fort, bei dem ihr ein Ohrring aus dem Ohrläppchen gerissen wurde)
Sie hat es mir heute wieder ausgewaschen mit... Öl.
Th: Was hat die Schwester Ihnen ausgewaschen?
P: ... mit Öl... nein... mit Shampoo.
Th: Hat sie Ihnen die Ohrringe ausgewaschen?
P: (erstaunt und erheitert) Nein! die Ohren!
Th: Und schmerzt Ihr Ohr jetzt nicht mehr?
P: Nicht mehr stark, aber doch, heute morgen hat es mir noch weh getan, aber jetzt schon nicht mehr.
Th: Erzählen Sie uns doch bitte, was Sie mit Ihrem Ohr angestellt haben.
P: Ich bin aus dem Bett hinausgeflogen.
Th: Ich glaube aber, Sie sind in den Strümpfen herumspaziert.
P: Ja, das stimmt.
Th: Da sind Sie schlimm hingefallen und der Arzt mußte kommen. Was hat er denn gemacht?
P: Er hat zwei Stiche geben müssen.
Th: Jetzt ist Ihr Ohr geflickt und Sie können bald Ihre Ohrringe wieder anziehen.

Th: Was war denn am letzten Sonntag?
P: Am letzten Sonntag bin ich von hier weg, so um 10 Uhr herum. Und dann nachher bin ich zu meinem Sohn heim...und dann nachher, und nachher...was habe ich da gemacht?...dann habe ich mich gleich hingesetzt und dann haben sie mich genommen und zwei...und zwei ...und...und...und...
Th: Haben sie ein bißchen mit Ihnen geplaudert?
P: Ja natürlich haben sie das.
Th: War schönes Wetter?
P: Ja, schönes Wetter, schöner als heute!
Th: Was haben wir denn heute für Wetter?
P: Heute ist schönes Wetter (tatsächlich konnte man ein Eckchen blauen Himmels entdecken).

Aufgrund der gesamten Rehabilitation hätte die Patientin sehr wohl statt in einem Pflegeheim in einem Heim mit leichter Pflegeleistung untergebracht werden können. Ihr Schicksal scheint mir besonders hart.

3.2 PATIENT M.D.[1]

Als zweiter Fall soll eine Patientin beschrieben werden, die zwei Tage, nachdem sie von einem Auto angefahren wurde, ein Hemisyndrom mit Jargonaphasie entwickelte. Die Therapie steht noch im Aufbaustadium. Der Fall soll Einblick in die Entwicklung einer Jargonaphasie bei einem geriatrischen Patienten geben. Tabellen 4 und 5 geben eine Vorstellung von der Sprachleistung am Anfang der Therapie (I) und nach fünf effektiven Therapiewochen (II). In Tabelle 4 werden die Resultate auf der einfachen Wortebene über je zehn Bilder (davon fünf gleiche) aufgeführt:

Tab. 4: Benenn- und Leseleistung der Patientin M.D. am 29.11.77 (I) und 12.1.78 (II).

Bilder benennen (n = 10)	I	II
phonematischer Jargon	6	2
semantischer Jargon	1	2
semantische Paraphasien	-	2
phon. + sem. Paraphasie	-	1
Umweg-, Vermeidleistung	3	3
richtig benannt	0	1
Wörter laut lesen (n = 10)	I	II
Veränderungen, die zu Neologismen führen	4	0
Veränderungen, die zu sem. Jargon führen	1	2
geringe Variation	1	0
richtig gelesen	4	8

---

[1] Fall 7 in Tabelle 1 - 2.

Tabelle 5 zeigt Leistungen bei zehn Sätzen:

Tab. 5: Leseleistung (10 Sätze) der Patientin M. D.
am 2.12.77 (I) und 12.1.78 (II).

	I	II
Neologismen	10	1
semantischer Jargon	1	5
semantische Paraphasien	2	3
phonematische Paraphasien	1	-
grammatische Fehlleistungen	2	3
richtig gelesen	1	4

In beiden Tabellen erkennt man eine deutliche Rückbildung der Neologismen und des phonematischen Jargons. Wir finden nun vermehrt semantischen Jargon und semantische Paraphasien. Die Zunahme richtiger Benennungen ist gering, doch wird ganz erheblich besser gelesen. Zum Zeitpunkt der zweiten Sprachprüfung war die Patientin noch nicht fähig, ihren eigenen Namen zu schreiben und sie machte selbst beim Kopieren Fehler. Doch sind bei Handlungsbildern jetzt Beschreibleistungen möglich. Das Bild zu "Die blonde Frau lacht" löst spontan die Bemerkung aus: "die lacht" und beim Bild zu "Sie knien und beten" meinte sie: "die haben Zeit". Meist kann auf einen Bildstimulus hin noch kein ganzer Satz richtig gebildet werden. Hingegen wirkt die einfache Alltagssprache - nicht zuletzt wegen der Zurückhaltung der Patientin - recht natürlich. Die Besserung der Jargonaphasie verläuft langsam in einer günstigen und typischen Weise: phonematischer Jargon ⟶ semantischer Jargon ⟶ semantische Paraphasien.

3.3 PATIENT E.S.[1]

Daß auch hochbetagte Patienten einen sehr beachtlichen Therapieerfolg zu erreichen vermögen, soll unser letztes Beispiel zeigen.

Die Patientin wurde in verwirrtem Zustand mit einer akuten, schweren Sprachstörung notfallmäßig in die Klinik eingeliefert. Die Diagnose lautete auf 'Morbus embolicus bei Vorhofflimmern' und auf 'Wortfindungsstörungen und Paraphasien bei cerebraler Ischämie'. Abbildung 1 zeigt schriftliche Leistungen der Patientin bei der ersten Untersuchung drei Wochen nach Spitaleintritt.

---

[1] Fall 10 der Tabelle 1 - 2.

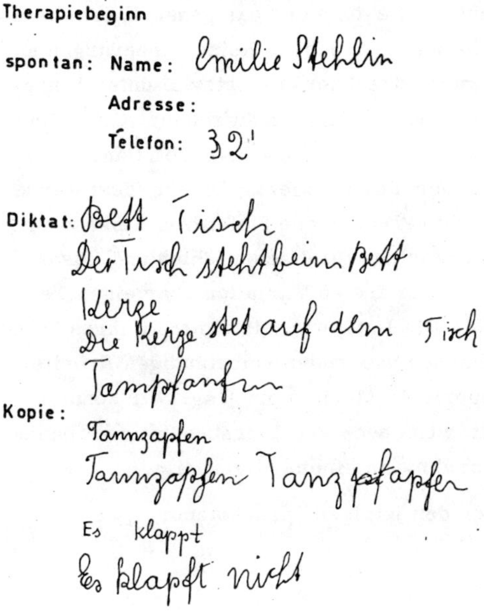

Therapiebeginn

spontan: Name: *Emilie Stehlin*
        Adresse:
        Telefon: 32'

Diktat: *Bett Tisch*
Der Tisch steht beim Bett
Kerze
Die Kerze steht auf dem Tisch
Tampfanfen

Kopie: *Tannzapfen*
Tannzapfen Tannzpfapfen

Es klappt
Es klapft nicht

Febr 1976 Operation
Dr Ruesch/Bethorner nicht noch
nachher Wo. Hfers zentrum,
nicht gut schreckl. lästig.
Später keine ganz ganz
hälbig De Fuchs an
?Suprim? ist nr lg.
fastig fastig später
später später. Ende
Endig Luzern bis
Ende Später Ferien

    Abbildung 1 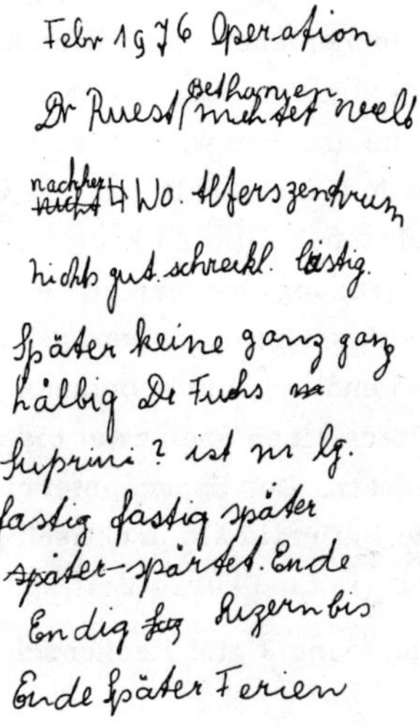   Abbildung 2

Sie konnte zwar ihren Namen schreiben, nicht aber ihre Adresse. Von der Telefonnummer kannte sie nur die ersten beiden Ziffern. Im einfachen Diktat kamen im Zimmer vorhandene Gegenstände vor, die erst einzeln genannt und dann in einen Satz eingebaut wurden. Darauf wurde die Möglichkeit der Deblockierung näher geprüft. Es wurde ein Gegenstand gewählt, der nicht sichtbar war. Auch dieses Wort wurde dann in einen Satz eingebaut. Endlich wurde ein schwieriges Wort diktiert. Dieses konnte die Patientin nicht schreiben. Dasselbe Wort "Tannzapfen" wurde nun vorgeschrieben, um die Fähigkeit zu kopieren zu prüfen. Die Patientin konnte das Wort zwar unmittelbar unter dem Muster kopieren, jedoch machte sie wieder Fehler, als sie nicht mehr Buchstabe um Buchstabe nachschreiben konnte. Fünf Wochen nach Beginn der Erkrankung verfaßte die Patienten den Text von Abbildung 2. Sie mußte sich einer Embolektomie femoral beidseits unterziehen. Ein Arzt bat sie, doch in aller Ruhe ihre Krankengeschichte aufzuschreiben. Der Text war das Resultat ihrer stundenlangen Bemühungen und gibt eine Vorstellung von der Schwere der Störung.

Die Sprachtherapie stützte sich auf die Lektüre und das generell erhaltene Schreibvermögen der Patientin. Da sie sehr schöne Reiseerinnerungen an Griechenland und Sizilien hatte, wurde das Therapiematerial unter Einbezug von Fotobüchern über Griechenland und Sizilien aufgebaut. Glückliche Erinnerungen wurden aufgerufen und so Spontansprache geübt. Danach wurde der Sachinhalt von mir in einfacher Form fixiert. Dieser Text wurde gelesen, teilweise kopiert, diente für verschiedene Stufen von Einsetz- und Ergänzungsübungen und endlich als Vorlage für Nacherzählen und Zusammenfassung. Langsam gelangten wir zur freien Variation über einen Text und endlich zum spontanen Bericht. Die Patientin leistete trotz ihres hohen Alters einen über zwei bis drei Stunden dauernden selbständigen Arbeitseinsatz. Der Sprachunterricht dauerte 45 Minuten pro Tag. Wir konnten die Patientin als praktisch geheilt, wenn auch erholungsbedürftig entlassen, und sie fand kurze Zeit später Aufnahme in einem Altersheim.

Abbildung 3 gibt Rechenschaft über den jetzigen Sprachstand:

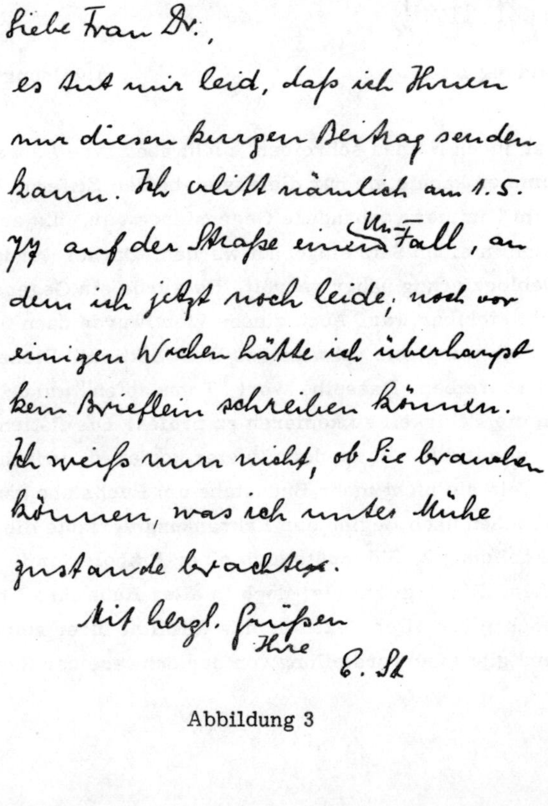

> Liebe Frau Dr.,
> es tut mir leid, daß ich Ihnen
> nur diesen kurzen Beitrag senden
> kann. Ich erlitt nämlich am 1.5.
> 79 auf der Straße einen Unfall, an
> dem ich jetzt noch leide; noch vor
> einigen Wochen hätte ich überhaupt
> kein Brieflein schreiben können.
> Ich weiß nun nicht, ob Sie brauchen
> können, was ich unter Mühe
> zustande brachte.
> Mit herzl. Grüßen
> Ihre
> E. St.

Abbildung 3

4 DIE DEFIZIT- UND DIE DISUSE-HYPOTHESE im Lichte der Entwicklung unserer geriatrischen Patientengruppe.

In der geriatrischen Forschung stehen sich eine Defizit- und eine Disuse-Hypothese gegenüber. Die Defizit-Hypothese nimmt einen fortschreitenden körperlichen und geistigen Abbau des alternden Menschen an. Die Disuse-Hypothese sieht Altern eher als einen Prozess der körperlichen, sozialen und geistigen Umstellung, bei dem gewisse Funktionen an Bedeutung verlieren, nicht mehr geübt werden, wodurch in diesen Funktionen ein Leistungsabbau eintritt. In der Bonner Längsschnittstudie von THOMAE et al. (1976) und in der Grundlagenstudie von LEHR (1972) wird dieses Problem anhand der Literatur und eigener Forschungsergebnisse eingehend diskutiert. Es liegt in der Natur der Defizit-Hypothese, daß einmal eingetretene Leistungsverminderungen beim geriatrischen Patienten als irreversible Schäden gesehen werden. Menschen, die es unternehmen, hirngeschädigte alte Patienten zu rehabilitieren, sind natürlich kaum Anhänger dieser Hypothese. Gerade für die Sprachschäden bei Betagten gibt es Daten, die gegen eine so ungünstige Prognose sprechen. In der Bethesda Altersstudie von BIRREN et al. (1963) wurde eine Gruppe Männer mit optimalen Gesundheitszustand (Durchschnitt 71 Jahre) und eine Gruppe Männer mit leichten Krankheitsanzeichen (Durchschnitt 73 Jahre) verglichen. Die Leistungen im allgemeinen Verständnis, allgemeinen Wissen, Wortschatz und rechnerischen Denken lagen über der Standardisierungsgruppe von Wechsler (Alter 22 - 35 Jahre). Es kann also keineswegs generell von einem Abbau der Sprache beim alten Menschen gesprochen werden. Einiges spricht sogar für das Gegenteil. Von daher gesehen ist die Ausgangslage beim geriatrischen Patienten nicht schlechter als bei jüngeren Patienten. Dieselbe Studie - wie auch die Bonner Längsschnittstudie - zeigt aber auch, daß der körperliche und psychische Zustand von prognostischer Bedeutung ist. Voraussetzung guter Ergebnisse bei geriatrischen Patienten ist daher eine optimale medizinische Behandlung. Das meist komplexe Krankheitsbild könnte teilweise dafür verantwortlich sein, daß nur selten eine so rasche und deutliche Spontanerholung zu beobachten ist, wie sie bei jüngeren Patienten und besonders bei Kindern beinahe zur Regel gehört. Angesichts der recht guten Resultate in unserer Gruppe darf man sich die Frage stellen, ob die Minderung geistiger Leistungsfähigkeit nicht teilweise reversibel ist, indem die Leistungsfähigkeit sich mit der Normalisierung des Gesundheitszustandes ebenfalls normalisiert. In diese Richtung scheinen auch einige unserer auffälligsten Token Test Resultate zu weisen. Hingegen bestätigte sich auch bei unserer Gruppe die vielfach belegte Verlangsamung der Lernvorgänge. Doch brauchen Betagte nicht unbedingt mehr Therapie, sie muß sich aber über einen größeren Zeitraum erstrecken. Die meisten Patienten erhielten vier- bis fünfmal wöchentlich je 20 - 30 Minuten Physiotherapie und Sprachtherapie, das entspricht in etwa zwei vollen Therapiestunden pro Woche. In allen Fällen muß für greifbare Resultate mit einer minimalen Therapiedauer von drei bis vier Monaten gerechnet werden.

Die Motivation der Patienten für die Therapie ist schon wegen der oft eher depressiven Stimmungslage besonders schwierig. Die Besserung neurologischer Ausfallserscheinungen ist meist nur über eine ganz erhebliche Übungsleistung möglich, dies gilt für Bewegungsstörungen ebenso wie für gnostische Ausfälle. Jüngere Patienten wollen meist zurück in einen Beruf, nach Hause zu ihrer Familie, wieder in ihren Bekanntenkreis. Welches reale Ziel haben wir jedoch den geriatrischen Patienten zu bieten? Wenn ein solcher Patient nur wegen einer fortbestehenden Bewegungsbehinderung zuletzt doch im Pflegeheim landet, so denkt er, er könne ja auch gleich im Rollstuhl bleiben. Wie soll man ihn da davon überzeugen, daß seine eigene Mobilität für seine Zukunft wichtig ist? Für einen Patienten ohne Familie bricht bei einer Apoplexie meist aller Zukunftsglaube zusammen. Mit einer Ausnahme waren unsere erfolgreichsten Fälle alles Menschen, die noch Familie hatten oder auf die Unterstützung bewährter Freunde zählen konnten.

Unter diesen Vorbehalten hat sich die Rehabilitation unserer Gruppe nicht nur vom medizinischen und humanitären Gesichtswinkel aus gerechtfertigt, sie erscheint auch sozial und ökonomisch sinnvoll. Das Pflegeheim ist stets die teuerste und nur in einer beschränkten Anzahl von Fällen die beste Lösung. Von unseren zwölf alten Patienten befinden sich drei wieder zu Hause, drei traten in ein Altersheim ein (davon zwei private Institutionen mit leichter Pflegeleistung), zwei kehrten in ihr Altersheim zurück (eine Patientin auf die Pflegeabteilung). Vier Patienten wurden in ein Pflegeheim verlegt. Nur in einem Fall entsprach dies dem Wunsch des Patienten. In einem Fall blieb kaum eine andere Lösung. In zwei Fällen konnte keine befriedigende Lösung gefunden werden. Gerade der alte Mensch, der lange selbständig blieb, wird von einer dauernden Hilfsbedürftigkeit besonders hart betroffen. Altersheime nehmen zwar eigene Insassen auch mit Behinderungen wieder

auf, neu in ein Heim eintretende Betagte müssen sich über einen guten
Gesundheitszustand ausweisen. Hier besteht noch eine empfindliche Lücke.

Für das große Verständnis und die stete Unterstützung möchte ich Herrn
Prof. Dr. G. Forster herzlich danken. Meine Anerkennung und mein Dank
gehen auch an das medizinische und das pflegerische Team für hilfreiche
Unterstützung. Danken möchte ich ferner besonders der Geschäftsleitung
der Schweizerischen Pflegerinnenschule. Das Spital hat aus privaten Mitteln ein ganzes Jahr meine Arbeit bezahlt und so diese Rehabilitationen ermöglicht. Die Ermunterung und die Anregungen, die ich von Herrn G. Peuser, Bonn, erhielt, ließen diese Arbeit aus einem skizzenhaften Vortragsskript wachsen.

BIBLIOGRAPHIE

Basso, A.; Vignolo, L.A. (1965) Come si imposta la rieducazione del
    linguaggio nell'afasia, utilità di una analisi qualitativa dell'eloquio
    patologico. Europa Medicophysica 5:140-160
Becker, R.; Seifert, U. (1975) Zu einigen logopädischen Problemen der
    geriatrischen Rehabilitation. Zeitschrift für Alternsforschung 30:
    237-240
Birren, J.E.; Butler, R.N.; Greenhouse, S.W.; Sokoloff, L.; Yarrow, M.R.
    (1963) Human aging. Bethesda, M. 143-156
Böger, J. (1975) Beitrag zum Problem der Rehabilitation bei Hochbetagten.
    Rehabilitation (Stuttgart) 14:63-71
Brown, J.W. (1975) The problem of repetition: A study of conduction aphasia
    and the 'isolation syndrom'. Cortex 11:37-52
Brust, J.C.; Shafer, S.Q.; Richter, R.W. et al. (1976) Aphasia in acute
    stroke. Stroke 7:167-174
Cohen, R.; Kelter, S.; Engel, D.; List, G.; Strohner, H. (1976) Zur Validität des Token Tests. Nervenarzt 47:357-361
De Renzi, E.; Vignolo, L.A. (1962) The Token Test, a sensitive test to
    detect receptive disturbances in aphasia. Brain 85:665-678
Geschwind, N. (1965) Disconnexion syndroms in animal and man. Brain 88:
    237-294, 585-644
Geschwind, N.; Quadfasel, F.A.; Segarra, J.M. (1968) Isolation of the
    speech area. Neuropsychologia 6:327-340
Goldstein, K. (1917) Die transkortikalen Aphasien. Jena: Fischer
Goldstein, K. (1948) Language and Language Disturbances. New York:
    Grune & Stratton
Goodglass, H.; Kaplan, E. (1972) The Assessment of Aphasia and Related
    Disorders. Philadelphia: Lea & Febinger

Hécaen, H.; Dubois, J.; Marcie, P. (1967) Aspects linguistiques des troubles de la vigilance au cours des lésions temporales droite et gauche. Neuropsychologia 5:311-328

Helmick, J.W.; Watamori, T.S.; Palmer, J.M. (1976) Spouses understanding of the communication disability of aphasic patients. Journal of Speech and Hearing Disorders 41:238-243

Környey, E. (1975) Aphasie transcorticale et écholalie, le problème de l'initiative de la parole. Révue Neurologique (Paris) 131:347-363

Lehr, U. (1972) Psychologie des Alterns. UTB, Quelle & Meyer

Lhermitte, F.; Beauvois, M.F. (1973) A visual-speech disconnexion syndrom. Brain 96:695-714

Lichtheim, L. (1885) On aphasia. Brain 7:433-484

Orgass, B.; Poeck, K. (1966) Clinical validation of a new test for aphasia: An experimental study of the Token Test. Cortex 2:222-243

Orgass, B.; Poeck, K. (1969) Assessment of aphasia by psychometric methods. Cortex 5:317-330

Peuser, G. (1976) Der Drei-Figuren-Test: ein neues Verfahren zur qualitativen und quantitativen Bestimmung von Sprachverständnisstörungen. In: G. Peuser (Hrsg.) Interdisziplinäre Aspekte der Aphasieforschung. Köln: Rheinland-Verlag, 143-161

Rudinger, G. (1971) Determinanten der intellektuellen Leistung im höheren Alter. Aktuelle Gerontologie 135:731-737

Spreen, O.; Benton, A.L. (1969) Neurosensory Center Comprehensive Examination for Aphasia. Edition A. Victoria: Neuropsychology Laboratory, University of Victoria

Stengel, E. (1936) On transcortical aphasia. Zeitschrift für die gesamte Neurologie und Psychiatrie 154:778

Stengel, E. (1947) A clinical and psychological study of echo-reactions. Journal of mental Sciences 93:598-612

Thomae, H. (ed.) (1976) Patterns of Aging: Findings from the Bonn Longitudinal Study of Aging. Basel: Karger

Whitaker, H. (1976) A case of the isolation of the language function. In: H. Whitaker & H.A. Whitaker (eds.) Studies in Neurolinguistics. Vol. 2. New York: Academic Press, 1-58

LEGASTHENIE,

AGRAPHIE, ALEXIE

REHABILITATIONSMETHODEN DES LESENS UND SCHREIBENS BEI APHATIKERN *

Natalia Gheorghita und Alexandru Fradis

1 Einleitung
2 Die Rehabilitation des Lesens
2.1 Buchstaben
2.11 Laut lesen
2.111 Betasten von Buchstaben
2.112 Ausschneiden von Buchstaben
2.113 "Zeichnen" von Buchstaben
2.114 Lesen von Wörtern mit gleichem Anfangsbuchstaben
2.115 Lesen von Silben
2.12 Leise lesen
2.121 Zuordnung von Buchstaben und "Buchstabennamen"
2.122 Heraussuchen von Buchstaben aus einem Text
2.123 Lesen von Wörtern mit gleichem Anfangsbuchstaben
2.2 Wörter
2.21 Laut lesen
2.211 Analytisches Lesen
2.212 Lesen sinnloser Wörter
2.213 Vertikales Lesen
2.214 Lesen von Wortdubletten
2.215 Simultan lesen
2.216 Die Deblockierungsmethode
2.22 Leise lesen
2.221 Zuordnung von geschriebenen und gehörten Wörtern
2.222 Auswahl eines korrekt geschriebenen Wortes
2.223 Ordnen automatisierter Reihen
2.224 Zuordnung von Verben zu Substantiven
2.225 Herstellen der grammatischen Kongruenz
2.226 Lesesinnverständnis für Körperteilbezeichnungen
2.3 Sätze und Texte
2.31 Laut lesen
2.311 Analytisches Lesen
2.312 "Zeigendes" Lesen
2.313 Vertikales Lesen
2.314 Lesen von Satzkonstituenten
2.315 Lesen mit Atemkontrolle
2.316 Rhythmisches Lesen
2.317 Nach Atempausen gegliedertes Lesen
2.318 Simultan lesen
2.319 Lesen von projizierten Bildtexten
2.32 Leise lesen
2.321 Zuordnung von Sätzen zu Situationsbildern
2.322 Auswahl des korrekten Antwortsatzes
2.323 Lesen kurzer Texte

---

*| übersetzt vom Herausgeber
. Originalbeitrag

3	Die Rehabilitation des Schreibens
3.1	Buchstaben
3.11	Abschreiben des Alphabets
3.12	Schreiben von ertasteten Buchstaben
3.13	Diktatschreiben des Alphabets
3.14	Einsetzen von Buchstaben
3.15	Abschreiben und Diktatschreiben von Wörtern mit gleichem Anfangsbuchstaben
3.16	Silbendiktat
3.2	Wörter
3.21	Abschreiben
3.211	Nachzeichnen der Vorlage
3.212	Abschreiben unter und neben die Vorlage
3.213	Abschreiben nach dem Gedächtnis
3.214	Vertikales Abschreiben
3.22	Diktatschreiben
3.221	Wortdiktat
3.222	Wortdiktat mit visueller Hilfe
3.223	Diktat von Wörtern mit gleichem Anfangsbuchstaben
3.224	Diktat von Wörtern mit gleicher Anfangssilbe
3.225	Diktat von Texten mit Minimalpaaren
3.23	Wortfindung
3.231	Schriftliche Bildbenennung bei vorgegebenem Initial
3.232	Wortfindung mit und ohne Bildvorlage
3.233	Schriftliche Benennung von Körperteilen
3.234	Die Deblockierungsmethode
3.3	Sätze und Texte
3.31	Vertikales Abschreiben
3.32	Diktatschreiben nach Tonband
3.33	Ergänzen von Lückensätzen
3.34	Ergänzen von Lückenwörtern innerhalb eines Satzes
3.35	Korrigieren von Fehlerwörtern
3.36	Satzbildung aus Einzelwörtern
3.37	Erzählen mit Hilfe von Schlüsselwörtern
3.38	Schilderung von Situationsbildern
3.39	Inhaltsangabe von Texten
3.40	Freie Erzählung (Aufsatz)
3.41	Schreiben von Briefen
4	Schlußbemerkungen

EINLEITUNG

Die Rehabilitation der geschriebenen Sprache erleichtert und festigt zugleich den Gebrauch der gesprochenen Sprache, so daß das sprachliche System in seiner Gesamtheit wiederhergestellt wird. In den Fällen schwerer Aphasie steht nach HATFIELD und WEDELL (1976) die Therapie der geschriebenen Sprache sogar im Vordergrund, während KOTTEN (1976) auf die Umweg- und Stützfunktion des Schreibens in der Aphasietherapie schlechthin verweist. Dennoch ist die Beschreibung der Behandlung alektischer und agraphischer Störungen bei Aphatikern bislang ziemlich vernachlässigt worden. Die einschlägigen Darstellungen sind fast ausschließlich der Rehabilitation der gesprochenen Sprache gewidmet und geben für die Behandlung des Lesens und Schreibens nur kurze Hinweise.

Einer detaillierten Darstellung der einschlägigen Behandlungsmethoden müssen jedoch einige allgemeine Betrachtungen vorangeschickt werden.

Im Unterschied zur Behandlung der Störung gesprochener Sprache, die so früh wie möglich beginnen sollte, kann die Behandlung des Lesens und Schreibens auch später einsetzen. Sie kann beginnen, wenn sich psychische oder gnosopraktische Störungen soweit zurückgebildet haben, daß sie einer hinlänglichen Kooperation zwischen Patient (im folgenden Pat.) und Therapeut (im folgenden Ther.) nicht mehr im Wege stehen. Die Behandlungsdauer hängt vom Schweregrad der Störung, von der Belastbarkeit (so sind insbesondere Herzkranke sehr leicht ermüdbar) und von der Motivation des Kranken ab.

Vor der eigentlichen Behandlung muß eine gründliche Untersuchung der verbliebenen Schreib- und Lesefähigkeiten durchgeführt werden. So wenden wir z. B. eine Standarduntersuchung mit jeweils zehn Untertests zur Untersuchung des Lesens und Schreibens an (WEIGL et al. 1960). Erst die Ermittlung der am stärksten betroffenen Sprachebene (Buchstaben, Wörter, Sätze) und des Schweregrads der Störung ermöglicht eine gezielte Behandlung des jeweiligen Falles. Durch die Wiederholung dieser Standarduntersuchung nach Abschluß der Behandlung wird der Behandlungserfolg objektiv gemessen.

Um sich ein klares Bild vom Schweregrad der alektischen oder graphischen Störung machen zu können, muß auch die prämorbide Persönlichkeit des Patienten, d. h. Schulbildung, Schreib- und Lesegewohnheiten etc. berücksichtigt werden.

Ferner müssen bei der Rehabilitation des Lesens und Schreibens eventuelle visuelle und motorische Störungen berücksichtigt werden. Zu den visuellen Störungen gehören:

- o Hemianopsie rechts, d. h. Ausfall der rechten Hälfte des Gesichtsfeldes. In diesem Fall muß man sich besonderer Techniken wie der des vertikalen Lesens oder kinästhetischer Stimuli bedienen, wobei der Patient auf Papier oder in die Luft Buchstaben "malt", Buchstaben ausschneidet bzw. Pappbuchstaben abtastet.
- o Sehschwäche. Viele Aphatiker führen ihre Schwierigkeiten beim Lesen auf einen Verlust der Sehschärfe zurück. Eine solche Einbuße an Sehschärfe liegt jedoch in den seltensten Fällen vor. Jedoch muß man vor jeder Behandlung eine augenärztliche Untersuchung durchführen lassen und sich vergewissern, daß der Kranke die richtige Brille trägt.

o Visuelle Agnosie. Hierbei handelt es sich um eine seltene Störung, die bei Läsionen des Occipitallappens auftritt, durch die der Patient nicht nur außerstande ist, sprachliche Symbole, sondern auch Objekte, Bilder etc. zu erkennen. In einem solchen Fall kann die Behandlung der Lesestörung erst beginnen, wenn die agnostische Störung abgeklungen ist.

Bei den motorischen Störungen der Aphatiker mit Agraphie handelt es sich im wesentlichen um die folgenden:

o Hemiplegie oder Hemiparese. Je nach Schweregrad dieser Störung muß sich der Therapeut entscheiden, ob das Schreibtraining mit der rechten oder mit der linken Hand durchgeführt wird. Im Falle leichter Hemiparesen kann man das Schreiben dadurch erleichtern, daß man dicke Bleistifte benutzt bzw. mit Kreide auf eine Tafel schreibt. (Auf keinen Fall sollte man einen Kugelschreiber benutzen.) Eine weitere Erleichterung stellt das Schreiben in Blockschrift und Großbuchstaben dar. In der Rheinischen Landesklinik für Sprachgestörte Bonn wird in diesen Fällen ein von LEISCHNER entwickelter sogenannter "Schreibgriff" benutzt, der das Halten und Führen des Bleistifts erleichtert (LEISCHNER 1956).

o Apraxie. Hierbei handelt es sich unter anderem um die Unfähigkeit, zielgerichtete Handlungen mit vertrauten Objekten auszuführen. Im Fall einer konstruktiven oder apraktischen Agraphie (LEISCHNER 1969) ist der Patient außerstande, Buchstaben abzuschreiben. In solchen Fällen muß man auf noch tieferem Niveau beim Zeichnen extralinguistischer, graphischer Formen (Linien, Halbkreise, liegende Achten etc.) bzw. einfacher Objekte (Haus, Sonne, Blume etc.) ansetzen.

Wir werden im folgenden eine Reihe von Methoden der Behandlung von Lese- und Schreibstörungen vorstellen. Dabei werden diese Methoden nach der jeweiligen Sprachebene angeordnet, je nachdem, ob sie dem Training von Buchstaben, Wörtern, Sätzen oder Texten dienen. Diese Gruppierung soll nur dem besseren Überblick dienen und entspricht keinesfalls der Reihenfolge der einzelnen Behandlungsphasen in der Therapie.

So ist es etwa unser Prinzip, selbst wenn eine Störung auf der Ebene der Buchstaben vorliegt, mit dem Training auf Wort- und Satzebene zu beginnen, da isolierte Buchstaben nur eine distinktive, jedoch keine signifikative Sprachfunktion haben.

2 DIE REHABILITATION DES LESENS
2.1 BUCHSTABEN
2.11 LAUT LESEN
2.111 BETASTEN VON BUCHSTABEN

Man legt dem Pat. diejenigen Buchstaben, die er außerstande ist zu lesen, als 7-8 cm große Papp-, Plastik- oder Holzbuchstaben vor. Nun wird er aufgefordert, diese Buchstaben zu betasten und den jeweiligen "Buchstabennamen"[1] zu nennen. Wenn das nicht gelingt, nennt der Ther. den Buchstabennamen, den der Pat. anschließend zu schreiben und zu lesen hat. Indem man somit die taktile Perzeption mit der auditiven und visuellen koppelt, kann man das Wahrnehmen und Differenzieren von Buchstaben sehr erleichtern. Dies entspricht übrigens einem natürlichen Bedürfnis des Pat. So kann man häufig beobachten, daß Aphatiker ein Objekt, das sie nicht benennen können, in die Hand nehmen und manipulieren, um dadurch die Benennung zu erleichtern.

2.112 AUSSCHNEIDEN VON BUCHSTABEN

Hierbei schneidet der Pat. Buchstaben aus, welche der Ther. vorgezeichnet hat. Dabei konzentriert man sich auf diejenigen Buchstaben, die der Pat. nicht lesen kann. Diese Methode stützt sich auf die Bedeutung des kinästhetisch-motorischen Faktors bei der Differenzierung und mnestischen Fixierung von Buchstaben. Man sollte jedoch nicht mehr als zwei bis drei Buchstaben pro Therapiesitzung verwenden. Der Kranke kann dann die Übung zu Hause oder in der Klinik allein weiterführen.

2.113 "ZEICHNEN" VON BUCHSTABEN

Hierbei zeichnet der Pat. beim Lesen den jeweiligen Buchstaben mit dem Finger auf den Tisch oder in die Luft (die Methode GOLDSTEINs) und kombiniert somit optische und kinästhetische Stimuli.

2.114 LESEN VON WÖRTERN MIT GLEICHEM ANFANGSBUCHSTABEN

Es ist bekanntlich leichter, Buchstaben in alphabetischer Reihenfolge, also innerhalb eines automatisierten Systems, als in Zufallsreihenfolge zu lesen. Man schreibt deshalb in das Übungsheft des Pat. das Alphabet und legt an-

---

[1] s. Fußnote S. 295

schließend Wörter in alphabetischer Reihenfolge der Initiale vor. Dabei sollte man neben neutralen Wörtern auch solche verwenden, zu denen der Patient eine besondere Beziehung hat: dazu gehören sein Name, die Bezeichnungen ihm vertrauter Städte oder Wörter, die er selbst äußert. Diese Methode erleichtert nicht nur die Fixierung der Anfangsbuchstaben, sondern ganz allgemein die Lektüre des Wortanfanges (starting point), welcher im allgemeinen besondere Schwierigkeiten bereitet.

Das gleiche Prinzip benutzte GOLDSTEIN (1948), wenn er den Kranken zu jedem Buchstaben des Alphabets eine konkrete Vorstellung (Objekt, Tier, etc.) assoziieren ließ. Ist diese Assoziation erst einmal eingeschliffen, kann sich der Kranke ihrer bedienen, um Buchstaben auch im Kontext anderer Wörter zu erkennen und zu lesen.

Das Material, welches man dem Pat. vorlegt, kann grundsätzlich aus Lesefibeln stammen. Jedoch ist es ratsam, es außerhalb dieses Kontextes vorzulegen, um dem Pat. nicht den Eindruck zu vermitteln, man behandele ihn wie einen ABC-Schützen.

115 LESEN VON SILBEN

Das Lesen von Funktionswörtern wie Präpositionen und Konjunktionen, die aus nur wenigen Buchstaben bestehen und nur in Zusammenhang mit einem Kontext sinnvoll sind, ist für Aphatiker im allgemeinen sehr schwierig. Eine gute Übung hierfür ist das Lesen von Buchstabenkombinationen, wie sie auch in den Lesefibeln vorkommen. Hierbei kann man alle möglichen Kombinationen aus Konsonant und Vokal, wie z.B. ba, be, bi, bo, bu, bö, bü etc., benutzen. Besonders sollte man sich auf Präpositionen und Konjunktionen wie auf Wörter konzentrieren, welche die optisch ähnlichen und daher leicht zu verwechselnden Buchstaben p, b, d, und g, enthalten.

12   LEISE LESEN
121 ZUORDNUNG VON BUCHSTABEN UND "BUCHSTABEN-NAMEN"[1]

Im Verlauf der Rehabilitation muß man sich ständig vergewissern, ob ein Buchstabe für den Pat. die graphische Entsprechung eines Lautes oder lediglich eine graphische Form ohne jede lautliche Korrespondenz ist. Im

---

[1] Beim Aufsagen des Alphabets werden nicht nur die den Buchstaben korrespondierenden Laute, sondern konventionelle, silbische "Buchstabennamen" (PEUSER 1978) verwandt.

letzteren Falle handelt es sich um eine "literale Asymbolie" (LEISCHNER und FRADIS 1974). Dies kann auf folgende Weise überprüft werden:

- o Der Pat. hat aus den in alphabetischer Reihenfolge vor ihm liegenden bzw. in seinem Heft stehenden Buchstaben jeweils denjenigen zu zeigen, der dem vom Ther. (in Zufallsreihenfolge) vorgesprochenen Buchstabennamen entspricht.
- o Die gleiche Übung, nur daß die Buchstaben diesmal in Zufallsreihenfolge vor dem Pat. liegen bzw. in seinem Heft stehen.
- o Aus einem vorgesprochenen Wort werden dem Pat. in Zufallsreihenfolge einzelne Buchstabennamen genannt. So wird z.B. das ganze Wort "Bukarest" vorgesprochen und der Pat. dann gebeten, die Buchstaben zu zeigen, welche den Buchstabennamen /ka/, /u/ und /te/ entsprechen.

2.122 HERAUSSUCHEN VON BUCHSTABEN AUS EINEM TEXT

Um die mnestische Fixierung eines bestimmten Buchstabens zu erleichtern, bittet man den Pat., in einem Text etwa alle "t" durchzustreichen.

2.123 LESEN VON WÖRTERN MIT GLEICHEM ANFANGSBUCHSTABEN

Die Buchstaben p, b, d, g werden häufig verwechselt. Durch ein besonderes Training ist es jedoch möglich, die korrekte Verwendung und Differenzierung auch dieser Buchstaben einzuschleifen. So hat sich unter anderem das Lesen von Wortreihen bewährt, die jeweils mit einem dieser Buchstaben anfangen:

Paket	Dackel
Post	Durst
pusten	dürfen
etc.	etc.

Anschließend werden diese Wörter dem Pat. nicht mehr nach dem Anfangsbuchstaben geordnet, sondern in Zufallsreihenfolge vorgelegt. Man kann den Pat. auch bitten, die dem jeweiligen Wort entsprechenden Bilder herauszusuchen. Eine andere Variante besteht darin, alle Wörter mit gleichem Anfangsbuchstaben zusammenlegen zu lassen.

Diese Methoden lassen sich auf alle Buchstaben anwenden, die aufgrund ihrer optischen Ähnlichkeit bzw. der artikulatorischen Ähnlichkeit der korrespondierenden Phoneme leicht verwechselt werden.

.2 **WÖRTER**

.21 **LAUT LESEN**

.211 **ANALYTISCHES LESEN**

Bei gewissen Formen von Aphasie hat man den Eindruck, daß sich die Pat. beim Lesen von Wörtern nur auf die Information einiger vertrauter Buchstaben stützen. Auf diese Weise kommt es zu häufigen Vertauschungen vor allem bei Wörtern, die mit dem gleichen Buchstaben beginnen. So kann das Wort "Schere" als "Schelle" oder "Scherbe" verlesen werden. Sehr häufig begegnet auch die Substitution der sogenannten "kleinen Wörter" (Konjunktionen, Pronomina etc.), wodurch der Sinn eines Satzes völlig verändert werden kann. So las z.B. ein Pat. statt "Er nannte ihn Dummkopf": "Er nannte sich Dummkopf".

Um dem Pat. zu helfen, den korrekten Gebrauch der Wortelemente wiederzuerlangen, kann man das entsprechende Wort mit einem Stück Karton abdecken und nach und nach Buchstaben für Buchstaben oder Silbe für Silbe freigeben. Eine andere Möglichkeit besteht darin, das Wort so zu schreiben, daß die einzelnen Buchstaben oder Silben durch vertikale oder horizontale Striche getrennt sind:

M/a/r/m/e/l/a/d/e oder Mar/me/la/de
M-a-r-m-e-l-a-d-e oder Mar-me-la-de

In dem Moment, wo der Pat. die einzelnen Buchstaben oder Silben eines Wortes korrekt lesen kann, muß man ihn sofort veranlassen, das gesamte Wort zu lesen, d.h. von der Analyse zur Synthese überzugehen.

Das Therapiematerial sollte vor allem aus Alltagswörtern in großen Drucktypen oder aus Zeitungsschlagzeilen bestehen. Man kann auch einen Text in das Heft des Pat. schreiben, indem man die Wörter in der oben beschriebenen Weise durch Trenn- und Bindestriche in Buchstaben und Silben zerlegt, um somit ein analytisches Lesen zu ermöglichen.

Das analytische Lesen zwingt den Pat. sich auf die einzelnen Elemente einer Wortstruktur zu konzentrieren und ermöglicht ihm eine bessere Integration dieser Elemente in die Gesamtstruktur. Gleichzeitig wird er in die Lage versetzt, mit größerer Leichtigkeit von der Analyse zur Synthese überzugehen, was im allgemeinen für Aphatiker eine besondere Schwierigkeit darstellt.

2.212 LESEN SINNLOSER WÖRTER

Im Unterschied zum Lesen sinntragender Wörter, bei denen Buchstaben weggelassen oder ausgetauscht werden können, ohne daß der Pat. es bemerkt, zwingt ihn das Lesen von sinnlosen Wörtern zur Konzentration auf jeden einzelnen Buchstaben. Diese von GRANICH (1947) beschriebene Methode stellt ein ausgezeichnetes Aufmerksamkeitstraining auf Buchstabenebene und zugleich eine artikulatorische Übung dar. Wir konnten bei gewissen Fällen feststellen, daß die Pat. sinnlose Wörter besser lasen als sinnvolle.

Nachdem der Pat. die einzelnen Buchstaben dieser sinnlosen Wörter leise oder laut gelesen hat, muß er von der Analyse zur Synthese fortschreiten und das ganze Wort laut lesen. Hat man auf diese Weise eine bessere Analyse auf der Buchstabenebene erreicht, sollte man so schnell wie möglich zum Lesen sinntragender Wörter übergehen.

2.213 VERTIKALES LESEN (GHEORGHITA 1977)

Man kann die Konzentration des Pat. steigern, indem man den Lesevorgang entautomatisiert. Dies kann durch die Darbietung sinnloser Wörter oder durch den Wechsel der Leserichtung geschehen. Hierbei legt man dem Pat. Wörter vor, die er nicht, wie gewohnt, von links nach rechts, sondern von oben nach unten zu lesen hat, z.B.:

B
o
n
n

Auf diese Weise tritt jeder Buchstabe deutlich hervor, und der Pat. wird gezwungen, die einzelnen Buchstaben gesondert zu perzipieren. Man kann diese vertikale Lesemethode mit der gewohnten horizontalen kombinieren. Statt Einzelbuchstaben lassen sich auch Silben vertikal anordnen:

Bu
ka
rest

2.214 LESEN VON WORTDUBLETTEN

In sehr schweren Fällen kann man Wortdubletten, d.h. Wortpaare, die aus demselben Wort bestehen, vorlegen. Beide Wörter sind zunächst in großen Druckbuchstaben geschrieben: TISCH - TISCH.

Später wird jedoch nur das erste Wort in großen Druckbuchstaben, das zweite jedoch in normaler Druckschrift (TISCH - Tisch) bzw. Kursivschrift dargeboten (TISCH - *Tisch*).

Diese Methode macht sich die Tatsache zunutze, daß identische Stimuli sich wechselseitig verstärken und ermöglicht im allgemeinen das Lesen der beiden Wörter.

2.215 SIMULTAN LESEN

Hierbei liest der Ther. gleichzeitig mit dem Pat. isolierte Wörter, wobei von einfachen zu schwierigen, d.h. längeren und komplizierteren Wörtern fortgeschritten wird. Diese Übung kann auch vom Pat. allein durchgeführt werden, wobei dieser Wörter liest, die er gleichzeitig vom Tonband hört. Auf diese Weise wird eine audiovisuelle Selbstkontrolle erreicht, welche der Behebung des abgehackten, sogenannten Stakkatolesens, der Perseverationen, des Lesestotterns und der Auslassungen dient. Bei der Lektüre von Texten wird das Lesetempo des Pat. günstig beeinflußt.

2.216 DIE DEBLOCKIERUNGSMETHODE

Bei dieser Methode, die von WEIGL und KREINDLER (1960) beschrieben und von WEIGL (1961) vervollkommnet wurde, wird zunächst eine Bestandsaufnahme der gestörten (blockierten) und der intakten Leistungen des Pat. gemacht. Mittels der intakten Leistungen können dann die gestörten "entstört", d.h. deblockiert werden. So kann z.B. das Lesen gestört, das auditive Wortverständnis jedoch erhalten sein. In diesem Fall kann der Ther. eine Reihe von Wörtern vorsprechen, darunter auch dasjenige Wort, welches der Pat. nicht lesen konnte. Nachdem er es gehört hat, kann nun der Pat. das kritische Wort auch lesen, d.h. das Lesen ist durch das Hören deblockiert worden.

2.22 LEISE LESEN

2.221 ZUORDNUNG VON GESCHRIEBENEN UND GEHÖRTEN WÖRTERN

Man legt dem Pat. fünf bis sieben auf Kärtchen geschriebene Wörter vor. Diese Wörter haben zunächst unterschiedliche, später identische Anfangsbuchstaben bzw. Anfangssilben. Nun soll der Pat. jeweils dasjenige Wort zeigen, welches einem vom Ther. (in Zufallsreihenfolge) vorgesprochenen Wort entspricht.

2.222　**AUSWAHL EINES KORREKT GESCHRIEBENEN WORTES**

Es werden drei Wörter vorgelegt, von denen eines korrekt und zwei fehlerhaft geschrieben sind. Der Pat. hat nach leisem Lesen die beiden Fehlerwörter durchzustreichen (WEIGL u. FRADIS 1959).

HATFIELD (1964) bittet den Pat., von zwei Wörtern das korrekt geschriebene zu unterstreichen. Das Fehlerwort enthält hierbei typische Fehler des Pat.

2.223　**ORDNEN AUTOMATISIERTER REIHEN**

Automatisierte Wortreihen wie Wochentage oder die Monate des Jahres erleichtern die Rehabilitation des Lesens. Dabei schreibt man die einzelnen Wörter dieser Reihen jeweils auf Kärtchen und legt sie in Zufallsreihenfolge vor. Die Aufgabe des Pat. besteht dann darin, die korrekte Reihenfolge herzustellen.

2.224　**ZUORDNUNG VON VERBEN ZU SUBSTANTIVEN (BRAUN 1973)**

Man legt dem Pat. eine Reihe von Wortkärtchen mit Substantiven und eine weitere Reihe von Kärtchen mit den entsprechenden Verben vor und bittet ihn, jedem Substantiv das entsprechende Verb zuzuordnen. So hat er z.B. dem Substantiv "Vogel" das Verb "fliegen" zuzuordnen. Diese Übung kann dadurch intensiviert werden, daß den Substantiven die entsprechenden Objektbilder beigefügt werden.

2.225　**HERSTELLEN DER GRAMMATISCHEN KONGRUENZ (WEIGL u. FRADIS 1959)**

Hierbei legt man dem Pat. verschiedene Personalpronomina und eine konjugierte Verbform vor. Durch einen Verbindungsstrich soll er nun das Verb mit dem passenden Pronomen verbinden:

```
        ich
        du
        er, sie, es      läufst
        wir
        ihr
        sie
```

Auf die gleiche Art kann der Pat. die korrekte Kongruenz zwischen Substantiv und Adjektiv, Possessivpronomen, Demonstrativpronomen etc. angeben.

2.226   LESESINNVERSTÄNDNIS FÜR KÖRPERTEILBEZEICH-
NUNGEN

Hierbei wird das Lesen der Wörter, welche die verschiedenen Körperteile bezeichnen, dadurch erleichtert, daß der Pat. die auf Kärtchen geschriebenen Wörter auf die jeweilige Stelle der Phantomzeichnung eines menschlichen Körpers legt.

2.3   SÄTZE UND TEXTE
2.31 LAUT LESEN
2.311 ANALYTISCHES LESEN

Aphatiker neigen dazu, ihre Aufmerksamkeit auf mehrere Stimuli gleichzeitig zu richten. Dies geschieht vor allem dann, wenn diese sprachlicher Natur sind. Dadurch kommt es zu Auslassungen und Vertauschungen. Um dem Pat. eine ausreichende Konzentration und dadurch eine korrekte Analyse der Wörter eines Satzes oder Textes zu ermöglichen, deckt man den Text mit einem Pappstreifen ab und gibt jeweils nur das zu lesende Wort frei.

2.312 "ZEIGENDES" LESEN

Die Konzentration und Aufmerksamkeit des Pat. beim Lesen wird dadurch erleichtert, daß er mit dem Finger oder dem Bleistift das jeweils gelesene Wort des Textes zeigt. Diese Methode kommt nach derjenigen des analytischen Lesens zur Anwendung, d.h. also dann, wenn der Pat. keine Schwierigkeiten mehr beim Lesen ganzer Wörter hat. Sie bietet den Vorteil, einem natürlichen Bedürfnis der Pat. zu entsprechen, bei denen es sehr häufig auch spontan zu einem derartigen zeigenden Lesen kommt.

2.313 VERTIKALES LESEN (GHEORGHITA 1977)

Diese Methode erleichtert das Lesen der einzelnen Wörter und ermöglicht eine bessere Konzentration auf Struktur und Bedeutung der Wörter. Hierbei werden die Wörter eines Satzes untereinander geschrieben und dem Pat. zum lesen angeboten:

Das
Kind
spielt
mit
dem
Ball
im
Hof.

Dadurch wird Elision der schwierigen Funktionswörter wie Präposition und Konjunktion etc. vermieden.

Bei Fällen mit homonymer Hemianopsie rechts empfiehlt GRANICH (1947) eine ähnliche Methode, bei der man die Seite eines Buches um $90°$ dreht, so daß sie vom Pat. nicht mehr horizontal, sondern vertikal zu lesen ist.

2.314 LESEN VON SATZKONSTITUENTEN

Hierbei wird zunächst vom Ther., dann vom Pat. eine Art Konstituentenanalyse des Textes durchgeführt, wobei die Satzteile durch Schrägstriche markiert werden. Das Lesen dieser Satzteile wird durch rhythmische Handbewegungen des Pat. oder Ther. begleitet, wodurch das Skandieren vermieden und ein flüssiges Lesen erreicht wird. Bei dieser Analyse kann der Text je nach Leistungsfähigkeit des Pat. in kurze oder lange Konstituenten unterteilt werden, z.B.:

oder
    Wenn es/schön ist/gehen wir/am Rhein/spazieren.
    Wenn es schön ist/gehen wir/am Rhein spazieren.

Durch dieses von CALAVREZO (1967) vorgeschlagene Verfahren wird das Stakkato-Lesen, bei dem auf jedes Wort eine Pause folgt, korrigiert und das Lesetempo gesteigert.

2.315 LESEN MIT ATEMKONTROLLE

Aphatiker, deren Alexie sich in stotterndem oder skandierendem Lesen (Stakkato-Lesen) äußert, haben gewöhnlich auch Schwierigkeiten mit der Atmung. In diesen Fällen muß die Atmung während des Lesevorgangs so kontrolliert werden, daß das Lesen eines Konstituenten nach tiefem Einatmen in einer verlängerten Expiration, d.h. von keinem weiteren Atemholen unterbrochen, erfolgt. Auf diese Weise wird die Pausenbildung vermieden und ein flüssigeres Lesen erreicht.

2.316 RHYTHMISCHES LESEN

Als Textgrundlage stützt man sich hierbei vor allem auf stark rhythmisierte Texte wie etwa Gedichte klassischer Autoren. Wie schon oben (2.314) angegeben, können auch hierbei rhythmische Handbewegungen des Ther. den Lesevorgang begleiten und steuern.

317 NACH ATEMPAUSEN GEGLIEDERTES LESEN

Hierzu verwendet man Sätze und Texte, bei denen die übliche typographische Trennung der Wörter aufgehoben ist. Statt die Wortgrenze zu signalisieren, haben die Lücken in dieser Wortkette nur noch die Funktion, Atempausen anzugeben:

BeischönemWetter / gehenwirspazieren.

318 SIMULTAN LESEN

Der Pat. liest hierbei einen Text von ungefähr einer Seite und hört gleichzeitig den vom Ther. gelesenen bzw. auf Tonband gesprochenen Text. Dieses Verfahren eignet sich besonders für häusliche Übungen des Pat.

319 LESEN VON PROJIZIERTEN BILDTEXTEN

Hierbei liest der Pat. den Untertitel oder Text eines gezeigten Bildes (Filmes oder Diapositivs). Der Vorteil dieser Methode besteht darin, daß die gezeigte Handlung die Aufmerksamkeit des Pat. absorbiert und es somit zu einer verringerten emotionalen Spannung kommt. Diese Methode eignet sich auch für die Gruppenarbeit.

32 LEISE LESEN
321 ZUORDNUNG VON SÄTZEN ZU SITUATIONSBILDERN

Um das Lesesinnverständnis für Sätze oder Texte zu verbessern, legt man dem Pat. auf Kärtchen geschriebene Sätze vor, die er nach dem Mehrfachwahl-Verfahren einem von mehreren vorgelegten Situationsbildern zuordnen muß.

322 AUSWAHL DES KORREKTEN ANTWORTSATZES (BEIN 1964)

Hierbei wird dem Pat. eine schriftliche Frage und mehrere Antworten vorgelegt. Die Beantwortung der Frage erfolgt durch die Auswahl des korrekten Antwortkärtchens.

323 LESEN KURZER TEXTE

Bei den leichteren Formen der Alexie ist der Pat. bereits imstande, kürzere Zeitungsnachrichten leise oder laut zu lesen und den wesentlichen Inhalt zu erzählen. BEIN et al. (1962) und BRAUN (1973) haben darüberhinaus das Lesen von Fabeln und Anekdoten empfohlen, bei denen es eine Moral oder Pointe zu erfassen gilt.

3 DIE REHABILITATION DES SCHREIBENS
3.1 BUCHSTABEN
3.11 ABSCHREIBEN DES ALPHABETS

Bei schweren Fällen von Agraphie kann sich der Ther. der automatisierten prämorbiden Schreibgewohnheiten bedienen, um die graphische Aktivität des Pat. anzuregen. Dies kann z.B. durch das Abschreiben des Alphabets geschehen. Der Pat. kopiert hierbei Buchstaben, die ihm der Ther. ins Heft geschrieben bzw. auf Kärtchen vorgelegt hat. Zunächst handelt es sich dabei um große, später um kleine Druckbuchstaben, schließlich kann man zu kursiv geschriebenen Buchstaben übergehen.

3.12 SCHREIBEN VON ERTASTETEN BUCHSTABEN

Man bittet den Pat., die Augen zu schließen und gibt ihm verschiedene Großbuchstaben (aus Plastik, Holz oder Karton) zu ertasten. Anschließend soll er diese (mittlerweile entfernten) Buchstaben niederschreiben. Hierbei ist darauf zu achten, ob er sie in Druck- oder Kursivschrift wiedergibt.

3.13 DIKTATSCHREIBEN DES ALPHABETS

Nach dem Abschreiben des Alphabets kann man zum Diktatschreiben übergehen. Dies kann auf folgende Weise geschehen:

- o Man diktiert die Buchstaben in alphabetischer Reihenfolge und bedient sich hierbei des Phänomens der Automatisation.
- o Man diktiert die Buchstaben in Zufallsreihenfolge.
- o Man diktiert die Buchstaben eines vorher vom Pat. gelesenen Wortes und bedient sich hierbei des dem Pat. noch gegenwärtigen optischen Eindrucks des Wortes. Dabei können die Buchstaben in veränderter Reihenfolge diktiert werden, z.B.:

$$\text{Lampe} \longrightarrow /\text{m p a L e}/$$

3.14 EINSETZEN VON BUCHSTABEN

Dem Pat. werden Lückenwörter vorgelegt, die er schriftlich ergänzen soll. Hierbei handelt es sich zunächst um Wörter, bei denen nur ein Buchstabe zu ergänzen ist:

T - s c h ⟶ Tisch

In der späteren Phase sind zwei und mehrere Buchstaben an verschiedenen Stellen des Wortes zu ergänzen:

B - r l - n ⟶ Berlin

Bei diesen Lückenwörtern ist darauf zu achten, daß das charakteristische Wortbild erhalten bleibt.

3.15 ABSCHREIBEN UND DIKTATSCHREIBEN VON WÖRTERN MIT GLEICHEM ANFANGSBUCHSTABEN

Hierbei hat der Pat. nach Vorlage oder auf Diktat Wörter zu schreiben, deren Anfangsbuchstaben aufgrund ihrer optischen und akustischen Ähnlichkeit leicht verwechselt werden. Auf diese Weise wird eine bessere Differenzierung dieser Buchstaben erreicht.

3.16 SILBENDIKTAT

Im Gegensatz zum Buchstaben stellt die Silbe eine höhere Ebene der Wortstruktur dar und erleichtert den Übergang zum Wort. Wird ein Wort nicht als Ganzes vorgesprochen, sondern Silbe für Silbe diktiert, muß sich der Patient auf diese Einheit konzentrieren und kann nicht vom Schriftbild als Ganzem ausgehen.

Dabei werden Silben diktiert, die mit dem gleichen Konsonanten beginnen, so daß lediglich die Vokalfüllung der Silbe wechselt (die gleiche Methode wurde schon beim Lesetraining angewandt, s. 2.115).

Schließlich wird der Pat. aufgefordert, Wörter zu suchen und aufzuschreiben, die mit diesen Silben beginnen.

3.2 WÖRTER
3.21 ABSCHREIBEN

In schweren Fällen von Agraphie beginnt man mit dem Abschreiben von Wörtern. Diese Übung kann in mehreren Varianten durchgeführt werden.

3.211   NACHZEICHNEN DER VORLAGE

Der Pat. zieht hierbei mit einem Farbstift die einzelnen Buchstaben des vom Ther. mit Bleistift vorgeschriebenen Wortes nach, um sie anschließend auf die darunterstehende Zeile zu übertragen. Man bedient sich dabei des sogenannten "closing-in"-Phänomens, d.h. der bei gewissen Pat. zu beobachtenden Tendenz, ein vorgegebenes Modell nachzuzeichnen, setzt jedoch das passive Kopieren von Buchstaben in eine aktive Schreibleistung um.

3.212   ABSCHREIBEN UNTER UND NEBEN DIE VORLAGE

Manchem Pat. gelingt es nicht, auf Kärtchen vorgelegte Wörter abzuschreiben. Man schreibt deshalb das Wort der Vorlage dem Pat. ins Heft und läßt es ihn auf die Zeile darunter oder auf die gegenüberliegende Seite übertragen. Bei schweren Störungen wird dem Pat. ein aus Buchstabenkärtchen bestehendes Wort vorgelegt, das der Pat. aus einem ungeordneten Buchstabensatz unter dem Modell nachlegen muß. In einer anderen Variante legt man dem Pat. nacheinander Wörter vor, die in großen Druckbuchstaben oder in Kursivschrift geschrieben sind und läßt sie ins Heft übertragen.

3.213   ABSCHREIBEN NACH DEM GEDÄCHTNIS

Diese Übung stellt eine Zwischenphase zwischen dem Abschreiben und dem eigentlichen Diktatschreiben dar. Man legt hierbei dem Pat. ein Wortkärtchen vor, das er in sein Heft überträgt. Anschließend wird das Wortkärtchen umgedreht, das vom Pat. geschriebene Wort abgedeckt und der Pat. gebeten, das Wort nochmals aus dem Gedächtnis zu schreiben. Dies wird solange wiederholt, bis das Wort fehlerlos reproduziert werden kann.

Eine andere Variante besteht darin, daß der Patient sich ein Wortkärtchen (evtl. durch lautes Lesen) einprägen muß. Anschließend dreht er die Wortkarte um und versucht, das Wort aus einem im alphabetisch vorgelegten Buchstabeninventar, in dem jeder Buchstabe des Alphabets vier- bis fünffach vertreten ist, nachzulegen. Das Ergebnis wird mit dem Wortkärtchen verglichen und notfalls durch Wiederholung der Übung korrigiert.

Es ist darauf zu achten, diese Übungen mit dem Namen und Vornamen des Pat., den Wochentagen, den Monaten des Jahres und idiomatisierten Alltagswendungen wie "Guten Tag", "danke schön", "Auf Wiedersehen" etc. zu beginnen. Der hohe Automatisierungsgrad dieser Sprachleistungen erleichtert hierbei die graphische Performanz. Diese Übungen können vom Pat. auch selbständig durchgeführt werden.

214 VERTIKALES ABSCHREIBEN (GHEORGHITA 1977)

Hierbei legt man dem Pat. Wörter in der üblichen horizontalen Schreibung vor, bittet ihn aber, sie beim Abschreiben in Buchstaben oder Silben zu segmentieren und vertikal (von oben nach unten) anzuordnen:

Lampe ⟶ L
a
m
p
e

Lampe ⟶ Lam
pe

Durch diese Übung wird die Analyse und Differenzierung von Wörtern geübt.

22 DIKTATSCHREIBEN
221 WORTDIKTAT

Der Ther. diktiert, bzw. der Pat. hört vom Tonband eine Reihe von Wörtern, die er in sein Heft überträgt. Hierbei ist darauf zu achten, daß zwischen den einzelnen Wörtern genügend lange Pausen sind.

222 WORTDIKTAT MIT VISUELLER HILFE

Man kann das Wortdiktat auch mit einer visuellen Komponente durchführen, indem man Wörter diktiert und dem Pat. gleichzeitig die entsprechenden Gegenstände (LEISCHNER 1957) oder Bilder (BRAUN 1976) zeigt.

223 DIKTAT VON WÖRTERN MIT GLEICHEM ANFANGSBUCHSTABEN

Hierbei werden dem Pat. zunächst Wörter diktiert, die mit dem gleichen Initial beginnen; anschließend wird er gebeten, diese Wörter aus dem Gedächtnis nochmals niederzuschreiben.

Eine andere Möglichkeit besteht darin, den Pat. aus dem Gedächtnis alle Wörter niederschreiben zu lassen, die mit dem gleichen Initial beginnen.

3.224 **DIKTAT VON WÖRTERN MIT GLEICHER ANFANGSSILBE**

Hierbei wird nach Art der Wörterbücher alphabetisch vorgegangen. Man diktiert zunächst ein einsilbiges Morphem, z.B. "ein". Im nächsten Schritt wird eine weitere Silbe hinzugefügt, so daß ein neues Wort entsteht, z.B. "Eingang". Als nächste Stufe werden dann drei- und mehrsilbige Wörter diktiert, also "Ein-gangs-tür" etc.

3.225 **DIKTAT VON TEXTEN MIT MINIMALPAAREN**

Durch diese von BEIN et al. (1962) vorgeschlagene Methode soll die Differenzierungsfähigkeit des Pat. gesteigert werden. Diktiert werden speziell angefertigte Texte, welche phonetisch und graphisch minimal unterschiedene Wörter, sogenannte Minimalpaare, enthalten, z.B. Greis : Kreis, Hose : Rose etc.

3.23 **WORTFINDUNG**

3.231 **SCHRIFTLICHE BILDBENENNUNG BEI VORGEGEBENEM INITIAL (BRAUN 1973)**

Dem Pat. wird ein Bild und zugleich der Anfangsbuchstabe des entsprechenden Wortes vorgelegt. Den Rest des Wortes hat er aus dem alphabetisch geordneten Buchstabeninventar (Bimbo) zu ergänzen.

3.232 **WORTFINDUNG MIT UND OHNE BILDVORLAGE**

Diese Übung besteht darin, daß der Pat. vorgelegte Objektbilder (Tisch, Haus, Fahrrad etc.) mittels Buchstabenkärtchen, die er einem alphabetisch arrangierten Inventar entnimmt, schriftlich benennt. Bei Nichtgelingen greift der Ther. ein und korrigiert das Wort. Anschließend wird der Bildstimulus entfernt und die Buchstabenfolge des ausgelegten Wortes verändert. Aus der Fähigkeit des Pat., diese ungeordnete Buchstabenfolge wieder zum korrekten Wort zusammenzufügen, läßt sich der Grad der mnestischen Fixierung des Wortes ablesen.

BEIN et al. (1962) empfehlen die Durchführung dieser Übung auch auf Silbenbasis.

Die letzte Phase dieser Übung besteht darin, daß der Pat. Wörter wachsender Länge und Komplexität nach dem Diktat des Ther. aus dem Buchstabeninventar zusammenfügt.

233 **SCHRIFTLICHE BENENNUNG VON KÖRPERTEILEN**
(s. 2.226)

Dem Pat. liegt die schematische Zeichnung eines Körpers vor, die er in seinem Heft nachzeichnet. Als nächstes werden ihm die Bezeichnungen der einzelnen Körperteile diktiert, die er an der jeweiligen Stelle des gezeichneten Körperschemas in seinem Heft einträgt. Bei einer schwierigeren Variante dieser Übung hat der Pat. die entsprechenden Körperteile von sich aus schriftlich zu benennen und in das Schema einzutragen.

234 **DIE DEBLOCKIERUNGSMETHODE** (s. 2.216)

Wie bereits das Lesen, kann auch beim Diktatschreiben die Deblockierungsmethode WEIGLs angewandt werden. War es beim Lesen das Hören des kritischen Wortes, so sind es beim Diktatschreiben - unter der Voraussetzung ihrer Intaktheit - die Funktionen des Abschreibens und Lesens, welche zur Deblockierung herangezogen werden können.

3 **SÄTZE UND TEXTE**
31 **VERTIKALES ABSCHREIBEN** (GHEORGHITA 1977)

Diese Übung ist eine gute Hilfe, um beim Abschreiben eines Textes das Auslassen und Ersetzen von Wörtern zu vermeiden. Als Vorlage dient ein beliebiger Text, der aus einem Buch oder einer Zeitung stammen kann. Der Pat. hat nun beim Abschreiben die Wörter dieses Textes nicht wie üblich horizontal, sondern untereinander, also vertikal anzuordnen.

32 **DIKTATSCHREIBEN NACH TONBAND**

Hierbei werden vom Ther. Wörter und Sätze auf Tonband aufgesprochen, die der Pat. (unter Umständen mit Kopfhörer) abhört und niederschreibt. Anschließend kann er die eigene Niederschrift mit dem Original vergleichen und selbst korrigieren.

33 **ERGÄNZEN VON LÜCKENSÄTZEN**

Dieses Verfahren ist im Prinzip das gleiche wie das Ergänzen von Lückenwörtern, nur daß hier auf Satzebene die Aufgaben durch den etwaigen Agrammatismus des Pat. kompliziert wird. Durch das Auslassen von Funktionswörtern (grammatischen Morphemen) oder Inhaltswörtern (Lexemen) kann hierbei die jeweilige Störung gezielt angegangen werden:

     Ich gehe .. Fuß .. .... Stadt
oder: Ich .... zu Fuß in die Stadt

Durch die Wahl eines entsprechenden Kontextes kann man hierbei beim Pat. ein ganzes Wortfeld anregen:

$$\text{Ich} \left\{ \begin{array}{l} \text{fahre} \\ \text{laufe} \\ \text{gehe} \end{array} \right\} \text{in die Stadt}$$

Dadurch, daß der Pat. beim schriftlichen Einsetzen der Lückenwörter jeweils die grammatische Kongruenz berücksichtigen muß, handelt es sich hierbei um eine kombinierte lexikalisch-grammatische Übung.

3.34 **ERGÄNZEN VON LÜCKENWÖRTERN INNERHALB EINES SATZES (GHEORGHITA 1977)**

In einem fortgeschrittenerem Stadium können dem Pat. Sätze vorgelegt werden, die nur aus Lückenwörtern mit jeweils vorgegebenem Initial bestehen. Bei den Lücken wird dabei die Länge des jeweiligen Wortes berücksichtigt, d.h., daß die Anzahl der ersetzenden Zeichen (Punkte oder Striche) der Anzahl der Buchstaben des Lückenwortes entspricht:

    B... l.... a. R....
    (Bonn liegt am Rhein)

3.35 **KORRIGIEREN VON FEHLERWÖRTERN**

Hierbei wird dem Pat. ein Satz vorgelegt, der fehlerhaft geschriebene Wörter enthält. Diese Fehlerwörter sind von dem Pat. zu verbessern.

3.36 **SATZBILDUNG AUS EINZELWÖRTERN**

Hierbei legt der Ther. dem Pat. die einzelnen auf Kärtchen geschriebenen Wörter eines Satzes in Zufallsreihenfolge vor und bittet den Pat., diese Kärtchen zu einem Satz zu ordnen:

    Schiffe Auf fahren Rhein dem viele
    (Auf dem Rhein fahren viele Schiffe)

Bei dieser Übung kann der Pat. allein arbeiten, d.h. er ordnet die Kärtchen und schreibt den somit gebildeten Satz in sein Heft. Später kann dann das Ergebnis vom Ther. kontrolliert und korrigiert werden. Selbstverständlich ist bei dieser Übung eine Progression der Schwierigkeit zu beachten, d.h. am Anfang werden kurze Sätze einfacher grammatischer und lexikalischer Struktur vorgelegt. In einer späteren Phase kann dann mit entsprechend längeren und syntaktisch komplexeren Sätzen gearbeitet werden. So empfiehlt BRAUN (1976) die Verwendung von Passivsätzen, Satzgefügen etc.

3.37 ERZÄHLEN MIT HILFE VON SCHLÜSSELWÖRTERN

Hierbei werden dem Pat. eine Reihe von auf Kärtchen geschriebenen Schlüsselwörtern vorgelegt, die er dann zu einer sinnvollen Geschichte schriftlich zu ergänzen hat. Auch hier sollte man mit vertrauten, kurzen Texten, also etwa Märchen und Fabeln, beginnen:

> Großmutter, krank, Mädchen, besuchen, Kuchen, Wein, Blumen, Wolf, fressen, Förster... (Rotkäppchen)

3.38 SCHILDERUNG VON SITUATIONSBILDERN

Um den schriftlichen Ausdruck der Pat. zu üben, legt man dem Pat. handlungsreiche Situationsbilder vor. Auch hier kann man mit einfachen Bilddarstellungen aus Kinder- und Jugendbüchern beginnen.

3.39 INHALTSANGABE VON TEXTEN

Hierbei sollte es sich um Texte aus dem Interessengebiet des Pat. (Zeitungen, Fachbücher etc.) handeln, die der Pat. zunächst mit Vorlage, später ohne den Originaltext schriftlich nacherzählt.

3.40 FREIE ERZÄHLUNG (AUFSATZ)

Hierbei wird dem Pat. nur noch ein Thema, wie etwa Reisebericht, oder Inhaltsangabe eines Fernsehfilms, gestellt und ansonsten aber bei der Wiedergabe völlige Freiheit gelassen.

3.41 SCHREIBEN VON BRIEFEN

Ein hoher Motivationsgrad wird gerade bei wenig schreibgeübten Pat. dadurch erreicht, daß man ihn bittet, Briefe an seine Familie zu schreiben (PEUSER 1977).

Die mittels der Übungen 3.38 bis 3.41 gewonnenen Texte gestatten es dem Ther., eine Analyse der aufgetretenen Fehler anzufertigen und mittels dieser Analyse das Therapieprogramm zu optimieren.

4 SCHLUSSBEMERKUNGEN

Wir bemühten uns im voraufgehenden, dem Ther. eine Reihe von Methoden zu schildern, um die gestörte Schriftsprache von Aphatikern zu therapieren. Diese Methoden beziehen sich weniger auf die sogenannte "reine Alexie" oder die "konstruktive" und "apraktische Agraphie" (LEISCHNER 1969) als auf die mit einer zentralen Sprachstörung verbundene Störung des Schreibens und Lesens. Sicherlich gibt es in der Literatur eine Reihe von Arbeiten, welche den theoretischen Aspekt der einzelnen Therapiemethoden diskutieren. Jedoch hätte die Schilderung dieser Ansätze den Rahmen der vorliegenden Arbeit, welche der praktischen Durchführung der entsprechenden Therapiemethoden gewidmet ist, gesprengt.

Die Anordnung der hier geschilderten Methoden ist, wie bereits eingangs erwähnt, rein klassifikatorisch und didaktisch. Darüberhinaus haben wir es nur selten für ratsam gehalten, die "Gebrauchsanweisung" der jeweiligen Methode auf einen bestimmten Typ von Schreib- und Lesestörung mitzuliefern; dies aus folgenden Gründen: Einerseits können bei ein und demselben Pat. verschiedene Störungsformen auftreten, die den kombinierten Einsatz verschiedener Methoden verlangen, auf der anderen Seite kann durchaus ein und dieselbe Methode für die Therapie verschiedener Störungsformen geeignet sein. Es bleibt daher der Flexibilität und dem Spürsinn des Ther. überlassen, die für den jeweiligen Fall geeignete Methode auszuwählen. Hierbei können ihm die vom Pat. begangenen Fehler wie auch der Weg, den der Pat. instinktiv einschlägt, um diese Fehler zu vermeiden, ein erster Hinweis sein.

Dennoch gibt es einige Behandlungsprinzipien, welche für alle Fälle Geltung haben:

- o Allmähliches Steigern der Schwierigkeit der Übungen, wobei von den erhaltenen oder jeweils wiedererworbenen Funktionen auszugehen ist.
- o Variation der Übungen, um die Aufmerksamkeit des Pat. aufrecht zu erhalten und die Monotonie des zu langen Verweilens auf einer bereits wiedererlangten Fertigkeitsstufe zu vermeiden.
- o Anpassung des Übungsmaterials an die beruflichen und sonstigen Interessen des Pat.

o Ständige Einbeziehung des semantischen Aspekts, da nach BEIN (1964) die Stabilität des Übungseffekts von der bewußten Erfassung des Übungsinhalts durch den Pat. abhängt.

Außer diesen mehr technischen Prinzipien des Therapieaufbaus hängt der Therapieerfolg weitgehend von der guten Zusammenarbeit zwischen Pat. und Ther. ab. In dieser Hinsicht sind vielleicht einige Hinweise mehr psychotherapeutischer Natur nicht überflüssig:

o Der Ther. sollte seine Haltung auf den jeweiligen Gemütszustand des Pat. einstellen, d. h. bei depressiven Kranken - auch bei kleinen Leistungen - ausgiebig von Lob und Ermutigung Gebrauch machen, jedoch bei euphorischen Pat. eher durch die Betonung der jeweiligen Fehlleistung zur Selbstkritik anregen.

o Jede Übungssitzung sollte mit einem kleinen Erfolgserlebnis enden und somit den Kranken zum Weiterarbeiten motivieren.

o Der Ther. sollte die gesamte Arbeit des Pat. überwachen und minutiös kontrollieren, um dadurch dem Pat. ein Gefühl für die Wichtigkeit dieser Arbeit zu vermitteln.

o Der Ther. ist für den Pat. nicht nur Übungsleiter und Lehrer, sondern auch sein moralischer und sozialer Rückhalt. Der Pat. darf daher nie den Eindruck haben, vom Ther. für physisch oder intellektuell minderwertig gehalten zu werden. Dies kann jedoch nur gelingen, wenn auch die Angehörigen des Pat. die gleiche Rücksicht nehmen.

BIBLIOGRAPHIE

Bein, E. S.; Gertsenstein, E. N.; Rudenko, Z. Y.; Taptapova, S. Z.; Chernova, A. D.; Shokhor-Trotskaya, M. K. (1962) Handbuch der sprachlichen Rehabilitation von Aphasikern. Moskau: Medgiz (Russ.)

Bein, E. S. (1964) Die Aphasie und ihre Behandlung. Leningrad: Meditsina (Russ.)

Braun, R. (1973) Vorschläge zur Therapie von Aphasien. Die Sprachheilarbeit, Beiheft Nr. 3

Braun, R. (1976) Die Behandlung der Wernicke-Aphasie. In: G. Peuser (Hrsg.) Interdisziplinäre Aspekte der Aphasieforschung. Festschrift für Anton Leischner. Köln: Rheinland-Verlag, 17-24

Calavrezo, C. (1967) Behandlungsmethoden der Dysgraphie und Dyslexie. In: Störungen der Schriftsprache. Editura didactica şi pedagogica Bucureşti, 190-255 (Rumän.)

Eisenson, J. (1957) Aphasia in adults. In: L. E. Travis (ed.) Handbook of Speech Pathology. London: Appleton Century Crofts, 436-502

Godfrey, C. M.; Douglas, E. (1959) The recovery process in aphasia. Canadian Medical Association Journal 80:618-624

Goldstein, K. (1948) Language and Language Disturbance. New York: Grune & Stratton

Granich, L. (1947) Aphasia: A Guide to Retraining. New York: Grune & Stratton

Gheorghita, N. (1977) Die Methode des vertikalen Lesens bei Aphasie und Dyslexie. In: Slama Cazacu (Hrsg.) Anwendungen der Linguistik in verschiedenen Praxisbereichen. Bukarest (Rumän.)

Hatfield, F. M. (1964) Rehabilitation of language. Speech Pathology and Therapy 7:68-77

Hatfield, F. M.; Weddell, R. (1976) Re-training in writing in severe aphasia. In: Y. Lebrun & R. Hoops (eds.) Recovery in Aphasics. Amsterdam: Swets & Zeitlinger, 65-78

Kotten, A. (1976) Die kommunikative Funktion non-verbaler Umwegleistungen. In: G. Peuser (Hrsg.) Interdisziplinäre Aspekte der Aphasieforschung. Köln: Rheinland-Verlag, 57-70

Leischner, A. (1956) Über die Verwendung von Schreibgriffen bei der Behandlung der Schreibunfähigkeit. Nervenarzt 27:361-365

Leischner, A. (1957) Die Störungen der Schriftsprache. Stuttgart: Thieme

Leischner, A. (1969) The agraphias. In: P. J. Vinken & G. W. Bruyn (eds.) Disorders of Speech, Perception, and Symbolic Behaviour. Handbook of Clinical Neurology 4. Amsterdam: North-Holland Publ. Comp., 141-180

Leischner, A.; Fradis, A. (1974) Die Asymbolien. Fortschritte der Neurologie, Psychiatrie und ihrer Gsenzgebiete 42:264-279

Luria, A. R. (1948) Die Wiederherstellung der Hirnfunktionen nach Kriegstraumen. Moskau: Izd. AMN SSSR (Russ.)

Peuser, G.; Fittschen, M. (1977) On the universality of language dissolution: The case of a Turkish aphasic. Brain and Language 4: 196-207

Peuser, G. (1978) Zur Behandlung der Aphasie. In: Aphasie. Eine Einführung in die Patholinguistik. München: Fink, 365-399

Schuell, H.; Jenkins, J.J.; Jimenez-Pabon, E. (1964) Aphasia in Adults. Diagnosis, Prognosis, and Treatment. New York: Harper & Row

Taylor-Sarno, M. (1972) Aphasia. Selected Readings. New York: Meredith

Tsvetkova, L. S. (1972) Der Rehabilitationsunterricht bei Kranken mit lokalen Hirnschädigungen. Moskau: Izd. Pedagogika (Russ.)

Weigl, E. (1961) The phenomenon of temporary deblocking in aphasia. Zeitschrift für Phonetik, Sprachwissenschaft und Kommunikationsforschung 14:337-364

Weigl, E.; Fradis, A. (1959) Die Rolle des kinästhetisch-motorischen Analysators bei der Kompensierung und Störungen des optischen Analysators beim Lesen. Stud. cercet. neurol. 4:385-396 (Rumän.)

Weigl, E.; Fradis, A.; Mihailescu, L.; Gheorghita, N. (1960) Eine Standarduntersuchung zur Unterscheidung verschiedener Formen von Alexie. Stud. cercet. neurol. 5:517-524 (Rumän.)

Weigl, E.; Kreindler, A. (1960) Beiträge zur Auffassung gewisser aphasischer Störungen als Blockierungserscheinungen. Archiv für Psychiatrie und Nervenkrankheiten 200:306-323

Wepman, J. (1951) Recovery from Aphasia. New York: Ronald Press

ZU DEN GRUNDLAGEN EINER LEGASTHENIETHERAPIE[*]

Udo O. H. Jung

Als Gebrauchs-, ebenso wie als Schlagwort ist Legasthenie fest im öffentlichen Bewußtsein etabliert. Terminologisch durchaus im Einklang mit der modernen Legasthenieforschung wird ein Zeugnisvermerk wie: "(Name) gilt als lese-rechtschreibschwach. Die Deutschzensur enthält keine Beurteilung der Rechtschreibleistung"[1] umgemünzt in die Bemerkung: Der Schüler h a t eine Legasthenie. Dem festen Glauben an die Existenz dieser Krankheit steht aber das Wort von der Erfindung der Legasthenie (SCHLEE 1976) entgegen und die polemische Schelte gegen den Unfug (SIRCH 1975), der mit ihr getrieben werde. Die Kultusministerien sämtlicher Bundesländer haben durch ihre Erlasse dokumentiert, daß sie die Lehrmeinung von der Legasthenie als Krankheit oder unverschuldetem Defizit zu stützen gewillt sind. Allerdings sehen sich die Schulen nun einer Legasthenieepidemie ausgesetzt. In einzelnen hessischen Schulen wurden auf der Basis amtlicher Verfahrensrichtlinien nahezu d r e i ß i g Prozent aller Schüler als lese-rechtschreibschwach identifiziert (Pramodkurier 1977:35). Hinzu kommt, daß im Verständnis nicht weniger Forscher die Legasthenie eine "klassenlose" Krankheit ist, die Arm und Reich in gleicher Weise trifft (vgl. jedoch NIEMEYER 1974) und die deshalb auch nicht vor bestimmten Schultoren haltmacht. Die Lehrer der weiterführenden Schulen sind angehalten, die Lese-Rechtschreibschwäche auch in den Fremdsprachen zu berücksichtigen. Das wirft die Frage auf, ob und wie sich die Legasthenie auf die Fremdsprache ausdehnen wird, ob gar mit einer je spezifischen Form der F r e m d s p r a c h e n l e g a s t h e n i e zu rechnen ist, je nachdem welche Fremdsprache als erstes in Angriff genommen wird (einen Problemaufriß bietet JUNG 1978). Ungläubig oder irritiert, aber zu recht verlangen Lehrer aller Schulzweige Antwort auf ihre Frage, was es mit der Legasthenie auf sich habe.

---

[1] Die hier zitierte Anweisung des schleswig-holsteinschen Kultusministeriums bevorzugt den Ausdruck "lese-rechtschreibschwach". In der modernen Legasthenieforschung sind "legasthen(isch)" und "lese-rechtschreibschwach" Synonyme.

[*] Originalbeitrag

Als man Ende des letzten Jahrhunderts auf das Phänomen aufmerksam zu werden begann, lag es nahe, den neuen Forschungszweig im Umkreis der A p h a s i e anzusiedeln. Bei aphatischen Patienten war der Verlust der bereits erworbenen Lese- und Schreibfähigkeit ebenfalls beobachtet und A l e x i e , respektive A g r a p h i e genannt worden. Da es aber nicht gelang, Hirnläsionen nachzuweisen und auch nicht der Verlust bereits erworbener Fähigkeiten in Frage stand, sondern die Unfähigkeit des Patienten, diese beiden Kulturtechniken im Verlauf einer normalen Beschulung überhaupt erst zu erlernen, wurde Legasthenie als kongenital, als angeboren konzipiert. Legasthenieforschung wurde zur Domäne der Neurologie, die den Standpunkt bezog, das Defizit sei auf eine Reifungsverzögerung zurückzuführen, es sei durch spezielle Fehlertypen charakterisiert, in seinem Auftreten familial und daure manchmal bis ins Erwachsenenalter hin an. Der Ausdruck E n t w i c k l u n g s legasthenie (developmental dyslexia) zeigt an, daß die Neurologie ihr Hauptaugenmerk auf die Erforschung jener Reifungsverzögerung zu richten gedachte, die ihr als zentral erschien. Andere Gesichtspunkte wurden - wenn auch mit Vorsicht - abgewiesen (CRITCHLEY 1973 : 14):

> "If the neurological conception as to the constitutional nature of developmental dyslexia be the correct one, then considerations of a linguistic or educational character play a subordinate if not irrelevant part in the aetiology."

Im deutschsprachigen Raum gelten der Marburger Psychiater Curt WEINSCHENK (1965, 1974) und die Wiener Schulpsychologin Lotte SCHENK-DANZINGER (1975) als klassische Vertreter der orthodoxen Legasthenieforschung. WEINSCHENK erkennt Legastheniker an den von ihnen gezeigten Schreibstörungen 3. Grades. Ein Beispiel für solche Schreibstörungen wäre das folgende:

(1) Hofen lili Kibeseinewibe (Hoffentlich gibt es ein Gewitter)

SCHENK-DANZINGER dagegen erklärt die sogenannten R e v e r s i o n e n (M und W, b und d werden vertauscht) und I n v e r s i o n e n (aus ie wird ei) sowie U m k e h r u n g e n (für Brot wird Bort geschrieben) zu den primären Symptomen der Legasthenie. Nach allem, was von beiden Forschern - die soeben dargestellte zentrale Meinungsverschiedenheit einmal beiseite gestellt - über die Diagnose der Legasthenie mitgeteilt wird, kann lediglich die V o r a u s s e t z u n g , unter der die Diagnose erfolgen darf, als intersubjektiv überprüfbar gelten:

a) Über Versehrtheit oder Unversehrtheit der peripheren Perzeptoren von Auge und Ohr wird ein Kollegium von HNO-Ärzten schnell Einigkeit erzielen.

b) Standardisierte Intelligenztests, die per definitionem verläßlich sind, werden auch bei wiederholtem Einsatz Auskunft darüber erteilen, ob die Intelligenz des Patienten den allgemein als Grenzpunkt angenommenen IQ von 90 unterschreitet.

c) Selbst die Interpretation des neurologischen Befunds ("an und für sich regelrecht") wird kaum zu tiefgreifenden Meinungsverschiedenheiten unter den Fachleuten führen.

d) Allein bei der Bestimmung dessen, was unter "normaler Beschulung" des Patienten zu verstehen sei, könnte ein unterschiedliches Meinungsbild entstehen.

Unter der Voraussetzung aber, daß in allen diesen Punkten Einigung erzielt worden ist, steht nur fest, daß der Patient ansonsten normal ist. Er trägt an und in sich keine Indikatoren einer Legasthenie. Der Forscher muß angesichts dieser Normalität den Nachweis führen, daß den schriftlichen Zeugnissen des Probanden etwas Pathologisches anhaftet und worin dieses besteht. WEINSCHENK will das partielle Anderssein des Legasthenikers an dessen Schreibstörungen 3. Grades festmachen, die auch Graphien wie die folgenden umfassen:

(2) Hüde ises sehr Heiss.
(3) Hoite ist witer schenes Weter.
(4) der marmeladen aimer War serfol.

Wie (1) müssen auch (2), (3) und (4) der Forderung genüge tun, daß die Bedeutung dieser Schreibstörungen 3. Grades "nicht oder kaum zu erraten" ist. Tatsächlich bewegen sich die unter einem Terminus zusammengesperrten Fehlleistungen auf einem G r a d i e n t e n vom Les- oder Entzifferbaren bis zum Unleserlichen. Anders als Reversionen und Inversionen, die formal eindeutig zu bezeichnen sind, wenn sie auftreten, sind Schreibstörungen 3. Grades nicht konsensfähig.

Zu den mit unausgebildeter Hemisphärendominanz in Zusammenhang gebrachten Reversionen ist zu bemerken, daß sie sich nur mit Hilfe einer

Liste von Einzelwörtern nachweisen lassen, die von oben nach unten - also entgegen der üblichen Leserichtung - angeordnet und dabei so positioniert sind, daß z.B. auf <u>Gras</u> unmittelbar <u>Gars</u> (ein Ort in Österreich) folgt. Da die Behauptung gewagt wurde, die Reversionstendenz hafte an besonderen, reversionsgefährdeten Buchstaben, hätte es naheliegen müssen, die Wörter dieser "Wiener Leseprobe" zu randomisieren und einzeln auf Karteikarten darzubieten. Bestünde die Behauptung zurecht, müßten sich die Reversionen auch in der um positionelle Tücken bereinigten Version an jene Buchstaben heften. In den schriftlichen Zeugnissen einwandfrei diagnostizierter Legastheniker machen solche Wortrichtungsfehler einen verschwindend geringen Prozentsatz der Fehlertotale aus: noch nicht einmal ein Prozent (vgl. JUNG 1976).

Was aber bleibt nun der Lese-Rechtschreibschwäche an Kongenitalität? Es ist dieses: Anders als das Sprechen, an dessen Erlernung der Mensch nicht gehindert werden kann (es sei denn, man sperre ihn von jeglichem sprachlichen Kontakt mit der Umwelt aus wie Kaspar Hauser), ist das Lesen und Schreiben eine Kulturtechnik, deren Erwerb der Mensch nicht zwangsläufig über eine angeborene Disposition in Angriff nimmt. Die Lese-Rechtschreibschwäche, ja das Lese-Rechtschreibversagen ist allen Menschen angeboren. Dieses angeborene Defizit will im Laufe der Schulzeit langsam abgebaut werden. Es gibt Patienten, bei denen die Behandlung besser anschlägt als bei anderen. Das Behandlungszimmer ist die Schulstube. Hier wird Legasthenie zum ersten Mal in größerem Umfang manifest.

In Frontstellung zur orthodoxen ist die moderne Legasthenieforschung um Renate VALTIN (1975) und Michael ANGERMAIER (1976) diesen Weg ein Stück weit vorangeschritten, ohne sich jedoch vollständig vom "medizinischen Modell" der Legasthenie zu lösen. Eine ausgedehnte Ursachensuche hat die moderne Legasthenieforschung zu der Überzeugung gebracht, daß der Ausfall, den sie im Namen führt, zwar ein multikonditionales Syndrom darstellt, daß aber "den sprachlich-akustischen Schwierigkeiten" darin "die größte Bedeutung" zukommt (ANGERMAIER 1976:91).

"Legasthenikern fällt das Unterscheiden von Lauten, das Isolieren von Lauten und das Erkennen ihrer Aufeinanderfolge sehr schwer" (SCHNEIDER-RUMOR 1976:216). Aus dieser grundlegenden Prämisse beziehen bestimmte Funktionstrainings ihre Legitimation, in denen die Patienten Schallquellen lokalisieren, das Rascheln eines Schlüsselbundes vom Knistern eines Stück Papiers unterscheiden oder musikalische Darbietungen mit Farbstiften figurativ darstellen sollen. Fertigkeiten, von denen angenommen wird, daß sie für den Lese- und Schreibunterricht grundlegend sind, werden auf diese Weise geübt oder erstmals erlernt. Wenn solche Übungen mehr sein wollen als bloße Spiel- oder Beschäftigungstherapie,[1] in deren Verlauf verlorengegangenes Selbstwertgefühl und Freude am Lernprozess im Sozialverband zurückerobert wird, müssen ihre Initiatoren und Befürworter notwendig zwei Beweise führen.

Zum einen gilt es zu zeigen, daß das ihnen zugrundeliegende "medizinische Modell" der Legasthenie adäquat ist (zur Kritik am "medizinischen Modell" vgl. SCHEERER-NEUMANN 1977). Dieses Modell postuliert als Ursache der Störung bestimmte Funktionsschwächen kognitiver Art: Speicher-, Deutungs-, Differenzierungs- und Gestaltgliederungsschwächen und begegnet ihnen mit generellen Trainingsaufgaben, die ohne Hinsicht auf die s p e z i f i s c h e Form der zu erbringenden Leistung des Lesens und Schreibens sowie in der Hoffnung auf umgreifende Besserung angesetzt werden. Dadurch, daß das Kind lernt, Musik in einen Bewegungsablauf umzusetzen, erwirbt es Fertigkeiten, "die für den Lese- und Schreibprozeß grundlegend sind" (SCHNEIDER-RUMOR 1976:212). Die Kritiker des Modells finden es schwer, dieser Beweisführung die nötige Stringenz zuzusprechen.

Zum anderen ist der Nachweis erforderlich, daß das zu therapierende Defizit tatsächlich existiert. Jedoch, jene "sprachlich-akustischen Schwierigkeiten" nachzuweisen, bereitet Schwierigkeiten. Und so nimmt es nicht wunder, daß "viele Eltern und Lehrer" (ANGERMAIER 1976:91) darüber hinwegsehen. Um sie aufzuweisen, "bedarf es einer logopädischen, also einer sprachheilpädagogischen Untersuchung oder eines entsprechenden Tests" (ibid. 91). Der Bremer Lautdiskriminationstest von Wilhelm NIEMEYER ist der - soweit ich sehen kann - einzige Test dieser Art in Deutschland. Er hat der modernen Legasthenieforschung in den vergangenen Jahren unbeanstandet als Forschungs- und Diagnoseinstrument gedient. An der

---

[1] Natürlich bleibt die Therapie nicht an diesem Punkt stehen, sondern schreitet voran zu Übungsaufgaben, die direkt auf schriftsprachliches Material bezogen sind. Bevor dieser zweite Schritt aber gewagt wird, gilt es - im Verständnis der modernen Legasthenieforschung - dieses g r u n d l e g e n d e auditive Defizit abzubauen.

Frage nach seiner Validität hängt deshalb die Bonität von Therapiemaßnahmen, soweit sie auditive Defizite bei legasthenen Kindern ansetzen. Im BLDT werden den Versuchspersonen 66 Wortpaare mündlich dargeboten. "Solange kein Tonband mit der Testanweisung und -durchführung zur Verfügung steht, muß der Versuchsleiter alle Wortpaare langsam, deutlich und möglichst monoton (um keinen bestimmten Tonfall in die Wörter zu bringen) vorsprechen" (BLDT-Handanweisung). 14 der 66 Wortpaare sollen gleich sein, und sie sind es auch, wenn man nur vom Schriftbild ausgeht. Geht man jedoch vom gesprochenen Umgangsdeutsch aus, müssen die Paare Beeren ≠ Bären und Grete ≠ Gräte wohl noch hinzugerechnet werden. Die Aufgabe der Probanden besteht darin, jeweils anzuzeigen, ob die Wortpaare "gleich" oder "ungleich" sind. Bei den ungleichen Wortpaaren handelt es sich entweder um ausgesprochene Minimalpaare (38) wie springen ≠ sprengen und glätten ≠ plätten oder um Paare (12), die sich in mehr als einem Laut unterscheiden wie schleifen ≠ streifen oder Bruder ≠ Puder.[1]

Wie alle anderen Tests auch, so müssen auch Lautdiskriminationstests bestimmte Gütekriterien erfüllen, bevor ihnen ein gewisses Maß an Vertrauen entgegengebracht werden kann. Dem Testmanual zufolge nimmt der BLDT die Hürde der Reliabilität mit einem r_{tt} von 0.97 leicht. Seine Eichung erfolgte an einer repräsentativen Stichprobe von 1380 Bremer Zweitklässlern. Das sind beeindruckende Zahlen. Wie aber steht es um die Validität des BLDT? Mißt er tatsächlich die Lautunterscheidungsfähigkeit der Testanden und nur diese?

Die Testkonstrukteure wissen sehr wohl um die Schwierigkeiten, mit denen sie bei der Messung der auditiven Diskrimination konfrontiert werden und versuchen, sie zu umgehen. Häufig wählen sie deshalb Logatome, sinnleeres Wort- und Silbenmaterial, um die "reine", von semantischen Erwägungen nicht kontaminierte Lautunterscheidungsfähigkeit zu erfassen. Aber die Stärke sinnleeren Materials ist auch seine Schwäche. Sinnleeres Reizmaterial ist eben sinnleer, und es ist problematisch, von hier aus den Bogen zu konkreten Situationen des Schulunterrichts schlagen zu wollen.

---

[1] Selbst diese Zählung enthält noch einen Unsicherheitsfaktor. Je nachdem, welche Aussprache man bei den jeweils ersten Gliedern der Paare Bad ≠ Blatt (/baːt/ oder /bat/) und pflügen ≠ fliegen (pflyːgən/ oder /flyːgən/) zugrunde legt, verschiebt sich die Zählung.

Daß der BLDT im Hinblick auf das Alter der Zielpopulation diesen Weg nicht eingeschlagen hat, mag ihm zum Vorteil gereichen. Gleichzeitig erwachsen ihm daraus aber gewisse Nachteile, die seine Validität in Frage stellen können.

1. Man muß den Zweitklässlern klar machen, daß bei den 66 Wortpaaren ihre auditive, nicht ihre semantische Einschätzung von Belang ist. Das Paar glätten ≠ plätten ist phonologisch gesehen sicherlich ein Minimalpaar und verdient das Prädikat "verschieden". Semantisch gesehen sind die beiden Verben aber weitgehend isomorph, und der Zweitklässler, der hier "gleich" urteilt, muß deshalb noch lange nicht falsch gehört haben. Insofern die Rahmenbedingungen, an denen die Durchführungsobjektivität hängt, lasch gehandhabt werden, ist auch die Validität des Tests in Frage gestellt. Allerdings, wird der Test nicht als Gruppentest administriert, besteht jederzeit die Möglichkeit, Entscheidungen des Probanden zu hinterfragen.

2. Ist das Reizmaterial nicht in standardisierter Form als Tonband verfügbar, ergeben sich die folgenden Probleme:
   o Die Wortpaare werden in ihrem ersten mit steigender, in ihrem zweiten Glied mit fallender Intonation gesprochen. Wer auf diesen Unterschied reagiert, muß nicht falsch gehört haben.
   o Ein identisches Wortpaar wie laben = laben kann - soweit das eine nicht ein magnetophonisches Duplikat des anderen ist - als /laːbən/ ≠ /laːbm̩/ realisiert werden. Nur wenn der Testand über den gewünschten Umfang seiner Analysierfähigkeit gründlich aufgeklärt oder die o.g. technische Vorsorge getroffen worden ist, darf erwartet werden, daß er solche Unterschiede "überhört".
   o Die Abstände zwischen den Gliedern eines Paares müssen immer exakt denselben Abstand aufweisen. Die Perzeption lautsprachlicher Zeichen wird durch unterschiedliche Pausenrhythmen beeinflußt. Auch diese Gefahrenquelle kann nur durch die Vorlage eines Tonbandes verstopft werden.

3. Ein nicht minder wichtiger Punkt ist die Auswahl von Paaren nicht allein unter phonologischen, sondern auch unter lexikalischen Gesichtspunkten. Von einem Bremer Zweitklässler darf erwartet werden, daß er das zweite Glied des Paares Kino ≠ Kümo als die umgangssprachliche Abkürzung für Küstenmotorschiff erkennt, nicht von dem kleinen

Bayer, der nach diesem Test ebenfalls auf Legasthenieverdacht hin untersucht wird. Und wie steht es um den Bekanntheitsgrad von Einheiten wie sichtig, Kropf, süchtig, bummelig, Geiß, pummelig, laben? Die Frage lautet, ob bei einem Test zur auditiven Diskrimination die Glieder des Reizmaterials nicht annähernd denselben Bekanntheitsgrad haben müssen.

Fehlende oder mangelhafte Semantisierung kann sich in zweifacher Weise niederschlagen. Dies läßt sich mit Beispielen aus einem Vorversuch, an dem 24 Zweitklässler aus Bremen und 19 Kinder desselben Lernjahres aus Donaueschingen beteiligt waren, demonstrieren.[1] Für die Alemannen kann mit an Sicherheit grenzender Wahrscheinlichkeit ausgeschlossen werden, daß ihnen die Abkürzung Kümo bekannt war. Von den Bremer Kindern muß genau das Gegenteil angenommen werden. Das Paar Kino ≠ Kümo führte zu einem deutlichen Fehlerüberhang bei den Bremer Kindern. Für die Alemannen existierte kaum Verwechslungsmöglichkeit. Kümo muß ihnen als sinnleerer Joker erscheinen; es als eine sprecherische Variante von Kino zu interpretieren, kam ihnen nicht in den Sinn. Ganz anders verhielt es sich dagegen bei dem Paar drüben ≠ trüben. Den jeweiligen Semantisierungsgrad der Paarglieder für die Gruppen abzuschätzen, ist nur schwer oder gar nicht möglich. Der starke Fehlerüberhang für die Donaueschinger Kinder erklärt sich aber auf der Basis ihrer Sprechsprache. Im Alemannischen ist die Konversion der jeweiligen Anlaute zu beobachten. Die Kinder interpretierten das erste Glied als eine sprecherische Variante des zweiten. Die semantische Differenz - so vorhanden - war nicht stark genug, diese Identifikation zu unterbinden.

Eine substantielle Fehlerzahl kam allerdings auch und unabhängig von der Gruppenzugehörigkeit u. a. für das Paar ihn ≠ ihm zustande. Dies muß auf den bei Verwendung eines Tonbands unvermeidlichen Ausschluß des v i s u e l l e n Analysators zurückgeführt werden. Da die Versuchsleiter zudem entgegengesetzte Urteile über die Qualität der Raumbeschallung abgaben, entschlossen wir uns, für den Hauptversuch mit 112 hessischen Zweitklässlern[2] die folgenden Vorkehrungen zu treffen:

---

[1] Frau Ursula Glase-Feger und Frau Hannelore Waschulewski gebührt in diesem Zusammenhang mein aufrichtiger Dank.
[2] Herrn Rektor Jörg und den beteiligten Lehrern der Grundschule Kirchhain möchte ich auch auf diesem Wege herzlichen Dank für ihre Unterstützung sagen.

1. Die Bandaufnahmen wurden im Tonstudio des Forschungsinstituts für deutsche Sprache "Deutscher Sprachatlas" der Philipps-Universität Marburg mit 19 cm/sec gemacht.[1]
2. Die Anweisungen und die Wortpaare wurden in dialektfreiem Deutsch gesprochen.
3. Alle identischen Wortpaare waren magnetophonische Kopien voneinander.
4. Die Abstände zwischen den Gliedern eines Paares betrugen exakt 1/2 Sekunde.
5. Zwischen den 66 Wortpaaren war jeweils eine Pause von exakt sechs Sekunden eingeschnitten.
6. Um eventuell im BLDT versteckte Positionseffekte auszuschließen, waren sowohl die Reihenfolge der Paare, als auch die Abfolge ihrer Glieder randomisiert worden.
7. Zur Herstellung gleicher Hörbedingungen wurde der Test einen Tag vor Schuljahresende in einem Sprachlabor durchgeführt.

Aufgrund eines Versehens wurde beim Hauptversuch der Anteil der Ausländerkinder in zwei von vier Klassen nicht registriert. Deshalb stellen wir zwar im folgenden die Histogramme aller vier Klassen dar (s. unten), operieren zunächst aber nur mit den Ergebnissen jener beiden Klassen, aus denen die Werte der Ausländerkinder eliminiert werden konnten. Die Histogramme zeigen deutlich, daß die auf Band gesprochenen Anweisungen zur Testdurchführung für die Mehrzahl der Zweitklässler verständlich waren. In jeder Klasse gab es jedoch - trotz Rückfrage durch den Versuchsleiter - immer einige Kinder - die Ausländer nicht mitgezählt -, aus deren Verhalten eindeutig hervorging, daß sie ihre Plus- und Minuszeichen für identische und nicht-identische Paare völlig wahllos setzten. Würde sich das Gesamttestergebnis aus dem arithmetischen Mittel zusammensetzen, wäre sämtlichen Klassen eine schwache Leistung zu bescheinigen gewesen. Daraus kann nur der eine Schluß gezogen werden, daß der BLDT nicht als Gruppentest verwendet werden darf. Eine beachtliche Zahl von Schülern scheitert nicht so sehr an geringem auditiven Diskriminationsvermögen, sondern am I n s t r u k t i o n s verständnis.

---

[1] Die kompetente Unterstützung durch Herrn Toningenieur Heinz Hopf darf hier nicht unerwähnt bleiben.

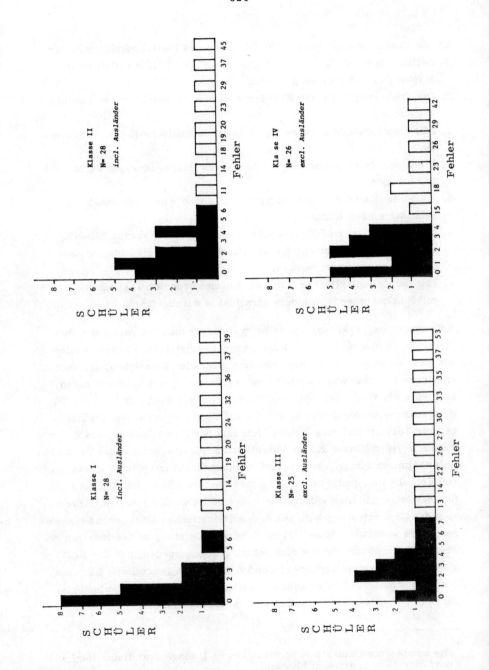

Für die beiden Klassen, aus denen die Werte der Ausländerkinder eliminiert werden konnten, ergibt sich der in Tabelle 1 dargestellte Schwierigkeitsindex. Bis hinunter zu einer absoluten Fehlerzahl von 10, das entspricht einem Prozentsatz von 19.6 bei N = 51, scheinen die Fehler interpretierbar zu sein. Da wir - wie erinnerlich - die Reihenfolge der Items randomisiert hatten, stimmen die Itemzahlen nicht mit denen des BLDT überein. Wir geben deshalb die Wortpaare mit an.

Tab. 1: Rangfolge der BLDT-Items in zwei Klassen (N = 51). Werte für Ausländerkinder eliminiert.

Item-Nr.	Wortpaar	Fehlerzahl	%
60	drüben ≠ trüben	31	60.1
47	glätten ≠ plätten	23	45.1
56	Seite ≠ Seide	15	29.4
41	sauber ≠ Zauber	13	25.5
50	kämmen ≠ kennen	13	25.5
63	im ≠ ihm	13	25.5
26	Knopf ≠ Kopf	13	25.5
20	Laden ≠ laben	13	25.5
9	bummelig ≠ pummelig	12	23.5
6	klettern ≠ blättern	11	21.6
17	drei ≠ Brei	11	21.6
21	kauen ≠ bauen	11	21.6
23	schleifen ≠ streifen	11	21.6
38	er ≠ wer	11	21.6
29	Wälder ≠ Felder	10	19.6
30	ihn ≠ ihm	10	19.6
59	Schüssel ≠ Schlüssel	10	19.6
61	Kasse ≠ Gasse	10	19.6

Die Inspektion aller Histogramme zeigt augenfällig, daß jeweils ein Bruch bei der Fehlerzahl 6 oder 7 eintritt. Der Abstand zur nächst höheren Zahl ist in jedem Fall markant. Wir sahen deshalb keinen Hinderungsgrund, nunmehr die Werte der Kinder aus allen Klassen zu verarbeiten, soweit sie unterhalb von 7 lagen. Sollten sich Ausländerkinder unter diesen "guten" Schülern befunden haben, würden sie die Rangfolge der Items nicht entscheidend verschieben. Tabelle 2 zeigt, ob und wie sich die Rangfolge verändert, wenn nur die "guten" Schüler aus allen Klassen (N = 71) betrachtet werden.

Tab. 2: Rangfolge der BLDT-Items in allen Klassen bis 7 Fehlerpunkte (N = 71).

Item-Nr.	Wortpaar	Fehlerzahl	Zuwachs/Minderung	%
60	drüben ≠ trüben	37	+ 6	52.1
47	glätten ≠ plätten	20	- 3	28.2
56	Seite ≠ Seide	12	- 3	16.9
63	im ≠ ihm	8	- 5	11.3
48	im = im	7		9.9
65	ihm = ihm	6		8.5

Wir brechen die Darstellung mit sechs Fehlern ab..Kein Item konnte fünf Fehler auf sich vereinigen. Soweit die "guten" Schüler noch weitere Fehler machen, liegt ihre Zahl pro Item unterhalb von fünf. Ein Vergleich der Tabellen 1 und 2 zeigt, daß die Reihenfolge für die ersten drei Items unverändert bleibt. Nicht wenige Items jedoch, die in Tabelle 1 noch mindestens 19.6 % Fehlerpunkte auf sich zogen, kehren in Tabelle 2 nicht wieder, obwohl die Zahl der Probanden um 39 Prozent erhöht worden war. Die Paare glätten ≠ plätten, Seite ≠ Seide und im ≠ ihm verzeichnen einen Fehlerrückgang. Lediglich das Paar drüben ≠ trüben kann noch einmal (den erwarteten) Zuwachs verbuchen. Wäre die Steigerung jedoch proportional mit der Erhöhung der Probandenzahl erfolgt, hätte sie wesentlich höher (43) ausfallen müssen.

Es gilt nun, einerseits die unveränderte Reihenfolge der Fehlerschwerpunkte zu erklären, andererseits muß über eine Hypothese die Minerung der Fehler-, trotz Steigerung der Probandenzahl plausibel gemacht werden. Die Paare drüben ≠ trüben und Seite ≠ Seide sind ohne Mühe ursächlich auf die Sprechsprache der hessischen Grundschüler zurückzuführen. Dieses Argument kann nicht für das Paar glätten ≠ plätten in Anspruch genommen werden. Artikulatorisch liegen /g/ und /p/ soweit auseinander, wie man es nur wünschen könnte. Sie sind jedoch von großer auditiver Ähnlichkeit, welche durch den Ausschluß des visuellen Analysators nicht gerade geringer wird. Sehr aufschlußreich ist in diesem Zusammenhang das Verhalten von Item 61: Kasse ≠ Gasse. In Tabelle 1 verursacht es immerhin noch 19.6 Fehlerprozente, in Tabelle 2 wurde es nicht mehr aufgenommen, weil es mit nur einem Fehlerpunkt zur Bedeutungslosigkeit herabgesunken ist. Für Kasse ≠ Gasse, das unmittelbar auf drüben ≠ trüben folgt, gilt aber auch das Argument, es sei durch die sprechsprachlichen Gewohnheiten der Kinder zu erklären. Dennoch gelingt es den "guten" Schülern, dieses Item fast vollständig zu verdrängen, während sie bei drüben ≠ trüben einen, wenn auch unterproportionalen Fehleranstieg zulassen. Für das erste Paar kann eine ausreichende Semantisierung angenommen werden. Hinzu kommt als mögliche Erleichterung, daß in Kasse ≠ Gasse der stimmhafte auf den stimmlosen Laut folgt. Die Bedeutungsunterschiede sind für die Kinder so markant, daß sie den auditiven Eindrücken entgegenwirken können. Sowohl Kasse, als auch Gasse sind fest im Repertoire der Zweitklässler verankert. Weniger stark gilt dies für Seide und Seite, und es gilt erst recht nicht für drüben ≠ trüben. Daß glätten und plätten semantisch nahezu isomorph sind, wurde bereits erwähnt. Akzeptiert man die Erklärung, ergibt sich für die Entwicklung der auditiven Diskrimination etwa folgendes Bild:

1. Fällt eines der Paarglieder so sehr aus dem Rahmen (wie Kümo), daß eine semantische Einordnung ausgeschlossen ist, reagieren die Probanden ausschließlich auf das akustische Signal. In unserem Fall gab es lediglich zwei Fehlerpunkte für Kino ≠ Kümo bei N = 51.

2. Sind beide Paarglieder für die Kinder semantisch wenig prägnant (wie in drüben ≠ trüben), und neigen die Probanden aufgrund ihrer Sprechsprache zur Konversion der bedeutungsunterscheidenden Laute, kommt es zu einer Fehlerhäufung.

3. Sind beide Paarglieder semantisch relativ gut markiert (wie in Kasse ≠ Gasse), gelingt es den "besseren" Schülern der Konversionstendenz ihrer Sprechsprache entgegenzuwirken.

4. Die Ursache für das Gelingen dieses Ausgleichsprozesses dürfen wir auch in der Kenntnis des Schriftbildes vermuten.[1]

Selbst "schlechte" Diskriminierer hatten kaum Schwierigkeiten, Kino ≠ Kümo zu trennen. Sieht man einmal von dem nicht wahrscheinlichen Fall ab, daß sie /m/ ≠ /n/ als Basis für die Unterscheidung wählten (Ausschluß des visuellen Analysators!), ist ihnen zu bescheinigen, daß sie /i/ und /y:/ gut auseinanderhalten. Einige von ihnen haben auch bereits ein Stadium er-

---

[1] Dies steht im Einklang mit den von Ruth Becker berichteten Ergebnissen. Vgl. dazu BECKER (1966, 1970). Zu den Widersprüchen in Beckers Untersuchungen vgl. JUNG (1976).

reicht, in dem sie mit Unterstützung orthographischer Kenntnisse semantisch relativ gut markierte Items zu trennen vermögen. Zum Zeitpunkt des Tests waren aber selbst "gute" Schüler nicht in der Lage, der Konversionstendenz ihrer Sprechsprache bei semantisch kaum eingeordneten Items und in Unkenntnis der Orthographie zu widerstehen.

Die Leistung des BLDT darf also nicht so mißverstanden werden, als ob er die Diskriminationsfähigkeit in abstracto messe. Er testet - unter der Voraussetzung, daß er nicht als Gruppentest eingesetzt wird - und unter standardisierten Bedingungen eine auditive Diskrimination der Schüler, in der sowohl orthographische als auch lexikalische Kenntnisse miterfaßt werden. Gerade legasthenen Schülern ist aber der Zugang zu schriftlichen Quellen, die geeignet sind, den kindlichen Wortschatz zu erweitern, per Definition verschlossen. Im Einklang mit NIEMEYER wurde gefunden, daß Jungen und Mädchen sich in ihrer Diskriminationsleistung nicht unterscheiden. Das hätte der modernen Legasthenieforschung, die durchgängig einen Überhang des männlichen Geschlechts in der Legastheniepopulation beobachtete, von Anfang an zu denken geben müssen.

Man wird dem naheliegenden Einwand, der Anteil legasthener Schüler in unserem Sample sei nicht quantifizierbar, am besten durch einen Paarvergleich begegnen, auch wenn die Fragwürdigkeit von Paarvergleichen in letzter Zeit verstärkt Beachtung gefunden hat (vgl. VALTIN 1975). Es ist nicht ausreichend zu zeigen, daß der BLDT sich gegenüber einer unausgelesenen Stichprobe als fragwürdiges Diagnoseinstrument erwiesen hat. Wenn, wie in unserem Fall, solche, an Gruppen legasthener Kinder ermittelte Daten fehlen, kann nur eine indirekte Beweisführung über die schriftlichen Zeugnisse einwandfrei diagnostizierter Legastheniker erfolgen. Diese verweisen aber deutlich darauf, daß bei solchen Kindern das genaue Gegenteil einer auditiven Diskriminationsschwäche vorliegt (vgl. JUNG 1976). Kieler Legastheniker, die mit Schreibungen wie *Gescherr, *knorrt, *klerrt, *Worst, *decker, *dönner, *gewennt, aufwarten, ist zu bescheinigen, daß sie ihre Sprechsprache einer genauen auditiven Analyse unterzogen haben. Sie haben präziser analysiert, als jene Erwachsene, denen die Abweichung ihrer Sprechsprache von den durch die Orthographie suggerierten Normen in Geschirr, knurrt, klirrt, Wurst, dicker, dünner, gewinnt nicht bewußt ist und die diese Diskrepanz deshalb auch didaktisch nicht fruchtbar machen können. Einem Kind, daß die Vokalisierung des auslautenden /r/ in Koffer /Kɔfɐ/ deutlich hört und in Unkenntnis des Schriftbildes die durchaus mögliche Zuordnung des Lautes zum allophonischen Bereich des /a/ vornimmt, zu bescheinigen, sein Gehör sei defekt, ist (als geübte Praxis) geeignet, jene Verwirrung in den Köpfen der Lerner zu stiften, die als Initialzündung für den nachfolgenden, Legasthenie genannten Ausfall bezeichnet werden kann.

Für die von der "prinzipiellen Anorthographie" des Englischen betroffene amerikanische Szene hat Charles READ (1975) inzwischen vergleichbare Ergebnisse vorgelegt, aus denen ebenso eindeutig hervorgeht, daß Vorschulkinder über ein von erwachsenen Sprechern gründlich unterschiedenes phonologisches Kategorisierungsschema verfügen.

Wenn als schlüssig anzusehen ist, daß

1. ein Diagnoseinstrument wie der BLDT über die auditive Diskriminationsfähigkeit von Schülern keine verläßliche Auskunft erteilt, weil er diese in Abhängigkeit von lexikalischen und orthographischen Kenntnissen mißt, und
2. damit zu rechnen ist, daß sich selbst überlassene Grundschulkinder ein von den Erwachsenen unterschiedliches Analyseverfahren für Sprache anwenden,

dürfen wir eine Besserung nur dann erwarten, wenn davon Abstand genommen wird, die Diskrepanz zwischen Sprechsprache (mit oder ohne dialektischer Färbung) und Schriftbild als einen Mangel des ersten Gliedes im Korrespondenzverhältnis beider auszugeben. Dies ist in dem oben angeführten Beispiel (es stammt aus einer Fibel für Erstklässler) jedoch der Fall, und die Kinder nutzen mit feinem Gespür die Möglichkeit der karikierenden Darstellung, indem sie Koffer mit lang gezogenem Zungenspitzen-r artikulieren. Die Unterlassung der Identitätsbehauptung kann jedoch nur auf die Prävention einer Legasthenie hinauslaufen. Durch die Kritik an der in der modernen Legasthenieforschung zugrunde gelegten Ätiologie werden die nachweisbar in großer Zahl vorhandenen orthographischen Fehler der als legasthen bezeichneten Kinder jedoch nicht beseitigt. Die Menge der zur Verfügung stehenden Materialien - vom komplexen audiovisuellen Medium bis zur einfachen Leseuhr - wird der Therapeut allein deshalb nicht aus der Hand legen wollen. Daneben aber und zur besseren Fundierung seiner Praxis wird er die Gelegenheit ergreifen, eine kognitive Bewältigung des dem Legastheniker erwachsenen Problems dadurch zu versuchen, daß sich die Kinder unter seinem steuernden Eingriff und im Rahmen ihrer Möglichkeiten Rechenschaft über das in ihrer Sprache vorherrschende Phonem-Graphem-Verhältnis ablegen. Daß dies kein utopisches Unterfangen ist, läßt sich nachweisen (vgl. REDARD 1977). Der Prävention nicht zugängliche und therapieresistente Fälle müßten als dann erneut zum Gegenstand patholinguistischer Forschung erhoben werden.

BIBLIOGRAPHIE

Angermaier, M. (1976) (Hrsg.) Legasthenie. Das neue Konzept der Förderung lese-rechtschreibschwacher Kinder in Schule und Elternhaus. Frankfurt am Main

Asperger, H. (1976) (Hrsg.) 4. Internationaler Kongress für Heilpädagogik. Wien

Becker, R. (1966) Die Lese- und Rechtschreibschwäche aus logopädischer Sicht. Berlin

Becker, R. (1970) Untersuchungen zur Differenzierungsfähigkeit der Schüler mit Lese-Rechtschreibschwäche (LRS). In: H. Asperger (Hrsg.) 4. Internationaler Kongress für Heilpädagogik, 446-450

Critchley, M. (1973) The Dyslexic Child. London

Ebel, V. (1977) (Hrsg.) Legasthenie - Ursachen, Diagnose, Behandlung, rechtliche und gesellschaftliche Problematik. Bad Königshofen: Eigenverlag des Bundesverbandes Legasthenie

Jung, U. (1976) Legasthenie als linguistisches Defizit. Linguistische Berichte 41 : 22-38

Jung, U. (1978) Über Fremdsprachenlegasthenie. Praxis des neusprachlichen Unterrichts 25 : 339-347

Niemeyer, W. (o.J.) Bremer Lautdiskriminationstest. Bremen

Niemeyer, W. (1974) Legasthenie und Milieu. Hannover

Pramodkurier (1977) No 1, November. Vertrieb: Hessisches Institut für Bildungsplanung und Schulentwicklung (HIBS), Wiesbaden

Read, Ch. (1975) Children's Categorizations of Speech Sounds in English. Urbana, Illinois

Redard, F. (1977) La prise de conscience du système phonologique par de jeunes enfants francophones en milieu scolaire. Bulletin Cila 26 : 31-46

Scheerer-Neumann, G. (1977) Prozeßanalyse von Lesestörungen. In: V. Ebel (Hrsg.) Legasthenie, 63-83

Schenk-Danzinger, L. (1975) Handbuch der Legasthenie im Kindesalter. Weinheim & Basel

Schlee, J. (1976) Legasthenieforschung am Ende? München

Schneider-Rumor, M. (1976) Erste Übungen mit Klängen, Lauten und Buchstaben. In: M. Angermaier (Hrsg.) Legasthenie, 212-220

Sirch, K. (1975) Der Unfug mit der Legasthenie. Stuttgart

Valtin, R. (1975) Ursachen der Legasthenie: Fakten oder Artefakte? Zeitschrift für Pädagogik 21 : 56-62

Weinschenk, C. (1965) Die erbliche Lese-Rechtschreibschwäche und ihre sozialpsychiatrischen Auswirkungen. Bern & Stuttgart

Weinschenk, C. (1974) Friedrich der Große - ein kongenitaler Legastheniker. Pädagogische Rundschau 28 : 42-52

APHASIETHERAPIE

ZUR THERAPIE DER GRAMMATISCHEN STÖRUNGEN
BEI APHASIE *

E. S. Bein und T. G. Wiesel

1 EINLEITUNG

Nach der Erfahrung von Fachleuten, die an der Überwindung der Folgeerscheinungen von Kriegstraumen und Hirngefäßerkrankungen gearbeitet haben, bleibt die "spontane" Wiederherstellung der Sprachfunktionen, obwohl sie von großer Bedeutung ist, in den meisten Fällen doch begrenzt. Nach einer langen Periode einer gewissen Skepsis gewinnen darum die organisierten Maßnahmen "gezielter" therapeutischer Einwirkung auf den sprachlichen Rehabilitationsprozess bei Aphasie immer mehr Anerkennung.[1]

Ihrem Wesen nach bildet die Therapie das Grenzgebiet einer Reihe von Wissenschaften, d.h. sie ist interdisziplinär. Sie beruht auf den theoretischen Erkenntnissen der Neurophysiologie, Neurologie, Neuropsychologie, Pädagogik und Linguistik. Deshalb kann die Effektivität des rehabilitativen Unterrichtsprogramms für Aphatiker nur unter Berücksichtigung der psychologischen und linguistischen Gesetzmäßigkeiten sprachlicher Ontogenese wie auch des ganzen Komplexes von Bedingungen und Faktoren gesichert werden, die Grad, Struktur und Dynamik der Wiederherstellung der Sprachfunktion nach der Hirnschädigung bestimmen. Darüber hinaus wird die linguistische Erforschung der Aphasie gegenwärtig mit wachsender Intensität betrieben, so daß sich unsere Kenntnisse von dieser Krankheit erweitern und vertiefen (JAKOBSON 1956; LURIA 1975; WEIGL 1970 u.a.).

Es ist nicht möglich, im Rahmen eines Artikels eine ausführliche Analyse aller bewährten Methoden der Rehabilitationsarbeit durchzuführen. Wir erörtern deshalb hier nur einen Grundsatz der Therapie des Agrammatismus bei Kranken mit efferent motorischer Aphasie (EMA). Diese Position betrifft das Wesen der angewendeten Methode, die vom Erscheinungsbild

---

[1] (BAY 1957; BEIN 1964; BEIN u. SHOKHOR-TROTSKAJA 1966; BEIN 1969; BEIN u. OWTSCHAROWA 1970; BEIN et al. 1975; DARLEY 1972; GLONING 1961; GOLDSTEIN 1942; KOGAN 1962; KREINDLER u. FRADIS 1968; LEISCHNER 1960; LEISCHNER u. LINCK 1967; LURIA 1948, 1963, 1966, 1969, 1970; SMITH et al. 1972; SCHUELL et al. 1965; TSVETKOVA 1972, 1975; VARGHA u. GERÉB 1959; WEIGL 1961; WEPMAN 1951.)

* Originalbeitrag

der Sprachstörung, d.h. vom Überwiegen funktionaler (neurodynamischer) oder organischer, aus der Hirndestruktion resultierender Störungen abhängt. Mit Recht kann man vermuten, daß es in der frühen Phase der Erkrankung, d.h. durchschnittlich drei bis sechs Monate nach dem Insult oder Trauma, weitaus mehr funktionale Störungen gibt als in der Zeit danach. Aber auch in den späteren Phasen kann man die funktionale Komponente aus dem Gesamtbild der gestörten Sprachfunktion nicht völlig ausschließen. Nach unseren Erfahrungen ist deshalb die methodische Unterscheidung verschiedener Etappen der Sprachtherapie nötig.

In der frühen Phase sind überwiegend Methoden zu verwenden, die auf Enthemmung und Stimulierung der unter dem Einfluß neurodynamischer Veränderungen vorübergehend gedämpften Funktionen gerichtet sind. Diese Methoden sind dadurch gekennzeichnet, daß sie einen "direkten" Charakter haben, d.h. unmittelbar auf die Enthemmung der gestörten Funktion durch Einbeziehung der Kranken in die verbale Kommunikation abzielen. Dafür werden verschiedene Übungen wie gemeinsames Sprechen, Nachsprechen, elementares Dialogsprechen usw. ausgenutzt. Diese Methoden setzen keine bewußte Teilnahme des Kranken am Arbeitsprozess voraus, da sie sich auf unwillkürliche Sprachleistungen (sprachliche Automatismen, emotional besetzte Lieder, Gedichte usw.) stützen. Ihre Aufgabe ist die Verlebendigung oder Aktualisierung einiger Funktionen der Sprachtätigkeit des Kranken (SHOKHOR-TROTSKAJA 1972). Von diesen direkten, enthemmenden Methoden sind die methodischen Verfahren zu unterscheiden, die einen "umgehenden", indirekten Charakter tragen. Sie sind zweckmäßiger in späteren Phasen des Wiederherstellungsprozesses einzusetzen, wenn die Sprachstörung schon zu einem statischen Syndrom, d.h. zu einer Aphasieform geworden ist. Das Wesen dieser Methoden besteht darin, die organisch gestörten Voraussetzungen aphatischer Syndrome kompensatorisch umzubauen. Dabei stützt man sich auf erhaltene Analysatoren, d.h. auf intakte sprachliche und andere psychische Funktionen. Im Unterschied zu den Methoden der frühen Phase sind diese auf bewußte Teilnahme des Kranken am Prozess der Rehabilitationstherapie ausgerichtet.

Es muß betont werden, daß in dieser Phase möglichst wenig mit dem Prinzip des einfachen Ersetzens gestörter durch intakte Funktionen gearbeitet werden sollte. Anders gesagt, je mehr diese wiederherstellenden Methoden durch die Bildung neuer funktionaler Systeme einen echten Ersatz der gestörten Sprachkomponenten durch andere Realisationsmöglichkeiten, die früher keine direkte Beziehung zur gestörten Funktion hatten, zu Wege bringen, desto sicherer wird das Endziel eines integrierten Rehabilitationseffekts erreicht.

Wir begnügen uns mit dieser kurzen Einführung und gehen zur Betrachtung der Maßnahmen zur Überwindung des Agrammatismus bei Kranken mit EMA über.

2 DER AGRAMMATISMUS BEI EMA

Die Methodik der Überwindung des Agrammatismus bei Aphasie ist kompliziert und vielgestaltig. Trotzdem wird das Problem der Wiederherstellung der grammatischen Seite der Sprache in den meisten Arbeiten über Aphasie nicht speziell, sondern nur im Zusammenhang mit dem Gesamtproblem der Störung und Wiederherstellung der Sprache behandelt. Nur vereinzelte Arbeiten sind den unmittelbaren Fragen der Untersuchung und Überwindung des Agrammatismus bei Aphasie gewidmet (ACHUTINA 1975; BEIN 1957, 1958; BUBNOWA 1946; GLOZMAN 1974, 1975; GOODGLASS u. MAYER 1958; GOODGLASS et al. 1972; ISSERLIN 1922; KLEIST 1916; LURIA u. TSVETKOVA 1968; WYGOTSKI 1956, 1964).

Die Spezifik der Therapie des Agrammatismus, wie auch anderer Störungen der Sprache, wird unbezweifelbar durch Ausprägung und Schweregrad bedingt. Mit anderen Worten, es ist notwendig, auf grammatische Störungen von Aphatikern therapeutisch differenziert einzuwirken. Jedoch sind konkrete Rehabilitationsmethoden, die bei verschiedenen Formen von Aphasie zu empfehlen sind, nur ungenügend entwickelt und nicht immer überzeugend begründet. Besonders kompliziert ist hierbei das Problem der Therapie des Agrammatismus bei Kranken mit EMA. Wie bekannt (LURIA 1966, 1970), sind für diese Sprachstörung, die durch die Schädigung der unteren Teile der hinteren Stirnwindung in der linken Hemisphäre hervorgerufen wird, grobe Ausfälle der expressiven Sprache kennzeichnend. Die Hauptursache des Syndroms ist nach LURIA ein Artikulationsdefekt, der im Zerfall der kinetischen Sequenzen und der Sprachmelodie besteht. Dieser Defekt führt insbesondere dazu, daß die Satzsprache der Kranken mit EMA in prosodischer und grammatischer Hinsicht abgehackt wirkt; sie besteht hauptsächlich aus einzelnen Wörtern, die überwiegend in den Nominalformen (Substantive im Nominativ, Verben im Infinitiv) gebraucht werden. Um die Spezifik dieses ausgeprägten Agrammatismus, des sogenannten Telegrammstils, zu verstehen, müssen seine psychologischen und psycholinguistischen Voraussetzungen erörtert werden.

Wie der hervorragende sowjetische Psychologe L. S. WYGOTSKI (1956, 1960, 1964) gezeigt hat, besteht eine der Hauptbesonderheiten der inneren Sprache in der Prädikativität. Da das Prädikat ein zentrales organisierendes Element jedes Satzes ist, führt - wie LURIA (1946-1974) u. a. meinen - eine Prädikativitätsstörung der inneren Sprache unausweichlich zum Zerfall des gesamten Satzschemas und seiner inneren Struktur.

Dies sind jedoch noch nicht alle Operationen, die für die Bildung eines Satzes notwendig sind. Darüber hinaus müssen auch bestimmte formale Regeln, die zur grammatischen Norm jeder Sprache gehören, obligatorisch angewandt werden.

Diese Operationen sind Teile eines einheitlichen, komplizierten Denk-Sprech-Prozesses, den WYGOTSKI (1956, 1964) als Übergang von der inneren Sprache zu der äußeren oder "Transfer von der Grammatik des Denkens zur Grammatik des Wortes" charakterisiert hat.

Wahrscheinlich besteht einer der Gründe der ungenügenden Erforschtheit des Agrammatismus bei EMA in der Verkennung des Unterschiedes zweier relativ selbständiger Erscheinungsformen dieser Störung:

- dem Zerfall des inneren syntaktischen Satzschemas,
- dem Zerfall der formal-grammatischen Struktur.

Diese Operationen werden im Verhältnis zur inneren Sprache auf verschiedenen Ebenen verwirklicht: dabei ist die Störung des inneren Programmierens wahrscheinlich viel tiefergehend als diejenige der formal-grammatischen Operationen, die weniger eng mit der inneren Sprache verbunden sind und letztlich durch das "Sprachgefühl"[1] für grammatische Normen bestimmt werden.

Die Annahme von zwei Typen der Satzstörung findet ihre Begründung in modernen linguistischen Arbeiten, die der Analyse der Tiefen- und Oberflächenstruktur des Satzes gewidmet sind. Dabei wird die Tiefenstruktur so definiert, daß sie wesentliche grammatische Beziehungen des Satzes (Subjekt-, Prädikat-, Objektbeziehungen u. a.), d. h. den allgemeinen Inhalt der zu beschreibenden Situationen wiedergibt. Die Oberflächenstruktur dagegen entspricht der semantisch weniger wichtigen Unterscheidung variabler Aussagekomponenten. Hierbei ist zu unterstreichen, daß ein und dieselbe Tiefenstruktur

---

[1] "Sprachgefühl" verstehen wir wie HOCHLERNER et al. (1970) als intuitive Reaktion auf die Abweichung von der Norm.

auf der Ebene der Oberflächenstruktur durch verschiedene Transformationen wiedergegeben werden kann (BARCHUDAROW 1973; CHOMSKY 1957; SLOBIN 1966).

3 ZUR THERAPIE DES AGRAMMATISMUS BEI EMA

Wenn man von den oben beschriebenen Unterschieden der zwei Grundformen des Agrammatismus ausgeht, kann man zwei Richtlinien in der logopädischen Arbeit zur Überwindung der grammatischen Störungen unterscheiden:

1. Die Wiederherstellung des inneren syntaktischen Satzschemas oder der Tiefenstruktur, die unmittelbar mit der inneren Sprache des Kranken verbunden ist.
2. Die Wiederherstellung der formal-grammatischen Seite des Satzes oder der Oberflächenstruktur, die mit dem "Sprachgefühl" des Kranken verbunden ist.

Die erste Arbeitsrichtung wird hauptsächlich das Training der prädikativen Funktion der Sprache zum Ziel haben. Denn auf dieser Funktion beruht die Fähigkeit, ein syntaktisches Satzschema zu programmieren und seine innere Struktur in äußeren Sprachformen zu verwirklichen.

Die zweite Arbeitsrichtung wird auf die Wiederherstellung des "Sprachgefühls" zielen und die Anwendung der grammatischen Elemente nach bestimmten Sprachregeln zum Gegenstand haben.

Es ist zu bemerken, daß diese beiden Arbeitsrichtungen in der Praxis der Sprachtherapie eng miteinander verflochten sind, einander bedingen und ergänzen; die vorwiegende Verwendung der einen oder anderen hängt von der jeweiligen Erscheinungsform des Agrammatismus ab.

In dieser Arbeit behandeln wir die zweite Arbeitsrichtung, d.h. die Frage der Wiederherstellung der formal-grammatischen Seite der Sprache bei Kranken mit EMA.

Untersuchungen, die wir früher durchgeführt haben (WIESEL 1975; BEIN u. WIESEL 1976) waren der spezifischen Ausprägung formal-grammatischer Störungen bei verschiedenen Aphasieformen[1] gewidmet. Sie haben gezeigt, daß die Mechanismen und Erscheinungsformen dieser Störungen in unmittel-

---

[1] Wir haben die Kranken mit efferent und afferent motorischer und sensorischer Aphasie (nach Klassifikation von LURIA 1966, 1973) untersucht.

barer Abhängigkeit von der Ursache des Sprachsyndroms stehen. Dabei erwies sich, daß der Zerfall des "Sprachgefühls" bei EMA am stärksten ausgeprägt ist und im Grunde durch eine Störung der konsequenten Abfolge von Aussageelementen, also der Dynamik der Sprechaktion, bedingt wird. Daneben wurde festgestellt, daß diese Sprachkomponente bei afferent motorischer und sensorischer Aphasie bedeutend weniger stark geschädigt ist. Die auch bei diesen Aphasieformen vorkommenden "Kongruenzfehler" sind nicht durch eine Schwächung des "Sprachgefühls", sondern durch phonematische oder lexikalische Störungen bedingt.

Einige Gesetzmäßigkeiten des Zerfalls der formal-grammatischen Seite der Sprache bei EMA können im Lichte bestimmter Erkenntnisse über die Ontogenese der Sprache verstanden werden. So betonen Erforscher der Kindersprache (LEWINA 1961; ELKONIN 1958; SOCHIN 1951; SCHIF 1968), daß beim Kinde die Aneignung der grammatisch geformten Sprache eng mit der lautrhythmischen Orientierungsfähigkeit verbunden ist. Der Inhalt dieser "Orientierung" wird sehr breit verstanden. Dazu gehören die Fähigkeit, die rhythmische Wortstruktur (Silbentrennung, Silbenbetonung), den Gleichklang der Wortendung (Reime) und, ganz allgemein, die Fähigkeit, Sprache wahrzunehmen und nach dem Prinzip der Analogie Wortformen zu wählen. All das schafft den Erkenntnissen der genannten Autoren zufolge erst die notwendigen Voraussetzungen für die nachfolgende grammatische Entwicklung.

Aufgrund dieser Erkenntnisse entstand die Hypothese, daß eine ähnliche Wechselbeziehung auch bei Aphasie eine Rolle spielen könnte. Zur Überprüfung dieser Hypothese wurde ein Experiment durchgeführt, um die lautrhythmischen Fähigkeiten von Kranken mit verschiedenen Aphasieformen zu testen. Es erwies sich, daß Patienten mit EMA, die, wie bereits gesagt, durch eine starke Störung der formal-grammatischen Seite der Sprache auffallen, Schwierigkeiten mit lautrhythmischen Strukturen hatten. Umgekehrt konnten Patienten mit afferent motorischer und sensorischer Aphasie diese Aufgaben ziemlich leicht bewältigen.

Diese Erkenntnisse tragen nicht nur der Präzisierung der gegenwärtigen Vorstellungen über Agrammatismus bei, sondern lassen auch einige therapeutische Schlußfolgerungen ziehen. So liegt nahe, daß für Kranke mit EMA Übungen zur Silbentrennung und -betonung, zum Identifizieren von Wortformen (Reimen) usw. zweckmäßig sind. Diese ihrem Wesen nach v o r g r a m m a t i s c h e Phase bildet eine notwendige Voraussetzung für die nachfolgende Wiederherstellung der eigentlich grammatischen Seite der Sprache. Insgesamt läßt die oben erwähnte Ausprägung formal-grammatischer Störungen bei Kranken mit verschiedenen Aphasieformen schließen, daß ein gezieltes formal-grammatisches Training nur bei EMA notwendig ist. Bei Kranken mit afferent motorischer und sensorischer Aphasie verschwinden formal-grammatische "Kongruenz-Fehler" in der Regel ohne spezielle Therapie. Dies geschieht parallel zur Wiederherstellung der phonematischen und lexikalischen Seite der Sprache, wie auch bei vermehrter (Selbst-) Kontrolle hinsichtlich der grammatischen Richtigkeit von Äußerungen.

DIE VORGRAMMATISCHE TRAININGSPHASE

Wir gehen nun zur Beschreibung des pädagogischen Prozesses zur Überwindung der formal-grammatischen Störungen der EMA in der "vorgrammatischen" Phase über.

Da im Prozess der verbalen Kommunikation Kodierung und Dekodierung stattfinden, enthält jedes logopädische Verfahren, das für die Orientierung im lautrhythmischen Bereich der Sprache angewandt wurde, zwei Varianten:

- "passive" Aufgabenerfüllung, d.h. Bewertung der Richtigkeit der lautrhythmischen Struktur,
- "aktive" Aufgabenerfüllung, d.h. selbständige Silbentrennung, Reimbildung usw.

Das therapeutische Programm gliedert sich dabei wie folgt:

1 ÜBUNGEN ZUR RHYTHMISCHEN WORTSTRUKTUR
11 DIE TONSILBE
11.1 BEWERTEN

Der Therapeut spricht Wörter mit richtiger und falscher Betonung aus, indem er sie frei ordnet, um die Möglichkeit des Ratens auszuschließen. Der Kranke soll jedes Wort bewerten. Aufgabe:

"Hören Sie, ob ich richtig ausspreche - *rúka"[1] (die Hand)
"Hören Sie, ob ich richtig ausspreche - ruká"

---

[1] Die falschen Varianten werden hier und im folgenden durch Asterisk gekennzeichnet.
Für die Durchsicht bzw. Übersetzung der Beispiele sei an dieser Stelle Herrn Professor Dr. H.-J. Scholz gedankt (der Hrsg.).

3.111.2 NACHSPRECHEN UND LESEN

Der Kranke soll Wörter nachsprechen oder vorlesen, indem er die betonte Silbe hervorhebt. Bei Schwierigkeiten kann die betonte Silbe mit der Hand geklopft werden. Aufgabe:

"Sprechen Sie (lesen Sie) dieses Wort genau wie ich - ruká!"

Dann bekommt der Kranke Wortreihen von rhythmisch identischer Struktur. Dabei sind die Wörter eines rhythmischen Modells untereinander geschrieben. Zuerst liest der Therapeut das Modell vor, indem er die betonte Silbe mit der Stimme hervorhebt. Der Kranke soll aufmerksam zuhören. Dann werden diese Wörter vom Therapeuten und Kranken zusammen vorgelesen. Danach liest der Kranke nach dem Therapeuten und schließlich, vorausgesetzt, daß die Lesefunktion einigermaßen erhalten ist, liest der Kranke allein.

3.112 SILBENTRENNUNG

3.112.1 BEWERTEN

Der Therapeut spricht Wörter mit richtiger und falscher Silbentrennung (in unregelmäßiger Abfolge) vor. Der Kranke soll jedes Wort bewerten. Aufgabe:

"Hören Sie, ob ich richtig ausspreche - ko-rob-ka[1]
                              oder -*kor-ob-ka"
"Hören Sie, ob ich richtig ausspreche - Ja-i-du-gu-ljat'[2]
                              oder -*Ja-id-u-gul-jat' "

Wenn dem Kranken die Bewertung schwerfällt, liest der Therapeut ihm die richtige Variante mehrmals vor, indem er die Silben mit der Hand klopft und den Kranken darauf aufmerksam macht, daß es "bequem" und richtig ist, gerade so zu sprechen. Die Regeln der Silbentrennung werden dem Kranken dabei nicht erklärt.

---

[1] (die Schachtel)
[2] (Ich gehe spazieren)

112.2 NACHSPRECHEN UND LESEN

Der Kranke wiederholt nach dem Therapeuten in Silben zerlegte Wörter, Wortgruppen oder einfache Sätze und liest sie dann selbständig vor. Aufgabe:

"Sprechen Sie genauso wie ich - <u>ko-rob-ka</u>
- <u>Ja-i-du-gu-ljat'</u>
Jetzt lesen Sie selbständig genauso vor!"

12 ÜBUNGEN MIT REIMEN
121 BEWERTEN

Der Therapeut liest dem Kranken einige Beispiele aus Gedichten und Prosatexten vor. Damit der Kranke den Unterschied zwischen diesen Formen empfindet, wird unterstrichen, daß in einem Gedichtstück Wörter zusammenklingen, während in einem Prosastück dieser Zusammenklang fehlt. Danach bekommt der Kranke die Aufgabe, eine gereimte Variante unter gereimten und nicht gereimten zu erkennen. Aufgabe:

"Hören Sie zu und sagen Sie, ob es "zusammenklingt" und man es Verse nennen kann:
weter po morju guljaet
i korablik podgonjaet? [1]

Und jetzt hören Sie zu: Weter guljaet po morju i podgonjaet korablik?"

Außerdem wird gemeinsames Vor- und Nachlesen von Gedichtstücken, die dem Kranken früher wohlvertraut waren, geübt.

122 FINDEN VON REIMWÖRTERN

Der Kranke wird gebeten, ein vom Therapeuten angefangenes Gedicht zu beenden. Er wird daran erinnert, daß das von ihm zu wählende Wort sich mit dem vorgegebenen Vers reimen soll. Aufgabe:

"Ich beginne ein Gedicht, und Sie sollen es so beenden, daß es so zusammenklingt, wie es in Versen sein soll."

---

[1] (Der Wind weht übers Meer und treibt das Schiffchen weiter.)

3.13 BILDUNG GRAMMATISCHER KONSTRUKTIONEN NACH ANALOGIE
3.131 MEHRFACHWAHL

Der Kranke bekommt die Aufgabe, eine grammatische Konstruktion aus einigen gleichzeitig gegebenen zu wählen, die einem vorgelegten (oder vorgesprochenen) Muster analog ist. Zuerst wird das Sprachmaterial schriftlich (auf Karten) gegeben und erst dann mündlich. Aufgabe:

"Unter den unten angeordneten Wörtern finden sie ein dem oben liegenden Wort ähnliches: golowoi ^{1}

ruka ^{2}
subow ^{3}
nogoi ^{4}
wolos ^{5}
borodu ^{6}

3.132 ERGÄNZEN VON LÜCKENSÄTZEN

Der Kranke soll selbständig eine analoge Wortform wählen, die in Satztypen gegeben wird, wie z.B.:

"Smotrjat glasami, a sluschajut..."
(Man sieht mit den Augen, und man hört mit...)

Dann wird die fehlende Wortform aus isolierten Wortpaaren ausgewählt, z.B.:

"uschi - uschami" (die Ohren, Nom. Pl. - mit den Ohren, Instr. Pl.)

Dieses Therapieprogramm wurde bei 14 Kranken mit EMA, in deren Spontansprache sich der Agrammatismus als "Telegrammstil" manifestierte, durchgeführt. Schon nach eineinhalb bis zwei Monaten Unterricht haben neun Kranke versucht, Wörter grammatisch zu flektieren. Infolge des oben beschriebenen Stimulierens begannen in der Sprache dieser Kranken Kasusendungen der Substantive, Personalendungen bei Verben usw. wie von selbst zu erscheinen. Zwar entsprachen die von den Kranken verwendeten grammatischen Konstruktionen bei weitem nicht immer der Norm. Ihr Auftreten

---

[1] (mit dem Kopf, Instrumental Sing.)
[2] (die Hand, Nom. Sing.)
[3] (der Zähne, Gen. Pl.)
[4] (mit dem Fuß, Instrumental Sing.)
[5] (der Haare, Gen. Pl.)
[6] (den Bart, Akk. Sing.)

zeugte jedoch von positiven Veränderungen in der gesamten Sprachfunktion, indem sie die Tendenz zur Reduzierung des Telegrammstils darstellten.

Wir geben nachstehend einige Beispiele aus den Bildbeschreibungen eines dieser Kranken v o r und n a c h der logopädischen Arbeit, welche die Entwicklung der lautrhythmischen Orientierung zum Ziel hatte:

Pat. S. (EMA):

Bild	vor der Therapie	nach der Therapie
Wratsch letschit bolnogo (Der Arzt behandelt den Kranken)	Wratsch...bolnoi (Arzt...krank)	Wratsch sanjatijem... letschenijem (Der Arzt mit der Beschäftigung... mit der Behandlung
Maltschik pjët tschai is stakana (Der Junge trinkt Tee aus dem Glas)	Tschaj...pit' stakan[1] (Tee...trinken Glas)	Tschai pjët stakanam (Tee trinkt den Gläsern)
Maltschik sidit na stule (Der Junge sitzt auf dem Stuhl)	Maltschik...stul sidet' (Junge...Stuhl sitzen)	Maltschik sidet' stulju[2] (Der Junge sitzen Stuhlu)[2]
Dwa maltschika kormjat korowu senom (Zwei Jungen füttern die Kuh mit Heu)	Dwa....kormit korowa[1] (Zwei...füttert die Kuh...)	Dwa parnja trawinku[3] dlja kormlenija korowa[1] (Zwei Burschen das Gräschen für das Füttern die Kuh)

Wie man sieht, zeigt sich nach zweimonatiger Therapie eine Wiederherstellung des "Sprachgefühls", die sich im Gegensatz zum Telegrammstil v o r dem logopädischen Unterricht als eine Tendenz zur Bildung grammatisch vollständiger Sätze manifestiert. Obwohl in den Äußerungen des Kranken sowohl bei den Kasusendungen der Substantive, als auch bei den Personalendungen der Verben noch Fehler auftreten und Präpositionen ausgelassen werden, haben sie einen qualitativ neuen Charakter bekommen: der falsche Gebrauch von Substantiven im Nominativ wie auch des Infinitivs statt der Personalform der Verben, der für die Sprache dieser Kranken vor der Therapie

[1] Nom. Sing.
[2] ungebräuchliches Suffix
[3] Akk. Sing.

kennzeichnend war, ist stark zurückgegangen. Man sollte noch hinzufügen, daß sich das Verfahren der Bewertung grammatisch richtiger und falscher Konstruktionen durch den Kranken als sehr nützlich erwies. Diese Übungen können zwischen der "vorgrammatischen" und der nachfolgenden, eigentlich grammatischen Phase der Therapie eingebaut werden.

3.2 DIE GRAMMATISCHE TRAININGSPHASE

Die grammatische Phase umfaßt zunächst die Arbeit an der Bildung des inneren syntaktischen Satzschemas, wie auch die Automatisierung verschiedener morphologisch-syntaktischer Modelle im mündlichen Ausdruck der Kranken. Die Ausnutzung verschiedener äußerer Hilfen mit nachfolgender Interiorisierung der außen dargestellten Satzstruktur erwies sich hier am effektivsten (TSVETKOVA 1972). Dabei werden Sätze nach verschiedenen syntaktischen Modellen mit Hilfe äußerer Stützen konstruiert. Jedes dieser Modelle wird im Rahmen verschiedener Arten der Sprachtätigkeit automatisiert (Satzbildung nach Bildvorlage, Dialog, Schreiben, Lesen usw.). Ferner kommen folgende Übungen zum Einsatz: Einsetzen ausgelassener Wörter in Lückensätze; Vervollständigen von Sätzen durch ein Wort in bestimmter grammatischer Form; Bildung von Sätzen zu Bildern verschiedenen Schwierigkeitsgrads, welche bestimmte morphologisch-syntaktische Modelle provozieren usw.

Schließlich noch einige Empfehlungen zur Reihenfolge der grammatischen Kategorien, die zu automatisieren sind. Während der logopädischen Arbeit wurde der Schwierigkeitsgrad dieser Kategorien für Kranke mit EMA wie folgt bestimmt (wir zählen sie in der Folge des zunehmenden Schwierigkeitsgrads auf):

Morphologische Kategorien: Numerus der Substantive
Präsens und Vergangenheitsform des Verbs[1]
Genus der Substantive und Adjektive
Futur des Verbs

Syntaktische Kategorien: Kongruenz in der Person
Kongruenz in der Genusform
Rektion der Präpositionen

Die ganze Arbeit setzt die bewußte Teilnahme des Kranken am Wiederherstellungsprozess unbedingt voraus. Das bedeutet, daß der Kranke zur Analyse und Verbesserung seiner falschen Konstruktionen ständig zu aktivieren ist. Dazu gibt es verschiedene Hilfen:

---

[1] im Russischen nur eine

Benutzung von Bildern,
Verdeutlichen des Satzschemas durch ein graphisches Modell,
Bewußtmachen der grammatischen Regeln.

Das System der logopädischen Arbeit zur Überwindung der formal-grammatischen Störungen bei Kranken mit EMA besteht demnach aus einer "vorgrammatischen" und einer eigentlich grammatischen Phase. Die oben beschriebenen konkreten Methoden können wie folgt charakterisiert werden:

- Direkte, auf die Wiederherstellung des "Sprachgefühls" gerichtete Methoden, die das Gefühl dafür wecken, ob eine grammatische Konstruktion den grammatischen Normen der Sprache entspricht oder nicht. Dazu gehören auch Übungen zur Orientierung in lautrhythmischer Hinsicht sowie Übungen zur Bewertung der Richtigkeit grammatischer Konstruktionen.

- Indirekte, umgehende Methoden, die auf die willkürliche und bewußte Durchführung grammatischer Operationen gerichtet sind. Dazu gehören: Bildung von Sätzen nach einem gegebenen Modell mit Unterstützung durch ein Gegenstandsbild, vom Kontext bedingte Wortfindung und -bildung usw. All diesen Methoden liegt das Prinzip des Umbaus einer gestörten Funktion durch kompensatorische Leistungen zugrunde.

4 ZUSAMMENFASSUNG

- Formal-grammatische Sprachoperationen sind von den Operationen des inneren Programmierens der Aussage relativ unabhängig. Darum ist die Überwindung der formal-grammatischen Sprachstörungen bei Aphasie ein selbständiger und außerordentlich wichtiger Teil der Therapie.

- Es ist zweckmäßig, in das System der logopädischen Arbeit zur Überwindung der formal-grammatischen Störungen bei Kranken mit EMA eine "vorgrammatische" Phase einzuschließen. Diese Arbeitsphase soll bei Kranken die lautrhythmischen Sprachfähigkeiten entwickeln, um damit eine Basis für die nachfolgende kompensatorische Wiederherstellung der eigentlich grammatischen Operationen zu schaffen.

- Die grammatische Phase zielt auf die Wiederherstellung des inneren syntaktischen Satzschemas wie auf die Automatisierung bestimmter morphologisch-syntaktischer Modelle im mündlichen Ausdruck des Kranken.

- Die Methoden zur Entwicklung der lautrhythmischen Orientierung wie auch zur Wiederherstellung der Kontrolle der grammatischen Richtigkeit von

Aussagen sind direkt, enthemmend und auf das Wiederherstellen des Sprachgefühls für grammatische Normen gerichtet.

Die Methoden zur Automatisierung der Wortgruppen und Sätze verschiedener syntaktischer Struktur gehören zu den kompensatorischen, umgehenden Verfahren, die auf den Umbau der gestörten Funktion gerichtet sind.

BIBLIOGRAPHIE

Achutina, T.W. (1975) Neurolinguistische Analyse der dynamischen Aphasie. Moskau: Staatliche Universität (Russ.)

Barchudarow, L.S. (1973) Zu oberflächlichen und tieferen Satzstrukturen. Woprossy jasykosnanija 3: 50-62 (Russ.)

Bay, E. (1957) Untersuchungen zum Aphasieproblem. Nervenarzt 28: 450-455

Bein, E.S. (1957) Zu einigen Besonderheiten der Sinnstruktur des Wortes und des grammatischen Baus bei sensorischer Aphasie. Woprossy psichologii 4: 90-101 (Russ.)

Bein, E.S. (1958) Pecularities of thought in patients with sensory aphasia. Language and Speech 1: 233-249

Bein, E.S. (1964) Aphasie: Mittel und Wege zu ihrer Überwindung. Leningrad: Meditsina (Russ.)

Bein, E.S.; Shokhor-Trotskaja, M.K. (1966) The preventive method of speech rehabilitation in aphasia. Cortex 2: 96-108

Bein, E.S. (1969) Basic principles of restorative therapy of speech in aphasia. In: K. Hartmann von Monakow (ed.) Treatment of Nervous Disorders. Basel: Karger, 174-187

Bein, E.S.; Owtscharowa, P.A. (1970) Klinik und Therapie der Aphasien. Sofia: Meditsina i fiskultura (Russ.)

Bein, E.S.; Stoljarowa, L.G.; Tkatschowa, G. (1975) Folgewirkungen des Hirninsults und ihre Therapie. In: J.W. Schmidt (Hrsg.) Gefäßerkrankungen des Nervensystems. Moskau. 581-614 (Russ.)

Bein, E.S.; Wiesel, T.G. (1976) Zu einigen Besonderheiten der Sprachwahrnehmung von Aphatikern. In: M.M. Kobanow (Hrsg.) Probleme der medizinischen Psychologie. Moskau. 191-193 (Russ.)

Bubnowa, W.K. (1946) Die Störung des Verstehens grammatischer Konstruktionen bei Hirnschädigungen und seine Wiederherstellung im Unterrichtsprozess. Diss. Moskau: Institut für Psychologie (Russ.)

Chomsky, N. (1957) Syntactic Structures. The Hague: Mouton

Darley, F.L. (1972) The efficacy of language rehabilitation in aphasia. Journal of Speech and Hearing Disorders 37: 3-21

Elkonin, D.B. (1958) Die Sprachentwicklung im Vorschulalter. Moskau: Verlag APN RSFSR (Russ.)

Gloning, K. (1961) The rehabilitation of aphasia. Proceed. Internat. Congr. of Neurol. Rome. Excerpta Media, Internat. Congr. Series No. 38 : 51-52

Glozman, J. M. (1974) Die Störung des Bewußtwerdens grammatischer Kategorien der Wörter bei Aphasie. Defektologija (Moskau) 2 : 16-22 (Russ.)

Glozman, J. M. (1975) Zur Struktur des expressiven Agrammatismus bei verschiedenen Aphasieformen. In: L. S. Tsvetkova (Hrsg.) Probleme der Aphasie und des wiederherstellenden Unterrichts. Moskau: Staatliche Universität, 101-114 (Russ.)

Goldstein, K. (1942) After-Effects of Brain Injuries in War. New York: Grune & Stratton

Goodglass, H.; Mayer, J. (1958) Agrammatism in aphasia. Journal of Speech and Hearing Disorders 23 : 99-111

Goodglass, H.; Fodor, I. G.; Schulhoff, C. (1967) Prosodic factors in grammar: evidence from aphasia. Journal of Speech and Hearing Research 10 : 5-20

Goodglass, H.; Gleason, J. B.; Bernholtz, N. A.; Hyde, M. R. (1972) Some linguistic structures in the speech of a Broca's aphasic. Cortex 8 : 191-212

Hochlerner, M. I.; Newelski, P. B.; Rappoport, I. A. (1970) Das Sprachgefühl und seine Messung. Materialien des 3. Allunionssymposiums für Psycholinguistik. Moskau, 15 (Russ.)

Isserlin, M. (1922) Über Agrammatismus. Zeitschrift für die gesamte Neurologie und Psychiatrie 75 : 332-410

Jakobson, R. (1956) Two aspects of language and two types of aphasic disturbances. In: R. Jakobson & M. Halle: Fundamentals of Language. The Hague: Mouton

Kleist, K. (1916) Über Leitungsaphasie und grammatische Störungen. Monatsschrift für Psychiatrie und Neurologie 40 : 118-121

Kogan, W. M. (1962) Die Wiederherstellung der Sprache bei Aphasie. Moskau (Russ.)

Kreindler, A.; Fradis, A. (1968) Performances in Aphasia. Paris: Gauthier-Villars

Leischner, A. (1960) Zur Symptomatologie und Therapie der Aphasien. Nervenarzt 31 : 60-67

Leischner, A.; Linck, H. A. (1967) Neuere Erfahrungen mit der Behandlung von Aphasien. Bericht über die Rehabilitation von 70 Aphasien. Nervenarzt 38 : 199-205

Leontjew, A. A. (1967) Die innere Sprache und Vorgänge der grammatischen Formung der Aussage. In: A. A. Leontjew & W. W. Rjabowa (Hrsg.) Fragen der Sprachformung und des Sprachunterrichts. Moskau (Russ.)

Lewina, R. J. (1961) Die Schreibstörungen bei Kindern mit Unterentwicklung der Sprache. Moskau (Russ.)

Luria, A. R. (1946) Über Pathologie der grammatischen Operationen. Nachrichten der APN RSFSR 3 : 61-98 (Russ.)

Luria, A. R. (1948) Die Wiederherstellung der Hirnfunktionen nach Kriegstraumen. Moskau (russ.)

Luria, A. R. (1963) Restoration of Functions after Brain Injury. Oxford: Pergamon Press

Luria, A. R. (1964) Factors and forms of aphasia. In: A. V. S. de Reuck & M. O'Connor (eds.) Disorders of Language. London: Churchill, 143-161

Luria, A. R. (1966) Higher Cortical Functions in Man. New York: Basic Books

Luria, A. R.; Tsvetkova, L. S. (1968) Neuropsychologische Analyse der prädikativen Struktur der Aussage: Theorie der Sprechtätigkeit. Moskau (Russ.)

Luria, A. R.; Naydin, V. L.; Tsvetkova, L. S.; Vinarskaja, E. N. (1969) Restoration of higher cortical function following local brain damage. In: P. J. Vinken & G. N. Bruyn (eds.) Handbook of Clinical Neurology, vol. 3. Amsterdam: North-Holland Publishing Company, 368-433

Luria, A. R. (1970) Traumatic Aphasia. The Hague: Mouton

Luria, A. R. (1973) Two basic kinds of aphasic disorders. Linguistics 115: 57-66

Luria, A. R. (1974) Basic problems of neurolinguistics. In: Th. Sebeok (ed.) Current Trends in Linguistics, vol. 12. The Hague: Mouton, 2539-60

Luria, A. R. (1975) Die Grundprobleme der Neurolinguistik. Ausgabe der Moskauer Universität (Russ.)
(1976) Basic Problems of Neurolinguistics. The Hague: Mouton

Oppel, W. W. (1972) Die Wiederherstellung der Sprache nach dem Insult. Leningrad (Russ.)

Pick, A. (1913) Die agrammatischen Sprachstörungen. Berlin: Springer

Schif, Sh. I. (1968) Die Aneignung der Sprache und die Entwicklung des Denkens bei gehörlosen Kindern. Moskau: Proswetschenije (Russ.)

Schuell, H.; Jenkins, J. J.; Jimenez-Pabón, E. (1965) Aphasia in Adults. New York: Harper & Row

Shokhor-Trotskaja, M. K. (1972) Die logopädische Arbeit bei Aphasie in der frühen Etappe der Wiederherstellung. Moskau: Meditsina (Russ.)

Slobin, D. I. (1966) The acquisition of Russian as a native language. In: F. Smith & G. A. Miller (eds.) The Genesis of Language. Cambridge (Mass.): M. I. T. Press

Smith, A.; Chamoux, R.; Leri, J.; London, R.; Muraski, A. (1972) Diagnosis, Intelligence and Rehabilitation of Chronic Aphasics. Ann Arbor: University of Michigan, Dept. of Physical Medicine and Rehabilitation

Sochin, F. A. (1968) Einige Fragen der Aneignung des grammatischen Baus der Sprache im Lichte der physiologischen Lehre von I. P. Pawlow. Moskau: Sowetskaja pädagogika (Russ.)

Tsvetkova, L. S. (1972) Der Rehabilitationsunterricht bei Kranken mit lokalen Hirnschädigungen. Moskau: Pedagogika (Russ.)

Tsvetkova, L. S. (1975) Zu Aufgaben, Theorie und Methoden des Rehabilitationsunterrichts. In: L. S. Tsvetkova (Hrsg.) Probleme der Aphasie und des Rehabilitationsunterrichts. Moskau: Staatliche Universität, 142-151   (Russ.)

Vargha, N.; Geréb, G. (1959) Aphasie-Therapie. Jena: Fischer

Weigl, E. (1961) The phenomenon of temporary deblocking in aphasia. Zeitschrift für Phonetik, Sprachwissenschaft und Kommunikationsforschung 14:337-364

Weigl, E. (1970) A neuropsychological contribution to the problem of semantics. In: M. Bierwisch & K. E. Heidolph (eds.) Progress in Linguistics. The Hague: Mouton, 340-344

Wepman, J. M. (1951) Recovery from Aphasia. New York: Ronald Press

Wiesel, T. G. (1975) Die Untersuchung einiger Besonderheiten des grammatischen Baus der Sprache bei Aphasie. Diss. Moskau

Wiesel, T. G. (1975) Einige Besonderheiten des impressiven Agrammatismus bei Kranken mit Aphasie. 7. Wissenschaftliche Session für Defektologie, 25.-28. März 1975. Moskau: Forschungsinstitut für Defektologie APW d. USSR, 517-518 (Russ.)

Wygotski, L. S. (1956) Ausgewählte psychologische Forschungen. Moskau (Russ.)

Wygotski, L. S. (1960) Die Geschichte der Entwicklung höherer psychischer Funktionen. In: Die Entwicklung höherer psychischer Funktionen. Moskau (Russ.)

Wygotski, L. S. (1964) Denken und Sprechen. Berlin: Akademie-Verlag (1972, Stuttgart: Fischer)

KURZ- UND LANGZEITEFFEKTE VON BENENNHILFEN BEI APHATIKERN.[*]

Rudolf Cohen, Dorothea Engel, Stephanie Kelter und Gudula List

In der modernen Aphasiologie wird kaum noch die Ansicht vertreten, daß es sich bei den aphatischen Störungen im lexikalischen Bereich um ein "Vergessen" oder gar definitiven "Verlust" von Wörtern handelt. In der Tat - eine solche Auffassung wäre nur schwer mit dem Befund vereinbar, daß die Leistungen von Aphatikern im Umgang mit Wörtern und Wortbedeutungen von einem Tag zum anderen und von der einen Situation zur anderen erheblich schwanken können. Als alternatives Erklärungskonzept wird heute immer häufiger der Begriff der "Abrufstörung" in die Diskussion eingebracht; obwohl noch relativ unpräzise formuliert, scheint dies Konzept der Variabilität aphatischer Leistungen eher Rechnung tragen zu können und ist somit als Ausgangspunkt für die Theoriebildung besser geeignet.

Mit der Annahme einer Wortabrufstörung rücken Fragestellungen ins Zentrum des Interesses, die zuvor nur beiläufig diskutiert wurden. Nicht mehr die Erfassung und Beschreibung der konkreten Aktiva und Passiva

---

[*] Die Untersuchung wurde als Teil eines größeren Projektes von der Deutschen Forschungsgemeinschaft, Bonn-Bad Godesberg, finanziert. Wir bedanken uns für die überaus großzügige Unterstützung, die wir von den Direktionen, den Ärzten, dem Pflegepersonal und nicht zuletzt von den Patienten der folgenden Kliniken erhielten:
- Abteilung Neurologie der Medizinischen Fakultät an der Rhein.-Westf.-Technischen Hochschule Aachen
- Neurologische Klinik und Institut für Rehabilitation, Bad Homburg
- Rheinische Landesklinik für Sprachgestörte, Bonn
- Neurologische Klinik der Universität Freiburg
- Neurologische Kliniken Dr. Schmieder, Gailingen
- Neurologische Universitätsklinik, Heidelberg
- Psychiatrisches Landeskrankenhaus Reichenau, Konstanz
- Städtische Krankenanstalten, Konstanz
- Südwestdeutsches Rehabilitationskrankenhaus, Abt. Neurologie, Karlsbad-Langensteinbach
- Neurologische Klinik und Hirnverletztenheim, München
- Max-Planck-Institut für Psychiatrie, München
- Nervenkreiskrankenhaus Haar, bei München
- Neurologische Klinik des Bürgerhospitals, Stuttgart
- Neurologische Klinik und Hirnverletztenversorgungskrankenhaus, Tübingen.

Originalbeitrag

des aphatischen Sprachvermögens bezeichnen den Schwerpunkt des Forschungsinteresses, gefordert ist vielmehr die Analyse der Faktoren, die den Wortabruf begünstigen oder beeinträchtigen. In einer Reihe von Untersuchungen konnten bereits manche Kenntnisse zu diesem Problemkomplex gewonnen werden. So scheinen für den Wortabruf beispielsweise die Ausgestaltung des Reizmaterials (BENTON et al. 1972; BISIACH 1966, 1976), die Darbietungsmodalität (GOODGLASS et al. 1968; SPREEN et al. 1966), der Schwierigkeitsgrad vorangegangener Aufgaben (BROOKSHIRE 1972) und der verbale Kontext (BARTON et al. 1969) ausschlaggebend zu sein.

In all diesen Untersuchungen ging es aber allein um die Feststellung, wie sich verschiedene Determinanten der augenblicklichen Situation auf den Wortabruf auswirken. Es wurde nicht geprüft, ob und durch welche Methoden der Abruf eines Wortes längerfristig erleichtert werden kann. Unter theoretischen wie therapeutischen Gesichtspunkten ist aber gerade diese Frage von großem Interesse. Reicht die bloße Übung der Wortproduktion schon aus, um den Wortabruf langfristig zu erleichtern? Oder muß die Benennhilfe so geartet sein, daß zugleich bestimmte kognitive Prozesse angeregt werden? Könnte man bei der These eines "Wortverlusts" vielleicht noch annehmen, daß allein durch Übung der entsprechenden Wortproduktion und die damit verbundene "Stärkung der Gedächtnisspur" schon die zukünftige Leistung positiv beeinflußt wird, so darf man sich bei der Annahme einer Wortabrufstörung dessen keinesfalls mehr sicher sein. Es wäre durchaus plausibel, daß die bloße Übung eines Wortes dann keinen Nutzen hat, wenn nicht gleichzeitig bestimmte Zugriffwege "gebahnt" oder "deblockiert" (WEIGL 1968, 1969) werden. Wenn sich diese Annahme erhärten ließe, so wäre dies für die Suche nach langfristig effektiven therapeutischen Maßnahmen von erheblicher Bedeutung. Man könnte nicht mehr ohne weiteres davon ausgehen, daß die Methoden, die den Wortabruf momentan erleichtern, auch längerfristig am meisten bewirken.

Die hier angesprochene Frage nach den kurz- und langfristigen Effekten von Hilfen für den Wortabruf war Gegenstand unserer Untersuchung. Es sollte geprüft werden, ob die Benennung eines bildlich vorgelegten Objekts durch verschiedene Arten des verbalen Kontexts (Anfang einer im Sprachgebrauch weitgehend normierten Wortfolge wie z.B. einer gebräuchlichen Redewendung vs. Anfang eines sinnvollen freien Satzes) in unterschiedlichem Ausmaß erleichtert würde und inwieweit ein Wort durch diese unterschiedlichen Arten der Bahnung auch längerfristig wieder verfügbar gemacht werden kann.

METHODIK

1. Probanden

Die unausgelesene Stichprobe setzte sich aus insgesamt 73 männlichen, rechtshändigen Aphatikern im Alter zwischen 17 und 65 Jahren zusammen, die mit Deutsch als Muttersprache aufgewachsen waren (vgl. COHEN et al. 1975). In Anlehnung an BENSON (1967), KERSCHENSTEINER et al. (1972) und WAGENAAR et al. (1975) wurden die Patienten aufgrund der **Flüssigkeit ihrer Sprachproduktion** - die durchschnittliche Anzahl von Wörtern pro Minute bei vier Nacherzählungen - in solche mit flüssigem Sprechverlauf (A(F)> 50 wpm) und solche mit nicht-flüssigem Sprechverlauf (A(NF)< 50 wpm) eingeteilt. Um die Heterogenität der Gruppen einigermaßen zu begrenzen, wurden sodann alle Aphatiker mit "recurrent utterances" und einer Sprechrate von weniger als 8 wpm (N = 10), sowie alle Patienten mit aphatischem Jargon (N = 3) ausgeschieden. Durch Aussonderung von 10 weiteren Probanden konnten zwei Gruppen von je 25 Aphatikern mit flüssigem und nicht-flüssigem Sprechverlauf zusammengestellt werden, die einander hinsichtlich **Alter, prämorbidem Leistungsniveau** (abgeschätzt anhand eines aus Schulbildung und Berufsausbildung kombinierten Kennwerts) und dem als Indikator für das gegenwärtige, durch die Hirnschädigung allgemein beeinträchtigte Leistungsniveau verwendeten **Trail Making Test (Form A)** von REITAN (1959) gut vergleichbar waren. Die Ätiologie und die Dauer der Erkrankung wurden bei der Zusammenstellung der beiden Gruppen nicht berücksichtigt. Eine Übersicht über die Charakteristika der beiden Gruppen gibt Tabelle 1.

2. Reizmaterial

Das Reizmaterial bestand aus 50 Schwarzweißzeichnungen (7, 5 cm x 10, 5 cm) alltäglicher Objekte, die in mindestens 95 % der Fälle von Hirngesunden und nicht-aphatischen Hirngeschädigten (je N = 25) ohne Schwierigkeiten mit dem von uns intendierten Wort benannt worden waren. Des weiteren gab es 50 kurze sinnvolle und grammatisch richtige Sätze und 50 im Sprachgebrauch weitgehend normierte Wortfolgen - zum überwiegenden

Tab. 1: Charakteristika der beiden parallelisierten Aphatikerstichproben (je N = 25).

	A(F)	A(NF)	statistische Unterschiedsprüfung
Alter (Mittelwert in Jahren)	44,2	44,3	t=0,02; df=48; p>.10
prämorbides Leistungsniveau *	2,6	2,6	t=0; df=48; p>.10
Trail Making Test (Mittelwert in $\log_{10}$ (Sekunden))	1,92	1,96	t=0,64; df=48; p>.10
Ätiologie (Anzahl Probanden)			
Gefäßleiden	8	14	Chi^2=3,12; df=2; p>.10
Trauma	11	8	
anderes, mehrere	6	3	
Dauer der Erkrankung (Anzahl Probanden)			
weniger als 4 Monate	5	3	Chi^2=0,60; df=1; p>.10
mehr als 3 Monate	20	22	

* Das prämorbide Leistungsniveau wurde anhand einer 4-stufigen Skala abgeschätzt mit Stufe 1: Volksschule abgebrochen oder beendet, aber keine abgeschlossene Berufsausbildung; Stufe 2: Volksschule und Berufsausbildung abgeschlossen; Stufe 3: Mittlere Reife und abgeschlossene Berufsausbildung oder Abitur ohne abgeschlossene Berufsausbildung; Stufe 4: Abitur und qualifizierte Berufsausbildung.

Teil Redewendungen, zum kleineren Teil Kinderreime und Liedanfänge. Das letzte Wort eines freien Satzes und das letzte Wort einer normierten Wortsequenz war jeweils die Bezeichnung für eines der 50 gezeichneten Objekte.

Objekt	freier Satz	normierte Wortsequenz
Palme	In der Oase steht eine hohe grüne Palme	Der Kerl bringt mich noch auf die Palme
Gardinen	Vor allen Fenstern hängen weiße Gardinen	Der Gauner sitzt hinter schwedischen Gardinen
Wald	Rehe und Hirsche gibt's im Wald	Kuckuck, Kuckuck, ruft's aus dem Wald

Die freien Sätze waren so gestaltet, daß sie hinsichtlich Wortanzahl und allgemeiner Satzstruktur jeweils der ihnen zugeordneten normierten Wortsequenz (d.h. der Wortsequenz, die mit demselben Wort endete) möglichst ähnlich waren.

25 der kritischen (letzten) Wörter waren einsilbig, 21 zweisilbig und 4 dreisilbig. Die Worthäufigkeit (MEIER 1967) variierte zwischen $1,6 \cdot 10^{-6}$ und $848,5 \cdot 10^{-6}$.

3. Durchführung

Das Experiment wurde in zwei Sitzungen durchgeführt - jeweils am ersten und zweiten Tag einer größeren, einwöchigen Untersuchung (vgl. COHEN et al. 1975). In der ersten Sitzung fand der "Vortest" und die "Benennung im Kontext" statt. In der zweiten Sitzung - etwa 24 Stunden später - wurde lediglich der "Nachtest" durchgeführt.

Im Vortest, zu Beginn der ersten Sitzung, wurden dem Probanden die 50 Bilder nacheinander zur Benennung vorgelegt. Nannte der Proband das von uns intendierte Wort nicht spontan, so wurde er zu mindestens drei weiteren Benenn-Versuchen aufgefordert ("Und was könnte das sonst noch sein?", "Wie könnte man das sonst noch nennen?"). Die Bilder, die der Proband auch auf Nachfrage nicht benennen konnte oder falsch benannte, wurden für die eigentliche Untersuchung reserviert. Sie wurden zufällig in drei möglichst gleich große Gruppen - die Gruppe F, Gruppe N und Gruppe K - geteilt. Die Bilder der Gruppe F wurden zur Benennung im Kontext eines freien Satzes, die Bilder der Gruppe N zur Benennung im Kontext einer normierten Wortsequenz und die Bilder der Gruppe K als Kontroll-Items im Nachtest verwendet.

Die Bilder der Gruppen F und N wurden direkt im Anschluß an den Vortest dem Probanden nacheinander vermischt zum Benennen im Kontext vorgelegt. Bei der Darbietung eines Bildes wurde jeweils der zugehörige freie Satz (bei Bildern der Gruppe F) bzw. die zugehörige normierte Wortsequenz (bei Bildern der Gruppe N) mit Ausnahme des letzten Worts vorgelesen. Dem Probanden wurde gesagt, er solle die Sätze vervollständigen; damit er wisse, wie er sie zu vervollständigen habe, werde man ihm immer gleichzeitig ein Bild vorlegen, auf dem das dargestellt sei, womit er den Satz ergänzen solle. Die Aufgabenstellung wurde anhand von drei Beispielen erläutert.

In dem 24 Stunden später stattfindenden Nachtest wurden dem Probanden die Bilder aller drei Gruppen F, N und K (d.h. alle Bilder, die der Proband im Vortest nicht richtig hatte benennen können) nacheinander vermischt zur Benennung vorgelegt. Dabei wurden keinerlei verbale Hilfen gegeben.

4. Auswertung

Für jeden Probanden und jeden Untersuchungsabschnitt wurde die Anzahl "richtiger" Benennungen festgestellt. Als richtige Benennung galt dabei das von uns intendierte Wort (d.h. das letzte Wort der zugeordneten normierten Wortsequenz), seine Abwandlung in Numerus und Diminuitiv-Form sowie alle zusammengesetzten Substantive, die das richtige Wort enthielten (z.B. "Mühlrad" für "Mühle"). Phonematisch entstellte Wörter wurden dann als "richtig" bewertet, wenn das von uns intendierte Wort nach Ansicht von drei unabhängigen Beurteilern noch zweifelsfrei daraus zu identifizieren war. Es wurde nicht berücksichtigt, ob das richtige Wort spontan oder aber erst auf Nachfrage erbracht worden war.

ERGEBNISSE

Der Median für die Anzahl richtiger Benennungen im Vortest betrug für die Aphatiker mit flüssigem Sprechverlauf Mdn=41,6 und für die Aphatiker mit nicht-flüssigem Sprechverlauf Mdn=37,8. Der Unterschied ist nach dem Mann-Whitney U-Test statistisch nicht bedeutsam ($z=0,24$; $p>.10$).

Bei der Benennung im Kontext war für beide Aphatikergruppen - nach getrennt berechneten Wilcoxon-Tests - ein signifikanter Unterschied zwischen den beiden Arten der Benennhilfen festzustellen (vgl. Figur 1): Bei der Vorgabe von normierten Wortsequenzen konnte ein beträchtlich höherer Prozentsatz von Bildern richtig benannt werden ($Mdn_{A(F)}=80\%$; $Mdn_{A(NF)}=89\%$) als bei freien Satzanfängen ($Mdn_{A(F)}=49\%$; $Mdn_{A(NF)}50\%$). Dabei war der Vorteil der normierten Wortsequenzen gegenüber freien Sätzen - bestimmt als Quotient der entsprechenden individuellen Prozentsätze - für beide Aphatikergruppen ähnlich groß ($z=0,02$; $p>.10$).

Der Nachtest zeigte, daß beide Arten der im zweiten Versuchsabschnitt durch die Benennhilfen erreichten Bahnung langfristige Effekte haben: Von den Wörtern, die durch die Vorgabe eines freien Satzanfangs erfolgreich gebahnt worden waren, wie auch von den Wörtern, die durch eine normierte Wortsequenz erfolgreich gebahnt worden waren, war den Probanden im

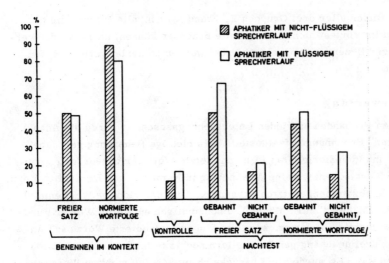

Fig. 1: Prozentsätze richtiger Benennungen (Mediane).

Nachtest ein höherer Prozentsatz verfügbar als von den Wörtern, die - als Kontroll-Items - im zweiten Versuchsabschnitt nicht vorgelegt worden waren. Die Mediane der entsprechenden Prozentsätze waren bei den Aphatikern mit flüssigem Sprechverlauf 67 % und 50 % gegenüber 10,2 %, bei den Aphatikern mit nicht-flüssigem Sprechverlauf 50 % und 43 % gegenüber 16,8 %. Die Überlegenheit der im zweiten Versuchsabschnitt gebahnten Wörter gegenüber den Kontroll-Wörtern ist - wie für die beiden Aphatikergruppen und die beiden Bahnungsarten getrennt berechnete Wilcoxon-Tests zeigen - in allen Fällen statistisch bedeutsam ($p<.05$). Man könnte einwenden, daß der Vorteil der gebahnten Wörter gegenüber den Kontroll-Wörtern möglicherweise gar kein Effekt der Bahnung ist, sondern durch die zusätzliche Beschäftigung mit diesen Bildern im zweiten Versuchsabschnitt bedingt ist. Dies ist allem Anschein nach aber nicht der Fall: Von den Wörtern, bei denen die Bahnung durch die verbale Hilfe (der einen oder anderen Art) im zweiten Versuchsabschnitt nicht gelang, konnte im Nachtest kein größerer Prozentsatz benannt werden ($Mdn_{A(F), N}=21\%$; $Mdn_{A(F), N}=27\%$; $Mdn_{A(NF), F}=16\%$; $Mdn_{A(NF), N}=14\%$) als von den Kontroll-Wörtern ($p.>10$) und in fast allen Bedingungen ein signifikant ($p<.05$) geringerer Prozentsatz als von den erfolgreich gebahnten; lediglich der

Unterschied zwischen den durch normierte Wortsequenzen erfolgreich gebahnten und den Wörtern, bei denen diese Bahnung nicht gelang, kann bei den Aphatikern mit flüssigem Sprechverlauf statistisch nicht abgesichert werden.

Beide Arten der Bahnung sind demnach längerfristig wirksam. Ein Vergleich mit dem Wilcoxon-Test zeigt aber, daß hier quantitative Unterschiede bestehen: Sowohl für die Aphatiker mit flüssigem Sprechverlauf, als auch für jene mit nicht-flüssigem Sprechverlauf war der Prozentsatz richtiger Benennungen im Nachtest bei solchen Wörtern, die durch einen freien Satz gebahnt worden waren, signifikant ($p < .05$) größer als bei den durch eine normierte Wortsequenz gebahnten Wörtern. Dabei war der Vorteil der durch einen freien Satz gebahnten Wörter (bestimmt als Quotient der entsprechenden Prozentsätze) bei den beiden Aphatikergruppen nicht wesentlich verschieden ($z = .80$; $p > .10$).

DISKUSSION

Wie wir gesehen haben, finden Aphatiker einen Großteil jener Wörter, die sie zunächst als isolierte Bezeichnung eines Objekts nicht nennen können, einige Minuten später bei der Vorgabe eines verbalen Kontexts wieder. Daß es sich hier nicht um zufällige Leistungsschwankungen handelt, wird zum einen daraus deutlich, daß zwischen den beiden Kontextarten ein signifikanter Unterschied bestand, zum anderen daraus, daß die so gebahnten Wörter auch noch einen Tag später erheblich leichter produziert werden konnten als die nicht-trainierten Kontroll-Wörter.

Bei den beiden Aphatikergruppen zeigte sich, daß Wörter leichter zur Vervollständigung einer Redewendung, eines Kinderreimes oder Liedanfangs aufgefunden werden können, denn zur Vervollständigung eines freien Satzes. BARTON et al. (1969) fanden, daß der Wortabruf eher gelingt, wenn ein sinnvoller Satzanfang vorgegeben wird, als wenn das zu benennende Objekt lediglich verbal beschrieben wird. Die Autoren führten dieses Ergebnis darauf zurück, daß in der ersten Bedingung die verbale Sequenz fast "automatisch" auf das gesuchte Wort hinleite. Die Ergebnisse der vorliegenden Untersuchung können insofern als Bestätigung für diese Auffassung angesehen werden, als hier die durch den Sprachgebrauch gut eingeübten, weitgehend normierten Wortfolgen die Wortproduktion in weit stärkerem Maße erleichterten als die freien Sätze, bei denen allein die semantisch-syntaktische Strukturierung die Wortsuche leiten konnte.

Daß jedoch bei einer verbal-akustisch "automatisierten" Bahnung durch normierte Wortfolgen wesentliche Prozesse ausgespart bleiben, die bei einer "semantisch-syntaktischen" Bahnung durch einen freien Satzanfang stattfinden und die für einen späteren Wortabruf offenbar nützlich sind, zeigen die Leistungen im Nachtest: Zwar war für beide Arten der Bahnung ein langfristiger Effekt festzustellen, die Bahnung durch einen freien Satzanfang erwies sich aber als deutlich überlegen. Man könnte vermuten, daß die Suche im semantischen Gedächtnisspeicher, die bei der Ergänzung eines freien Satzes nötig ist, mehr "Spuren" hinterläßt als der durch eine normierte Wortsequenz erreichte "automatische" Wortabruf. Zu einem ähnlichen Ergebnis kamen auch WIEGEL-CRUMP u. KOENIGSKNECHT (1973), die fanden, daß nach dem intensiven Üben einzelner Wörter nicht nur diese, sondern auch ihnen semantisch ähnliche (nicht-trainierte) Wörter verfügbar waren. Die zahlreichen Untersuchungen von WEIGL und seinen Mitarbeitern (BÖTTCHER et al. 1969; WEIGL 1968, 1969) zur Deblokkierungsmethode, in denen sich gerade die merkmalsverwandten Wörter als besonders effektive Deblokkanten erwiesen, deuten ebenfalls auf die Relevanz semantischer Beziehungen für den Wortabruf hin.

In jedem Fall lassen die vorliegenden Ergebnisse darauf schließen, daß nicht die Übung der Wortproduktion an sich - die "Stärkung der Gedächtnisspur" -, sondern die Methode, mit der die Bahnung eines Wortes erreicht wird, für die langfristige Leistungsverbesserung ausschlaggebend ist. Jene Hilfestellungen, die in einer bestimmten Situation die Produktion eines Wortes maximal erleichtern, sind nicht identisch mit den Maßnahmen, die am besten geeignet sind, um die Wörter langfristig wieder verfügbar zu machen. Durch die Vorgabe einer normierten Wortsequenz kann zwar der Abruf eines Wortes momentan erheblich verbessert werden, für eine längerfristige Erleichterung des Wortabrufs scheint aber die semantisch-syntaktische Bahnung durch einen freien Satz von größerem Nutzen.

Für die beiden Aphatikergruppen ergaben sich völlig parallele Resultate. Dies könnte durch die grobe Einteilung der Patienten nach der Sprechrate zu erklären sein. Aber auch BARTON et al. (1969) fanden bei einer differenzierten Einteilung in Broca-, Wernicke-, "posterior anomic" und "conduction type" Aphatiker keinerlei Interaktion zwischen der Wirksamkeit verschiedener Wortproduktionshilfen und Aphasietyp. Dies deutet eher darauf hin, daß entweder die Unterschiede zwischen den experimentellen Bedingungen von so ausschlaggebender Bedeutung sind, daß die Art der Störung kaum ins Gewicht fällt, oder aber, daß die den Wortfindungsstörungen zugrunde liegenden Prozesse bei verschiedenen Aphasieformen tatsächlich weitgehend die gleichen sind.

BIBLIOGRAPHIE

Barton, M.; Maruszewski, M.; Urrea, D. (1969) Variation of stimulus context and its effects on word-finding ability in aphasics. Cortex 5:351-365

Benson, D.F. (1967) Fluency in aphasia: Correlation with radioactive scan localization. Cortex 3:373-394

Benton, A.L.; Smith, K.C.; Lang, M. (1972) Stimulus characteristics and object naming in aphasic patients. Journal of Communication Disorders 5:19-24

Bisiach, E. (1966) Perceptual factors in the pathogenesis of anomia. Cortex 2:90-95

Bisiach, E. (1976) Characteristics of visual stimuli and naming performance in aphasic adults: Comments on a paper by Corlew and Nation. Cortex 12:74-75

Böttcher, R.; Metze, E.; Weigl, I. (1969) Untersuchungen der Beziehungen zwischen intakten und hirnpathologisch beeinträchtigten psychischen Funktionen im Dienste der Erforschung und Rehabilitierung aphasischer Störungen. Probleme und Ergebnisse der Psychologie 28/29:103-113

Brookshire, R.H. (1972) Effects of task difficulty on naming performance of aphasic subjects. Journal of Speech and Hearing Research 15: 551-558

Cohen, R.; Engel, D.; Hartmann, P.; Kelter, S.; List, G.; Strohner, H. (1975) Experimentalpsychologische Untersuchungen zur linguistischen Erfassung aphatischer Störungen. Dritter Bericht an die DFG, Konstanz

Goodglass, H.; Barton, M.; Kaplan, E.F. (1968) Sensory modality and object-naming in aphasia. Journal of Speech and Hearing Research 11:488-496

Kerschensteiner, M.; Poeck, K.; Brunner, E. (1972) The fluency-nonfluency dimension in the classification of aphasic speech. Cortex 8:233-247

Meier, H. (1967) Deutsche Sprachstatistik. Hildesheim: Georg Olms

Reitan, R.M. (1959) A Manual for the Administration and Scoring of the Trail Making Test. Indianapolis (Ind.): Indiana University Press

Spreen, O.; Benton, A.L.; van Allen, M.W. (1966) Dissociation of visual and tactil naming in amnesic aphasia. Neurology 16:807-814

Wagenaar, E.; Snow, C.; Prins, R. (1975) Spontaneous speech of aphasic patients: A psycholinguistic analysis. Brain and Language 2:281-303

Weigl, E. (1968) On the problem of cortical syndromes: Experimental studies. In: M.L. Simmel (ed.) The Reach of Mind: Essays in the Memory of Kurt Goldstein. New York: Springer

Weigl, E. (1969) Beiträge zur neuropsychologischen Grundlagenforschung. Probleme und Ergebnisse der Psychologie 28/29:87-102 (in diesem Band

Wiegel-Crump, C.; Koenigsknecht, R.A. (1973) Tapping the lexical store of the adult aphasic. Analysis of the improvement made in retrieval skills. Cortex 9:411-418

DIE SPRACHLICHE REHABILITATION ERWACHSENER
APHATIKER:
EINIGE BEMERKUNGEN ZUM STAND DER DINGE [1]

Jon Eisenson

1 APHASIE, HIRNSCHADEN UND DOMINANZ

Aphasie stellt eine erworbene Störung der Sprache und anderer symbolischer Funktionen bei Patienten mit lokalisiertem Hirnschaden dar. Durch diesen Hirnschaden besteht nur noch eine geringe Wahrscheinlichkeit, daß der Betroffene sprachliche Formulierungen in kommunikativen Situationen so verstehen und/oder produzieren kann, wie er es vor der Erkrankung tat. Im allgemeinen liegt bei dieser Patientengruppe gleichzeitig mit der Störung des Sprechens und Verstehens auch eine solche des Lesens und Schreibens vor. [2] Der zugrunde liegende Hirnschaden ist nach allgemeiner Ansicht auf kortikaler Ebene lokalisiert und auf ein umschriebenes Gebiet einer Hemisphäre, meist der linken, beschränkt. Demgegenüber betont PRIBRAM (1971) die Bedeutung subkortikaler Systeme jeder Hemisphäre und die besondere Auswirkung dieser Systeme auf die Sprachfunktionen. (Siehe das von OJEMANN herausgegebene Sonderheft von 'Brain and Language' (1975, Vol. 2, No. 1), welches dem Verhältnis von Thalamus und Sprache gewidmet ist.)

Bevor wir den Gegenstand der Hirndominanz und der im allgemeinen bestehenden Überwertigkeit der linken Hemisphäre für die Sprachfunktionen verlassen, möchte ich noch eine Bemerkung über die Rolle der rechten Hemisphäre und ihre Bedeutung für die Sprache machen. Wir gehen dabei von der allgemein gemachten Beobachtung aus, daß bei den meisten Menschen die linke Hemisphäre analysiert, dekodiert und irgendwie besser imstande ist, die Aufeinanderfolge von Ereignissen zu verarbeiten als die rechte. Wir wollen ferner davon ausgehen, daß bei den meisten Menschen die rechte Hemisphäre irgendwie mit der räumlichen Integration und der Verarbeitung von

---

[1] Vom Herausgeber übersetzte und gekürzte Fassung des Artikels "Language Rehabilitation of Aphasic Adults: Some Observations on the State of the Art." Folia Phoniat. 29:61-83 (1977). Mit freundlicher Genehmigung des Karger-Verlages, Basel.

[2] Weitere Aphasiedefinitionen wie ein Abriß der Geschichte der Aphasieforschung s. CHRITCHLEY 1970, Kap. 1 und kürzer EISENSON 1973, Kap. 1.

Gesamtsituationen zu tun hat, ohne dabei eine detaillierte Analyse der einzelnen Komponenten vorzunehmen. Selbst wenn wir diese beiden Voraussetzungen machen, vermag die rechte Hemisphäre bei der sprachlichen Rehabilitation eine bedeutende Rolle zu spielen. So kann besonders beim Lesen ein Patient wieder dazu gebracht werden, eine "Sieh und erfasse die Bedeutung"-Methode und nicht die sogenannte phonetische Methode anzuwenden, welche von den entsprechenden Lehrern auch "Sieh und sprich"-Methode genannt werden könnte. Auf dieses Phänomen wies SMITH (1976) hin, und ich stimme darin voll mit ihm überein, obwohl ich glaube, daß wir die Bedeutung der rechten Hemisphäre unterschätzen, wenn wir nichts weiter als diese Leistung von ihr erwarten.

2 PROBLEME DER APHASIETHERAPIE
2.1 HILFT THERAPIE?

Gewiß gibt es, was die Nützlichkeit der Aphasietherapie angeht, immer noch Skeptiker; doch ihre Zahl ist im schwinden. Die meisten Aphasiologen sind heute der Ansicht, daß jeder Aphatiker behandelt werden sollte, es sei denn, er habe einen ausgedehnten bilateralen Hirnschaden oder leide an psychotischen oder senilen Störungen. Diese Therapie kann sich auf spezifische Sprachausfälle richten oder, im Sinne von WEPMAN (1976), vor allem der Stimulierung gedanklicher Prozesse widmen.

DARLEY (1972) stellt bezüglich der Sprachtherapie folgende kritische Fragen:

1. Hat Sprachtherapie einen entscheidenden Einfluß auf Verlauf und Ergebnis der Rehabilitation?
2. Sind die Therapieergebnisse den Zeit- und Geldaufwand sowie die darin investierte Mühe wert?
3. Welche Ergebnisse haben unterschiedliche Therapiemethoden?

Diese Fragen DARLEYs betreffen die Prognose, die Auswahl der Patienten und die Rechtfertigung der Therapiekosten. Was die erste Frage angeht, so zeigt sein Überblick über englische, russische und amerikanische Literatur zwischen 1920 und 1970, daß Sprachtherapie einen entscheidenden Einfluß auf Verlauf und Ergebnis der sprachlichen Rehabilitation nimmt. Auch die Arbeiten von BUTFIELD u. ZANGWILL (1946) und VIGNOLO (1964) lassen darauf schließen, daß Sprachtherapie für die meisten Aphatiker von unmittelbarem Nutzen ist. Weitere Untersuchungen darüber liegen von SMITH (1971, 1972), EISENSON (1973) und VIGNOLO (1976) vor.

Ein alternativer Ansatz wird von WEPMAN (1976) vorgeschlagen. WEPMAN berichtet über einige Fälle aus seiner Praxis, bei denen die direkte Sprachtherapie relativ geringe Ergebnisse brachte. Jedoch erzielte er in dem Moment bedeutende Erfolge, als sich die therapeutische Bemühung auf "die Bereicherung des Denkens" richtete. Er berichtet darüber wie folgt (WEPMAN 1976:132):

> "Eine derartig vorgehende Sprachtherapie sollte sich auf die gedanklichen Prozesse des Patienten richten und Inhalt und Substanz dieser Prozesse erweitern. Alles, was den Patienten vor der Erkrankung interessierte, sollte aufgegriffen und unter Einbeziehung der Vorstellungskraft des Patienten ausgearbeitet werden. Stimulierung ist das Herzstück der Therapie, wobei verbale und nicht-verbale Anregungen gegeben werden können. Dabei wird keinerlei Versuch unternommen, bestimmte Wörter oder korrekte Sätze zu produzieren - vielmehr wird die jeweilige Antwort des Patienten als die im Augenblick beste akzeptiert."

Diese Einstellung WEPMANs zur Therapie spiegelt seine gegenwärtige Überzeugung, daß die aphatische Störung bei manchen Patienten (im Falle von aphatischen Resterscheinungen sogar bei vielen Patienten) eher eine Störung des Denkprozesses als eine Sprachstörung darstellt. WEPMAN richtet unsere Aufmerksamkeit damit wieder auf das ungelöste Problem der Beziehung zwischen Denken und Sprechen (WEPMAN 1976:131):

> "Es wird folgende Behauptung aufgestellt: Sprache ist unausweichlich an Denkprozesse gebunden, aber nicht identisch damit; Sprache ist ein Produkt des Denkens; Denken ist die höchste Hirnleistung des Menschen, zu der die Sprache nur im Verhältnis einer Dienerin steht; Denken ist dem Menschen angeboren, wohingegen er Sprache erwirbt; ..."

Ferner zitiert WEPMAN (a.a.O.) Piaget dahingehend, daß "Sprache nicht die Quelle der Logik ist, sondern im Gegenteil von der Logik her strukturiert wird". Aber WEPMAN geht noch weiter (a.a.O.):

> "Es wird angenommen, daß es ohne Denken keine sinnvolle Sprache geben kann, daß ohne Denken Sprache nur ein steriles Wiederholen wäre. Die notwendige Ergänzung dieser Ansicht ist die Überzeugung, daß der Mensch die Fähigkeit des nicht-verbalen Denkens hat, das eine sprachliche Form annehmen kann oder nicht. Wenn ein kortikaler Schaden zu einem beobachtbaren Sprachdefekt führt, dann kann die Störung in Struktur und Ausdruck der Sprache oder aber in der Begrenztheit des zugrunde liegenden, den sprachlichen Ausdruck beeinflussenden Denkprozesses begründet sein."

2.2 DIE PROGNOSE DES THERAPIEERFOLGES

Obwohl ich der festen Überzeugung bin, daß direkte Sprachtherapie für die Rehabilitation der meisten Aphatiker von Nutzen ist, so gibt es doch einige Patienten, welche nur eine geringe, auf Sprachtherapie zurückzuführende Besserung zeigen. Können wir nun vorhersagen, welche Aphatiker den größten und welche den geringsten Fortschritt jeweils mit oder ohne therapeutische Beeinflussung machen? Die jüngere Forschung gibt hierauf einige Antworten.

Gestützt auf einen Literaturüberblick für die Zeit von 1945-1972 gibt EISENSON folgende für die Prognose der Aphasie wichtige Faktoren an (1973:119-125):

> Alter des Patienten zu Beginn der Krankheit,
> Art und Ausdehnung der Läsion,
> Zeit zwischen Erkrankung und Therapiebeginn,
> Händigkeit,
> prämorbides Intelligenzniveau,
> Schulbildung,
> Art der Aphasie,
> Schweregrad der Aphasie.

Weitere prognostische Faktoren waren die Fähigkeit des Patienten zur Selbstkorrektur, zusätzliche sensorische und/oder motorische Defekte, die prämorbide Persönlichkeitsstruktur und das postmorbide Verhalten wie Euphorie, Depression und übersteigerte Ich-Bezogenheit.

Zu den prognostisch günstigen Faktoren gehören:

> Therapiebeginn zwischen 3-6 Monaten nach der Erkrankung,
> nicht älter als 50 Jahre,
> Linkshändigkeit,
> überdurchschnittliche Intelligenz,
> mindestens zwölfjährige Schulbildung,
> umschriebener Hirnschaden traumatischer, nicht vaskulärer Genese,
> eine mehr expressive als rezeptive Sprachstörung.

Was das Verhalten und die Reaktionen des Patienten angeht, so sind die Fähigkeit zur Selbstkorrektur und die Bereitschaft, auf die Realität der Krankheit ohne chronische Depression oder übertriebene Euphorie zu reagieren, positive Faktoren.

Die Rehabilitation ist ferner mit der Besserung der physischen Symptome und der Anpassung des Patienten an die sensorischen und motorischen Ausfälle

positiv korreliert. Das Fehlen dieser Ausfälle ist ein sehr günstiger Faktor.
Dennoch garantieren positive Faktoren dem einzelnen Patienten ebensowenig
die Heilung wie negative Faktoren die Heilung des jeweiligen Aphatikers völlig ausschließen. Positive und negative Faktoren gelten für die Gesamtpopulation aphatischer Patienten. Jeder Patient ist jedoch ein Individuum, dem
es häufig zum Glück nicht bewußt ist, daß wenige oder gar keine positive Faktoren für seine Heilung sprechen.
Negative Faktoren ergeben sich im allgemeinen aus dem Nichtvorhandensein
der vorher genannten positiven. So haben Patienten, die über das mittlere
Alter hinaus oder schon über 60 Jahre sind, eine weniger günstige Prognose
als jüngere Patienten. Nach VIGNOLO (1976) hat ferner eine Verzögerung
des Therapieginns einen ungünstigen Einfluß, wenn sie sechs oder mehr Monate beträgt. Patienten mit vaskulärer und neoplastischer Ätiologie erholen
sich weniger gut als solche mit offenen Hirnschäden traumatischer Genese,
die auf ein umschriebenes Gebiet einer Hirnhälfte beschränkt sind. Ferner
haben Aphatiker mit zusätzlicher Dysarthrie oder Apraxie eine weniger günstige Prognose als solche ohne artikulatorisch-motorische Störungen. Schließlich ist das Andauern von perzeptiven, sensorischen und motorischen Störungen ein negativer Faktor. Auffällige Introversion, andauernde Euphorie sowie Anzeichen von Konkretismus und Rigidität wirken sich negativ aus, wenn
es sich um Übersteigerungen prämorbider Tendenzen handelt. Schließlich ist
die Entwicklung eines extremen Abhängigkeitsverhältnisses, sei es zu Therapeuten oder Familienangehörigen, ein negativer Faktor.

2.3 DER EINFLUSS DES SCHWEREGRADS

Der Schweregrad der jeweiligen Störung ist im allgemeinen von negativer Auswirkung auf die Rehabilitation. Dennoch zeigt eine Untersuchung von SMITH
(1972), daß selbst ältere Patienten mit vaskulärer Ätiologie aufgrund intensiver Therapie (fünf Stunden täglich für eine Durchschnittszeit von 25 Wochen)
eine signifikante Besserung ihrer sprachlichen Fähigkeiten aufweisen. Patienten mit kürzerer Therapiezeit (fünf bis zehn Wochen) machten geringere
Fortschritte. Beide Gruppen zeigten jedoch stärkere Besserungen als 15 nicht
behandelte Patienten, die nach 23 Monaten erneut untersucht wurden. Sowohl
SMITH (1972) wie VIGNOLO (1976) fanden, daß Patienten, die neun bis zwölf
Monate (Durchschnitt neun Monate) nach Krankheitsbeginn behandelt wurden,
größere Fortschritte machten als Patienten, deren Therapie erst 21 bis 114
Monate (Durchschnitt 42 Monate) nach Krankheitsbeginn einsetzte. Dennoch

muß betont werden, daß SMITH zufolge auch die spät behandelte Gruppe "deutliche Besserungen" zeigte. SMITH macht einige allgemeine Beobachtungen zum Therapieeffekt bei chronischen Aphatikern. Dabei fand er heraus, daß im allgemeinen deutlichere Besserungen bei folgenden Gruppen zu beobachten waren:

1. Patienten ohne deutliche Störung nicht-verbaler Hirnleistungen, ohne Anzeichen bilateraler sensorischer Defekte oder andere Indizien für eine bilaterale Schädigung.
2. Patienten, bei denen die Behandlung möglichst bald nach der Erkrankung einsetzte.
3. Patienten mit guter Schulbildung (dennoch machten die Patienten mit weniger als zwölf Jahren Schulausbildung auch beachtliche Fortschritte).

Diese sehr optimistischen Beobachtungen von SMITH kontrastieren scharf mit denjenigen von SARNO et al. (1970). SARNO et al. berichten, daß schwer gestörte Schlaganfallpatienten, die über keinerlei expressive Sprache und ein nur geringes Sprachverständnis verfügten, sich weder durch programmierte noch durch nicht-programmierte Sprachtherapie besserten. Daraus schloß diese Arbeitsgruppe folgendes (SARNO et al. 1970):

"Die Tatsache, daß in dieser Untersuchung keine Form der Sprachtherapie eine sprachliche Besserung bewirkte, ist zweifellos auf den Schweregrad der Aphasie zurückzuführen."

Zur gleichen Schlußfolgerung kommt SCHUELL (1975:166-169), welche bei Aphatikern mit beinah totalem Verlust aller Sprachfunktionen (Gruppe 5 in SCHUELLs Klassifikation) nach der Therapie keinerlei Besserung feststellen konnte. Diese Patienten werden von SCHUELL (1975:167) als "irreversible Aphasien" eingestuft. Die Patienten dieser Gruppe hatten Anzeichen einer massiven bilateralen Schädigung mit zusätzlichen motorischen und sensorischen Ausfällen. Darüberhinaus zeigte über die Hälfte dieser Population abnorme psychische Reaktionen.

Obwohl also Patienten mit schlechter Prognose - schwere globale Aphasien mit zusätzlichen psychischen, motorischen und sensorischen Störungen - sich kaum bessern, können wir davon ausgehen, daß die meisten Aphasien bei und wahrscheinlich infolge von Therapie eine günstigere Entwicklung nehmen als ohne diese.

2.4 DER EINFLUSS VERSCHIEDENER BEHANDLUNGSMETHODEN

Wir wenden uns nun dem Problem der Sprachtherapie und ihrer Beschaffenheit zu. Dabei wird es uns vielleicht gelingen, bezüglich der Effizienz verschiedener Behandlungsmethoden einige Hypothesen aufzustellen und vielleicht sogar vorläufige Antworten zu geben. Wenn ich dieses Problem aufwerfe, dann ist mir bewußt, daß wir auf die Frage nach dem unterschiedlichen Wert verschiedener Behandlungsmethoden wahrscheinlich keine eindeutige Antwort erhalten werden. Denn Variablen wie Ätiologie, Alter, Persönlichkeit, individuelles Sprachvermögen, intakte Modalitäten, klinische Umgebung, Ausbildung, Intelligenz, Familie, soziale Faktoren usw. entziehen sich einfach der Kontrolle, welche die Voraussetzung eines objektiven Therapieexperiments bildet. Es mag also sein, daß wir lediglich einige therapeutische Ansätze und die hervorstechendsten Unterschiede verschiedener Therapiemethoden diskutieren können. Selbst auf die Gefahr hin, zu stark zu vereinfachen, möchte ich im folgenden mein Behandlungskonzept für die sprachliche Rehabilitation von Aphatikern vorstellen.

Man kann bei Aphatikern von einer sprachlichen Besserung dann sprechen, wenn das Verständnis dessen, was die Patienten hören oder lesen (ihre Sprachkompetenz) oder ihre mündlichen oder schriftlichen Äußerungen (ihre Sprachproduktion) sich mehr und mehr dem prämorbiden Sprachniveau annähern. Jedoch haben wir von diesem prämorbiden Sprachniveau nur in wenigen Fällen sichere und objektive Kenntnis. Dabei handelt es sich z.B. um Personen, die eine Aufnahmeprüfung für weiterführende oder berufsbildende Schulen machten. Meistens müssen wir uns jedoch mit Schätzungen begnügen, die auf Informationen über schulische Ausbildung und Berufsstatus sowie die prämorbiden Lese-, Schreib- und Sprechgewohnheiten des Patienten beruhen. Hierbei sind die individuellen sprachlichen Eigenheiten des jeweiligen Patienten wie literarische Fähigkeiten, Redseligkeit oder Schweigsamkeit, Schlagfertigkeit und die Genauigkeit des Wortausdrucks in Betracht zu ziehen. All diese Faktoren spielen zusätzlich zu den Bestrebungen und Heilungserwartungen des Patienten eine wichtige Rolle.

Der voranstehende Überblick über die prognostisch bedeutsamen Faktoren verschafft uns die tröstliche Gewißheit, daß - mit Ausnahme der ganz schweren Fälle - alle Aphatiker sich im Laufe einer - und vermutlich durch eine - Sprachtherapie bessern.

Dennoch sollten wir WEPMANs Mahnung beherzigen (WEPMAN 1970:128):

"Zuviele Patienten bessern sich und zuviele bessern sich nicht, ohne daß wir wissen, woran es jeweils liegt. Kennten wir die Gründe oder auch nur die Stadien der Besserung bei den einen, dann verständen wir vielleicht auch die Gründe der Nichtbesserung bei den anderen."

Ich interpretiere WEPMANs Beobachtung dahingehend, daß, wenn wir mehr über den Heilungsprozeß wüßten, wir auch imstande wären, Ausmaß und Tempo der sprachlichen Rehabilitation von Aphatikern zu steigern.

SCHUELL (JENKINS et al. 1975) gibt einen Überblick über den Stand der Aphasietherapie. Bei einer früheren Gelegenheit traf sie folgende Feststellungen, welche nach meiner Ansicht noch heute gelten (SCHUELL 1970):

"1. Keine Disziplin ist genügend entwickelt, um eine wissenschaftliche Basis für die Aphasiebehandlung zu liefern.
2. Es sind verschiedene Behandlungsmethoden vorgeschlagen worden, von denen einige in Therapieprogramme aufgenommen wurden.
3. Bei dem gegenwärtigen Stand unseres Wissens scheint ein eklektisches Vorgehen ratsam, das sich der jeweils besten Informationen aus verschiedenen Quellen bedient."

Auf der Basis dieser eklektischen Grundhaltung empfiehlt SCHUELL verschiedene Behandlungsprinzipien:

o Der Therapeut muß wissen, welche Hirnprozesse gestört und welche intakt sind.
o Er muß das Leistungsniveau in jeder Sprachmodalität kennen.
o Er muß wissen, woran es liegt, wenn der Patient versagt.

SCHUELL empfiehlt als allgemeines Behandlungsprinzip, das Therapieprogramm den jeweiligen Bedürfnissen eines Patienten anzupassen.

3 DIE DEUTUNG DES SPRACHABBAUS ALS VORAUS-SETZUNG DER THERAPIE
3.1 APHASIE ALS SPRACHLICHE REGRESSION

WEPMAN (1970:127) bemerkt, daß viele Aphatiker im Laufe des Rehabilitationsprozesses "einen ausgetretenen und bereits vertrauten Weg benützen, der den Entwicklungsstadien des kindlichen Spracherwerbs nicht unähnlich ist... Zieht man lediglich die Spontansprache in Betracht, dann sind diese Phasen häufig zu beobachten und leicht zu beschreiben." Bei einer früheren Gelegenheit hatten WEPMAN und JONES (1964) diese Rückbildungsphasen als "fünf Aphasien" beschrieben:

- o globale Aphasie
  (eine vorsprachliche, durch das völlige Fehlen sprachlicher Fähigkeiten gekennzeichnete Phase),
- o Jargon-Aphasie
  (bedeutungslose Äußerungen),
- o pragmatische Aphasie
  (wachsendes Sprachverständnis und zunehmende mündliche Produktion von Wörtern und Neologismen, die jedoch meist "bedeutungslos oder nicht zu verstehen sind"),
- o semantische Aphasie
  (Beginn der eigentlichen Sprachverwendung, welche der Ein- und Zwei-Wort-Phase des kindlichen Spracherwerbs entspricht),
- o syntaktische Aphasie
  (Benutzung von Syntax und Grammatik im mündlichen Ausdruck).

In einer neuerlichen Untersuchung stellt WEPMAN (1976) die Hypothese auf, daß es sich bei einigen Aphatikern primär um einen Abbau von Denkprozessen handelt, der sich auf die Sprache auswirkt. Erinnern wir uns in diesem Zusammenhang daran, daß bereits vor hundert Jahren JACKSON (1879) die Aphatiker als "verlangsamt im Denken" bezeichnete.

JAKOBSON (1955, 1964, 1968) stellte bereits vor WEPMAN fest, daß Aphasie einen regressiven Abbau der Sprache darstellt. Die therapeutische Konsequenz von JAKOBSONs Haltung ist die, daß Therapieprogramme Übungsmaterial enthalten sollten, welches die wichtigsten Stadien des kindlichen Spracherwerbs berücksichtigt. D.h. die Programme sollten phonematische, morphematische und syntaktische Komponenten enthalten, je nachdem, wo die Stärken oder Schwächen des Sprachausdrucks und Sprachverständnisses eines Patienten liegen.

3.2 DER BEITRAG DER PSYCHOLINGUISTIK

Das Studium des normalen kindlichen Spracherwerbs und des Sprachabbaus bei Aphasie ist ein zentrales Thema der Psycholinguistik, das für Linguisten und Aphasiologen von gleicher Bedeutung ist. Ich habe in diesem Zusammenhang schon WEPMAN und JAKOBSON erwähnt; im folgenden will ich kurz einige Arbeiten referieren, welche linguistische Theorie und psycholinguistische Verfahren in die Aphasietherapie einbrachten:

SEFER u. SHAW (1972) diskutierten die Stimulationstheorie unter der Voraussetzung, daß Aphatiker mehr in ihrer sprachlichen Performanz als in ihrer Kompetenz beeinträchtigt sind. Ihrer Meinung nach besteht die wichtigste Aufgabe der Therapie darin, gestörte Prozesse zur normalen Funktion anzuregen. Hierzu ist intensive auditive Stimulierung vonnöten, die jedoch auch über andere Kanäle erfolgen kann. Dieser Meinung sind SCHUELL und viele andere klinische Aphasiologen. SEFER u. SHAW betonen den Wert psycholinguistischer Kenntnisse für den Therapeuten, da diese ihm beim Entwickeln von hinsichtlich linguistischer Parameter kontrolliertem Therapiematerial wie auch bei der Analyse aphatischer Äußerungen von Nutzen sind.

HOLLAND et al. (1971) berichten über eine Reihe von psycholinguistischen Untersuchungen. In einigen von diesen wurden die Experimente in programmierter Form durchgeführt. Ziel dieser Studien war es, zum Kern der aphatischen Sprachschwierigkeiten vorzudringen und daraus Ergebnisse für die Sprachtherapie herzuleiten. Einige dieser Ergebnisse lauten wie folgt:

- o Für Aphatiker besteht die Schwierigkeit beim Verstehen von Sätzen mehr in der grammatikalischen Komplexität als in der Länge derselben.

- o Trotz ihrer Schwierigkeiten bei der Sprachperformanz, d.h. bei der Formulierung und Produktion von Sprache, verfügen die meisten Aphatiker über einen beträchtlichen Teil ihrer Sprachkompetenz, was sich u.a. in ihrem Sprachverständnis zeigt. Daraus ergibt sich für den Therapeuten, daß die meisten Aphatiker recht gute Heilungschancen haben, was nicht der Fall wäre, wenn auch ihre Kompetenz in Mitleidenschaft gezogen wäre.

- o In einer Reihe von Experimenten wurde das Sprachverständnis von Aphatikern für einfache Relationsangaben getestet. Hierbei schnitten Aphatiker weniger gut ab als nicht-aphatische, rechtsseitige Hirnverletzte, lagen jedoch weit unter dem Leistungsniveau von gesunden Kontrollpersonen. Hieraus ergibt sich, daß ein Hirnschaden die kognitiven Funktionen unabhängig von einer bestehenden Aphasie beeinträchtigt. Diese Beeinträchtigung der kognitiven Funktionen muß also in der Therapie gesondert berücksichtigt werden.

- o Anhand grammatisch kontrollierter Mustersätze wurden Performanzhierarchien erstellt. Hierbei wurde folgende Schwierigkeitsreihenfolge der aphatischen Reaktionen ermittelt: Sprachverständnis, Abschreiben, Nachsprechen, Lesen, Diktatschreiben, Benennen, Spontansprache und Schreiben. Für den Therapeuten ist es also sehr wichtig, die unterschiedliche Schwierigkeit dieser einzelnen Modalitäten bei der Bewertung der Leistung des Patienten zu berücksichtigen.

3.3 APHASIE ALS DESORGANISATION: HEILUNG ALS REORGANISATION

Nach meiner persönlichen Ansicht ist Aphasie die Störung und Desorganisation eines etablierten Sprachverhaltens. Ihre Heilung ist vor allem ein Reorganisationsprozess, der am Anfang bei den meisten Patienten in einem gewissen Umfang spontan verläuft. Bei einigen wenigen vollzieht sich der gesamte Heilungsprozess auf diese Weise, d.h. zu ihrer Genesung wurde nichts unternommen, was man als Therapie bezeichnen könnte. Die nach der frühen Phase spontaner Heilung einsetzende Rehabilitation besteht darin, dem Patienten den freien Gebrauch aller der Fähigkeiten zu ermöglichen, über die er noch verfügt. In den meisten Fällen ist eine intensive Stimulierung vonnöten, wobei sich das jeweilige Programm an dem Modell JAKOBSONs orientieren kann oder die durch eine Untersuchung aufgedeckten Störungsparameter gezielt angehen kann. In einigen Fällen kann sich diese Stimulierung der gestörten Modalitäten bedienen, in anderen wiederum kann es günstiger sein, diese zu umgehen und eine linguistische Stimulierung der intakten bzw. relativ intakten Modalitäten vorzunehmen. Fast immer gilt es jedoch, der auditiven Modalität besondere Beachtung zu schenken, da diese nach SCHUELL (JENKINS et al. 1975 : 304-310) von einer Aphasie immer mehr oder weniger in Mitleidenschaft gezogen wird. Im Zentrum ihrer therapeutischen Methode steht demnach intensive, aber kontrollierte auditive Stimulierung, die mit visuellen Stimuli gekoppelt wird. Für gewisse Patienten, deren Leistungen stagnieren, mag WEPMANs (1976) Methode der Stimulierung von Denkprozessen ohne obligatorische Versprachlichung angebracht zu sein.

Die Rolle des Therapeuten ist diejenige eines Anregers oder "agent provocateur". Der Therapeut muß Zeit, Gelegenheit und Material so wählen, daß sie den Interessen, den Bedürfnissen, der Intelligenz und den linguistischen Fähigkeiten des Patienten möglichst angepaßt sind. Unter der Voraussetzung, daß die sprachliche Kompetenz des Patienten beinahe immer größer ist als seine sprachliche Produktion, muß der Therapeut versuchen, dem Patienten das Verstehen und Produzieren von Sprache auf dem Niveau seiner Fähigkeiten zu ermöglichen.

4 THERAPEUTISCHE STRATEGIEN
4.1 ÜBERTRAGUNG GESTÖRTER FUNKTIONEN AUF ANDERE SYSTEME

Hierbei ist es keinesfalls meine Absicht, alle Grundsätze und Methoden der Sprachtherapie bei Aphatikern darzustellen. Ich hoffe nur, daß die Methode, für die sich ein Therapeut entscheidet, den Bedürfnissen des jeweiligen Patienten und nicht den Neigungen und Gewohnheiten des Therapeuten entspricht. Wir wissen, daß Therapie von Nutzen ist. Leider sind wir uns jedoch der theoretischen Voraussetzungen und des Inhalts unserer Methoden immer noch nicht sicher.

LURIA ist der Auffassung, daß, wenn infolge schwerer Läsionen elementare Funktionen gestört sind, diese auf direktem Wege nicht wiederzuerlangen sind. Er meint infolgedessen (LURIA 1970:381):

> "Die einzige Weise, derartige Ausfälle zu kompensieren, besteht darin, die entsprechenden Funktionen auf andere Strukturen oder andere funktionale Systeme zu übertragen."

LURIA betont, daß man nicht versuchen sollte, mit einem Rehabilitationsprogramm die normale Entwicklung einer bestimmten Funktion nachzuvollziehen. Vielmehr ist er der Ansicht (LURIA 1970:458):

> "Die Rehabilitation eines Patienten mit traumatischer Aphasie vollzieht sich niemals als eine Wiederholung des normalen Entwicklungsprozesses. Für gewöhnlich spielen neue Prozesse, die vorher keinerlei Beziehung zu dem gestörten funktionalen System hatten, bei der Reorganisation desselben eine führende Rolle. Manchmal muß die ursprüngliche Funktion in mehrere Einzeletappen aufgelöst werden, welche dann externalisiert werden können. Auf diese Weise wird der dahinter stehende psychologische Prozeß auf eine neue Weise vollzogen."

LURIA ist der optimistischen Ansicht, daß durch die Reorganisation der gestörten Funktion Aktivitäten wiederhergestellt werden können, die ursprünglich für immer verloren schienen.

4.2 PRÄVENTIVE THERAPIE

BEIN und SHOKHOR-TROTSKAYA (1966) empfehlen eine Methode, welche die im Rehabilitationsprozess eines Patienten vorhersehbaren Fehler zu vermeiden sucht. Sie betonen die Notwendigkeit, "die primäre Sprachstörung und die Therapie so zu organisieren, daß das Auftreten von Sekundärsymptomen dieser Störung vermieden wird... Hauptziel der präventiven Therapiemethode ist die Prophylaxe". So bietet der Therapeut Patienten mit motorischer Aphasie, welche voraussichtlich einen Agrammatismus entwickeln werden, geeignete sprachliche Strukturen an und reguliert somit Form und Inhalt ihrer Äußerungen durch externe Kontrolle. Die Aufgabe des Therapeuten besteht darin, "für den der Sprache beraubten Patienten die einfachsten Wörter mit Satzfunktion bereitzustellen".

4.3 PROGRAMMIERTE THERAPIE

Im Verlauf der sechziger Jahre wurden eine erhebliche Anzahl experimenteller Untersuchungen zur programmierten Therapie bei Aphatikern durchgeführt. Ein Pionier dieser Bewegung war HOLLAND (1970):

> "Um ein Programm zu schreiben, muß man zunächst das Lernziel detailliert definieren. Dann muß das Reaktionsinventar der Zielgruppe, für die das Programm bestimmt ist, gesichtet werden, um eine in etwa adäquate Reaktion auszuwählen. Diese bildet dann den Beginn des Programms. Das Programm bewegt sich dann in kleinen, sorgfältig kontrollierten Schritten hin zu einer immer stärkeren Annäherung an das Zielverhalten. Dies nennt man "shaping". Ein Programm verlangt ständige Reaktionen des Lerners, wobei bei jedem Programmschritt die korrekten Reaktionen differenziert verstärkt werden."

Meiner Ansicht nach ist die programmierte Therapie eine zusätzliche Maßnahme, auf keinen Fall jedoch ein Ersatz für andere Formen der klinischen Einzel- oder Gruppentherapie. Für programmierte Therapie scheinen mir vor allem Patienten geeignet, die, sei es infolge spontaner Heilung oder einer Therapie, Fortschritte gemacht haben. Programmierte Therapie, ganz gleich, ob sie Maschinen, Arbeitsblätter oder Übungsbücher verwendet, hat unleugbare Vorteile für bereits weitgehend gebesserte Patienten, die imstande und genügend motiviert sind, um ohne direkte klinische Anleitung allein zu arbeiten. Einige Patienten werden sich durchaus für diese Arbeitsweise entscheiden. Sie haben dann das Gefühl, daß ihnen die programmierte Therapie zu einer größeren Selbständigkeit verhilft. Dieses Gefühl allein ist schon eine bedeutende Hilfe für die weitere Rehabilitation.

4.4 GRUPPENTHERAPIE

Diese Therapieform sollte man im Falle von Aphatikern besser als Einzeltherapie im Rahmen einer Gruppe bezeichnen. Ich glaube wiederum, daß Gruppentherapie mehr eine Ergänzung denn ein Ersatz von Einzeltherapie ist. Sicherlich kann ein Therapeut gelegentlich Übungen wie z. B. Gesprächssituationen, Kaffeeklatsch und dergleichen durchführen, welche die Anwesenheit einer Gruppe nötig machen. Für gewöhnlich richtet sich jedoch diese Therapieform nach den Bedürfnissen eines oder mehrerer Patienten, welche auch bei nicht-propositionaler, d.h. gesellschaftlich-konventioneller Sprachverwendung Schwierigkeiten haben.

Zusätzlich zu der Übung sozialer Funktionen hat die Gruppentherapie folgende Vorzüge:

o die Motivierung durch Gleichgestellte,

o die Reaktion von Leidensgenossen auf frisch erworbene, negative Sprechgewohnheiten wie Telegrammstil, Agrammatismus, Neologismus und Paraphasien,

o der Patient kann die Techniken beobachten, welche andere verwenden, um Sprache zu evozieren oder sich verständlich zu machen bzw. um zu signalisieren, wenn sie etwas nicht verstehen,

o der vielleicht größte Nutzen der Gruppentherapie besteht darin, daß jeder Teilnehmer mit einer Vielzahl von Sprechweisen und Sprechgewohnheiten konfrontiert und somit die Abhängigkeit von einem Therapeuten oder Verwandten abgebaut wird.

o der nicht-sprachliche Wert der Gruppentherapie besteht darin, daß die Gruppenmitglieder eine Gelegenheit haben, ihren Gefühlen Luft zu machen und Kummer abzuladen. Das Gefühl - wenn auch nur für kurze Zeit - im gleichen Boot zu sitzen, mildert das Isolationsbewußtsein, welches viele Aphatiker haben.

5 APHATISCHE RESTERSCHEINUNGEN ALS THERAPEUTISCHES PROBLEM

5.1 HIRNORGANISCHE VORAUSSETZUNGEN

Aphatische Resterscheinungen können als diejenigen Fehler oder Sprachschwierigkeiten bezeichnet werden, welche bereits von einer Aphasie weitgehend geheilte Patienten noch aufweisen. Man kann diese Fehler auch als ein Versagen kognitiver Strategien betrachten, das sich in der Sprache niederschlägt. Auf jeden Fall stehen wir vor einem komplexen Problem: ist die Sprache und/oder das Denken von Aphatikern ein Produkt der Desorganisation oder gar des Zusammenbruchs in der Kommunikation zwischen beiden Hemisphären? Oder resultieren sie aus Störungen der dominanten Hemisphäre, welche außer im Fall hemisphärektomierter Patienten weiterhin ihre dominante Rolle spielt? Oder sind diese Resterscheinungen das Ergebnis einer "Machtübernahme" durch eine in linguistischer Hinsicht unzureichende, unfähige und untergeordnete Hemisphäre? Was das letztere Problem angeht, können wir davon ausgehen, daß außer im Fall von hereditären Linkshändern die untergeordnete Hemisphäre für die sprachlichen Funktionen, die sie nun ausüben soll, nicht gut vorbereitet ist. Ist jedoch die rechte Hemisphäre, d.h. die des Durchschnittsmenschen, wirklich so ungeeignet für sprachliche Funktionen, wie man anzunehmen geneigt ist? Neuere Untersuchungen von SMITH und SPERRY und ihrer Mitarbeiter wie auch meine eigenen Ergebnisse deuten darauf hin, daß die nicht-dominante rechte Hemisphäre bei vielen Menschen ein beträchtliches Sprachpotential hat.

Kürzlich entwickelte Techniken erlauben es uns, unterschiedliche Funktionen festzustellen, je nachdem, welche Hemisphäre stimuliert wird. ZAIDEL (1975) soll anläßlich der Erörterung der Konsequenzen seiner "Z-Linsen" zur Feststellung unterschiedlicher Hemisphärentätigkeit gesagt haben:

"Die rechte Hemisphäre kann eine Menge sprachlicher Funktionen erfüllen. Sie muß jedoch auf eine Weise trainiert werden, die der besonderen Art ihrer Informationsverarbeitung angepaßt ist."

Vielleicht haben wir also die rechte Hemisphäre hinsichtlich ihrer Fähigkeit zur Übernahme oder zum Neuerwerb sprachlicher Fähigkeiten unterschätzt. Vielleicht kann eine richtig stimulierte, unverletzte rechte Hemisphäre - zumindestens für bestimmte Patienten - einen größeren Heilungsfortschritt erbringen als eine geschädigte und gestörte linke.

An dieser Stelle sei auf die interessante Diskussion der sprachlichen Bedeutung der rechten Hemisphäre in 'Brain and Language'(1976, Heft 1 u. 4) hingewiesen. Die Artikel von SELNES (1976) und MOSCOVITCH (1976 a, b) enthalten einen Literaturüberblick über die Forschung der letzten 20 Jahre zur sprachlichen Funktion der rechten Hemisphäre.

5.2 DAS SPRACHVERSTÄNDNIS

Wie bereits oben berichtet, glauben die meisten Forscher, daß die sprachliche Kompetenz, d.h. Sprachwissen und Sprachverständnis der meisten Aphatiker besser ist als ihre Performanz vermuten läßt. Jedoch selbst wenn wir Patienten mit mittleren bis schweren Verständnisproblemen beim Dekodieren gesprochener Sprache ausnehmen, haben die meisten Aphatiker Schwierigkeiten im auditiven Verstehen.

Eine von Goodglass et al. (1970) durchgeführte Untersuchung ergab, daß das auditive Sprachverständnis multidimensional sei und für die einzelnen aphatischen Untergruppen verschiedene Störungsmuster aufweise.

DE RENZI und VIGNOLO (1962) entwickelten einen "Token-Test", um rezeptive Probleme bei Aphatikern, bei denen keine Intelligenzstörung vorliegt, aufzudecken. Der Token-Test hat weithin Anwendung gefunden, um restliche Sprachverständnisschwierigkeiten bei Patienten mit schwerer auditiver Aphasie (BOLLER u. VIGNOLO 1966) oder auch bei Patienten mit überwiegend expressiven Störungen aufzudecken (POECK et al. 1972).

5.3 DIE WORTFINDUNG

Die Störung der Wortfindung ist eine aphatische Resterscheinung. Sie ist zugleich eine der hervorstechenden Störungen bei Beginn der Krankheit. Zugleich ist sie ein Phänomen des normalen Alterungsprozesses. In Zusammenhang mit einer Senilität kann sie schließlich eine ganz starke Ausprägung finden. Obwohl die Wortfindungsstörung für Substantive am ausgeprägtesten ist, verschont die "Anomie" oder amnestische Aphasie auch die anderen Wortarten nicht. GESCHWIND (1967) erwähnt vier Formen gestörter Wortfindung, die bei der Objektbenennung durch Patienten auftreten. Wenn wir die Wortfindungsschwierigkeiten von Aphatikern analysieren, sollten wir dabei auch den Prozeß des sogenannten "Versprechens" nicht aus den Augen verlieren. Auch Aphatiker unterliegen den sogenannten Freudschen Fehlleistungen und sind den Gesetzen der "Psychopathologie des Alltags" unterworfen.

5.4 DYSARTHRIE UND APRAXIE

Bei einigen Patienten besteht die aphatische Resterscheinung in einer dysarthrischen Behinderung. Dysarthrien, d.h. Störungen der Artikulationsbewegungen, können auch unabhängig von einer Aphasie auftreten. Nach DARLEY et al. (1969) sind Dysarthrien der Sammelbegriff für eine Gruppe von Behinderungen des Sprechens, hervorgerufen durch eine gestörte Kontrolle der Artikulationsmuskulatur, die auf eine Schädigung des zentralen oder peripheren Nervensystems zurückzuführen ist.

Dysarthrie sollte von "oraler Apraxie" unterschieden werden. Dieser letztere Terminus sollte für Störungen reserviert werden, die aus der falschen Programmierung von Bewegungen und Bewegungssequenzen hervorgerufen werden.

Therapeutische Techniken zur Heilung der Dysarthrie werden von EISENSON (1973:175-178), JOHNS u. DARLEY (1970) und DARLEY et al. (1975b) beschrieben.

5.5 VERÄNDERUNGEN DER INTELLIGENZ

Im Laufe des vergangenen Jahrhunderts wurden zu diesem Problem von drei führenden Aphasiologen Stellung genommen. So war, wie schon oben berichtet, JACKSON (1879) der Ansicht, daß Aphatiker verlangsamt in ihrem Denken seien. GOLDSTEIN (1948) betonte, daß ein Hirnschaden im Zusammenhang mit einer Aphasie einen allgemeinen Defekt oder eine Störung des abstrakten Verhaltens hervorrufe. D. h. ein Aphatiker leidet an einer grundlegenden Störung, die nach GOLDSTEIN von zentraler Bedeutung ist - einer verringerten Fähigkeit zur Begriffsbildung und Abstraktion. Im gleichen Sinne äußert sich BAY (1962): "Der Aphatiker ist in seinem begrifflichen Denken und der Aktualisierung von Begriffen gestört. Aus diesem Grunde kann er nichts äußern bzw. keine Objekte benennen." In EISENSON (1973: 55-66) findet sich ein Überblick über die neuere Literatur zur Korrelation von Intelligenz und Aphasie sowie kognitiven Funktionen, das non-verbale Lernvermögen von Aphatikern. Der allgemeine Eindruck besteht darin, daß die Aphatiker als Gruppe eine intellektuelle Beeinträchtigung, wenn nicht sogar eine irreparable intellektuelle Schädigung aufweisen. Trotz dieser Einschränkung entspricht jedoch das Lernverhalten von Aphatikern bei nichtverbalen und verbalen Aufgaben demjenigen von Nicht-Aphatikern. Aphatiker brauchen bessere Lernbedingungen als Nicht-Hirnverletzte. Zu den allgemeinen Charakteristika des aphatischen Lernens gehören schlechtes Planen, die Wahl falscher Strategien bzw. Unfähigkeit, ihre Strategien den wechselnden Anforderungen einer neuen Situation anzupassen. Aphatiker brauchen im allgemeinen mehr Zeit, um ihre Reaktion zu modifizieren als vergleichbare nicht-aphatische Kontrollpersonen.

Zwei neuere Untersuchungen (CERMAK u. MOREINES 1976; WEIDNER u. LASKY 1976) deuten darauf hin, daß das Grundproblem der aphatischen Informationsverarbeitung darin besteht, daß sie mehr Zeit brauchen, als ihnen in der normalen Kommunikation zur Verfügung steht. CERMAK und MOREINES schließen deshalb (1976): "Es ist das Tempo der Informationsverarbeitung durch den Aphatiker, das gestört scheint, nicht die Fähigkeit, die semantischen Komponenten von Wörtern zu analysieren." WEIDNER u. LASKY (1976) fanden, daß eine Verlangsamung des Sprechtempos die Fehlerzahl senkt. Wir empfehlen deshalb Therapeuten, Familienangehörigen und anderen Kommunikationspartnern von Aphatikern, ihr Sprechtempo den aphatischen Fähigkeiten anzupassen.

Bei diesem Überblick über die Diskussion der intellektuellen Fähigkeiten von Aphatikern müssen jedoch zwei Fakten hervorgehoben werden. Erstens wurden all diese Untersuchungen an Personen durchgeführt, die Patienten waren oder noch in Therapie standen. Es handelte sich also nicht um Aphatiker, die ihre Krankheit teilweise oder weitgehend überwunden haben.

Zweitens beziehen sich diese Aussagen auf die Gesamtgruppe der Aphatiker. Als Individuen leisteten jedoch einige der Versuchspersonen ebensoviel wie nicht-hirnverletzte Kontrollpersonen. Ich persönlich glaube, daß die Faktoren der Müdigkeit, des Streß und der Wirkung von Medikamenten sehr viel zu der Verringerung des intellektuellen Leistungsvermögens beitragen, mehr auf jeden Fall als die gleichen Faktoren bei Gesunden bewirken.

BIBLIOGRAPHIE

Bay, E. (1962) Aphasia and non-verbal disorders of language. Brain 85: 411-426

Bein, E.; Shokhor-Trotskaya, M. (1966) The preventive method of speech rehabilitation. Cortex 2: 96-108

Boller, F.; Vignolo, L.A. (1966) Latent sensory aphasia in hemisphere-damaged patients. Brain 89: 815-830

Butfield, E.; Zangwill, O.L. (1946) Re-education in aphasia: a review of 70 cases. Journal of Neurology, Neurosurgery and Psychiatry 9: 75-79

Cermak, L.S.; Moreines, J. (1976) Verbal retention deficits in aphasia and amnesic patients. Brain and Language 3: 16-27

Critchley, M. (1970) Aphasiology. London: Arnold

Darley, F.L. (1972) The efficacy of language rehabilitation in aphasia. Journal of Speech and Hearing Disorders 37: 3-21

Darley, F.L.; Aronson, A.E.; Brown, J.R. (1969) Differential diagnostic patterns of dysarthria. Journal of Speech and Hearing Research 12: 246-269

Darley, F.L.; Aronson, A.E.; Brown, J.R. (1975b) Motor Speech Disorders. London: Saunders

Darley, F.L.; Brown, J.R.; Swenson, W.M. (1975a) Language changes after neurosurgery for Parkinsonism. Brain and Language 2: 65-69

De Renzi, E.; Vignolo, L.A. (1962) The Token Test: a sensitive test to detect receptive disturbances in aphasics. Brain 85: 665-678

Eisenson, J. (1973) Adult Aphasia, Assessment and Treatment. Englewood Cliffs: Prentice Hall

Eisenson, J. (1975) Language rehabilitation of aphasic adults. In: Eagles (ed.) Human Communication and its Disorders. Vol. 3. New York: Raven Press, 437-450

Gardiner, B.S.; Brookshire, R.H. (1972) Effects of unisensory and multisensory presentation of stimuli upon naming by aphasic patients. Language and Speech 15: 342-357

Gardner, H. (1974) The naming of objects and symbols by children and aphasic patients. Journal of Psycholinguistic Research 3: 133-149

Geschwind, N. (1967) The varieties of naming errors. Cortex 3: 97-112

Goldstein, K. (1948) Language and Language Disturbances. New York: Grune & Stratton

Goodglass, H.; Gleason, J.B.; Hyde, M.R. (1970) Some dimensions of auditory language comprehension in aphasia. Journal of Speech and Hearing Research 13: 595-606

Hécaen, H.; Ajuriaguerra, J. de (1964) Left Handedness. New York: Grune & Stratton

Hécaen, H.; Sauget, J. (1971) Cerebral dominance in left-handed subjects. Cortex 7: 19-48

Holland, A. (1969) Some current trends in aphasia rehabilitation. ASHA 2: 3-7

Holland, A. (1970) Case studies in aphasia rehabilitation using programmed instruction. Journal of Speech and Hearing Disorders 35: 377-390

Holland, A.; Levy, C.B.; Harris, A.B.; Kozbelt, B.; Sonderman, J. (1971) Psycholinguistic and Behavioral Variables Underlying Recovery from Aphasia. Washington: Social and Rehabilitation Service, Department of Health, Education, and Welfare

Howes, D.H. (1964) Application of the word-frequency concept to aphasia. In: A.V.S. de Reuck & M. O'Connor (eds.) Disorders of Language. London: Churchill, 47-75

Jackson, J.H. (1879) On affectation of speech from disease of the brain. Brain 1: 304-330

Jakobson, R. (1955) Aphasia as a linguistic problem. In: Werner (ed.) On Expressive Language. Worcester: Clark University, 69-81

Jakobson, R. (1964) Toward a linguistic typology of aphasic impairments. In: A.V.S. de Reuck & M. O'Connor (eds.) Disorders of Language. London: Churchill, 21-42

Jakobson, R. (1968) Child Language, Aphasia, and Phonological Universals. The Hague: Mouton

Johns, D.F.; Darley, F.L. (1970) Phonemic variability in apraxia of speech. Journal of Speech and Hearing Research 13: 556-583

Lecours, A.R.; Lhermitte, F. (1969) Phonemic paraphasia: linguistic structures and tentative hypotheses. Cortex 5: 193-228

Luria, A. (1966) Higher Cortical Functions in Man. New York: Basic Books

Luria, A. (1970) Traumatic Aphasia. The Hague: Mouton

Luria, A. (1973) Towards the mechanisms of naming disturbance. Neuropsychologia 11: 417-421

MacMahon, M.K.C. (1972) Modern linguistics and aphasia. British Journal of Disorders of Communication 7: 54-63

Myerson, R.; Goodglass, H. (1972) Transformational grammars of three agrammatic patients. Language and Speech 15: 40-50

Moscovitch, M. (1976a) On the representation of language in the right hemisphere of right-handed people. Brain and Language 3: 47-71

Moscovitch, M. (1976b) On interpreting data regarding the linguistic com-

petence and performance of the right hemisphere. Brain and
Language 3 : 590-599

Ojemann, G. A. (1975) Language and the thalamus: object naming and recall during and after thalamic stimulation. Brain and Language 2 : 101-120

Poeck, K.; Kerschensteiner, M.; Hartje, W. (1972) A quantitative study on language understanding in fluent and non-fluent aphasia. Cortex 8 : 299-304

Pribram, K. H. (1971) Languages of the Brain. Englewood Cliffs: Prentice Hall

Saporta, S. (1961) Psycholinguistics: A Book of Readings. New York: Holt, Rhinehart & Winston

Sarno, M. T.; Silverman, M.; Sands, E. (1970) Speech therapy and language recovery in severe aphasia. Journal of Speech and Hearing Research 13 : 607-623

Schuell, H. (1970) Aphasia in Adults. In: Human Communication and its Disorders. NINDS Monogr. No. 10. Washington: US Department of Health, Education, and Welfare, 110-126

Schuell, H. (1975) in: Jenkins, J. J.; Jiménez-Pabón, E.; Shaw, R. E. & J. W. Sefer: Schuell's Aphasia in Adults. 2nd. ed. New York: Harper & Row

Sefer, J. W.; Shaw, R. (1972) The use of psycholinguistic principles in the treatment of aphasics. British Journal of Disorders of Communication 7 : 87-89

Selnes, O. P. (1976) A note on the representation of language in the right hemisphere of right-handed people. Brain and Language 3 : 583-588

Smith, A. (1971) Objective indices of severity of chronic aphasia in stroke patients. Journal of Speech and Hearing Disorders 36 : 167-207

Smith, A. (1972) Diagnosis, Intelligence and Rehabilitation of Chronic Aphasics. Ann Arbor: University of Michigan, Department of Physical Medicine and Rehabilitation

Smith, A. (1976) Presidential address to the International Neuropsychological Society

Spreen, O.; Wachal, R. S. (1973) Psycholinguistic analyses of aphasic language: theoretic formulations and procedures. Language and Speech 16 : 130-146

Vignolo, L. A. (1964) Evolution of aphasia and language rehabilitation: a retrospective exploratory study. Cortex 1 : 344-367

Vignolo, L. A. (1976) Address to the American Speech and Hearing Association. ASHA 18 : 577

Wachal, R. S.; Spreen, O. (1973) Some measures of lexical diversity in aphasic and normal language performance. Language and Speech 16 : 169-181

Weidner, W. E.; Lasky, E. Z. (1976) The interaction of rate and complexity of stimulus on the performance of adult aphasic subjects. Brain and Language 3 : 34-40

Wepman, J. M. (1970) Approaches to the Analysis of Aphasia. In: Human

Communication and its Disorders. NINDS Monogr. No. 10 Washington: US Department of Health, Education, and Welfare

Wepman, J. M. (1976) Aphasia: language without thought or thought without language? ASHA 18:131-136

Wepman, J. M.; Bock, R.; Jones, L.; van Pelt (1956) Psycholinguistic study of aphasia. A revision of the concept of anomia. Journal of Speech and Hearing Disorders 21:468-477

Wepman, J. M.; Jones, L. V. (1964) Five aphasias: a commentary on aphasia as a regressive linguistic phenomenon. In: D. Rioch & E. Weinstein (eds.) Disorders of Communication. Baltimore: Williams & Wilkins, 190-203

Zaidel, E. (1975) Report. Sci. News 108:22

"UMWEGTHERAPIE"
MIT SCHREIBMASCHINE UND ELEKTRONISCHEM TASCHENRECHNER: EINE NEUE METHODE DER APHASIETHERAPIE [1]

Isolde F. Emich

Umwegtherapieformen, wie z.B. die über ein anderes Sinnesorgan, sind nichts Neues (der Umweg über die Musik wird seit Jahrzehnten praktiziert), aber die Benützung von Schreibmaschine und elektronischem Taschenrechner (ETR) und/oder Stenographie[2] ist noch wenig bekannt; bei Agraphie, Alexie, gestörter Spontansprache und bei Akalkulie erweist sich ein solcher Umweg sehr häufig als der einzige gangbare Weg.

1 ZUM MASCHINESCHREIBEN

Die aus prämorbider Zeit intaktgebliebenen Fähigkeiten und Fertigkeiten zu benützen, ist hilfreich, aber nicht unbedingt notwendig. Es gehört gewiß zu den faszinierendsten und lohnendsten Aufgaben des Aphasiologen und des Therapeuten, nicht-zerstörte Gleisanlagen aufzuspüren, sie von leichtem Schutt zu befreien und wieder befahrbar zu machen. Dies ist auch bei ehemaligen Maschineschreibern sowie bei Patienten, die im prämorbiden Stadium viel mit elektronischen Rechnern gearbeitet haben, der Fall. Die Querverbindungen sind noch nicht erforscht, aber eines steht fest: Wer sich das "Maschineschreibdenken" und das "ETR-Denken" bewahrt hat, kann auf solcher Basis zu teilweiser oder vielleicht vollständiger Heilung von Agraphie, Alexie, Akalkulie geführt werden. Und wer sich maschineschriftlich mitzuteilen weiß, darf nicht als globalgestört bezeichnet werden. Es kommt immer wieder vor, daß ein lallender Patient, der nur Kauderwelsch produziert, an der Schreibmaschine das richtige Wort, den richtigen Satz, die Kommunikation mit der Umwelt findet. Maschineschreiben als vorläufig einziges Medium der Mitteilung ist nicht hoch genug zu bewerten. Der Patient tritt damit aus seiner (vielleicht jahrelangen) Isolierung, aus Einsamkeit und Abgeschlossenheit heraus, kann wieder Wünsche äußern, kann einen Brief schreiben, kann sich selbst Notizen machen. Das Experiment entscheidet.

---

[1] Gekürzte Fassung eines Vortrages, der am 23.5.1978 in englischer Sprache in einer Sektion der Polnischen Akademie der Wissenschaften in Warschau gehalten wurde.
[2] s. dazu EMICH (1963)

Wird es gar nicht versucht, kann die große Chance versäumt werden, eventuell sogar die Möglichkeit, über diese Methode zum normalen Handschreiben zurückzufinden. Auch Spättherapie kann hier noch hilfreich sein, wenn zahlreiche positive Faktoren zusammentreffen.

Die Kombination von zwei, drei und eventuell noch mehr Übungsformen kann sich in so manchen Fällen als nützlich erweisen, z.B. Schreibmaschine und ETR-Kontrolle. Das gleiche gilt für die Verbindung von Sprach- oder Leseübungen mit Bewegungs- bzw. sportlichen Übungen, z.B. auf dem Zimmerfahrrad, mit der Drehscheibe[1] und anderen Geräten.

Hier sei nur kurz erwähnt, daß solche Kombinationen von "Sport-Sprach-Therapie" mitunter auch von älteren Patienten gern angenommen werden: Ein 60-jähriger Bauer, nach Schlaganfall an Hemiparese, Alexie, Agraphie und auch an Störungen der Spontansprache leidend, empfand nur das Herumhumpeln am Stock und das Nicht-mehr-Zeitung-lesen-können als unerträglich; ihm, dem Wortkargen, lag nichts daran, wieder sprechen zu lernen, aber auf dem Zimmerfahrrad wieder die Zeitung zu lesen - und wenn's auch nur die Überschriften waren -, das befriedigte ihn; und die Bewegung des Radfahrens (das gesunde Bein tritt das Pedal, das gelähmte wird passiv mitbewegt) wurde ihm zur Lieblingsbeschäftigung: Hier hatte er die Illusion, sich unbehindert fortbewegen zu können.

Das Maschineschreiben muß nicht unbedingt eine schon in prämorbider Zeit vorhanden gewesene Fähigkeit und Fertigkeit sein: Auch als N e u e r w e r b kann diese Methode erfolgreich angewendet werden. Ist doch das Treffen, bzw. Niederdrücken von Tasten bedeutend leichter als das Entwerfen genormter Schriftzeichen (Buchstaben, Zahlen).

Wer nachsprechen, Buchstaben lesen und buchstabieren kann, lernt Maschineschreiben als Neuerwerb ohne große Mühen - wichtig vor allem für Patienten, die z.B. die Aktionsfähigkeit der rechten Hand eingebüßt haben und sich auf links nicht umstellen lernen: Das Tippen auf der Maschine ist für eine ungeschickte linke Hand wesentlich leichter als das Entwerfen von Buchstaben. Bei gestörtem Nachsprechen ist das flüssige Maschineschreiben im Diktat sehr erschwert, schließt aber ein flottes Spontanmaschineschreiben nicht aus und kann trainiert werden. Auch wer nur einige wenige Buchstaben des Tastenfeldes zu lesen versteht, kann erfolgversprechende Übungen an der Maschine unternehmen. Ob Klein- oder Großschreibung, bzw. Klein- und Großschreibung zu verwenden ist, hängt sehr von Art und Schwere der Störungen ab; am Beginn der Übungen müssen die besten Möglichkeiten ausprobiert werden.

---
[1] Es handelt sich dabei um eine Plastikscheibe (⌀ 30 cm), mit deren Hilfe rhythmische, sprachunterstützende Bewegungsübungen vorgenommen werden können. Die Scheibe wird dabei mit Händen oder Füßen gedreht.

Wer beim Nachsprechen (namentlich mehrsilbiger Wörter, schwieriger Fremdwörter, längerer zusammengesetzter Haupt- und Zeitwörter) zahlreiche Kombinationen, Variationen von Fehlleistungen begeht, macht ähnliche, mitunter aber weniger Fehler beim Maschineschreiben solcher Wörter. Wer vielsilbige Wörter fehlerlos nachsprechen kann, ist zum Maschineschreiben prädestiniert.

Die Formel lautet: Normalschrift gestört, d.h. Handschreiben gestört = Maschineschreiben vielleicht intakt geblieben oder leichter erlernbar.

Es kommt auf das Experiment an - nicht auf das einmalige, wie immer wieder unterstrichen werden muß, sondern auf das wiederholte: Wiederholt zu verschiedenen Tageszeiten (nicht in Minusphasen eines Patienten, also vielleicht nicht gerade um elf Uhr vormittags oder um zwei Uhr nachmittags, sondern am Morgen oder am späten Nachmittag); bei verschiedener Wetterlage, eventuell auch an verschiedenen Orten: Gleich den entwicklungsgestörten Kindern reagieren auch Aphasiker zuweilen in der gewohnten heimischen Umgebung weitaus besser als in einer Klinik, in einem Institut; sie haben z.B. Aversion gegen weiße Mäntel, gegen Therapie-Atmosphäre usw.; andere wiederum brauchen Tapetenwechsel, brauchen eine neue, nicht gefühlsgeladene Umgebung.

Zur Unterstützung des Maschineschreibens sind alle Übungen auf T a s t e n i n s t r u m e n t e n nützlich, was uns namentlich bei jüngeren Patienten sehr wertvoll sein kann; ältere glauben mitunter, sich lächerlich zu machen, wenn sie solche Übungen betreiben - ihnen ist die Drehscheibe bedeutend sympathischer. Hier, wie bei jeder mit regelmäßigem Rhythmus aktivierten Aktion, muß der eigenständige Takt gefunden werden, der die optimale Begleitbewegung zum Sprechen bildet. Auch beim Maschineschreiben geht es um die F i n d u n g   e i n e s   j e w e i l s   p e r s ö n l i c h e n   R h y t h m u s; dieser spielt eine weit größere Rolle, als der Laie ahnt. Das gilt sowohl für den Schreiber, der die Fertigkeit aus prämorbidem Stadium behalten hat, als auch für den Neuerwerb, also z.B. sowohl für ein "blindes" Zehnfingersystem als auch für die Neuübung. Man kann sich davon leicht in einem kleinen Experiment überzeugen, wenn man den Patienten z.B. die Zahlen von 1 bis 10 schreiben läßt (schon die Schreibung der Null kann problematisch sein) oder das Alphabet: Auch hier gibt es zumeist einen rasch erkennbaren Viervierttel- oder Dreiviertel-Takt.

Für Patienten mit grob- und/oder feinmotorischer Behinderung im Schreiben müssen technische Erleichterungen gefunden werden: Aus der Körperbehindertentherapie kennt man das Abdeckblech für Spastiker, das beim Maschineschreiben nahezu unentbehrlich ist. Viele Patienten eignen sich hier eine ihnen gemäße Technik an und sind, was das Erfinden neuer Hilfsbewegungen anlangt, oft unermüdlich tätig.

Das gilt namentlich für die jüngeren Kranken, auch für Kinder. Zuweilen genügt es, ihnen zu erklären, daß eine Hand, die lange Zeit als völlig unfähig gegolten hat, doch für das Schreibgeschäft herangezogen werden kann. Auch ein schlaffer Finger ist vielleicht imstande, eine Randtaste niederzudrücken; und so manche spastisch gelähmte Hand kann lernen, mit Hilfe dieser oder jener Erleichterung die richtige Taste zu treffen, niederzudrücken.

Ein Siebzehnjähriger, in der Umschulung auf Büroarbeit befindlich, entwickelte eine recht ungewöhnliche Technik, um seine gelähmte linke Hand zu aktivieren: Er hängte den Zeigefinger (als den tüchtigsten Finger) in die linke Rahmenecke der Maschine. Von hier aus konnte mit dem Daumen die Leertaste, mit dem Zeigefinger für kurze Zeit sogar die Umschalttaste bedient werden. Was für ein guter Start in beidhändiges Maschineschreiben! Und was für ein ausgezeichneter Start in die psychische Rehabilitation des Patienten!

Mitunter mag es auch genügen, dem Kranken klarzumachen, daß man beim Maschineschreiben nicht nur die Finger, sondern auch Handrücken oder Ballen gebrauchen kann, z.B. für das Bedienen der Leertaste. Gerade eine so ungewöhnliche Beherrschung des rein motorischen Vorganges macht manchen Patienten Spaß und spornt zu besonderen Leistungen an.

Übungen gleich einem "Anlauf" haben sich gut bewährt: Der Patient zielt einmal, zweimal in Richtung der betreffenden Taste, ohne diese aber zu berühren. Erst beim dritten Mal wird die Taste dann getroffen, wird "geschrieben". Auch Kinder pflegen mitunter rasch zu begreifen, daß die eigentliche Schreibaktion nicht vom Finger, nicht von der Hand, sondern von der Taste durchgeführt wird; und daß eine Hand, die nicht imstande ist, einen Schreibstift zu halten, durchaus fähig sein kann, eine Taste gezielt niederzudrücken.

Die Ähnlichkeit mit dem Spielen auf einem T a s t e n i n s t r u m e n t wurde bereits erwähnt. Solche Vorbereitung und/oder Mithilfe kann recht nützlich sein. Freilich weigern sich sehr musikalische Erwachsene, auf einer Kinderorgel oder auf einem Puppenklavier zu spielen; aber junge Leute, Sechzehn-, Zwanzigjährige, sind dafür zu gewinnen, namentlich junge Mädchen, vor allem in Verbindung mit etwas Musiktheorie. Tonleitern und Akkorde in kürzester Zeit zu lernen und gleichzeitig eine dem Maschineschreiben dienende Fingerübung zu machen, ist ihnen ganz einfach lustig. Bei ungetrübter Intelligenz können auch "Trockenübungen" gemacht werden, indem an der elektrischen Orgel der Strom nicht eingeschaltet wird.

Hierzu eine kleine Kasuistik:

o Eine ehemalige Stenotypistin, 62, befand sich seit zwei Jahren - nach einem Schlaganfall - in einem Altenpflegeheim im Bett oder im Rollstuhl; sie galt als total gestört, war völlig unaktiv, in dauernder Depression, ohne irgendeine Beschäftigung und ohne Kommunikation mit der Umwelt. (Es gab keine Sprachheilbehandlung in dieser Anstalt.)
Schon ein erster Versuch mit der Schreibmaschine war erfolgreich: Das nur gelallte, unverständliche "tutschinull" und "schnüllelüll" wurde von der Patientin sofort, ohne Zögern oder Nachdenken, als "Schultertuch" in die Maschine getippt - sogar mit großem "S", also mit Umschaltung; sie benützte freilich nur den Zeigefinger der linken Hand, alle anderen Finger waren bewegungsunfähig. Das geschriebene Wort konnte sie laut und fehlerlos lesen.
Von diesem Tag an betrieb sie eifrige Maschineschreibübungen, verfaßte Briefe, machte Abschriften von ihr sympathischen Artikeln in Zeitschriften und schrieb sich auch Dinge auf, die ihr für Gespräche mit Verwandten wichtig waren. Die Artikulation besserte sich, darüber hinaus aber auch ihr Allgemeinzustand. Sogar Gehversuche waren erfolgreich.

Es ist dies ein signifikantes Beispiel dafür, daß das Maschineschreiben sowohl als **Beschäftigungstherapie** als auch als **Arbeits- und Heiltherapie** eingesetzt werden kann, vor allem aber als **Befreiung aus Isolation**, als **Kommunikationsmittel**.

o Eine andere Patientin, ebenfalls ehemalige Büroangestellte, auch 62, mit nur gelegentlichen Störungen in der Spontansprache, aber an schwerer Alexie leidend (grob- und feinmotorisch ungestört), ist wie in prämorbider Zeit fähig, **mit allen zehn Fingern** (Methode "blind") maschinezuschreiben. Diese Spättherapie wird nun systematisch betrieben, die Patientin übt daheim fleißig alles in der Therapiestunde Gelernte oder Versuchte. Sie macht sowohl reine Tippfehler als auch typische Aphasiefehler. Die Patientin behauptet, auch während ihrer Bürotätigkeit immer gehetzt und eilig geschrieben zu haben, das sei eben ihre Natur. Bei verlangsamtem Tempo verringern sich beide Arten von Fehlleistungen; daher wird nun viel in gesperrter Form oder mit zwischen Buchstaben eingeschaltetem Bindestrich geübt. Was das Bemerken und Korrigieren der Fehler anlangt, wechselt die Patientin stark: Beim Durchlesen werden oft minimale Tippfehler bemerkt, nicht hingegen grobe Kontaminationen oder gar völlige Entgleisungen ("Obergüter" für "Oberbürgermeister"). Es fällt auf, daß die Patientin bei lautem Durchlesen des Geschriebenen heftig stottert, wohl aus alter Hast und Nervosität heraus, verstärkt durch neue Unsicherheiten.

o Ein Invaliden-Frührentner, 36, Diagnose: Spätabszeß frontotemporal links. Trotz totaler Alexie und Agraphie, motorischer Aphasie mit Agrammatis-

men über ein Jahrzehnt ohne Sprachheilbehandlung. In einer kombinierten Intensiv-Umwegtherapie wird nun Verwendung von Schreibmaschine und elektronischem Taschenrechner eingesetzt, wird versucht, die Feinmotorik beider Hände zu fördern, ebenso die Auge-Hand-Koordination - gesamtsprachlich und rechnerisch.
Dieser Fall ist so eigenartig, daß er näher geschildert werden soll: Nach Hemiparese rechts konnte Wiedererwerb der Gehfähigkeit und des (eingeschränkten) Gebrauchs des rechten Armes und der rechten Hand erlangt werden, sowie für die Alltagsverrichtungen eine gute Umstellung auf die linke Hand. Der Patient leidet aber sehr unter der Einbuße des linken Auges sowie der Deformierung und auffälligen Narbenbildung der (unempfindlich gewordenen) linken Gesichtshälfte nach zahlreichen Operationen vereiterter Knochenpartien. Nur geringe Einbuße der Intelligenz: Handlungsteil aus dem HAWIE: 87.
Von seiner Familie, die sich des Entstellten und Sprachbehinderten schämt, im Stich gelassen, empfindet der Patient seine Situation umso schmerzlicher, als er seinen Verkehrsunfall vor Jahren ohne eigenes Verschulden erlitten hat und um die Versicherungssumme betrogen wurde. Er hat vier große Wünsche: Flucht aus der Rente, Zeitungen lesen können, eine kosmetische Operation - und dann eine Frau finden.
Schon während der ersten Versuche an der Schreibmaschine stellte sich das bei dem Patienten jahrelang vermißte Erfolgserlebnis ein und damit Leistungssteigerung und neue Leistungsfreude: ein circulus "hortativus". Als Ausgangspunkt wurde die Schreibung des Zu- und Vornamens gewählt: Diese Buchstaben kann der Patient lesen - und das Niederdrücken der betreffenden Tasten fällt ihm natürlich wesentlich leichter als das Entwerfen der Schriftzeichen. Es folgen mühsames Buchstabieren und Lautieren, sowie das außerordentlich schwierige Erkennen der betreffenden Buchstaben auch außerhalb des Kontextes; Wiedererwerb des Alphabets, Übungen im Sprechen, Lesen, Maschineschreiben und Handschreiben mit Hilfe von Wahlwörtern aus besonderen Interessenfeldern des Patienten (z.B. Verkehrsunfälle, Sport), namentlich aus Zeitungsberichten. Die Schwierigkeiten im Erfassen des Unterschiedes von Phonem und Graphem (z.B. "sch" = s, c, h) werden allmählich durch systematisches Vorstellungstraining von Buchstaben und Ziffern des Tastenfeldes teilweise überwunden. (Übungen nach der Ganzheitsmethode mit Bildern werden nicht weitergeführt, weil der Patient hier nur Scheinerfolge erzielt, indem er, statt zu lesen, das in Verbindung mit den Bildern Auswendiggelernte reproduziert.) Auch bei Maschineschriftübungen kommen S c h e i n e r f o l g e vor: Der Patient schleppt einen Tippfehler zeilen- oder seitenlang mit, ohne ihn zu bemerken, z.B. Zeitunf statt Zeitung, oder Polizie statt Polizei. Daß solche Übungen völlig wertlos sind, deprimiert ihn dann.
Es ergibt sich Besserung im Nachsprechen, in der Spontansprache, Verminderung von Agrammatismen, Anwendung der Höflichkeitsform ("Sie" statt "du"), Behebung von Blockierungen - beim Maschineschreiben leichter als beim Sprechen oder beim Handschreiben, weil man die Buchstaben hier nur aus dem Tastenfeld herauszusuchen hat. Auch kann das "Maschineschreibdenken" die Wortfindung erleichtern bzw. ermöglichen: Vor die Aufgabe gestellt, Wörter zu nennen, die mit B und mit E beginnen, bleibt der Patient vorerst stumm, sucht aber den Weg über das Tastenfeld und tippt "Butter" und "Erich". Erich wird dann Ausgangspunkt für Anfänge im Wiedererwerb der Pronomina und der Personalformen von Zeitwörtern: Ein Bleistiftstrich teilt Erich in "Er" und "ich", was den Patienten sehr amüsiert; er dekliniert maschineschriftlich: ich gehe, du gehst, er geht, sie geht, es geht...
Für den Wechsel von Klein- und Großbuchstaben eignet sich der Patient eine

originelle Technik an: Der Zeigefinger der behinderten rechten Hand hält
den Umschalter links so lange fest, bis die schwungvoll darüber kreuzende
linke Hand die gewünschte Schreibtaste niedergedrückt hat, und zwar mit
Zeige- oder Mittelfinger oder auch - und dies immer häufiger - mit dem
kleinen Finger, von dem Patienten als besonders elegant gewertet. Ich nenne diese Position, zu der auch jüngere Patienten und vor allem Kinder neigen, die "Dirigierpose"; sie hat viel vom Taktieren an sich und erzeugt in den Kranken ein Gefühl von Selbstbewußtsein und Erfolg.
Damit wird nun auch die behinderte rechte Hand des Patienten regelmäßig
zum Schreibgeschäft herangezogen; die große Leertaste für Zwischenräume war vom Patienten als die am leichtesten zu treffende Taste von Anfang
an mit der rechten Hand bedient worden. Auf diese Art erfolgt nun eine sehr
wesentliche Förderung der Feinmotorik beider Hände, sowie der schon erwähnten Auge-Hand-Korrelation (bei Diktaten und lauten Eigendiktaten auch
der Ohr-Auge-Hand-Korrelation), ein kaum hoch genug einzuschätzender
Faktor für den Wiedergewinn im gesamtsprachlichen (auch rechnerischen)
Raum. Hierher gehört auch das ebenfalls schon erwähnte Bemerken und Korrigieren von Tipp- und von Aphasiefehlern - wobei der Patient immer viel
emotionale Beteiligung zeigt: Flüche, Drohungen gegen sich selbst, gegen
die eigene Blödheit, Ausdrücke vulgärster Art, dann vehementes Rückschalten und Übertippen (trotz der Bitte, nicht zu übertippen, sondern neu zu
schreiben). Jede solche Aktion der Selbständigkeit beweist die bis zu einem
gewissen Grade wiedergefundene Kontrollfähigkeit im Lesen und Schreiben,
weshalb ihr große Bedeutung zukommt.

o Hemiplegikerin, 42, nach Schlaganfall und Operation an Alexie und Agraphie
  leidend, macht beim Nachsprechen und Maschineschreiben nach Diktat
  "Variationsfehler" in zahllosen Möglichkeiten, unterbrochen von kleinem Redeschwall wie "Ich häng schon wieder. Sehen Sie, ich bin schon wieder weg. Was soll ich schreiben?", "Entschuldigen (sie entschuldigt sich
  dauernd), da komm ich nicht mit. Bitte langsamer, ich häng schon wieder.."
  So wird z.B. für "Mietwohnung" produziert: Mit, Mot, Mietzins (strahlend), Mietwohnen, Mitwohnen, Mietwunung... Oder für "Schlüsselloch":
  Schüssel, Schlüssel, Schluß, Loch, Schloß, Schlossel, Schüsselloch usw.
  Als nützlich erweisen sich hier Konzentrationsübungen: Augen
  schließen, langsam Silbe für Silbe nachsprechen, buchstabieren, Vorstellung
  der Laute, der Buchstaben, leises Sprechen: "Ich merke mir das Wort. Ich
  schreib es richtig." usw.
  Häufig werden kleine Mitteilungen an den (um 20 Jahre älteren) Ehemann geübt, z.B.: "Bin beim Friseur. Bitte, hol mich ab!"
  Die Patientin ist depressiv. Seit ihrem 15. Jahr litt sie an zu hohem Blutdruck, wurde aber niemals gewarnt, in einen Managerberuf (Reklamechef
  in einer großen Firma) einzusteigen. Sie leidet unter ihrer Behinderung (das
  rechte Bein wird nachgezogen, die rechte Hand ist gefühllos), aber auch unter den häufigen Krisen einer gefährdeten Ehe. (Bekanntlich pflegen gesunde
  Ehefrauen ihre aphasischen Männer mit weit mehr Verständnis und Einsatz
  als gesunde Ehemänner ihre aphasischen Frauen.) So stehen auch in der
  "Tipptherapie" Ermunterung, Führung zu Selbstbestätigung an erster Stelle.
  Hier kommt dem beidhändigen Maschineschreiben große Bedeutung zu:
  Die behinderte rechte Hand wird für die rechte Hälfte des Tastenfeldes benützt - nicht wie in prämorbider Zeit mit allen fünf Fingern, sondern freilich
  nur mit dem Zeigefinger, aber doch erfolgreich.

o Ein 35-jähriger Halbseitengelähmter hat die Umstellung auf links hundertprozentig bewältigt; er macht beim Maschineschreiben wesentlich weniger Fehler als beim Handschreiben, was nicht nur auf die motorische Erleichterung zurückzuführen ist. Briefe, Berichte, Mitteilungen verschiedener Art gelingen nun beim Maschineschreiben nahezu fehlerlos. Während die Ausdrucksfähigkeit vor einigen Jahren noch sehr primitiv war ("Ich arbeite. Ich lege ein Zettel auf Tisch. Ich gehe Universität."), ist der Patient heute imstande, Sätze wie diese zu formulieren: "Wir machten einen schönen Sonntagsausflug nach Mondsee. Im Caféhaus arbeiteten wir, ich schrieb ein Diktat und einen Brief, natürlich mit der Hand. Aber jetzt schreibe ich in die Maschine."

o Ähnliches gilt auch für eine 55-jährige Hemiplegikerin, die nach erfolglosen Handschrift-Versuchen ihren ersten Brief fehlerlos in die Maschine tippte - und das, obwohl sie gegen das Maschineschreiben tiefe Abneigung hegte: Hatte sie doch bei dieser Tätigkeit vor etwa zehn Jahren zum ersten Mal festgestellt, daß sie krank sein müsse: So viele Tippfehler in einer einzigen Zeile konnten ihre Ursache nicht in normaler Müdigkeit haben; nach diesen Schreib- und Denkstörungen kam es wenige Wochen später zum Schlaganfall. Erst nach vielem Zureden erklärte sich die Patientin bereit, ihre Aversion gegen das Maschineschreiben überwinden zu wollen - und ein Versuch überzeugte sie vom Wert ihrer alten Fertigkeit. Auch das Umschalten auf Klein- und Großbuchstaben bedeutete ihr keine Schwierigkeit, so wenig wie der flüssige Ausdruck.
Auch für Stenographie war diese Patientin gut ansprechbar. Sie hatte jahrzehntelang im Büro ihres Mannes gearbeitet, und das Lesen stenographischer Texte war intakt geblieben.
Hier waren nun sowohl Stenographieübungen als auch das Maschineschreiben sehr nützlich. Und der Allgemeinzustand besserte sich.

o Globalgestörte, 53, Malerin, Bildhauerin: Nach drei Jahrzehnten Tag- und Nachtarbeit (auch im höheren Schuldienst) Schlaganfall vor fünf Jahren; über 24 Stunden ohne ärztliche Hilfe; dann nur teilweise Betreuung, sehr verspätet einsetzende Aphasietherapie und Hilfe im Wiedererwerb der Grob- und Feinmotorik. Rechte Hand bleibt gelähmt, rechter Fuß wird nachgezogen. Die Patientin hat sich auf links umgestellt und das sowohl im Haushalt, im (noch immer sehr mühsamen) Handschreiben als auch in ihrer künstlerischen Arbeit: Sie beginnt wieder zu modellieren (nur links); Intelligenz nicht eingebüßt, Depression sehr tief. Zusätzliche Leiden (Zahnbehandlungen, Nervenentzündungen der linken Hand und des linken Armes infolge von Überanstrengung, physische und seelische Labilität, Wetterfühligkeit, Kopfschmerzen etc.) sowie Aufenthalte in Kurbädern und häufige Fahrten aufs Land verhindern oft für längere Zeit eine regelmäßige und gezielte Sprachheilbehandlung. Das Wort von der Bescheidenheit im Erreichbaren muß uns in solchen Fällen gegenwärtig bleiben - Therapeuten und Patienten.
Trotz aller Schwierigkeiten sind Erfolge im Maschineschreiben (als Neuerwerb) zu verzeichnen: Die Patientin lernte das Tastenfeld innerhalb von vier Wochen beherrschen, indem sie eine ihr liebe Novelle von Somerset Maugham abschrieb; handschriftlich wäre eine solche Leistung absolut nicht möglich. Auch Lesen, Buchstabieren, Spontanschreiben, Grammatik (Deklination, Konjugation usw.) werden durch das Maschineschreiben gefördert; ebenso Nacherzählungen und Mitteilungen ("Bitte, anrufen!", "Bitte, Brot und Äpfel kaufen!" usw.). Für letztere hat sich die Patientin eine eigenständige "Lexikon-Technik" entwickelt: Sie sucht im Wörterbuch die betreffenden Wörter (leises Lesen ist intakt geblieben, lautes sehr gestört), bezeichnet sie mit dem Zeigefinger oder unterstreicht sie; dann werden sie in die Maschine getippt. Da es sich häufig um Fachausdrük-

ke und wissenschaftliche Themen der Malerei und Bildhauerei handelt, ist diese Art von Kommunikation oft schwierig und sehr zeitraubend.

An dieser Stelle muß erwähnt werden, daß sich unsere Methode nicht nur für Therapie, sondern auch für die **Diagnose** eignet. In einem der größten Rehabilitationszentren der Schweiz wird seit einigen Jahren in jeder ersten Aphasieuntersuchung eines Patienten das Experiment mit Maschineschreiben gemacht und auch die Frage nach Stenographiekenntnissen gestellt.

2 ZUR VERWENDUNG DES ELEKTRONISCHEN TASCHENRECHNERS (ETR).

Fast jeder erwachsene Aphasiker, der mit bunten Kugeln (sogenannten Rechenmaschinen),Würfeln, Zahlentäfelchen, Klötzchen, Perlen, Dominosteinen usw. arbeiten soll, gerät in Depression oder in Wut. Es fehlt an geeignetem Material, Zahlenschwäche und Akalkulie erfolgreich zu bekämpfen, an einem Material, das nicht nur Kinder und Jugendliche, sondern vor allem auch Erwachsene anspricht. Da füllt der ETR eine große Lücke: Die Beschäftigung mit ihm schafft eine **gesunde Atmosphäre**, ein positives Lernklima, in welchem der Übererregte beruhigt, der Apathische stimuliert, angeregt wird. Für motorisch Schwerstbehinderte und für Sehschwache, im besonderen auch für Patienten mit eingeschränktem Sehfeld, verwendet man anstatt des kleinen handlichen Taschenrechners besser einen größeren, leichter zu bedienenden Tischrechner: Hier sind die Buchstaben des Tastenfeldes und auch die Leuchtziffern wesentlich größer, deutlicher.

Der elektronische Rechner kommt aber nicht nur für Übungen im Rechnen in Betracht, sondern auch für allgemeine und spezielle Sprachübungen: Spontansprache, Wortwahl, verbale Kommunikation erfahren hier oft besondere Förderung. Vor allem spielt - wie beim Maschineschreiben und in der Stenographie - das **Erfolgserlebnis** eine große Rolle. Was das Rechnen betrifft, so reicht die Kontrolle vom einfachen Zählen bis zu Prozentrechnungen - je nach Art und Schwere der Akalkulie. Der Wiedererwerb von Zahlenreihen wird vor allem durch die "Konstante" erleichtert; das gilt sowohl für das Zählen, z.B. von 1 bis 100 oder von 100 (bis 1) zurück (Konstante wird auf +1, bzw. -1 eingestellt), für gerade und ungerade Zahlen (+2, bzw. -2) als auch für das Multiplizieren, Dividieren etc.; namentlich das Wiedererlernen des Kleinen (und des Großen) Einmaleins kann nach dieser Methode sehr erleichtert und beschleunigt werden. Vieles wird hier im Alleingang bewältigt, denn der Patient ist sein eigener überprüfender Lehrer - was der Hebung des Selbstbewußtseins in besonderem Maße dient. Mit dem ETR können Kopfrechnungen, aber noch besser schriftliche Rechnungen nachgeprüft werden; hier ist das Setzen des Häkchens für "richtig" von besonderem Wert. Sehr nützlich sind hier Rechenübungen, die in vierfacher Form durchgeführt werden:

- Kopfrechnung,
- schriftliche Rechnung, in die Maschine geschrieben,
- Vergleich mit dem ETR (Kontrolle), und schließlich
- handschriftlich.

Auch unerwartete, unbeabsichtigte, zusätzliche Förderung ist möglich:

- gesteigerte Finger- (Hand-)fertigkeit in der Bedienung des ETR,
- Aktivierung eines untrainierten Fingers, einer untrainierten Hand,
- Bedienung des Tastenfeldes mit beiden Händen (ähnlich dem Maschineschreiben),
- eigenständige, individuell angepaßte Technik der Bedienung (namentlich bei feinmotorisch Schwerstgestörten),
- erhöhte Konzentration und Aufmerksamkeit,
- Erweiterung der Interessenfelder,
- Verminderung vorzeitiger Ermüdung und dergleichen.

An dieser Stelle sei auch erwähnt, daß mit solchen ETR-Übungen V o r s t e l l u n g s ü b u n g e n von Zahlen erfolgreich kombiniert werden können. Auch der U m w e g ü b e r e i n e n u n g e w ö h n l i c h e n K o n t e x t kann nützlich sein. Hierzu ein charakteristisches Beispiel:

Der schon erwähnte Invaliden-Frührentner, 36, hatte große Schwierigkeiten in der Spontansprache: er konnte die Zahl "1" nicht aussprechen. Anstatt beim Zählen mit "1" zu beginnen, perseverierte er in "A B C D", indem er dazu die Finger bewegte, als zähle er 1, 2, 3 usw. Diese Schwierigkeit wurde mit Hilfe des ETR überwunden. Der Patient war nicht fähig, die Tasten- oder die Leuchtziffer "1" zu lesen (er sagte entweder "A" oder schwieg beharrlich). Als ich ihm aber die Leuchtziffer 999 zeigte und ihn fragte, was er dabei denke, antwortete er ohne Zögern: "Na ganz einfach: tausend weniger eins!" Nun war die Zahl 1 nicht mehr blockiert.
Auch die vierfache Durchführung einer Rechenoperation bewährte sich hier. Besonderes Interesse zeigte der Patient für die Multiplikation zweier dreistelliger Zahlen; hier arbeitete er ohne Ermüdung stundenlang; der positiv ausfallende Vergleich seines Resultates mit dem des ETR entschädigte ihn für alle Mühen.
Auch war dieser Patient sehr erfinderisch in Rechenscherzen. Analog zu einer ihm gezeigten Multiplikation mit dem Ergebnis 11111111 fand er selbständig und erstaunlich rasch einen ähnlichen Rechenscherz mit dem Resultat 88888888. Immer wieder brachte er solche und ähnliche "Fleißaufgaben", mit denen er sich daheim beschäftigt hatte.
Abschließendes kann über diesen Fall noch nicht gesagt werden.

Die spezifischen Interessen sind hier sehr unterschiedlich: Ein ehemaliger Buchhalter, der den Umgang mit einem ETR seit Jahren gewohnt ist, hat andere Therapieansprüche als etwa eine Hausfrau, der es um das Addieren ihrer täglichen Ausgaben geht.

Unsere im Kapitel über das Maschineschreiben erwähnte Hemiplegikerin, 55, lernt allmählich wieder, eine Liste herzustellen: Sie schreibt aus dem Kochbuch ab (leises Lesen ist ja intakt geblieben), was sie einkaufen möchte, und geht mit diesem Zettel ins nahe Geschäft; ohne ein Wort sprechen zu müssen, erhält sie so das Gewünschte: Mehl, Salz, Kaffee, Obst usw.; zu Hause rechnet sie schriftlich nach und vergleicht mit dem ETR, ob der Verkäufer wohl keinen Additionsfehler gemacht hat. Gemäß ihrer sehr positiven Lebenseinstellung ist sie zufrieden und vergnügt, daß ihr die Führung des Haushaltes in solchen Grenzen wieder möglich geworden ist.

3   KURZER HINWEIS AUF DIE ANWENDUNG UNSERER METHODE IN DER SPRACHHEILBEHANDLUNG ENTWICKLUNGSGESTÖRTER KINDER.

Kinder, die in prämorbider Zeit bereits Lesen, Schreiben und Rechnen gelernt haben, durch Unfall oder Krankheit dann an aphasischen Störungen leiden, können mit Hilfe unserer Methode (Maschineschreiben, ETR-Kontrolle) in ihrer Rehabilitation sehr gefördert werden. Je nach Art und Schwere der Behinderung, je nach den Möglichkeiten einer systematisch betriebenen Sprachheilbehandlung können die Kinder einer teilweisen oder totalen Rehabilitation zugeführt werden.

Das Wort "Rehabilitation" wird fälschlich auch in der Betreuung von prä-, peri- oder postnatal geschädigten Kindern verwendet (aber "Habilitation" wäre wohl auch nicht das richtige Wort). Stichproben und serienmäßig durchgeführte Experimente in einer Klinik, in Sonderschulen und im privaten Kreis (namentlich bei ambulant behandelten Fällen) ergaben, daß sowohl dem Maschineschreiben als auch der Arbeit mit dem ETR größte Bedeutung zukommt: "Motivation Freude" steht im Vordergrund; sie kann sogar bei debilen, bzw. als debil geltenden Kindern zu Erfolgen führen, die auf keine andere Art von Heilpädagogik erreichbar sind; das gilt auch für Retardierte, für "Spätzünder" sowie für Fälle von isolierter Legasthenie, von Zahlenschwäche, von Rechenschwäche, im besonderen auch von "Pseudorechenschwäche": Das Erfolgserlebnis führt zu Selbstsicherheit, zu Selbstkontrolle, Selbstvertrauen, so daß auch hier - wie in der Erwachsenentherapie - der tragische circulus vitiosus Mißerfolg - Depression - neuer Mißerfolg - neue Depression verlassen und ein "circulus hortativus" betreten werden kann. Eine unterste Grenze darf man vielleicht für folgende Fälle annehmen: IQ unter 40-55, schwerste motorische Behinderung (spastische oder schlaffe Lähmungen, die das Treffen, bzw. Niederdrücken einer bestimmten Taste verhindern), schwerste psychische Störungen wie Aggression, Zerstörtrieb und dergleichen.

Wie in der Erwachsenentherapie gilt auch hier: Maschineschreibübungen können auch für das Rechnenlernen nützlich sein (und umgekehrt: ETR-Übungen wirken sich günstig auf Spontansprache, Wortwahl, Wortfindung usw. aus). Hier wie dort wird nicht schematisch geübt; am Beginn stehen immer Wunschwörter, Wahlwörter (nicht immer MAMA, PAPA oder OMI, sondern auch KLINIK, GRIESBREI, WIEN), und hier wie dort liegt der Akzent auf der Mitteilung, auf dem Brief. Welches Erlebnis, wenn ein schwerst retardiertes Kind, das mit 13 Jahren nur seinen Vornamen kritzeln gelernt hat, nun den ersten maschinegeschriebenen Brief in den Postkasten wirft; da steht z.B.: MAMA PAPA MASCHINE AUTO BAGGER BUSSI.

Auch in den Fehlleistungen gibt es zahlreiche Parallelen: Hier wie dort wird z.B. "Tante" als tente, Tenta, Tanta, Tatan, Tnate, Tnata usw. geschrieben. Hier wie dort erweisen sich gesperrte Schriftübungen als nützlich: T a n t e. Hier wie dort dürfen reine Tippfehler, die auf das Konto der Neben- bzw. der Umgebungstaste gehen, nicht als Fehler gerechnet werden (ixh oder icg statt "ich"), hier wie dort ist das Schreiben, bzw. das Tippen zwei- und mehrstelliger Zahlen besonders schwierig, aber hier wie dort wird auch durch Zahlendiktate und durch das Lesen von Leuchtziffern Auge-Hand-Koordination, werden Konzentration, Ausdauer und Lernfreude gefördert.

Leichter, als der Laie ahnt, findet sich das entwicklungsgestörte Kind am ETR zurecht; hier - wie beim Maschineschreiben - wirkt das Tastendrücken faszinierend, noch mehr aber das Erscheinen (und Lesenlernen) der Leuchtziffern. Die Beschäftigung mit unserem kleinen handlichen Gerät ist auch im Bett, im Rollstuhl, im Garten usw. möglich und bedeutet weit mehr als nur Spielen mit dem "Spielrechner". Viele ambulant betreute Zwölf- bis Sechzehnjährige kommen mit dieser Hilfe vom Fingerabzählen los und lernen den Zahl-, den Mengenbegriff. Auch in der Spontansprache können sie gefördert werden. All das gelingt freilich nur mit Hilfe von Ko-Therapeuten. Aber so manche einsatzfreudige Mutter verfügt über die nötigen Fähigkeiten, wenn man ihr die Manipulation mit dem ETR eingehend erklärt hat.

BIBLIOGRAPHIE

Emich, I.F. (1961) Zur Blindenstenographie. Ein Beitrag zur Pathopsychologie des Schreibens und der Kurzschrift. Forschungen und Fortschritte 35:364-368

dies. (1962) Zum Mund-, Arm-, Fuß-Schreiben und Stenographieren der Ohnhänder. Rehabilitation (Bonn) 15:3-14

dies. (1963) Erfahrungen aus der Aphasiebehandlung. Psychophysiologie, Beihefte zur Rehabilitation (Bonn) 1:12-23

dies. (1972) Zum Maschinenschreiben des hirngeschädigten Kindes. Zeitschrift für Heilpädagogik 23:112-116

dies. (1973) L'enfant handicapé et la machine à écrire. Le handicapé mental et la communicabilité, Colloque des 28-29-30 septembre 1973 (Fondation John Bost à La Force) Numéro spécial: 67-70

dies. (1973) Aphasiker brauchen Schreibmaschinen. Zeitschrift für Therapie (Berlin) 11:425-430

dies. (1974) Über die Möglichkeiten der Verwendung des elektronischen Taschenrechners (ETR) in der Sprachheilbehandlung von Aphasikern. Zeitschrift für Therapie (Berlin) 12:96-103

dies. (1976) Zur Rehabilitation eines Aphasikers. Die Rehabilitation (Stuttgart) 15:182-186

dies. (1977) Tasteninstrumente in der Sprachheilkunde. Musik + Medizin (Neu Isenburg) 3:30-36

# APHASIEBEHANDLUNG: METHODEN UND ANSICHTEN*

Frances M. Hatfield

1 Einleitung
1.1 Theoretische Voraussetzungen
1.2 Wichtige Faktoren der Therapieplanung
2 Die frühe Phase der Sprachrehabilitation
3 Die Behandlung der wichtigsten Aphasieformen
3.1 Broca-Aphasie (motorische Aphasie)
3.11 Die phonologische Ebene
3.12 Die syntaktische und morphologische Ebene
3.121 Die Wiederherstellung der Oberflächenstruktur des Satzes
3.121.1 Elementare Satzstrukturen
3.121.2 Audio-visuelles Training
3.121.3 Die Sprachmelodie
3.122 Die Wiederherstellung der semantischen Tiefenstruktur des Satzes
3.122.1 Vereinfachung des Satzes durch Elision grammatischer Morpheme
3.122.2 Vereinfachung des Satzes durch Substitution grammat. Morpheme
3.2 Wernicke-Aphasie (sensorische Aphasie) und verwandte Syndrome
3.21 Die Behandlung der Verständnisstörung
3.22 Die Behandlung der Ausdrucksstörung
4 Schlußbemerkungen

1 EINLEITUNG
1.1 THEORETISCHE VORAUSSETZUNGEN

Ohne die Basis spezieller theoretischer Grundlagen entartet Sprachtherapie zu einem naiven Herumprobieren, ist objektiver Bewertung unzugänglich und für die Entwicklung einer zukünftigen objektivierten Sprachtherapie ohne Nutzen.

Die im folgenden dargestellten therapeutischen Methoden und Strategien wurden - wenn auch im Detail weitgehend originell - im Rahmen von LURIAs Sprachpsychologie entwickelt (LURIA 1962, 1975). Dabei wurde vom Verf., u.a. wegen ihrer leichten Übersetzbarkeit in LURIAs Klassifikationsschema, die Aphasieeinteilung von GOODGLASS und KAPLAN (1972) benutzt. LURIA gab die präzise Beschreibung einer Reihe verschiedener aphatischer Symptomkomplexe, welche jeweils auf der Schädigung eines bestimmten Gebietes der Hirnrinde beruhen. Unter Vermeidung einer engen Lokalisierung psychi-

---

* übersetzt vom Herausgeber
Originalbeitrag

scher Leistungen bietet er für jedes wichtige Phänomen der Sprachpathologie eine neurophysiologische Erklärung. LURIA wie GOODGLASS betonen die Spezifizität der jeweiligen aphatischen Störung und geben dadurch dem Therapeuten klarere Richtlinien als es die üblichen Ratschläge vermögen, denen zufolge man "stimulieren" oder "den ganzen Patienten behandeln" solle.

So spricht LURIA (1962/1966:383) vom Prinzip der "differenzierten Wiederherstellung funktionaler Systeme", während GOODGLASS und KAPLAN (1972:2) feststellen, daß "durch eine Aphasie verschiedene Sprachkomponenten selektiv beeinträchtigt sein können". Natürlich wird dabei die Bedeutung verbaler und non-verbaler Stimulierung oder auch die Notwendigkeit, die Persönlichkeit des jeweiligen Patienten zu berücksichtigen, nicht übersehen.

Wir gehen mit LURIA von der Voraussetzung aus, daß - wenn auch zerstörte Nervenzellen bzw. Nervengewebe ihre ursprüngliche Funktion nur in begrenztem Umfange wiedergewinnen - dennoch in vielen Fällen eine mehr oder weniger umfassende Wiederherstellung der höheren kortikalen Funktionen zu beobachten ist und durch Sprachtherapie unterstützt werden kann.[1] Im folgenden machen wir uns LURIAs Überzeugung zu eigen, daß Sprachtherapie weniger auf das Wiedererlernen einzelner Komponenten des Systems als vielmehr auf die Wiederherstellung des gesamten Systems abzielen sollte. Wir denken hierbei insbesondere an jüngere Patienten mit umschriebenen Läsionen und einer insgesamt günstigen Prognose.

Obwohl unsere klinischen Beobachtungen die Haupttypen der von LURIA beschriebenen Aphasiesyndrome in ihrer Korrelation mit spezifischen neurologischen Symptomen bestätigten, haben viele unserer Patienten großräumige Läsionen vaskulären Ursprungs und eine entsprechende gemischte Symptomatik.

Neben LURIAs neurophysiologischem Ansatz wird die grundlegende Dichotomie des Linguisten JAKOBSON (JAKOBSON u. HALLE 1956; JAKOBSON 1964) berücksichtigt. Hierbei handelt es sich um die Störung der sprachlichen Operationen der Kombination, die auf dem Prinzip der Kontiguität beruhen, und der Selektion, welchem das Prinzip der Similarität zugrunde liegt. JAKOBSON versuchte, LURIAs Aphasieformen unter Benutzung dieser beiden Sprachprinzipien zu interpretieren, wobei LURIAs drei Formen der Enkodierungsstörung

---

[1] Im Gegensatz zu der klassischen Anschauung, wonach eine strukturelle Wiederherstellung zerstörten Nervengewebes unmöglich ist, gehen heutige Neurologen von einer teilweisen Wiederherstellung nicht nur der Zellfunktionen, sondern auch der Zellstruktur aus (LEWIN 1975).

("efferent-motorische", "afferent-motorische" und "dynamische Aphasie") als Störung des Kontiguitätsprinzips, d.h. des Kontextes, und die drei Formen der Dekodierungsstörung ("sensorische", "semantische" und "akustisch-mnestische Aphasie") als Störung des Prinzips der Similarität, das heißt des Codes interpretiert werden.

Auch bei einer weiteren Voraussetzung gehen wir von JAKOBSON aus: sie betrifft die hierarchische Organisation der Sprache in verschiedenen Ebenen (phonologische, syntaktische etc.) und das "Prinzip der irreversiblen Fundierung" der Komponenten dieser Ebenen (JAKOBSON 1941). Das bedeutet für den Wiedererwerb von Phonemen und Phonemoppositionen bzw. syntaktischer oder morphologischer Einheiten, daß dieser Wiedererwerb in einer gewissen Reihenfolge geschieht, wobei jeweils sekundäre Einheiten primäre voraussetzen. Dabei scheint der Wiedererwerb sprachlicher Einheiten durch den Aphatiker der Reihenfolge des Spracherwerbs bei Kindern in gewisser Weise zu entsprechen. So korrespondieren die Schwierigkeiten, welche Aphatiker beim Wiedererwerb ihrer sprachlichen Fähigkeiten haben, häufig mit den Schwierigkeiten der Kinder beim Spracherwerb. Das bedeutet natürlich nicht, daß die Aphasie eine Rückkehr zum Sprachzustand des Kindes darstellt, verfügen doch die meisten Aphatiker zumindest über Reste ihrer prämorbiden linguistischen Kompetenz sowie soziale und kognitive Fähigkeiten, welche im Laufe eines Erwachsenenlebens erworben wurden.

Der Verf. benutzt Therapiemethoden, welche von LURIA et al. (1969); BEIN et al. (1962); BEIN (1969); BEIN u. SHOKHOR-TROTSKAYA (1966); BEIN u. OVCAROVA (1970); MARUSZEWSKI (1968, 1970 etc.); WEIGL (1961, 1972); BUTFIELD u. ZANGWILL (1946); BUTFIELD (1958, 1960) sowie von der Gruppe der Pariser Salpêtrière (LHERMITTE 1970) und von zahlreichen anderen europäischen und amerikanischen Forschungsgruppen entwickelt und angewandt wurden. Diese Methoden wurden veröffentlicht und sind daher weitgehend bekannt. Wir werden uns deshalb im folgenden auf Methoden konzentrieren, welche weniger bekannt sind. Wenn wir uns hierbei auf eine begrenzte Anzahl therapeutischer Maßnahmen konzentrieren, so darf das nicht mit dem Aufbau der Gesamttherapie für den jeweiligen Einzelpatienten bzw. die jeweilige Patientengruppe verwechselt werden.

1.2 WICHTIGE FAKTOREN DER THERAPIEPLANUNG

Bei der Planung einer Therapie gilt es nicht nur, die Form der Aphasie, sondern auch ihre Ätiologie und neurologische Prognose in Betracht zu ziehen. Es ist ferner wichtig, die Persönlichkeit des Patienten, seine Interessen und Neigungen, seine Ausbildung und insbesondere seine Eigenschaften und Besonderheiten als Sprachbenutzer zu kennen. Neben diesen und anderen Voraussetzungen spielt die Persönlichkeit des Therapeuten eine Rolle: Hierzu ist zu sagen, daß es den idealen Therapeuten gar nicht gibt, sondern vielmehr eine Fülle verschiedener Therapeutentypen, von denen der eine mehr didaktisch vorgeht, der andere wiederum mehr die Initiativen des Patienten fördert, ein dritter temperamentvoll und lebendig, der vierte wiederum mehr zurückhaltend und ruhig ist: Jede dieser Therapeutenpersönlichkeiten wird für einen bestimmten Patiententyp am geeignetsten sein.

Auf die aphasieformspezifische Therapie werden wir weiter unten eingehen: In einigen Fällen wurde eine Wiederherstellung der Funktionen nach LURIA versucht, wobei unter Benutzung "äußerer Hilfen" die Funktionskomponenten neu gruppiert wurden. In anderen Fällen wiederum, bei denen es sich um einen weiträumigen Hirnschaden bei vaskulär vorgeschädigtem Hirn handelte, hatte das Therapieziel bescheidener zu sein: Hier ging es mehr um die Verbesserung der kommunikativen Möglichkeiten als um eine Wiederherstellung prämorbider Sprachfähigkeiten. Selbst dann kann der Therapeut dem Patienten nur in beschränkter, d. h. von den sprachlichen Möglichkeiten des jeweiligen Falles abhängiger Weise behilflich sein; denn klare und scharf umrissene sprachliche Inhalte können von einem Sprecher erst wieder ab einem bestimmten Sprachniveau gebildet werden. Dieses Niveau ist jedoch in sehr schweren Fällen oft nicht mehr zu erreichen.

2 DIE FRÜHE PHASE DER SPRACHREHABILITATION

Die Besonderheit der sprachlichen Ausfälle eines Patienten wird bereits vor der Durchführung einer umfangreichen Testbatterie wie etwa derjenigen von GOODGLASS u. KAPLAN (1972) deutlich, so daß es möglich - und vor allem auch von Nutzen - ist, den Patienten in die Kategorien der "Broca-Aphasie" (LURIAs efferent-motorische Aphasie) oder der "Wernicke-Aphasie" (LURIAs sensorische Aphasie) oder der einfachen "non-fluent/fluent"-Dichotomie einzuordnen. So kann bereits sehr früh eine angemessene Behandlung beginnen. Diese ersten Versuche, die sprachlichen Funktionen des Patienten zu stimulieren, werden bei der Aktivierung der expressiven Sprachfunktion oder der auditiven Perzeption verbaler oder nicht-verbaler Stimuli ansetzen.

In dieser frühen Phase ist es allgemein üblich, bei motorischer Aphasie mit dem Reihensprechen und Ergänzen von festgefügten, automatisierten Wortpaaren ("Brot und Butter", "Tag und Nacht" etc.) in Kombination mit rhythmischem Sprechen und Gesang zu beginnen, um die phonatorischen und artikulatorischen Muster in ihrer einfachsten Form als auswendig gelernte Stereotype zu aktivieren (BEIN 1969[1]; HATFIELD 1971 b; etc.). Zugleich können einfache handlungsbegleitende Sätze geübt werden, wobei etwa der Therapeut den nicht-gelähmten Arm des Patienten unter rhythmischem Skandieren des Satzes "Auf und nieder!" hebt und senkt. Hierbei kann dieser Satz unvollendet bleiben ("Auf und...") und somit der Patient genötigt werden, ihn zu vollenden.

Derartige sprachliche Äußerungen, wie auch das Vollenden von Lückensätzen, stellen natürlich noch kein "propositionales Sprechen" im Sinne JACKSONs dar. Es ist darüberhinaus noch unklar, ob die lexikalische Produktion eines Aphatikers bei Satzergänzung, z.B. das Wort "Stuhl" als Reaktion auf den Lückensatz "Ich sitze auf dem...", mit Hilfe des gleichen psycholinguistischen Systems erreicht wurde, welches bei spontaner Wortfindung in Aktion tritt (HATFIELD et al. 1977). Der Nutzen einer solchen Übung liegt jedoch darin, daß der Patient die Illusion hat, daß er wieder "spricht" und daraus eine Ermutigung erfährt, die dem weiteren Fortgang der Therapie von Nutzen ist. Wenn man sie sich zunutze zu machen versteht, können sprachliche Automatismen auch bei anderen Aphasieformen in der Anfangsphase der Therapie eine Rolle spielen: So kann z.B. im Fall einer artikulatorischen Dyspraxie ein Patient im Rahmen solcher Automatismen Phoneme richtig aussprechen, welche er beim Nachsprechen - isoliert oder im Kontext eines Einzelwortes - nicht hervorbringt.

Beim Training der Sprachwahrnehmung müssen die einzelnen Stimuli in noch stärkerem Maße kontrolliert und reduziert werden. Dabei kann es z.B. nötig sein, den Übungen zur Verbesserung der auditiven Sprachwahrnehmung Übungen mit non-verbalen Stimuli voraufgehen zu lassen. Dazu gehören Geräusche des Alltagslebens, z.B. von Glocken, Pfeifen, Uhren etc. oder bekannte Me-

---

[1] BEIN (1969:181): "... in der Anfangsphase unmittelbar nach dem Schlaganfall oder Trauma... müssen die automatisierten Sprachprozesse (stereotype Redewendungen, emotional besetzte Wörter, Lieder, Gedichte etc.) als 'Ersatz' dienen..."

lodien, wie sie SAVAGE (1971)[1] empfiehlt und wie sie zur Anfangsphase des Trainings für Schlaganfall-Patienten der englischen "Chest and Heart Association" gehören[2].

Wenn dann sprachliche Stimuli in die Therapie einbezogen werden, handelt es sich häufig um Aufgaben, bei denen Objekte und Bilder zu zeigen sind, welche den vom Therapeuten vorgesprochenen Wörtern korrespondieren. Hierbei sollten sich die ersten Übungswörter hinsichtlich Länge und phonematischer Beschaffenheit möglichst stark voneinander unterscheiden. Mit Hilfe der Video-Technik können hierbei elementare Szenen dargeboten werden, bei denen z.B. Wasser aus einem Hahn fließt, das ein beträchtlich verstärktes Geräusch verursacht, während gleichzeitig das Wort "Wasser" isoliert oder in einen kurzen Satz eingebettet deutlich zu hören ist. Bezüglich der Sprachproduktion von Patienten mit sensorischer oder perzeptiver Störung bei gleichzeitiger Sprachüberproduktion (Logorrhoe) oder Jargon sind Ein-Wort-Äußerungen anzustreben, wobei diese Äußerungen sich auf das Wesentliche beschränken müssen.

Wenn der Patient aufmerksam, konzentriert und imstande ist, einfache Anweisungen zu verstehen oder zu lesen, kann in der nächsten Phase mit der systematischen Wiederherstellung des Sprachcodes begonnen werden.

3 DIE BEHANDLUNG DER WICHTIGSTEN APHASIEFORMEN
3.1 BROCA-APHASIE (MOTORISCHE APHASIE)

Nach JAKOBSON u. HALLE (1956) besteht die Broca-Aphasie vor allem in dem Unvermögen, sprachliche Operationen entlang der Kontiguitäts- oder Kombinationsachse durchzuführen. Auf der Syntaxebene bedeutet das, daß der Patient Wörter nicht zu größeren Kontexten, manchmal nicht einmal zu einfachen Sätzen kombinieren kann. Auf der phonologischen Ebene kann das im Extremfall dazu führen, daß Phoneme, die isoliert (etwa beim Nachsprechen) produziert werden, dennoch nicht zu Phonemketten, d.h. Wörtern, zusammengefügt werden können.

Wir gehen anschließend auf einige hervorstechende Sprachschwierigkeiten dieser Aphasieform ein.

---

[1] SAVAGE (1971:40): "Wir benutzen bei der Therapie Musikinstrumente, Alltagsgeräusche."

[2] Diese Audio-Kassetten gehören zu einer Serie mit dem Titel "Sprechenlernen nach einem Schlaganfall". Chest and Heart Association, Tavistock House North, Tavistock Square, London WC1 H 9JE.

.11 DIE PHONOLOGISCHE EBENE[1]

Bei der Therapie phonologischer Störungen war es in unserer Klinik gelegentlich nötig, das phonologische System eines Patienten von Grund auf wieder herzustellen. Über die teilweise Wiedererlangung der Sprachfähigkeit und die phonologischen Probleme eines solchen Patienten ist bereits früher berichtet worden (HATFIELD 1972a; HATFIELD u. WALTON 1975).
So bestand zu Beginn der Sprachtherapie, drei Jahre nach dem Schlaganfall, die Spontansprache des Patienten D. C. lediglich aus "No", "Yeah" (für "Yes") und zwei bis drei verstümmelten Wörtern. Ferner vermochte er außer den wenigen Phonemen seines Minilexikons lediglich die Phoneme /m/ und /a/ isoliert oder (dies mit einer gewissen Unregelmäßigkeit) in Kombination zu produzieren. Die Reihenfolge, in der neue Phoneme oder Phonemsequenzen in die Therapie eingeführt wurden, war von JAKOBSONs Hypothese (JAKOBSON 1941) geleitet, daß der Wiederaufbau des Phonemsystems bei Aphatikern parallel zum kindlichen Phonemerwerb verlaufe.

Wie bereits oben gesagt, darf daraus, daß wir in diesem Artikel wiederholt Parallelen zwischen dem Wiedererwerb der Sprache durch Aphatiker und dem kindlichen Spracherwerb ziehen, keineswegs geschlossen werden, Aphatiker seien wie Kinder zu behandeln oder die gesamten erhaltenen verbalen und nicht-verbalen Fähigkeiten eines Aphatikers seien nicht zu berücksichtigen. Wir zitieren MARUSZEWSKI (1969: 466):

"... zwischen einem Aphatiker und einem Kind, das sprechen lernt, besteht ein wesentlicher Unterschied: dieser besteht vor allem darin, daß der Aphatiker einen Hirnschaden hat... damit fehlen dem Aphatiker Hirnstrukturen, welche den kindlichen Spracherwerb ermöglichen. Die Wiedererlangung der Sprachfähigkeit geschieht deshalb beim Aphatiker mittels anderer Hirnstrukturen als denjenigen, welche den Erstspracherwerb ermöglichen... Im Gegensatz zum Kind lernt der Aphatiker zum zweiten Mal sprechen, das bedeutet, daß er neben der Störung auch über eine ganze Reihe erhaltener Fähigkeiten verfügt."

Wenn sich ein Therapeut auch die Erkenntnisse der theoretischen Sprachbetrachtung zunutze machen sollte, so darf er auch vor eigenen Experimenten nicht zurückscheuen. In dem oben geschilderten Falle geschah jedoch folgendes: Immer wenn der Therapeut, d. h. der Verf., ein neues Phonem vorzeitig in die Therapie einführte, d. h. bevor der Patient mit dem nach dem Prinzip der irreversiblen Fundierung voraufgehenden Phonem genügend vertraut

---

[1] Wir gebrauchen hier den Ausdruck "Ebene" im Sinne von LYONS (1968).

war, dann scheiterte dieser Versuch[1]. Daraus ist zu schließen, daß der Wiedererwerb von Phonemen mehr durch endogene als exogene Faktoren gesteuert wird.

Auch bei anderen Patienten dieser Aphasieform nahm der Wiedererwerb des Phonemsystems einen ähnlichen Verlauf. So scheint das Phonem /k/ (und seine stimmhafte Entsprechung /g/) beträchtliche Schwierigkeiten zu bereiten. Haben sich die Patienten jedoch das /k/ zu eigen gemacht, dann neigen sie während einer gewissen Zeit dazu, es als Ersatz für /t/ an jeder Stelle des Wortes zu benutzen, genauso wie in einer früheren Phase /t/ als Ersatz für /k/ diente. Der Erwerb des stimmlosen (oder stimmhaften) velaren Explosivlauts kann deshalb nur in dem Maße als abgeschlossen gelten, in dem er nicht mehr mit /t/ verwechselt wird. Deshalb sollte mit Blick auf diese Phonemopposition in der Therapie wie folgt verfahren werden: zunächst der koronale (alveolare oder dentale) Explosivlaut, dann der velare. Schließlich sollten beide Laute in kontrastierenden einsilbigen Minimalpaaren geübt werden, z.B. Tanne-Kanne, Tasse-Kasse etc.

Das gleiche Prinzip kann in einer früheren Phase auch bei den Oppositionspaaren /m/:/p/, /m/:/b/ und anderen benutzt werden.

Im Falle des oben beschriebenen Patienten D.C. wie auch bei anderen Broca-Aphatikern konnte beobachtet werden, daß sehr vertraute Kontexte (s. Kap. 2) die Aussprache der kritischen Phoneme erleichtern. Bei vielen Patienten läßt sich ein ausreichendes, wenngleich noch unvollständiges, phonologisches System durch artikulatorische Übungen und das Nachsprechen bekannter Wörter und stereotyper Sätze bewerkstelligen. Hierbei wird die spontane Heilung durch die therapeutische Beeinflussung beschleunigt. Um eine etwaige Störung der kinästhetischen Rückkopplung zu kompensieren, werden der Empfehlung von LURIA et al. (1969) folgend die artikulatorischen Übungen durch visuelle und auditive Rückkopplung unterstützt. Dabei kann man die visuelle Rückkopplung durch Diagramme intensivieren, welche die Stelle des phonatorischen Systems an der die jeweils geübte Phonemopposition gebildet wird, schematisch darstellen: So kann z.B. das Training von Vokaloppositionen durch eine stilisierte Darstellung der jeweiligen Lippenstellung unterstützt werden. Gleichzeitig kann die auditive Kontrolle durch Hörübungen verbessert werden.

---

[1] Diese Phoneme wurden natürlich im Rahmen von Silben, die aus Konsonant und Vokal bestanden und nach Möglichkeit richtige Wörter waren, geübt.

Im Falle des Patienten D.C. war der Prozeß des Wiedererwerbs phonematischer Einheiten besonders mühevoll. Denn selbst wenn ein bestimmter Konsonant angebildet worden war, hieß das nicht, daß der Patient ihn nunmehr auch mit Vokalen kombinieren konnte. Somit war die Kombination von Konsonant und Vokal ein nächster Übungsschritt, auf den schließlich das Training von KVK-Silben[1] erfolgte. Hierfür war eine gewaltige Übungsarbeit zu leisten, deren Monotonie durch das Training anderer Aspekte der gestörten Laut- und Schriftsprache aufgelockert wurde.

In solch schweren Fällen ist es oft kaum möglich, eine bestimmte Sprachleistung genügend intensiv zu üben; einmal, weil der Therapeut über zu wenig Zeit verfügt, zum andern aber auch, weil der Patient nicht voll belastbar ist. Hier können nun Video-Bänder eine wichtige Rolle spielen. So wurde z.B. im Fall dieses Patienten ein audio-visuelles Trainingsprogramm mit artikulatorischen Übungen eingesetzt. Dadurch konnte die Therapie belebt und zugleich der Therapeut entlastet werden. Lehrmaschinen machen den Patienten unabhängig und ermöglichen es ihm, seine eigene Therapie zu gestalten, indem er je nach Neigung ein Programm abbrechen oder wiederholen, bzw. ein Programm seiner Wahl aussuchen oder gar mitgestalten kann.

Lehrmaschinen und andere Arten programmierten Unterrichts eignen sich besonders gut für schriftsprachliche Übungen, bei denen die Reaktion nur falsch oder richtig sein kann. Darüberhinaus wurde in unserer Klinik auch bei der Behandlung von Sprachverständnisproblemen mit audio-visuellen Programmen gearbeitet.[2]

Es ist jedoch bedeutend schwieriger, Programme für das Training der Sprachproduktion zu entwerfen, da hier der Patient bereits zu einem frühen Zeitpunkt Fehler machen kann, die er dann im weiteren Fortgang des Programms einschleift (HATFIELD 1971 c). Denn die Maschine hat ja keine Möglichkeit, Fehler zu erkennen und entsprechend zu reagieren. Jedoch kann man diesen

---

[1] KVK = Konsonant + Vokal + Konsonant.

[2] Um die Leistungsfähigkeit des verbalen Kurzzeitgedächtnisses zu erhöhen, geht man z.B. so vor, daß der Pat. eine Reihe von Objekten vor sich liegen hat und vom Vl., der auf dem Bildschirm mit einer identischen Objektsammlung zu sehen ist, den Auftrag erhält, einzelne oder mehrere Objekte zu zeigen bzw. sie räumlich anzuordnen. Anschließend, nachdem der Pat. genügend Zeit hatte, den Auftrag auszuführen, wird die richtige Lösung gezeigt und auf diese Weise eine sofortige Rückkopplung vermittelt.

Fehlern weitgehend vorbeugen, vorausgesetzt, daß man die Sprachschwächen des Patienten gut genug kennt, um vorhersagen zu können, an welcher Stelle des Programms er wahrscheinlich Fehler begehen wird und wie diese aussehen werden. Das ist jedoch aufgrund rein theoretischer Erwägungen nur zum Teil möglich. Erst durch eine detaillierte Analyse der Leistung beim Nachsprechen von KV-, VK- und KVK-Silben (HATFIELD u. WALTON 1975) konnten wir Gesetzmäßigkeiten des phonematischen Verhaltens von D.C. feststellen und daraus fünf Regeln oder Trends ableiten, welche für die meisten seiner Fehler verantwortlich waren. Diese Analyse bestätigte darüberhinaus die Ergebnisse früherer Untersuchungen, welche ein systematisches Fehlerverhalten bei Patienten mit ähnlichen Symptomen nachwiesen (siehe u.a. ALAJOUANINE et al. 1939; LECOURS u. LHERMITTE 1969).

Die Fehler unseres Patienten waren freilich nicht so systematisch, wie wir es gern gesehen hätten, dennoch war es möglich, ein audio-visuelles Therapieprogramm dafür zu entwerfen. Dabei wurde seine (durch Hörübungen noch verbesserte) Fähigkeit benutzt, auditiv ähnliche, d.h. nur durch ein Merkmal unterschiedene Phoneme in Anfang- und Endstellung (z.B. /p/ und /t/), die der Therapeut auf dem Bildschirm vorsprach, zu unterscheiden und dabei gleichzeitig die eigene Lösung als korrekt oder unkorrekt zu erkennen. Derartige auditive Diskriminationsübungen mit sofortiger Rückkopplung, d.h. Selbstkorrektur, führten Schritt für Schritt zur eigenen Sprachproduktion. Obwohl diese Programme zunächst für einen bestimmten Patienten gedacht waren, stellte es sich später heraus, daß sie sich auch für andere Patienten mit ähnlichen Problemen eigneten.

Schließlich erreichte der Patient D.C. ein Stadium, wo seine artikulatorischen Probleme vor allem darin bestanden, Phoneme zu Wörtern zu kombinieren. Er verfügte bereits über ein Lexikon von 80-100 mehr oder weniger gut identifizierbaren Wörtern, von denen viele nach dem KV-Muster gebildet waren. Beim Bezeichnen von Gegenständen gelang es ihm manchmal sogar, Wörter zu höheren Einheiten zu kombinieren, z.B. "schwarze Feder", "weiße Feder", "zwei Feder", "vier Feder", "Feder weg" usw. Dabei war zwar die Aussprache von Endkonsonanten und Konsonantenverbindungen noch schlecht, aber die Gesamtäußerung war im allgemeinen deutlich zu verstehen. So konnte etwa durch regressive Assimilation an das anlautende /p/ "pen" (Feder) zu "pem" werden. Da es jedoch kein englisches Wort "pem" gibt, blieb der phonematische Gegensatz zu Wörtern wie "pep", "pet" etc. erhalten. Auf jeden Fall ging es in dieser Phase mehr um die Bedeutungs-

differenzierung als um phonetisch korrekte Lautbildung. Die schriftlichen
Übungen konzentrierten sich auf einfache Syntagmen vom Typus "Substantiv + Adjektiv" oder "Substantiv + Verb" (z.B. "Krawatte (ist) billig" etc.).
Auch bei dieser schweren Aphasie kam somit das Prinzip zur Anwendung,
die Therapie eher auf Kommunikationsakten als auf Benennungsübungen oder
dergleichen aufzubauen: So konnte der Patient in einer bestimmten Situation,
etwa wenn es darum ging, Raucherlaubnis zu erbitten, folgendes äußern:
"Fag?" (/fæg/ oder /fæ?/? "Glimmstengel"?). In solch einem Kontext kann
ein einzelnes Substantiv sehr wohl eine prädikative und damit kommunikative
Funktion haben. In diesem Stadium war es deshalb das Ziel der Therapie,
den Patienten in die Lage zu versetzen, derartige Ein-Wort-Sätze zu äußern.
Dabei mußte gleichzeitig auf der phonematischen Ebene gearbeitet werden,
weil sonst viele dieser Wörter mit Satzfunktion unverständlich oder mehrdeutig geblieben wären.

3.12 DIE SYNTAKTISCHE UND MORPHOLOGISCHE EBENE

In den letzten Jahren ist immer wieder betont worden, daß es bei motorischen
Aphatikern darauf ankomme, prädikative Äußerungen (BEIN u. SHOKHORTROTSKAYA 1966; BEIN 1969) oder kurze Sätze zu üben (HATFIELD 1964).
Ein tieferes Verständnis der eigentlichen Sprachfunktion, d.h. die bereits
von JACKSON formulierte Einsicht, daß Sprache mehr ist als eine Anhäufung
von Wörtern, hat dazu geführt, sich auf wortübergreifende Einheiten, d.h.
den Satz oder sogar das Gespräch zu konzentrieren. Obwohl es noch andere
wichtige Funktionen, wie etwa die phatische (MALINOWSKI 1949) gibt, steht
die kommunikative Funktion im Zentrum der menschlichen Sprachverwendung.
Im Falle einer Broca-Aphasie ist die Sprache des Patienten nicht nur mühevoll und stockend, indem der Übergang von einer Artikulationseinheit zur anderen nur mühsam geschieht (s. den oben beschriebenen Fall), sondern es
liegt darüberhinaus eine schwere Störung des "dynamischen Schemas" der
Äußerung vor (LURIA 1962). Im Extremfall spricht ein solcher Patient im
sogenannten "Telegrammstil" (siehe u.a. TISSOT et al. 1973). LURIA (1962/
1966:210) beschreibt dieses Phänomen als "die Ersetzung eines ganzen Satzes durch Einzelwörter, meist Substantive im Nominativ". Indem vor allem
prädikative Wörter gestört sind (LURIA a.a.O.), scheint diese Sprachstörung
geradezu die Negation jeder Kommunikation darzustellen.

Selbstverständlich sollte der Therapeut bei Patienten, deren Schwäche im
prädikativen Sprechen besteht, das Mißverhältnis zwischen nominalen und

prädikativen Satzelementen nicht dadurch verstärken, daß er überwiegend Objektbezeichnungen übt.

Auf der anderen Seite ist es keineswegs sicher, daß die Ein-Wort-Äußerungen des Patienten lediglich dem Subjekt eines vollständigen, d. h. aus Subjekt und Prädikat bestehenden Satzes entsprechen, ebenso wenig wie die Ein-Wort-Äußerung eines Kindes eine rein substantivische Etikettierung darstellt.

Bekanntlich kann in der Kindersprache der Ausdruck "Hundchen" für folgende Sätze der Erwachsenensprache stehen: "Ich möchte den Hund" oder "Mein Keks ist vom Hund gegessen worden" oder "Ich sehe den Hund" oder "Da kommt ein Hund" (siehe u. a. CLARK u. CLARK 1977). Wir hatten weiter oben schon erwähnt, daß die Ein-Wort-Äußerung "Glimmstengel" des Patienten D. C. im entsprechenden situativen Kontext die Funktion des Satzes "Darf ich rauchen?" hatte.

Das Therapieziel bei Patienten mit derartigen Schwierigkeiten muß deshalb in einer Erweiterung und Strukturierung ihrer Äußerungen bestehen, um die kommunikativ störendsten Ambiguitäten zu beseitigen.

Denn für einen Außenstehenden, der mit den Gewohnheiten des Patienten D.C. während der Kaffeepause nicht vertraut ist, ist die Äußerung "Glimmstengel" vieldeutig. Auch in den leichteren Fällen von Broca-Aphasie besteht die Spontansprache zu Beginn meist aus einzelnen oder einer Kette von scheinbar unverbundenen Substantiven, d. h. der Hörer muß erraten, ob der aphatische Sprecher das genannte Objekt sucht, wünscht, oder ob er darüber irgend etwas mitteilen will.

Auf einer tieferen Ebene fehlt in diesen Äußerungen der Dualismus von "Topic" und "Comment". Der nächste Schritt besteht deshalb darin, diese Äußerungen kontextunabhängig zu machen, d. h. zunächst dem Patienten zu verdeutlichen, daß seine Ein-Wort-Äußerungen vieldeutig sind. Mit Hilfe geschriebener Lückensätze, die er zu ergänzen hat, wird ihm das syntaktische Schema vollständiger Sätze nahegebracht:

```
Die Vögel . . . . .      (singen  )
Die Mädchen . . . . .    (tanzen  )
Die . . . . . schlägt    (Uhr     )
Der Bankier ist . . . .  (reich   )
Der . . . . . ist arm    (Bettler )
Der . . . . . ist stark  (Boxer   )
```

Diese Übung des Ausfüllens von Lückensätzen kann dann so aufgebaut werden, daß der Patient in einem Satz die handelnde Person (Subjekt), im anderen wiederum die Tätigkeit (Prädikat) oder die ausgesagte Eigenschaft (Prädikatsnomen) ergänzen muß. Dadurch wird verhindert, daß die Übung zu einem mechanischen Drill wird, der lediglich im Ergänzen ein und derselben Wortart besteht. Vielmehr wird dem Patienten deutlich gemacht, daß es sich bei Sätzen um zweiteilige Aussagen über Personen oder Dinge handelt. Zugleich mit diesen Lückensätzen werden eindeutige Bilder dargeboten. Der Patient liest mit Hilfe des Therapeuten den Satz laut vor und schreibt das zu ergänzende Wort in die entsprechende Satzlücke. Da er beim Lesen den Satz nicht selbst erzeugen muß, kommt es hierbei im allgemeinen in geringerem Ausmaß zur Elision von Funktionswörtern. Hierbei muß der Therapeut darauf achten, in einer Sitzung nicht zu viele Bildstimuli anzubieten. Denn wenn sich der Patient zu sehr auf die Wortfindung konzentrieren muß, kann er seine Aufmerksamkeit nur noch in beschränktem Ausmaß der Satzbildung zuwenden.

Die kommunikative Bedeutung solcher elementaren Mehrwort-Sätze kann dem Patienten auch noch auf andere Weise demonstriert werden:

Es werden ihm vier kontrastierende Bilder gezeigt, auf denen z.B. eine Frau kocht, eine Frau sägt, ein Mann kocht und ein Mann sägt. Um irgendeines dieser Bilder eindeutig zu bezeichnen, ist es notwendig, handelnde Person und Tätigkeit anzugeben. Dabei wird so vorgegangen, daß der Patient zunächst diejenigen Bilder, die der Therapeut beschreibt, zu zeigen hat, später jedoch Bilder eigener Wahl in einem entsprechenden Satz beschreibt. Der erste Teil dieser Aufgabe stellt damit zugleich eine Sprachverständnisübung dar. Eine anspruchsvollere Variante dieser Übung benutzt irreversible SPO-Sätze, bei denen nicht nur Subjekt und Prädikat, sondern auch das Objekt variiert werden, z.B. "Der Mann (die Frau) trinkt (verschüttet) Wasser (Tinte)".

In einer weiteren Übungsvariante kann ein Bildquartett benutzt werden, auf dem z.B. eine grüne und eine blaue Fahne, eine grüne und eine blaue Socke, bzw. jede andere Kombination von zwei Farben und zwei Objekten zu sehen sind. Hierbei werden auch Bildbeschreibungen vom Typus "Fahne grün" oder "grüne Fahne" akzeptiert, denn die Verwendung der sogenannten "kleinen" Wörter sollte vom Patienten erst dann verlangt werden, wenn sie in der Spontansprache auftauchen. Solange sie dem Patienten noch große Mühe bereiten, ist es besser, darauf zu verzichten.

Eine Grundvoraussetzung dieser Übungen ist freilich, daß der Patient über ein Basisvokabular verfügt. Um das zu überprüfen, muß eine Reihe von Wortfindungsübungen, bei denen Leute, Tiere, Dinge und Tätigkeiten benannt werden, durchgeführt werden. Wenn dann ein derartiger Grundwortschatz für Dinge, Täter und Tätigkeiten vorhanden ist, kann der Patient zur Satzbildung aufgrund der vorgelegten Bilder übergehen.

Welche Hilfen sollen nun bei reinen Wortfindungsaufgaben gegeben werden? Grundsätzlich kann man bei motorischen Aphatikern einen ziemlich umfangreichen Grundwortschatz wieder verfügbar machen, sei es mit Hilfe der verschiedenen "Deblockierungsmethoden", d.h. unter Ausnutzung intakter Modalitäten zur Deblockierung der gestörten im Sinne WEIGLs (s. E. WEIGL 1969, in diesem Band), oder auch durch Einsatz der geschriebenen Sprache wie auch mit Hilfe von audio-visuellen Programmen. Hierbei spielt der verbale Kontext eine wichtige Rolle, indem im Sinne von MORTON (1968) die Lautform eines Wortes durch die Übergangswahrscheinlichkeiten im Rahmen des Kontextes aktiviert wird. Im Grunde entspricht dieser Teil der Therapie mehr der "Revision" beim Zweitspracherwerb als einem völligen Neuerwerb von Sprache. Da der somit wiedererworbene Grundwortschatz relativ stabil ist, besteht das Hauptproblem dieser Patienten in seiner Anwendung.

Um die Qualität der "agrammatischen" Äußerungen zu verbessern, kann die Therapie sowohl an der sprachlichen Oberfläche des Satzes wie auch bei der zugrunde liegenden semantischen Struktur ansetzen. Beide Verfahrensweisen haben ihre Vorzüge.

21 DIE WIEDERHERSTELLUNG DER OBERFLÄCHENSTRUKTUR DES SATZES

21.1 ELEMENTARE SATZSTRUKTUREN

Bei Übungen, die sich auf der Oberflächenstruktur des Satzes bewegen, können dem Patienten eine Reihe von elementaren Satzbauplänen als Modell vorgegeben werden, d.h., die zunächst verwendeten Satzstrukturen würden aus "Substantiv+Kopula+Adjektiv" ("Der Hammer ist schwer" etc.) und "Substantiv+Prädikat(+Objekt)" ("Der Mann sägt", "Die Frau repariert das Tor" etc.) bestehen. In unserer Klinik benutzen wir dazu ein kleines Übungsbuch, das wir ständig verbessern und erweitern. In diesem Buch werden eine Reihe von elementaren Satzbauplänen mit den entsprechenden Bildern und Erläuterungen angeboten:

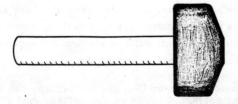

Abb. 1: Satzmodell: Art. + Subst. + Kop. + Adj.
Beispielsatz: "Der Hammer ist schwer."

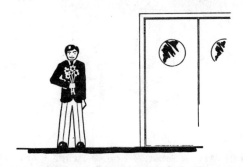

Abb. 2: Satzmodell: Art. + Subst. + Verb
Beispielsatz: "Der Mann wartet."

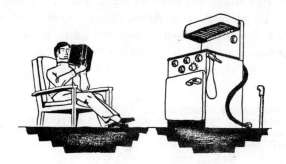

Abb. 3: Satzmodell: Pron. + Verb (+ Präp.) + Art. + Subst.
Beispielsatz: "Er liest ein Buch."
"Er wartet auf den Gasmann."

Bei diesen Sätzen mit irreversiblen, d.h. nicht umkehrbaren Handlungen, werden bereits (je nach Leistungsvermögen des Patienten) Subjektpronomina eingefügt.

Bei dieser Art Agrammatismustherapie ist auf das begrenzte Kurzzeitgedächtnis der Patienten Rücksicht zu nehmen (GOODGLASS et al. 1970). Denn da die verlangsamt sprechenden agrammatischen Patienten im Gegensatz zu den flüssig sprechenden Aphatikern die Fähigkeit verloren haben, grammatische Strukturen automatisch zu produzieren, kommt dem Kurzzeitgedächtnis für ihre Sprachproduktion erhöhte Bedeutung zu. Flüssig sprechende sensorische (und amnestische) Aphatiker können ihr eingeschränktes Kurzzeitgedächtnis durch die Verwendung syntaktischer Automatismen kompensieren. Verlangsamt sprechende motorische Aphatiker müssen jedoch ihre Sätze in höchst bewußter Weise Stück für Stück produzieren. Dabei hilft ein entsprechender Therapieaufbau, indem zunächst irreversible SPO-Sätze, dann aber reversible, bei denen die Satzbedeutung in nicht flektierenden Sprachen wie dem Englischen von der Wortstellung abhängt, geübt werden.

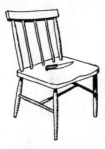

Abb. 4: Satzmodell: Art. + Subst. + Kop. + Präp. + Art. + Subst.
Beispielsatz: "Das Messer ist auf dem Stuhl."

Unsere Erfahrungen haben die Ansicht bestätigt, daß Präpositionen erst dann in die Therapie einbezogen werden können, wenn der Patient eine gewisse Fertigkeit im Umgang mit einfachen Sätzen, deren Prädikat aus Verb oder Kopula + Adjektiv besteht, erlangt hat. Wir haben an anderer Stelle Methoden beschrieben, um dem Aphatiker die Verwendung bestimmter, d.h. zunächst der lokalen Präpositionen zu ermöglichen (ELVIN u. HATFIELD 1978).

Im Lichte neuerer Untersuchungen zeigt sich immer deutlicher, daß die eigentliche Schwierigkeit für Agrammatiker nicht so sehr in der Klassenzugehörigkeit als im Abstraktheitsgrad (RICHARDSON 1975, PATTERSON u. MARCEL 1977) eines Wortes liegt.

Der Reihenfolge, in der die einzelnen Satzmodelle dargeboten wurden, lagen empirische Studien (u.a. PARISI u. PIZZAMIGLIO 1970) und eine in unserer Klinik durchgeführte Untersuchung (HATFIELD 1972b) zugrunde. Dabei wurden auch Untersuchungen zur Reihenfolge des Erwerbs syntaktischer Strukturen durch Kinder (z.B. FERGUSON u. SLOBIN 1973) herangezogen.

Bei der Übung einfacher Satzmodelle wie der oben erwähnten liegt der Akzent auf dem Prädikat. Die flexible Anwendung derartiger Satzmuster, etwa im Rahmen kleiner Gespräche, übt dabei gleichzeitig die kommunikative Verwendung. Da der Patient gleichzeitig mit dem Problem der Wortfindung ringt, ist es häufig geraten, ihm bei der Satzbildung Hilfestellung zu leisten, jedoch hat diese Art des Trainings starke Ähnlichkeit mit sprachlichem "Drill" und ist daher nur von begrenztem Nutzen.

Unter den dabei zur Anwendung kommenden Hilfen ist auch LURIAs bekanntes Verfahren der Unterstützung der Satzbildung durch äußere Modelle:

So beschreiben LURIA et al. (1969:407) ein Verfahren, wobei drei vor dem Patienten liegende, unbeschriebene Papiere die drei Komponenten eines zu bildenden SPO-Satzes symbolisieren. Hierbei genügen im Fall des russischen, aus lediglich drei Wörtern bestehenden Satzes drei Papiere, im Fall des englischen oder deutschen müßten noch Artikel, ggf. Kopula und Hilfsverb bei dieser modellhaften Abbildung des Satzes berücksichtigt werden.

.121.2 AUDIO-VISUELLES TRAINING

Auch bei der Agrammatismus-Therapie können audio-visuelle Programme eingesetzt werden. Dabei schreitet der Wiederaufbau der Sprache in expressiver wie rezeptiver Hinsicht von einfachen zu immer komplizierter werdenden sprachlichen Einheiten fort. Wenn man also mit einem Einzelwort wie "Kuli" oder "Blei" beginnt, dann ist der nächste Schritt die Formulierung der Sätze "Geben Sie mir(einen) Kuli", "Ich brauche (einen) Kuli", "Herr X schreibt mit (einem) Kuli" etc. Als nächstes wird dann dieses Satzmodell in die größere Einheit des Textes oder der Rede eingefügt. Diese Progression des Übungsmaterials liegt den audio-visuellen Programmen unserer Klinik zugrunde, indem hier die Zielwörter, mit Ausnahme der phonematischen Diskriminationsübungen, sowohl isoliert als auch im verbalen Kontext dargeboten werden.

So enthält ein Anfangsprogramm für Patienten mit schwerer motorischer Aphasie elementare Wortkombinationen wie "zwei Tee", "ein Kaffee", die in den situativen Kontext einer Wirtshausszene eingebettet sind. Bei fortgeschrittenen Programmen, deren Zielgruppe motorische Aphatiker mit geringen artikulatorischen Schwierigkeiten sind, enthält das Lexikon neben Substantiven auch viele Verben und Adjektive, wobei die entsprechenden Sätze in realistische Alltagsgespräche eingebettet sind.

In fortgeschrittenen Programmen erscheinen jeweils zwei Personen, welche Alltagsprobleme wie Essenszubereitung und Wohnungseinrichtung miteinander besprechen, Gasthäuser besuchen, einen Bus benutzen etc. Hierbei wird in diesen Dialogen oder auch gelegentlichen Monologen von Zeit zu Zeit dem Patienten Gelegenheit gegeben, sich zu beteiligen. Wenn etwa nach einem Gespräch zwischen dem jungen Basil und seiner Tante der Patient gefragt wird: "Warum kann Basil nicht die Fußballergebnisse im Fernsehen sehen?" der Patient antwortet: "Weil der Fernseher kaputt ist". Den Antworten des Patienten geht jeweils die ein- oder mehrmalige Verwendung des entsprechenden Satzes in einem Zeitabstand, der von der Schwierigkeit des Programms abhängt, vorauf. Obwohl im Laufe des Programms die Modellantwort angedeutet wird, bleibt dem Patienten doch immer eine gewisse Freiheit im Formulieren dieser Antwort.

Bei diesen Programmen kommen, wie gesagt, die lexikalischen (Substantive, Verben, Adjektive und Präpositionen) wie auch die syntaktischen (Satzmodelle) Einheiten kontrolliert und nach zunehmender Schwierigkeit angeordnet zum

Einsatz. Dieses Prinzip wird jedoch nicht so rigide gehandhabt, daß sich nicht auch immer einige Items eines höheren oder niedrigeren Schwierigkeitsgrades darunter befänden. Dadurch wird es möglich, diese Programme bei einer entsprechend größeren Anzahl von Patienten anzuwenden.

In der Progression dieser Programme wird die Dialogsituation, in die der Patient aktiv und passiv einbezogen ist, immer realistischer. Damit werden gleichzeitig die kommunikativen Fähigkeiten der Gesprächsplanung und Gesprächsführung in die Therapie mit einbezogen. So konnte ich beobachten, daß bei vielen Aphatikern sowohl diese Fertigkeiten wie auch das Nacherzählen oder kritische Stellungnehmen gestört sind und entsprechend geübt werden müssen. (Wir verdanken CLARK u. CLARK 1977 die Einsicht, daß es sich auch bei diesen kommunikativen Fähigkeiten um erlernte Fertigkeiten handelt.)

3.121.3 DIE SPRACHMELODIE

Mit der Anwendung dieser Programme sind jedoch noch nicht alle Probleme, die sich bei der Behandlung von motorischen Aphatikern stellen, abgedeckt. Wir hatten weiter oben bereits den Verlust der Sprachmelodie erwähnt. Diese Störung manifestiert sich von der Wortebene aufwärts auch auf den Ebenen der einfachen und zusammengesetzten Sätze. Dabei werden im stark betonenden Englisch in Sätzen unbetonte Wörter und/oder unbetonte Wortsilben ausgelassen (z.B. "dustrial" für "industrial", "netics" für "phonetics", "sider" für "outsider" etc.). GOODGLASS (1968) erklärt dieses Phänomen durch den doppelten Mangel an akzentdynamischer wie auch an semantischer ("saliency") Betonung der elidierten Items. Man hat versucht, die Syntax agrammatischer Patienten durch die sogenannte "Melodische Intonationstherapie" (s. HELM, in diesem Band), d.h. durch ein direktes Training der Sprachmelodie wieder herzustellen. Obwohl diese Methode, wie auch ganz allgemein syntaktische Drillübungen beim Stimulieren des Sprachflusses eine wichtige Rolle spielen, müssen sie durch die Behandlung der semantischen Tiefenstrukturen der Sprache ergänzt werden.

3.122 DIE WIEDERHERSTELLUNG DER SEMANTISCHEN TIEFENSTRUKTUR DES SATZES

Der klassische Telegrammstil ist, wie LURIA (1962) bemerkt, äußerst therapieresistent. Wenn auch die von BEIN et al. (1966) vorgeschlagene "präventive Methode" in vielen Fällen der Wiederherstellung gestörter Satzbildung dienlich ist, so gibt es doch eine Reihe schwerer Fälle von Agrammatismus, bei denen selbst diese Methode versagt. In diesen Fällen kann, ganz besonders, wenn der Patient intelligent und - wie es bei motorischen Aphatikern häufig der Fall ist - selbstkritisch ist, durch eine auf der semantischen Tiefenstruktur des Satzes aufbauende Therapie ein besserer und dauerhafterer Effekt erreicht werden.

122.1 VEREINFACHUNG DES SATZES DURCH ELISION GRAMMATISCHER MORPHEME

Hierbei besteht die erste Aufgabe des Therapeuten darin, die informativ wichtigsten Konstituenten des Zielsatzes auszuwählen. Das kann zunächst durchaus bedeuten, daß redundante grammatische Merkmale, z.B. das Pluralmorphem bei Anwesenheit eines Zahlwortes oder anderer Mengenangaben, aber auch Artikel, Kopula und Hilfsverben vernachlässigt werden können. Das hieße konkret, daß Syntagmen wie "zwei Kuli", "zwei Stuhl", "fünf Flasche", "Haus, viele"[1] zulässige Äußerungen sind. Denn auch ohne Benutzung dieser grammatischen Merkmale kann Information ausgetauscht werden.

Gewiß bilden im Englischen wie auch in anderen Sprachen die sogenannten "kleinen Wörter", d.h. Funktionswörter wie Artikel, Präpositionen, Kopula etc., trotz ihrer Unbetontheit einen Teil des melodischen Satzmusters. Wenn jedoch ein Patient in der Formulierung von Sätzen soweit gestört ist, daß er außerstande ist, den Autor einer Handlung (Subjekt), die Handlung selbst (Prädikat) und das Ziel der Handlung (Objekt) anzugeben oder die Wörter, über die er verfügt, hierarchisch anzuordnen bzw. ein Thema, das er durch ein Substantiv benennen kann, durch ein prädikatives Adjektiv, ein Verb oder eine präpositionale Ergänzung kommentierend auszuführen, dann ist das naheliegendste Therapieziel die Erstellung einer vereinfachten, semantisch fundierten Grammatik.

Hierbei würden die Aussagen von Normalsprechern bei Aphatikern dieses Typs folgende Entsprechung haben:

Normalsprecher	Aphatiker
Die Tasse ist blau	Tasse - blau
Die Tasse ist bunt	Tasse - bunt
Die Tasse ist kaputt	Tasse - kaputt
Die Tasse läuft über	Tasse - überlaufen

---

[1] Die Beispiele stammen aus meiner Therapie.

.122.2 **VEREINFACHUNG DES SATZES DURCH SUBSTITUTION GRAMMATISCHER MORPHEME**

Das allgemeine Prinzip bei dieser Art der Wiederherstellung von Syntax besteht wiederum darin, auf die semantische Grundaussage des Satzes zu rekurrieren und diejenigen Funktionsworter, über die der Pat. nicht verfügt, durch Inhaltswörter annähernd gleicher Bedeutung zu ersetzen. Auch hierbei entsteht ein gewisser Konflikt zwischen dem normalen Sprachgebrauch und dem des Patienten. Jedoch muß der Therapeut realistisch sein und unter Umständen auf die Wiederherstellung normgerechter Sätze verzichten, wenn vereinfachte und konkretisierte, auf die semantische Grundaussage zielende Sätze dem Leistungsniveau des Patienten entsprechen. Dabei kann u.a. die schwierige Flexion des Verbs bei der Tempusangabe durch die entsprechenden Zeitadverbien wie "jetzt", "heute", "gestern", d.h. durch lexikalische Umwegleistungen ersetzt werden, z.B. "Tom schwimmen (heute, gestern, morgen)". Das Verb kann dabei durchaus im Infinitiv (bzw. im Englischen in der -ing Form) stehen. Die ortsangebenden Präpositionen können durch nominale oder adverbiale Formen ersetzt werden, z.B. "oben" für "auf", "hinten" für "hinter", "unten" für "unter" usw. Auf den Gebrauch von Pronomina kann vorerst verzichtet werden.

Der Patient sollte ferner ermutigt werden, seine Sätze durch Einhaltung der elementaren "SPO"-Wortstellung eindeutiger zu machen, selbst wenn das nicht immer der psychologischen Reihenfolge der Konstituenten entspricht. So kann die agrammatische Realisierung von Sätzen wie "Es war Tom, den das Mädchen schlug" sehr leicht falsch verstanden werden, indem man aus dem im Telegrammstil abgefaßten Satz "Tom - Mädchen - schlagen" den umgekehrten Sachverhalt entnimmt.

Man sollte also diesem agrammatischen Patienten behilflich sein, Ersatzstrategien zu finden, um Zeit, Ort, Richtung etc. auszudrücken. Solch eine Ersatzstrategie oder Umwegleistung kann z.B. sich der Reihenfolgeangabe bedienen, um Vor-, Nach- oder Gleichzeitigkeit auszudrücken: "Vor dem Abendbrot wäscht sich Herr Müller die Hände" kann dann etwa wie folgt ausgedrückt werden: "Zuerst Hände waschen, dann Abendbrot."

Selbst wenn die Produktion kurzer und vereinfachter Sätze im Rahmen der Sprachtherapie - etwa als Bildbeschreibung - gelingt, so ist es doch noch ein weiter Weg bis zu ihrer Anwendung in alltäglichen Gesprächssituationen. Dieser Schritt kann dadurch erleichtert werden, daß man zusammenhängende Bildserien in Form einer Erzählung beschreiben läßt oder den Patienten zwingt, sich zu ganz bestimmten, eng umrissenen Themen zu äußern.

2 WERNICKE-APHASIE (SENSORISCHE APHASIE) UND VERWANDTE SYNDROME (POSTERIOR APHASIAS)

Die Behandlung von Patienten mit weiter hinten liegenden Läsionen, insbesondere Schädigungen der sogenannten "Wernicke-Stelle" und ihrer Umgebung, muß auf die Wiederherstellung expressiver und rezeptiver Sprachleistungen gerichtet sein. In einigen Fällen besteht die wesentliche Behinderung des Patienten in der Sprachverständnisstörung, in anderen wiederum sind Sprachausdruck und Sprachverständnis gleichermaßen betroffen, wobei das Eigentümliche der Störung mehr in der bizarren Ausdrucksweise als in dem gleichzeitigen Betroffensein von expressiver und rezeptiver Sprachleistung besteht. Bei der typischen sensorischen Aphasie (LURIA) oder Wernicke-Aphasie (GOODGLASS u. KAPLAN) ist der Sprachausdruck flüssig und die Sprachmelodie erhalten. Die Sätze sind teilweise grammatisch korrekt, wobei ein Mangel an Substantiven bei gleichzeitiger Überverwendung von Funktionswörtern auffällt (MARSHALL 1977). Die Störung betrifft dabei sowohl den Inhalt wie die Form der Sätze, d.h. die ungestörte Intonation und Sprechflüssigkeit können nicht darüber hinwegtäuschen, daß selbst in Fällen mit nur schwach ausgeprägtem Jargon nichts oder nur Vages mitgeteilt wird. Die Unterscheidung von "flüssig" und "nicht-flüssig" (fluent/non-fluent) sprechenden Aphatikern hat also durchaus ihre Berechtigung.

21 DIE BEHANDLUNG DER VERSTÄNDNISSTÖRUNG

Zum Training der auditiven Perzeption kann wieder auf Übungen zurückgegriffen werden, die wir bereits unter Kap. 2 beschrieben. Hierbei kann die Schwierigkeit der Aufgabe beim Objekt- oder Bilderzeigen auf Wortstimulus dadurch gesteigert werden, daß die verwendeten Wörter akustisch immer ähnlicher werden bzw. die Gedächtnisbelastung durch eine immer größere Anzahl von zu zeigenden Objekten oder Bildern vermehrt wird. Natürlich hängt es vom Patienten ab, welcher dieser beiden Parameter des Wortverständnisses - phonematische Diskrimination oder Kurzzeitgedächtnisspanne - besonders trainiert wird. Jedoch stellten wir bei den Patienten unserer Klinik fest, daß in den Fällen ausgedehnter Hirnschäden durch Gefäßprozesse oder traumatische Einwirkungen beide Aspekte gleichzeitig betroffen waren.

Die gleiche Steigerung der Schwierigkeit ist bei den verwendeten Stimulussätzen zu beachten, indem diese länger und komplizierter werden.

Zu den die Schwierigkeit auf Wortebene beeinflussenden Faktoren gehören Gebrauchshäufigkeit (ROCHFORD u. WILLIAMS 1965) und semantische Ähnlichkeit: so sind seltene Wörter und semantisch verwandte Wörter wie z.B. "Tasse, Glas, Becher, Schale" schwieriger zu identifizieren.

Selbst in Fällen einer hartnäckigen und therapieresistenten Störung kann die Aufmerksamkeit und das Selbstvertrauen des Patienten durch diese Übungen gesteigert werden. Patienten mit einer starken Störung der Phonemdiskrimination können am Anfang beim Hören einzelner kurzer Wörter darüber klagen, daß diese Wörter für sie keinerlei Bedeutung haben. Bei näherer Betrachtung stellt sich jedoch heraus, daß sie gewisse phonetische Merkmale durchaus erfaßt haben (HATFIELD 1971a). So können sie sehr häufig dem Therapeuten die ungefähre Länge, die Silben- oder Phonemzahl des Wortes angeben. Bei Nachsprechaufgaben wiederum kann der Patient durch die Produktion einer semantischen Paraphasie zu erkennen geben, daß er das semantische Feld (Wortfeld) korrekt identifiziert hat. Entsprechend kann der Therapeut bei Verständnis- und Definitionsübungen durch Fragen feststellen, daß der Patient gewisse semantische Merkmale des gehörten Wortes richtig erkannt hat, so z.B. daß es sich um ein "Tier" und nicht um eine "Pflanze" oder um ein "Ding" handelt.

Wir geben nachstehend den Ausschnitt des Tonbandprotokolls einer Nachsprechübung mit einem Patienten wieder, der trotz völlig intaktem Gehörs (Audiometrie) große Schwierigkeiten beim Nachsprechen oder Verstehen hatte:

T(herapeut): "Essence" (spricht das Wort zweimal langsam und deutlich vor).
P(atient): Das ist nichts.
T.: Wie klingt das Wort? Klingt es so ähnlich wie ein Wort, das Sie kennen?
P.: Zurück zu null, zurück zu null, absolut nichts.
T.: (Wiederholt das Wort langsam)
P.: Vielleicht (buchstabiert) A-X-I-T. "Exit", das ist alles...
T.: Nein, das ist es noch nicht. Ist es ein langes oder ein kurzes Wort?
P.: Ich glaube, es ist sehr kurz.
T.: Wissen Sie, was eine Silbe ist?
P.: Ja.
T.: Aus wieviel Silben besteht das Wort? "Essence".

P.: (Nach einer Pause) zwei.
T.: Und mit welchem Buchstaben beginnt es? "Essence".
P.: "Exit", ungefähr.
T.: Mit welchem Buchstaben beginnt es? Wie würden Sie es schreiben? Der erste Buchstabe?
P.: E.
T.: Ja. Aber es ist nicht "Exit". Es ist "Essence". Haben Sie es nun verstanden?
P.: Nein.
T.: Klingt es immer noch wie "Exit"?
P.: Es ist nicht so stumpf: "Exit".
T.: (Wiederholt das Stimuluswort)
P.: Ohne "T" ist es ein "N". Man könnte "Exin" oder etwas Ähnliches sagen.

Der Therapeut erklärte dann die Bedeutung und sprach das Wort noch zweimal vor. Der Patient wiederholte es annähernd richtig, jedoch mit falscher Betonung. Schließlich sagte er: "Es endet wie C-E-N-S-E". Allmählich begann ihm die Bedeutung des Wortes aufzugehen und schließlich verstand er alle Bedeutungsschattierungen. Er war erstaunt, daß er dieses ihm völlig vertraute Wort nicht gleich verstanden hatte. (Sein relativ gutes Sprachverständnis während des voranstehend wiedergegebenen Gesprächs ist wahrscheinlich auf seine Vertrautheit mit dieser Art Fragen zurückzuführen.)

Wenn Patienten bemerken, daß sie auch bei zunächst völlig bedeutungslosen Wörtern wichtige Teilaspekte richtig dekodiert haben, wächst ihr Selbstvertrauen und sie beginnen, eigene Strategien für das Sprachverständnis zu entwickeln. Auf diesen Umstand sind viele Diskrepanzen zwischen dem kommunikativen Verhalten des Patienten, wie es von ihm selbst, seiner Familie oder dem Therapeuten beobachtet wird, und seinem Verhalten bei standardisierten Tests, bei denen er völlig versagen kann, zu erklären.

Mit dem Fortschreiten der sprachlichen Besserung können diese Sprachverständnisübungen verfeinert und im semantischen und syntaktischen Schwierigkeitsgrad gesteigert werden. Auch hierbei können audio-visuelle Programme eine nützliche Rolle spielen und die Aufgaben des Patienten dadurch erleichtern, daß sie im Unterschied zu Alltagssituationen keine ablenkenden Faktoren enthalten.

Bei einigen dieser Programme werden dem Patienten Aufträge, Erzählungen und Dialoge in zwei Versionen, d.h. mit und ohne visueller Komponente angeboten, so daß er bei der zweiten Version allein auf den auditiven Input angewiesen ist. Natürlich ist für viele dieser Übungen auch das Tonbandgerät ausreichend.

Einige dieser Programme wurden zunächst dafür entworfen, einem bestimmten Patienten bei seinen beruflichen oder häuslichen Aufgaben zu helfen. So wurden z.B. einem Patienten mit ähnlichen Sprachverständnisstörungen wie der oben geschilderte Fall, jedoch mit einer weitaus schwereren Störung des Nachsprechens und der Spontansprache, auf Tonband gesprochene Aufträge erteilt, welche - dem Beruf des Patienten entsprechend - den Entwurf von einfachem Laborgerät betrafen. Am Ende der Aufgabe konnte er das, was er niedergeschrieben oder gezeichnet hatte, mit der entsprechenden schriftlichen Instruktion oder Zeichnung vergleichen. Hierbei stellte sich heraus, daß solche maßgeschneiderten Programme auch bei Patienten mit ganz anderer Berufszugehörigkeit, jedoch mit vergleichbarer Sprachstörung Verwendung finden können.

Zu den Umwegstrategien, welche die Patienten aus eigenem Antrieb oder mit Hilfe des Therapeuten entdecken, gehört das Schreiben. So kann z.B. in gewissen Fällen bei weiter hinten gelegenen Läsionen des Temporallappens der Patient ein Wort, das er nicht versteht, korrekt oder mit kleineren graphematischen Abweichungen niederschreiben, während er das graphisch dargebotene Wort sofort versteht. So konnte die Patientin G.F. mit nur leicht gestörter Spontansprache, jedoch ziemlich schwerer Sprachverständnisstörung, in einem gehörten Text Wörter erst verstehen, als sie sie niedergeschrieben hatte. Bei einer anderen Gelegenheit verstand sie das Wort "Oxen" (Ochsen) nicht, schrieb es dysgraphisch nieder ("Oxon") und verstand es dann. Manchmal brauchte sie nur den Anfang eines Wortes niederzuschreiben, z.B. "Helm" für "Helmet" (Helm), um ein gehörtes Wort zu verstehen.

Entsprechend kann in der frühen Phase der Therapie die simultane Darbietung von visuellen (geschriebenen) und auditiven (gesprochenen) Stimuli der Wiederherstellung des auditiven Sprachverständnisses sehr förderlich sein.

3.22 DIE BEHANDLUNG DER AUSDRUCKSSTÖRUNG

Im Verhältnis zur Sprachverständnisstörung bestehen bei der Sprachausdrucksstörung dieser Patienten große Unterschiede. Vor allem gilt es, die Patienten sich ihrer Weitschweifigkeit bewußt werden zu lassen und sie davon abzuhalten, lange und umständliche Erklärungen abzugeben. Hierbei kann man in einigen Fällen auf das oben beschriebene Inventar von elementaren Satzmustern zurückgreifen. Es geht hier, umgekehrt wie bei den motorischen Aphatikern, darum, den Patienten, etwa bei der Bildbeschreibung, dazu anzuhalten, nur die vom Therapeuten vorgeschriebenen Satzmuster zu verwenden. Denn eine freie, syntaktisch nicht restringierte Bildbeschreibung würde die Weitschweifigkeit des Patienten nur verstärken.

Für das Anfangsstadium der sensorischen Aphasie ist der ungehemmte Sprachfluß typisch, welcher so viele Paraphasien und Neologismen enthält, daß diese Mitteilungen für den Zuhörer völlig unverständlich bleiben. Man spricht in schweren Fällen auch von einem "Jargon", wobei dieser Terminus relativ vieldeutig ist und sehr unterschiedliche Phänomene umschließt. Bei postoperativen Patienten bilden sich nach unserer Erfahrung die unterschiedlichen Formen des Jargons oft innerhalb weniger Wochen spontan zurück. Hier muß der Therapeut, insbesondere bei hartnäckigen Fällen, den weitschweifigen Sprechdrang des Patienten rigoros unterbinden, um einen echten Dialog sicherzustellen. Bei diesem Bemühen muß ein Therapeut bisweilen die Patienten auf eine direkte, persönliche und non-verbale Art auf seine Anwesenheit als Gesprächspartner aufmerksam machen. Bei diesen Patienten läßt sich häufig ein Mangel an kommunikativer Kompetenz feststellen, was in einem gewissen Umfang auch für agrammatische Patienten gilt, welche durch die große Anstrengung des Sprechens die Fähigkeit verloren zu haben scheinen, einem Gesprächspartner zuzuhören.

Das Therapieziel besteht jedoch nicht nur darin, den Rededrang zu unterbinden. So fällt in der Sprache dieser Patienten vor allem ein Mangel an Inhaltswörtern, insbesondere Substantiven, auf. Jedoch scheint es, daß über die Wortklassenzugehörigkeit hinaus auch der Faktor der "Bildlichkeit" von Bedeutung ist. Dafür spricht, daß gewisse sensorische Aphatiker beim lauten Lesen einer Wortliste, welche Substantive von "hoher" und "geringer Bildlichkeit" enthält, bei insgesamt gleichem Ergebnis wie motorische Aphatiker, dennoch weniger Wörter von "hoher Bildlichkeit" richtig lesen als diese. Derartigen Patienten kann man dadurch helfen, daß man mit ihnen einen geeigneten Text liest und anschließend die wichtigsten Inhaltswörter (Substantive, Verben oder Adjektive) heraussucht, notiert und übt. Dies gilt vor allem für diejenige Untergruppe von sensorischen Aphatikern, die GOODGLASS und KAPLAN als "conduction aphasia" (Leitungsaphasie) bezeichnen.

In einigen Fällen scheint die Bedeutung einer lexikalischen Einheit unklar geworden zu sein. In diesen Fällen sollte man von dem Oberbegriff ausgehen und in einem Schritt-für-Schritt-Verfahren die Unterschiede zwischen den verschiedenen Elementen des entsprechenden semantischen Feldes erarbeiten. Dieses Verfahren ist auch dann von Nutzen, wenn in der Spontansprache eines Patienten häufig Paraphasien auftreten, immer vorausgesetzt, daß Sprachverständnis und Sprachausdruck des jeweiligen Patienten ausreichen, um die Erklärung dieser feinen Unterschiede zu erfassen bzw. dieses Verständnis auch zum Ausdruck zu bringen.

Hierbei ist es von größter Bedeutung, zu wissen, daß die meisten semantischen und phonematischen Paraphasien nach gewissen Regeln entstehen (PENN 1975), so daß im paraphatischen Verhalten der meisten Patienten gewisse Regelmäßigkeiten zu beobachten sind (ROCHFORD 1974 u. a.).

Im allgemeinen hängt der Therapieerfolg bei derartigen Störungen vom Grad des allgemeinen Sprachverständnisses wie dem Störungsbewußtsein des jeweiligen Patienten ab.

Bei verlangsamt sprechenden, agrammatischen Patienten baut die Therapie auf den erhaltenen Sprachresten auf. Bei flüssig sprechenden Aphatikern muß man ganz anders verfahren. Denn hier bilden die erhaltenen Sprachfähigkeiten, d.h. vor allem die Sprechflüssigkeit und die reichliche Verwendung von assoziativ verbundenen Sprachklischees ein echtes Hindernis für die Kommunikation dar. Diese Patienten sind außerstande, sprachliche Klischees oder unerwünschte Assoziationen zu unterdrücken. Auf der anderen Seite kann die Tatsache, daß es diesen Patienten möglich ist, Sätze automatisch, d.h. relativ mühelos zu produzieren, dem Patienten beim Umgang mit präpositionalen Konstruktionen etwa durchaus von Vorteil sein. Die erhaltene Prosodie und die Disponibilität automatisierter syntaktischer Einheiten stellen also für diese flüssig sprechenden Aphatiker gleichzeitig einen Vorzug wie ein kommunikatives Handikap dar. Sie müssen deshalb vom Therapeuten entsprechend vorsichtig eingesetzt werden.

Die Störung der Wortfindung, die ja ein zentrales Symptom aller Aphasiepatienten darstellt, ist bei sensorischen und Leitungsaphatikern besonders ausgeprägt. Außer der Benutzung der graphischen Komponente des Schriftbildes können einige dieser Patienten durch Lückensätze oder automatisierte Wortpaare wie "Brot und... (Butter)", "Messer und... (Gabel)" bzw. durch Gegensatzpaare wie "schwarz und... (weiß)", "groß und... (klein)" zu einem Zielwort hingeführt werden. (Zur Wirkung und Dauer solcher Deblockierungshilfen s. ROCHFORD u. WILLIAMS 1965; PEUSER 1978; COHEN et al. in diesem Band). D.h. es werden ähnliche Deblockierungsstrategien wie bei den motorischen Aphatikern angewandt. Die Wirksamkeit dieser Verfahren hängt allerdings vom Grad der Intaktheit, der auditiven Diskrimination ab. Nach unserer Erfahrung hat es sich jedoch als schwierig erwiesen, mit Hilfe der von den Patienten selbst dargebotenen Lückensätze oder mit Hilfe von situationalen anstelle verbaler Kontexte eine bessere Deblockierung nicht verfügbarer Wörter zu erreichen (HATFIELD et al. 1977).

Die Auswirkung der grammatischen bzw. der lexikalischen Störung auf die Kommunikation läßt sich am besten am Beispiel eines verlangsamt sprechenden motorischen und eines flüssig sprechenden Leitungsaphatikers, welche dieselbe Aufgabe lösen, verdeutlichen: So ergänzten sich ein motorischer Aphatiker mit klassischem Telegrammstil und ein Leitungsaphatiker beim gemeinsamen Lesen in der Weise, daß der motorische Aphatiker die Funktionswörter des Textes nur sehr langsam und sehr zögernd las, während der Leitungsaphatiker damit kein Problem hatte, jedoch bei den Inhaltswörtern steckenblieb. Gemeinsam gelang es ihnen dann, die jeweiligen Schwächen des anderen zu kompensieren und den ganzen Text zu lesen. Auch im Gespräch halfen die beiden Patienten einander aus. So fragte der Patient mit der Leitungsaphasie seinen Leidensgenossen nach einer Ansprache des britischen Schatzkanzlers: "Was hielten Sie von dem..... Dingsbums... (heftige Bewegungen mit der linken Hand)... dem... äh...?" Nach kurzen Zögern ergänzte der motorische Aphatiker das fehlende Wort "Budget" (Haushaltsplan) und gab nach einigen weiteren Bemerkungen sein Urteil in der Form des lapidaren Wortes "sipid" (= insipid - uninteressant) ab. Jedoch ist diese wechselseitige Unterstützung einander ergänzender Störungsformen die Ausnahme, da solche Patienten natürlich nicht wie siamesische Zwillinge durch's Leben gehen können, um einander ständig moralische und verbale Unterstützung zu geben.

Einer kleinen Gruppe von Aphatikern kann die Wortfindung durch Vorgabe des ersten Graphems des gesuchten Wortes erleichtert werden. Hierbei kann es geschehen, daß selbst Patienten mit einer relativ schweren Schreibstörung imstande sind, diesen Anfangsbuchstaben des gesuchten Wortes selbst hinzuschreiben und dadurch das gesprochene Wort zu deblockieren. Dies kann als Hinweis auf eine relative Autonomie gewisser Aspekte der geschriebenen Sprache gedeutet werden.

So sind uns nicht wenige Fälle begegnet, in denen Patienten mit nur geringer Sprachverständnisstörung, aber großen Schwierigkeiten beim Diktatschreiben von Wörtern, dennoch immer wieder spontan ein Wort niederschrieben, welches sie nicht aussprechen konnten. Selbst wenn das in nur ca. 25 % der Fälle geschieht, in denen die Schallform des Wortes blockiert ist, und selbst wenn der Patient dann nicht imstande ist, das geschriebene Wort zu lesen, so stellt dies doch eine erhebliche Verständigungshilfe dar. Diese intakten Restfunktionen des Schreibens, die nicht selten im Gegensatz zu den Ergebnissen eines Schreibtests stehen, müssen in der Therapie so weit wie möglich herangezogen werden. Man sollte solche Patienten ermutigen, schriftsprachliche Restfunktionen wie Anfangsbuchstaben oder Teile der Schriftform des Wortes einzusetzen, um Stockungen im Gespräch mit anderen Kommunikationspartnern zu überbrücken. Im allgemeinen werden aber diese Art Umwegleistungen von Patienten bereits spontan benutzt. Wenngleich sich dieses Phänomen erhaltener schriftsprachlicher Funktionen häufig bei flüssig sprechenden Aphatikern beobachten läßt, so ist es dennoch nicht auf diese Aphasiegruppe beschränkt.

4 SCHLUSSBEMERKUNGEN

Die im vorhergehenden beschriebenen, in unserer Klinik angewandten therapeutischen Strategien wurden von den Patienten im allgemeinen interessiert und freudig akzeptiert. Ihre Verwendung hängt aber letztlich von der Genauigkeit der vorhergehenden psycholinguistischen Diagnostik ab. Dennoch kann eine effektive Therapie durchaus schon vor Abschluß dieser Diagnostik einsetzen, ja der Therapeut muß sogar unter Umständen das vom Ergebnis dieser Diagnose her angezeigte Programm unter Umständen modifizieren, da im Laufe einer Therapie nicht selten sprachliche Besonderheiten des jeweiligen Patienten zum Vorschein kommen, welche einer auch noch so genauen Diagnostik entgehen.

Natürlich war die vorhergehende Beschreibung von Aspekten und Methoden der Aphasietherapie in keiner Weise vollständig. So sind wir nicht auf das Problem der Gruppentherapie, des Rollenspiels und anderer Aktivitäten, die den Patienten unserer Klinik angeboten werden und welche viele Therapeuten für zentrale Komponenten eines Therapieprogramms halten, eingegangen. Wir sind vom Wert auch dieser Methoden durchaus überzeugt, obwohl sich der damit erreichte therapeutische Effekt nur schwer exakt beweisen läßt.

Ohne genau zu definieren, was Sprachtherapie eigentlich ist, ist die häufig gehörte Frage: "Nützt Sprachtherapie auch bei Aphasie?" sinnlos. Um den Therapieerfolg bewerten zu können, müssen Therapiemethode und Therapieziel so klar definiert sein, wie es im allgemeinen nur bei fest strukturiertem, programmiertem Sprachtraining der Fall ist. Wir haben uns dieser Methode bisweilen bedient und konnten z. B. die durch ein programmiertes Schreibtraining (HATFIELD u. WEDDELL 1976) bzw. Syntaxtraining (ELVIN u. HATFIELD 1976, 1978) erzielte Besserung quantifizieren.

Auf der anderen Seite beeinflussen noch andere Faktoren als die Eignung der jeweiligen Methode das Therapieergebnis: dazu gehören die Ätiologie, die Lateralität und das Alter des Patienten (ZANGWILL 1964, 1976).

Letztlich hängt jedoch die Entscheidung über Länge, Intensität und Methodik einer Sprachtherapie nicht vom Therapeuten, sondern vom Patienten selbst ab. Die sorgfältigste und bestgeplante Therapie kann nur dann gelingen, wenn der Patient aktiv mitarbeitet. Diese Tatsache wird von Therapeuten, welche den Wert einer bestimmten Technik ober Therapiemethode nachweisen wollen, häufig übersehen. Wir hatten uns eingangs über den viel zitierten Wahlspruch "man müsse den ganzen Patienten behandeln" skeptisch geäußert, da es kaum möglich ist, klar zu definieren, was denn der "ganze Patient" ist. Dennoch darf man über dem psycholinguistischen Problem eines Falles nicht die dahinterstehende Person und ihre Motivation vergessen. Motivation bedeutet mehr als die Bereitschaft des Patienten, an einem vom Therapeuten entworfenen Therapieplan mitzuwirken. Motivation bedeutet vielmehr Initiative und Schwung. Denn echte Rehabilitation geschieht während des ganzen Tages an sieben Tagen der Woche und nicht nur in den Therapiesitzungen. In der idealen Klinik wäre es darum der Patient, welcher den Therapeuten fragt: "Wann können wir uns wieder treffen, haben Sie morgen Zeit?" und nicht umgekehrt der Therapeut, welcher dem Patienten sagt: "Die nächste Therapiesitzung ist dann und dann." Der Patient sollte unter der Führung des Therapeuten seine Probleme erkennen und souverän genug sein, um dem Therapeuten zu sagen, welche Übungen er nützlich findet und welche nicht. So kann der Patient aktiv in die Herstellung von Therapieprogrammen einbezogen werden, und seine sprachlichen Besonderheiten wie abweichende syntaktische Strategien oder Wortwahl sollten dabei, auch wenn sie von den Zielvorstellungen des Therapeuten abweichen, nach Möglichkeit Berücksichtigung finden. Denn letztlich soll der Patient mit Hilfe der Therapie nicht nur seine Sprache, sondern sein Leben wieder in den Griff bekommen.

BIBLIOGRAPHIE

Alajouanine, T.; Ombredane, A.; Durand, M. (1939) Le Syndrome de Désintégration Phonétique dans l'Aphasie. Paris: Masson

Azmitia, E. C.; Buchan, A. M.; Williams, J. H. (1978) Structural and functional restoration by collateral sprouting of hippocampal 5-HT axons. Nature 274:374-376

Bein, E. S.; Gertsenstein, E. N.; Rudenko, E. Y.; Shiaptanova, S. L. (1962) Posobie po vosstanovlenii reci u bol'nych s afazieji. Gos. Izd. Med. Lit. Medgiz. Moskau

Bein, E. S.; Shokhor-Trotskaya, M. K. (1966) The preventive method of speech rehabilitation in aphasia. Cortex 2:96-108

Bein, E. S. (1969) Basic principles of restorative therapy of speech in aphasia. In: K. Hartmann von Monakow (ed.) Treatment of Nervous Disorders. Basel: Karger, 174-187

Bein, E. S.; Ovcarova, P. A. (1970) Klinika i lecenia afazii. Fyzkultury i Med., Sofia

Butfield, E.; Zangwill, O. L. (1946) Re-education in aphasia. Journal of Neurology, Neurosurgery and Psychiatry 9:75-79

Butfield, E. (1958) Treatment of acquired expressive aphasia. Speech Pathology & Therapie 1, No. 9

Butfield, E. (1960) Acquired receptive aphasia. Speech Pathology & Therapie 3:8-12

Chafe, W. L. (1970) Meaning and the Structure of Language. Univ. of Chicago Press

Clark, H. H.; Clark, E. V. (1977) Psychology and Language. New York: Harcourt, Brace, Javonovich Inc.

Cohen, R.; Engel, D.; Kelter, S.; List, G. (1978) Kurz- und Langzeiteffekte von Benennhilfen bei Aphatikern. (In diesem Band)

Elvin, M. D.; Hatfield, F. M. (1976) Semantic and syntactic skills in relation to interpreting and treating agrammatism. In: Proc. Intern. Congress of Rehabilitation in Neurology, Prague

Elvin, M. D.; Hatfield, F. M. (1978) Comprehension by agrammatic patients of prepositions and prepositional phrases. 17th IALP Congress Proc. Special-paedagogisk forlag, Kopenhagen

Ferguson, C. A.; Slobin, D. (1973) Studies of Child Language Development. New York: Holt Rinehard & Winston

Goodglass, H. (1968) Studies on the grammar of aphasics. In: S. Rosenberg & J. H. Koplin (eds.) Developments in Applied Psycholinguistics Research. New York & London: Collier-Macmillan

---

Mein Dank gilt folgenden Institutionen: den Fachleuten des Addenbrooke's Hospital für ihre Unterstützung und Ermutigung, dem East Anglian Board of Clinical Research für finanzielle Unterstützung, dem medizinischen Photodienst des Addenbrooke's Hospital für die Hilfe bei den Illustrationen sowie beim Aufbau des Logovision-Programms.

Goodglass, H.; Gleason, J. B.; Hyde, M. R. (1970) Some dimensions of auditora language comprehension in aphasia. Journal of Speech and Hearing Research 13 : 584-594

Goodglass, H.; Kaplan, E. (1972) The Assessment of Aphasia and Related Disorders. Philadelphia: Lea & Febiger

Hatfield, F. M. (1964) Rehabilitation of language. Speech Pathology & Therapy 7 : 68-77

Hatfield, F. M. (1971 a) Analysis of de-coding impairments in dysphasic subjects. In: G. E. Perren & J. L. M. Trim (eds.) Applications of Linguistics. Cambridge Univ. Press

Hatfield, F. M. (1971 b) Words in action. Occupational Therapy 34 : 23-30

Hatfield, F. M. (1971 c) Some uses of videotapy recording in language after brain damage. Medical and Biological Illustration 21 : 166-171

Hatfield, F. M. (1972 a) Looking for help from Linguistics. British Journal of Disorders of Communication 7 : 64-81

Hatfield, F. M. (1972 b) Some aspects of syntactic breakdown in aphasia. Paper read at III. Intern. Congress of Applied Linguistics, Copenhagen

Hatfield, F. M.; Walton, K. (1975) Phonological patterns in a case of aphasia. Language and Speech 18 : 341-357

Hatfield, F. M.; Weddell, R. (1976) Re-training in writing in severe aphasia. In: Y. Lebrun & R. Hoops (eds.) Recovery in Aphasics. Amsterdam: Swets & Zeitlinger, 65-78

Hatfield, F. M.; Howard, D.; Barber, J.; Jones, C.; Morton, J. (1977) Object naming in aphasics - the lack of effect of context or realism. Neuropsychologia 15 : 717-727

Helm, N. A. (1978) Melodische Intonationstherapie. (In diesem Band)

Jackson, J. H. (1932) Selected Writings. (Ed. by J. Taylor) London: Hodder & Stoughton

Jakobson, R. (1941) Kindersprache, Aphasie und allgemeine Lautgesetze. Uppsala

Jakobson, R.; Halle, M. (1956) Fundamentals of Language. The Hague: Mouton

Jakobson, R. (1964) Towards a linguistic typology of aphasic impairments. In: A. V. S. de Reuck & M. O'Connor (eds.) Disorders of Language. London: Churchill, 21-42

Lecours, A. R.; Lhermitte, F. (1969) Phonemic paraphasias: linguistic structures and tentative hypotheses. Cortex 5 : 193-228

Lewin, W. (1975) Changing Attitudes to the Management of Severe Head Injuries. London British Medical Association

Lhermitte, F. (1970) Die Tätigkeit eines Rehabilitationszentrums für Aphasiker. In: A. Leischner (Hrsg.) Die Rehabilitation der Aphasie in den romanischen Ländern. Stuttgart: Thieme, 3-9

Luria, A. R. (1947) Travmaticeskaya Afazia. Izd. Akad. Ped. Nauk. Moskau. (Engl. Übersetzung 1970, The Hague: Mouton)

Luria, A. R. (1962) Vyssie korkovye funktsii celoveka. Moskau Univ. Verlag (Engl. Übersetzung 1966, London: Tavistock Publications)

Luria, A. R.; Naidin, V. L.; Vinarskaya, H. N.; Tsvetkova, L. S. (1969) Restoration of higher cortical function following local brain damage. In: P. J. Vinken & G. N. Bruyn (eds.) Disorders of Higher Nervous Activity (Handbook of Clinical Neurology, vol. 3) Amsterdam: North-Holland Publishing Company, 368-433

Luria, A. R. (1975) Osnovnye problemy neirolingvistiki. Moskau (Engl. Übersetzung 1976, The Hague: Mouton)

Lyons, J. (1968) Introduction of Theoretical Linguistics. Cambridge Univ. Press

Malinowski, B. (1949) Supplement to C. K. Ogden & I. A. Richards. The Meaning of Meaning. 10th edition. London: Routledge & Kegan Paul, Ltd.

Marshall, J. (1977) Disorders in the expression of language. In: J. Morton & J. Marshall (eds.) Psycholinguistics Series 1. Developmental and Pathological

Maruszewski, M. (1968) Rola diagnozy psychologicznej w rehabilitacji neurologicznej. Zeszyty Naukowe Uniwersytetu Jagiellonskiego, Krakau 13 : 91-97

Maruszewski, M. (1969) Neuropsychology in Neurological Rehabilitation. Proc. 15th Intern. Congress Applied Psychology, Amsterdam

Maruszewski, M. (1970) Reedukacja mowy u chorych z afazja. Kwartalnik pedagagiczny R. 15 : 23-43

Morton, J. (1968) A preliminary functional model for language behaviour. In: R. C. Oldfield & J. Marshall (eds.) Language. Harmondsworth: Penguin Books

Parisi, D.; Pizzamiglio, L. (1970) Syntactic comprehension in aphasia. Cortex 6 : 204-215

Patterson, K. E.; Marcel, A. (1977) Aphasia, dyslexia and the phonological coding of written words. Quarterly Journal of Experimental Psychology 29 : 307-318

Penn, C. (1975) Linguistics and aphasia. Paper presented to LINCSA Congress, Salisbury, Rhodesia

Peuser, G. (1978) Aphasie. Eine Einführung in die Patholinguistik. München: Fink

Richardson, J. T. E. (1975) The effect of word imageability in acquired dyslexia. Neuropsychologia 13 : 281-288

Rochford, G.; Williams, M. (1965) Studies in the development and breakdown of the use of names. Part IV: The effects of word-frequendy. Journal of Neurology, Neurosurgery and Psychiatry 28 : 407-413

Rochford, G. (1974) Are jargon dysphasics dysphasic? British Journal of Disorders of Communication 9 : 33-44

Savage, A. (1971) Perception and perceptual training activities. Occupational Therapy 34 : 36-41

Tissot, R.; Mounin, G.; Lhermitte, F. (1973) L' Agrammatisme. Brüssel: Dessart

Weigl, E. (1961) The phenomenon of temporary deblocking in aphasia. Zeitschrift für Phonetik, Sprachwiss. und Kommunikationsforschung 14:337-364

Weigl, E. (1969) Beiträge zur neuropsychologischen Grundlagenforschung. Probleme und Ergebnisse der Psychologie 28/29:87-102 (in diesem Band)

Weigl, E. (1972) Neuropsychologie und Linguistik: Themen gemeinsamer Untersuchungen. Probleme und Ergebnisse der Psychologie 43: 5-20

Zangwill, O. L. (1964) The brain and disorders of communication. The current status of cerebral dominance. Research Publications. Association for Research in Nervous and Mental Disease 42:103-118

Zangwill, O. L. (1976) Thought and the brain. British Journal of Psychology 67:301-314

Zurif, E. B.; Caramazza, A. (1976) Psycholinguistic structures in aphasia: Studies in syntax and semantics. In: H. Whitaker & H. A. Whitaker (eds.) Studies in Neurolinguistics. Vol. 1. New York, San Francisco & London: Academic Press, 261-292

Zurif, E. B.; Caramazza, A.; Myerson, R. (1972) Grammatical judgement of agrammatic aphasics. Neuropsychologia 10:405-417

Bildbeispiele aus den Videoprogrammen des Addenbrooke's Hospital:

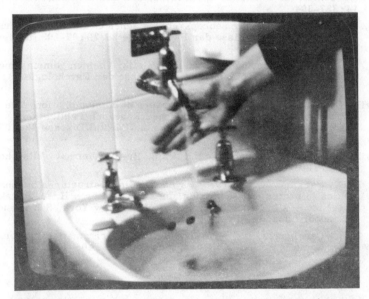

"Drehen Sie den Wasserhahn auf. Jetzt fließt das Wasser."

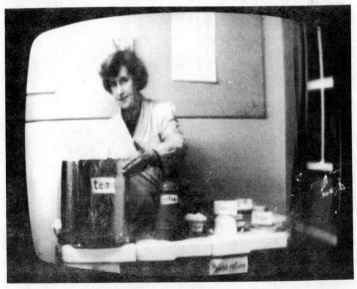

In der Kantine: "Das ist Tee."

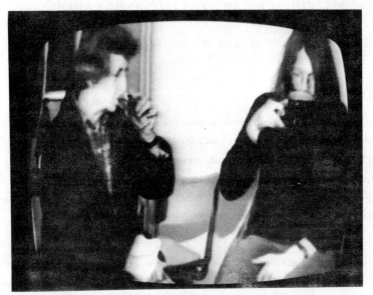
Im Pub: "Ein Glas Portwein und ein Glas Bier."

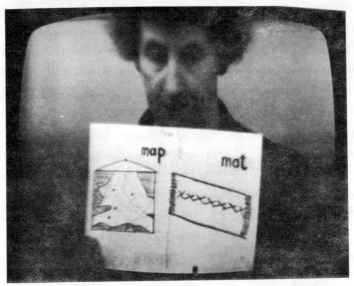
Phonemdiskrimination "map - mat"

MELODISCHE INTONATIONSTHERAPIE *

Nancy A. Helm

VORAUSSETZUNGEN

Bereits 1736 wurde erkannt, daß in gewissen Fällen Patienten mit schwerer Aphasie besser singen als sprechen können (BENTON und JOYNT 1960). GOLDSTEIN (1942) stellte fest, daß diese Patienten Wörter, die sie nicht auszusprechen vermögen, beim Singen fehlerlos produzieren. Diese Beobachtung hat Aphasiologen und Sprachtherapeuten dazu ermutigt, Musik und Rhythmus in die Behandlung dieser Patienten einzubauen.

So schlug z.B. MILLS (1904) vor, daß der Therapeut volkstümliche Lieder auf dem Klavier spielen und mit dem Patienten gemeinsam singen solle. Jedoch scheint es, daß das Singen von Liedern zwar von psychologischem Nutzen ist, jedoch auf die Sprachfertigkeit des Patienten nur geringen Einfluß hat. Deshalb schlugen BACKUS (1937), USTVEDT (1937) und GOLDSTEIN (1942) vor, dem Patienten statt Liedern Wörter und Sätze in rhythmischer Betonung anzubieten. Dennoch verging noch geraume Zeit, bis die erste systematische Untersuchung des Nutzens der Musiktherapie für die sprachliche Rehabilitation schwer gestörter Aphatiker durchgeführt wurde (ALBERT et al. 1973).

ALBERT, SPARKS und HELM gingen dabei von der im Lichte neuerer Forschung sich immer deutlicher abzeichnenden Dominanz der rechten Hemisphäre für Musik (SPELLACY 1970) und Intonationskonturen (BLUMSTEIN und COOPER 1974) aus. Diesen Untersuchungen zufolge können bei derartigen Patienten die Funktionen der rechten intakten Hemisphäre dazu benutzt werden, um die Sprachfunktion der geschädigten linken Hemisphäre zu verbessern.

Das Ergebnis war eine Therapiemethode, welche als "Melodische Intonationstherapie" (MIT) bekannt wurde. In den letzten fünf Jahren erfuhr diese

---

* übersetzt vom Herausgeber
Originalbeitrag

Therapiemethode jedoch eine Reihe von Veränderungen. So beschreiben z.B. SPARKS et al. (1974) ein Zwei-Stufen-Programm, in dem einfache und komplizierte (Satzgefüge) Sätze gesungen werden. SPARKS und HOLLAND (1976) beschreiben ein Vier-Stufen-Programm, in dessen erster Stufe der Patient wortlose, lediglich gesummte Intonationskonturen wiederholen muß, während in den restlichen drei Stufen einfache und komplizierte Sätze zu intonieren sind. In dem vorliegenden Aufsatz werden nur die drei letzteren Stufen beschrieben, da in den zugrunde liegenden Untersuchungen das Summen von Intonationskonturen nicht inbegriffen war.

METHODE

MATERIAL

Bei der Melodischen Intonationstherapie werden Sätze verwendet, die Wörter von hoher Gebrauchshäufigkeit enthalten. Diese Sätze werden den intonativen, akzentuellen und rhythmischen Mustern der natürlichen Sprachprosodie gemäß musikalisch intoniert. Bei der Auswahl der Beispiele sollte der Therapeut die phonetische Schwierigkeit sowie die Länge der Wörter berücksichtigen, d.h. mit Sätzen beginnen, die aus phonetisch einfachen und kurzen Wörtern bestehen, um dann in einer späteren Phase zu komplexen, langen Wörtern überzugehen. In Einklang mit den Beobachtungen HATFIELDs (1972) zur phonetischen Schwierigkeitshierarchie nicht fließend sprechender Aphatiker schlagen wir vor, in der Anfangsphase Wörter mit Konsonantengruppen zu vermeiden. Auf der anderen Seite haben die meisten Patienten in dieser Phase mit bilabialen und alveolaren Lauten keine Schwierigkeiten. Den Ergebnissen von GLEASON et al. (1975) zufolge sollten zunächst Aufforderungssätze und dann erst Aussagesätze verwendet werden. Dabei sind die persönlichen Kommunikationsbedürfnisse jedes Patienten nach Möglichkeit zu berücksichtigen. Um die Wirkung der Übungssätze zu verstärken, sollte ferner das entsprechende Bildmaterial bzw. die entsprechenden Objekte verwendet werden.

Unter der Berücksichtigung dieser Punkte kann dann der Therapeut zur Aufstellung einer Liste für die erste Übungsphase übergehen, welche den

Familiennamen, Begrüßungsformeln und einfache Aufforderungen enthält. In den weiteren Phasen können dann Aussagen verwendet werden, welche sechs bis sieben Silben und Konsonantengruppen enthalten. In keiner Phase des Übungsprogramms sollte der Therapeut den Patienten zwingen, völlig unvertraute Sachverhalte zu verbalisieren. Z.B. sollte man mit Stadtbewohnern keine Sätze mit landwirtschaftlichen Themen (z.B. das Feld pflügen etc.) üben. Bei der Anwendung der Melodischen Intonationstherapie geht es zu keinem Zeitpunkt darum, dem Patienten wieder sprechen zu lehren, sondern darum, dem Patienten den Gebrauch der noch verfügbaren Sprachmittel zu erleichtern und zu ermöglichen. Um dies zu erreichen, sollte der Therapeut ein großes Inventar von Übungssätzen bereithalten, welche er in wechselnder Reihenfolge einsetzen kann.

DIE MELODISCHEN MUSTER

Jedes Syntagma bzw. jeder Satz wird dem Rhythmus der Betonung und der Melodie des gesprochenen Wortes entsprechend langsam gesungen. Hierbei besteht die Melodie einfach in der Abfolge eines hohen und eines tiefen Tones. Jede Silbe wird für sich, jedoch ohne abgehacktes Stakkato, gesungen. Der Therapeut hält die Hand des Patienten, so daß sie gemeinsam j e d e Silbe des geübten Satzes mitklopfen. (Jedoch sollte der Therapeut niemals die weiter unten erwähnten, zur Deblockierung dienenden, ebenfalls gesungenen Fragen vom Typus "Was sagten Sie?" klopfen.)

Es folgen einige Übungsbeispiele:[1]

hoch	Auf		
tief		wa	chen

hoch	Gib		Was	
tief		mir		ser

hoch	Öff		Fen	
tief		ne	das	ster

[1] Hierbei ist die Wahl des Intervalls, Quart oder Terz, in das Belieben des Therapeuten gestellt.

SCHRITT-FÜR-SCHRITT VERFAHREN

Die Melodische Intonationstherapie besteht aus drei Sprachstufen. Der Fortschritt des Patienten wird jeweils von Sitzung zu Sitzung protokolliert. Der Übergang zu einer höheren Stufe kann dann vorgenommen werden, wenn der Patient eine durchschnittliche Leistung von mindestens 90 % an zehn aufeinanderfolgenden Sitzungen bei einer Reihe von Übungssätzen erreicht. Das Bewertungssystem für alle drei Stufen ist in den nachfolgenden Tabellen 1 bis 3 enthalten.

ELEMENTARE SPRACHSTUFE

Auf dieser Stufe bietet der Therapeut dem Patienten maximale Hilfe an. Jeder Zielsatz wird intoniert und mit Handklopfen begleitet. Um das auditive Sprachverständnis zu fördern, können geeignete visuelle Hilfen gegeben werden. Der Therapeut wird sich seiner freien Hand bedienen, um dem Patienten verständlich zu machen, wann er zuhören und wann er intonieren soll.

Die sprachliche Grundstufe gliedert sich in fünf Phasen, von denen vier bewertet werden. Jede der vier Phasen bekommt einen Punkt. Wenn das Ziel einer Phase mit einem Übungsitem nicht erreicht wird, dann wird dieses Item durch ein neues ersetzt.

Phase 1:

Der Therapeut summt zunächst das melodische Muster des zu übenden Satzes, um es dann zweimal mit den entsprechenden Wörtern zu intonieren. Hierbei soll der Patient zunächst nur zuhören und zugleich den auf seiner Hand geklopften Rhythmus wahrnehmen. Da von ihm keine expressive Leistung verlangt wird, findet keine Bewertung statt.

Phase 2:

Therapeut und Patient intonieren und klopfen den Zielsatz gemeinsam. Gelingt es hierbei dem Patienten nach viermaliger Wiederholung nicht, den Zielsatz verständlich hervorzubringen, wird das Ergebnis mit 0 bewertet und ein neuer Übungssatz eingeführt. Gelingt dieser, wird er mit 1 bewertet und die nächste Phase sofort in Angriff genommen.

Phase 3:
Therapeut und Patient intonieren und klopfen den Zielsatz gemeinsam, jedoch hält der Therapeut nach etwa der Hälfte des Satzes (mit dem Intonieren) inne, so daß der Patient diesen allein zu Ende führen muß. Gelingt dies, wird seine Leistung mit 1 bewertet und die nächste Phase begonnen.

Phase 4:
Der Therapeut intoniert und klopft den Zielsatz, während der Patient zuhört. Unmittelbar darauf intoniert der Patient diesen Satz allein und wird dabei vom Therapeuten lediglich durch Handklopfen unterstützt. Gelingt dies, bekommt der Patient einen Punkt und wird mit der nächsten Phase konfrontiert.

Phase 5:
Der Therapeut intoniert eine Frage, z.B. "Was sagten Sie?", welcher eine Wiederholung des gerade intonierten Satzes durch den Patienten provozieren soll. Unterstützt wird er dabei lediglich durch das Handklopfen. Gelingt es ihm, den Zielsatz als Antwort auf die Frage zu intonieren, dann wird die Leistung mit 1 bewertet und mit einem neuen Übungssatz auf Stufe 1 begonnen.

Tab. 1: Melodische Intonationstherapie: Elementare Sprachstufe.

Phase	Therapeut	Patient	Bewertung
1	summt (1x) intoniert und klopft (2x) "Aufwachen!"	klopft mit (2x)	0
2	intoniert und klopft (4x) "Aufwachen!"	intoniert und klopft (4x) "Aufwachen!"	1
3	intoniert und klopft "Auf..." (verstummt)	intoniert und klopft "Aufwachen!"	1
4	intoniert und klopft "Aufwachen!" klopft mit	intoniert und klopft "Aufwachen!"	1
5	intoniert "Was sagten Sie?" klopft mit	intoniert und klopft "Aufwachen!"	1

MITTLERE SPRACHSTUFE

Auf dieser Stufe wird mit verzögerter Wiederholung gearbeitet, welche für gewisse Patienten schwieriger als die sofortige Wiederholung ist. Um dem Patienten auch die verzögerte Wiederholung zu ermöglichen, werden Hilfen gegeben. Wenn also der Patient in einer Phase die verzögerte Wiederholung nicht zustande bringt, dann besteht diese Hilfe in der Wiederholung der vorhergehenden Phase. Jedoch muß er anschließend wieder zur eigentlichen Aufgabe zurückkehren und sie bewältigen. Phasen mit möglichen Hilfen werden mit zwei Punkten bewertet, wenn der Patient diese Hilfe nicht in Anspruch nimmt; mit einem Punkt, wenn der Patient die Hilfe benötigt. Wie bei der elementaren Sprachstufe, wird auch hier jeder Übungssatz intoniert und durch Handklopfen begleitet.

Phase 1:
Der Therapeut intoniert den Zielsatz zweimal und begleitet ihn durch Handklopfen. Die Reaktion des Patienten besteht nur im Zuhören und wird deshalb nicht bewertet.

Phase 2:
Therapeut und Patient intonieren und klopfen den Übungssatz gemeinsam, jedoch verstummt der Therapeut in der Mitte des Satzes und läßt den Patienten diesen allein vollenden. Gelingt dies nicht, dann wird diese Übung abgebrochen und mit Phase 1 eines neuen Übungssatzes wieder aufgenommen. Kann der Patient den Satz allein vollenden, bekommt er einen Punkt und die Übung wird mit der nächsten Phase fortgesetzt.

Phase 3:
Der Therapeut intoniert und klopft den Übungssatz. Nach etwa 6 sec. hilft der Therapeut dem Patienten, den Satz zu klopfen, jedoch muß dieser ihn ohne Unterstützung allein intonieren. Gelingt dies, werden zwei Punkte gegeben und die nächste Phase in Angriff genommen. Bei Nichtgelingen wird dann eine Hilfe eingebaut, die in der Wiederholung von Phase 2 besteht. Nach geglückter Wiederholung von Phase 2 wird die verzögerte Wiederholung nochmals versucht. Scheitert der Patient abermals, dann wird die Übung abgebrochen und mit Phase 1 eines neuen Satzes fortgesetzt. Gelingt

die verzögerte Wiederholung jedoch, dann wird ein Punkt gegeben und nach einer kurzen Pause (6 sec.) zur nächsten Phase übergegangen.

Phase 4:
Der Therapeut intoniert eine Frage, welche den Übungssatz provozieren soll. Hierbei hilft der Therapeut dem Patienten, diesen Satz zu klopfen, aber der Patient muß ihn allein intonieren. Gelingt dies, bekommt er zwei Punkte. Scheitert er, dann wird wieder eine Hilfe eingebaut, die in der Wiederholung von Phase 3 besteht. Ist die Aufgabe dieser Phase, d.h. die verzögerte Wiederholung des Zielsatzes erfolgreich gelöst, dann wird Phase 4, d.h. die Reaktion auf eine Frage, erneut in Angriff genommen. Scheitert der Patient abermals, dann wird die Übung abgebrochen, mit 0 bewertet und mit Phase 1 eines neuen Items begonnen. Gelingt die Antwort auf die Frage diesmal, dann bekommt der Patient einen Punkt.

Die nachfolgende Tabelle zeigt dies im Überblick:

Tab. 2: Melodische Intonationstherapie: Mittlere Sprachstufe.

Phase	Therapeut	Patient	Bewertung
1	intoniert und klopft (2x) "Gib mir Wasser!"	klopft mit (2 x)	0
2	intoniert und klopft "Gib mir..."(verstummt)	intoniert und klopft "Gib mir Wasser!"	1
3	intoniert und klopft "Gib mir Wasser!" klopft mit	nach 6 sec.: intoniert und klopft "Gib mir Wasser!"	2
	Hilfe: Wiederholung von Phase 2		1
4	intoniert nach 6 sec. "Was sagten Sie?" klopft mit	intoniert und klopft "Gib mir Wasser!"	2
	Hilfe: Wiederholung von Phase 3		1

OBERE SPRACHSTUFE

Ziel dieses Übungsteils ist es, dem Patienten zu normalem Sprechen bezüglich Betonung, Rhythmus und Tonhöhenverlauf zu verhelfen. Um dieses Ziel zu erreichen, bedienen wir uns der Übergangstechnik des sogenannten "Sprechgesangs". Bei dieser Technik werden nur noch Rhythmus und Betonung jeder Satzeinheit hervorgehoben, während das bisherige gleichförmige Auf und Ab des Tonhöhenverlaufs beim Intonieren durch die fluktuierende Intonation der Normalsprache ersetzt wird.

Phase 1:
Der Therapeut klopft und intoniert den Zielsatz. Nach einer Pause von 6 sec. wiederholt der Patient diesen Satz, wobei er lediglich durch Handklopfen unterstützt wird. Gelingt dies, werden zwei Punkte gegeben. Mißlingt es, dann bekommt der Patient folgende Hilfe: Therapeut und Patient intonieren den Zielsatz gemeinsam, wobei der Therapeut in der Mitte des Satzes verstummt und den Patienten allein vollenden läßt. Ist dies gelungen, dann kann die anfängliche verzögerte Wiederholung des Zielsatzes nochmals versucht und bei Gelingen mit einem Punkt bewertet werden.

Phase 2:
Der Therapeut spricht den Zielsatz zweimal in der Technik des "Sprechgesangs" vor. Dabei werden die einzelnen Wörter nicht gesungen, sondern langsam, mit Überbetonung von Rhythmus und Akzent, gesprochen. Diese Übung wird durch Handklopfen begleitet. Seitens des Patienten ist keine Reaktion erforderlich. Infolgedessen erfolgt auch keine Bewertung, sondern Übergang zur nächsten Phase.

Phase 3:
Therapeut und Patient beginnen den Satz im "Sprechgesang" und klopfend, jedoch verstummt der Therapeut in der Mitte des Satzes und läßt den Patienten allein vollenden. Das Gelingen dieser Übung wird wieder mit zwei Punkten bewertet. Bei Mißlingen wird die vorhergehende Phase wiederholt. Kann der Patient dann den Zielsatz allein vollenden, wird diese Leistung mit einem Punkt bewertet und die nächste Phase eingeführt.

Phase 4:
Der Therapeut spricht nun den Zielsatz mit normaler Betonung, Intonation und Rhythmik. Nach einer Pause von 6 sec. versucht der Patient, den Satz ebenso normal nachzusprechen. Wiederum bekommt er bei sofortigem Erfolg zwei Punkte, während ein Erfolg nach vorheriger Wiederholung der vorhergehenden Phase mit nur einem Punkt bewertet wird. Nach einer Pause von 6 sec. wird die nächste Phase in Angriff genommen.

Phase 5:
Der Therapeut provoziert nun den Zielsatz durch eine in normaler Prosodie gestellte Frage. Gelingt es dem Patienten, auf diese Frage mit dem in nor-

Tab. 3: Melodische Intonationstherapie: Obere Sprachstufe.

Phase	Therapeut	Patient	Bewertung
1	intoniert und klopft "Öffne das Fenster!" klopft mit	nach 6 sec.: intoniert und klopft "Öffne das Fenster!"	2
	Hilfe: Wiederholung von Phase 2 der mittl. Sprachstufe		1
2	im Sprechgesang und klopfend: "Öffne das Fenster!"	klopft mit	0
3	im Sprechgesang und klopfend: "Öffne..."(verstummt)	im Sprechgesang und klopfend: "Öffne das Fenster!"	2
	Hilfe: Wiederholung von Phase 2		1
4	normal sprechend: "Öffne das Fenster!"	nach 6 sec.: normal sprechend: "Öffne das Fenster!"	2
	Hilfe: Wiederholung von Phase 3		1
5	nach 6 sec. normal sprechend: "Was sagten Sie?"	normal sprechend: "Öffne das Fenster!"	2
	Hilfe: Wiederholung von Phase 4		1

maler Prosodie gesprochenen Zielsatz zu antworten, werden zwei Punkte gegeben. Bei Mißlingen wird die vorhergehende Phase 4 wiederholt und nach einer Pause die Frage nochmals gestellt. Ein Gelingen wird jetzt nur noch mit einem Punkt bewertet.

BEHANDLUNGSERGEBNISSE MIT DER MELODISCHEN INTONATIONSTHERAPIE

In der fünfjährigen Erprobung der MIT-Methode am Bostoner "Veterans Administrations Hospital" ist sie bei ungefähr 30 Patienten angewandt worden. Die durchschnittliche Behandlungsdauer war drei Monate mit insgesamt ca. 120 einhalbstündigen Therapiesitzungen. Die behandelten Patienten wurden dabei nach folgenden Kriterien ausgesucht:

- Der Patient mußte in seinem sprachlichen Ausdruck so schwer gestört sein, daß er nach der Schweregradseinteilung des Bostoner Aphasietests bestenfalls Stufe 2 zuzuteilen ist.[1] Patienten dieses Schweregrads können eine Unterhaltung über alltägliche Gegenstände nur mit sehr großen Ausdrucksschwierigkeiten und ständiger Hilfe des Untersuchers bewältigen.

- Die Sprachverständnisleistung des Patienten muß ausreichend sein, um die verbalen Stimuli der Melodischen Intonationstherapie verarbeiten zu können. D.h. seine Sprachverständnisleistung mußte nach Bewertung des Bostoner Aphasietests, welche die Ergebnisse von vier Untertests zusammenfaßt, einen Z-Wert von -1 oder besser aufweisen.

- Die schwere Aphasie des Patienten mußte mindestens vier Monate bestehen, da nach dieser Zeit die stürmischste Phase der spontanen Besserung abgeklungen ist (CULTON 1969; SARNO und LEVITA 1971). Nur auf diese Weise konnten wir sicher sein, daß eine signifikante sprachliche Besserung des Patienten auf den Einfluß der Therapie und nicht auf die spontane Besserung zurückzuführen war.

---

[1] Bei dieser Untersuchung sind folgende Schweregrade vorgesehen (GOODGLASS und KAPLAN 1972:12):
0 keine Verständigung mit dem Patienten möglich
1 Verständigung nur durch Fragen und Vermutungen des Untersuchers möglich
2 Patient beteiligt sich an der Unterhaltung, jedoch sehr begrenzter Themenbereich
3 Patient kann in fehlerhafter Sprache fast alles mitteilen
4 Patient kann weitgehend fehlerfrei alles mitteilen, jedoch spürbare Behinderung
5 Restaphasie mit nur noch subjektiv empfundenen Schwierigkeiten

- Der Patient mußte bereits einmal ohne sichtbaren Erfolg sprachtherapeutisch behandelt worden sein. Dies aus folgendem Grund: Gelang es mittels der MIT-Methode, sprachliche Fortschritte bei einem Patienten zu erzielen, der bereits vorher - und dies in der günstigen Phase der spontanen Besserung - mittels einer anderen Methode erfolglos behandelt worden war, dann wäre die Nützlichkeit der neuen Methode zweifelsfrei erwiesen.

Nachdem acht Patienten das MIT-Programm absolviert hatten, wurden die bei Anwendung des Bostoner Aphasietests vor und nach der Behandlung erzielten Ergebnisse miteinander verglichen. Dabei zeigte sich, daß vier Patienten auf die MIT-Methode gut angesprochen hatten, was sich in einer besseren Wortfindung und in einer größeren Satzlänge bei Unterhaltungen niederschlug. Bei zwei weiteren Patienten zeigte sich ein mäßiger Erfolg, während die restlichen zwei keinerlei Besserung aufwiesen (SPARKS et al. 1974). Daraus ging hervor, daß nicht alle Patienten mit relativ gutem Sprachverständnis und schwer gestörtem Sprachausdruck für die Melodische Intonationstherapie geeignet sind. Dennoch wurden diese Kriterien weiterhin bei der Auswahl der Kandidaten angewandt und zwar solange, bis die Behandlungsergebnisse von 20 Patienten vorlagen. Danach wurde eine Korrelationsanalyse durchgeführt, um festzustellen, welche Variablen eine signifikante Prognose des Behandlungserfolges gestatten.

Wir hofften dadurch genauere Charakteristika der für diese Behandlung geeigneten Patienten zu erhalten. Hierbei wurden folgende Variablen untersucht:

1. Alter: 28-67 Jahre ($\bar{x}$ 51,15)
2. Ätiologie: Insult (n = 12); mehrere Insulte (n = 4); Hirnoperation (n = 4)
3. Ausbildung: 8-19 Jahre ($\bar{x}$ 13,45)
4. Dauer der Krankheit: 4-99 Monate ($\bar{x}$ 26,6)
5. Vorhandensein und Schweregrad einer motorischen Störung
6. Vorhandensein und Schweregrad einer sensorischen Störung
7. Vorhandensein und Schweregrad einer oralen Apraxie
8. Vorhandensein und Schweregrad einer gestischen und Gließmaßenapraxie
9. Vorhandensein von Automatismen
10. Fähigkeit, Wörter und Sätze nachzusprechen
11. Fähigkeit, zu singen und Rhythmen zu klopfen
12. Schweregrad der Sprachverständnisstörung

Die abhängige Variable, an der der Behandlungserfolg abgelesen wurde, war die Fähigkeit der Wortfindung. Sie wurde bei der vor und nach der Behandlung erfolgenden Durchführung des Bostoner Aphasietests mittels der Untertests "antwortendes Benennen" und "Bildbenennen" gemessen. Beim "antwortenden Benennen" muß der Patient eine Serie von zwölf Fragen beantworten, z.B. "Womit schneiden Sie Papier?", "Welche Farbe hat das Gras". Beim "Bildbenennen" muß der Patient Strichzeichnungen von Objekten, Handlungen, geometrischen Figuren, sowie Farben, Zahlen und Buchstaben benennen. Die Wortfindung wurde deshalb zum Prüfstein des Behandlungsergebnisses gemacht, weil jeder der Patienten vor der Anwendung der Melodischen Intonationstherapie in diesem Test sehr schlechte Ergebnisse hatte. Wir stimmen mit LURIA (1970) überein, daß die Wortfindung eine zentrale Funktion des Sprachprozesses ist. Darüber hinaus sind die Benennungstests standardisiert und geben deshalb ein objektiveres Bild von der Fähigkeit des Patienten als die Bewertung der durchschnittlichen Satzlänge, die in der Untersuchung von VIGNOLO (1964) zur Anwendung gelangte.

Als Ergebnis der Korrelationsanalyse erhielten wir fünf Variablen, welche mit dem Behandlungserfolg bei Anwendung der Melodischen Intonationstherapie (der, wie gesagt, an der Fähigkeit zur Wortfindung gemessen wurde) signifikant korrelierten. Drei dieser Variablen können als zentral betrachtet werden, da sie die Sprachproduktion selbst betreffen. Darüber hinaus gehören sie alle drei zu dem Syndrom der "schweren artikulatorisch/phonematischen Störung" (DE RENZI et al. 1966). Diese Variablen sind:

- Nachsprechen von Wörtern (negative Korrelation)
- orale Apraxie (positive Korrelation)
- sprachliche Automatismen (positive Korrelation)

Zwei der signifikant korrelierten Variablen sind eher peripher, da sie mit der eigentlichen Sprachproduktion nichts zu tun haben. Dazu gehören

- Dauer der Krankheit (negative Korrelation)
- Ätiologie: Hirnoperation (negative Korrelation)

Daraus geht hervor, daß die besten Kandidaten für die Anwendung der Melodischen Intonationstherapie Patienten sind, welche die Hauptcharakteristika der "phonematisch/artikulatorischen Störung" zeigen, d.h. leidlich intaktes Sprachverständnis, schwere orale Apraxie, schlechte Nachsprechleistung und sprachliche Automatismen (z.B. "bika bika"). Ferner sind für die Melodische Intonationstherapie Patienten nach Insult besser geeignet als solche nach einer großräumigen Hirnoperation, sowie Patienten, deren Krankheitsdauer näher bei vier als bei 99 Monaten liegt.

In seiner 1964 veröffentlichten Studie zum Krankheitsverlauf und Therapieerfolg von Aphatikern verglich VIGNOLO die Daten von Patienten mit und ohne "schwerer phonematisch/artikulatorischer Störung". Ihm zufolge sind die Behandlungserfolge bei Patienten mit dieser Störung sehr gering. Im Gegensatz dazu ergaben unsere Untersuchungen, daß auch Patienten mit dieser Störung auf die Melodische Intonationstherapie günstig ansprachen. Damit würde sich bei Anwendung dieser Methode auch eine Chance für die Behandlung dieser Patientengruppe ergeben.

BIBLIOGRAPHIE

Albert, M.; Sparks, R.W.; Helm, N.A. (1973) Melodic intonation therapy for aphasia. Archives of Neurology 29:130-131

Backus, O.L. (1937) The Rehabilitation of Speech. Chap. 25: The rehabilitation of persons with aphasia. New York: Harper and Bros. Publ.

Benton, A.L.; Joynt, R.J. (1960) Early descriptions of aphasia. Archives of Neurology 3:205-222

Blumstein, S.; Cooper, W. (1974) Hemispheric processing of intonational contours. Cortex 10:146-158

Culton, G.L. (1969) Spontaneous recovery from aphasia. Journal of Speech and Hearing Research 12:825-832

De Renzi, E.; Pieczuro, A.; Vignolo, L. (1966) Oral apraxia and aphasia. Cortex 2:50-73

Gleason, J.B.; Goodglass, H.; Green, E.; Ackerman, N.; Hyde, M. (1975) The retrieval of syntax in Broca's aphasia. Brain and Language 2: 451-471

Goldstein, K. (1942) After-Effects of Brain Injuries in War, Their Evaluations and Treatment. New York: Grune & Stratton

Goodglass, H.; Kaplan, E. (1972) Boston Diagnostic Aphasia Examination. Philadelphia: Lea & Febiger

Hatfield, F. M. (1972) Looking for help from linguistics. British Journal of Disorders of Communication 7 : 64-81

Luria, A. R. (1970) Traumatic Aphasia. The Hague, Paris: Mouton

Mills, C. K. (1904) Treatment of aphasia by training. Journal of the American Medical Association 43 : 1940-1949

Sarno, M. J.; Levita, E. (1971) Natural course of recovery in severe aphasia. Archives of Physical Medicine and Rehabilitation 52 : 175-178

Sparks, R.; Helm, N. A.; Albert, M. (1974) Aphasia rehabilitation resulting from melodic intonation therapy. Cortex 10 : 303-316

Sparks, R. W.; Holland, A. L. (1976) Method: Melodic intonation therapy for aphasia. Journal of Speech and Hearing Disorders 41 : 287-297

Spellacy, F. (1970) Lateral preferences in the identification of patterned stimuli. Journal of the Acoustical Society of America 47 : 574-578

Ustvedt, H. (1937) Über die Untersuchung der musikalischen Funktionen bei Patienten mit Aphasie. Acta Oto-laryngologica, Supplement

Vignolo, L. (1964) Evolution of aphasia and language rehabilitation: A retrospective exploratory study. Cortex 1 : 344-367

ZUR THERAPIE POLYGLOTTER APHASIKER [*]

Detlef Linke

Die Aphasie bei Polyglotten ist deshalb von grundsätzlichem Interesse, da man sich von ihr noch tiefere Einblicke in die Vorgänge cerebraler Lokalisation und Speicherung erhoffen darf. Wenn wir in nachstehendem Fall eines polyglotten Aphasikers für alle seine Sprachen das Korrelat einer identischen cerebralen Läsion haben, so ist jetzt von großem Interesse, ob die identische Läsion in den verschiedenen Sprachen einander entsprechende Störungen auslöst.

Verschiedene Sprachen unterscheiden sich durch ihre Zeichensysteme: Es gibt jedoch Forscher (z.B. WHORF 1956), welche darüberhinaus auch Unterschiede in der Bedeutungssphäre annehmen. Diese können beim Vergleich mitteleuropäischer Sprachen jedoch vernachlässigt werden. Bereits PITRES (1895) beschrieb den Sachverhalt (der später als mit seinem Namen verhaftete Regel bekannt wurde), daß bei polyglotten Aphasikern die Muttersprache als erste wiedererlangt wird. Diese Regel wurde dahingehend modifiziert (LEISCHNER 1948; MINKOWSKI 1963), daß psychologische Faktoren berücksichtigt wurden und festgestellt wurde, daß diejenige Sprache zunächst wiederkehre, welche dem Patienten am nächsten stand. Welcher Art der Verlauf einer polyglotten Aphasie unter dem Einfluß von Sprachtherapie ist, wurde bisher nicht explizit diskutiert.

Zur Diskussion der Interdependenzen zweier Sprachen erscheint das Modell der Zeichen-Bedeutungs-Relation am geeignetsten. Praktisch alle physikalischen Signale können nach Übereinkunft zwischen zwei Individuen zum sprachlichen Zeichen werden. Die Verknüpfung eines physikalischen Signals als Zeichen mit einer Bedeutung (einer Vorstellung) macht die Sprache aus.

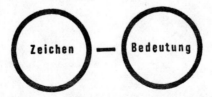

Abb. 1a: Für die intracerebrale bzw. intrapsychische Repräsentation der Sprache ist die Verknüpfung von Zeichen und Bedeutung relevant.

---

[*] Herrn Professor Dr. Peter Röttgen in Dankbarkeit zugeeignet. Originalbeitrag

Bei der Beherrschung einer Zweitsprache liegen die wesentlichen Unterschiede im Zeichenrepertoire und nicht in der Bedeutungssphäre. Abb. 1b und 1c geben zwei mögliche Modi des Zweitsprachenerwerbs in einem simplifizierenden assoziationistischen Schema wieder.

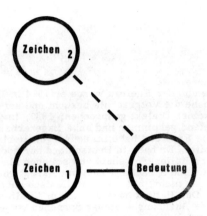

Abb. 1b: Beim kindlichen Erwerb einer Zweitsprache erfolgt vorwiegend eine unmittelbare Verknüpfung von Zeichen und Bedeutung.

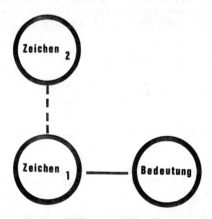

Abb. 1c: Der übliche schulische Erwerb einer Zweitsprache ist eher auf eine Verknüpfung der verschiedenen Zeichensysteme ausgerichtet. Die Verknüpfung mit der Bedeutung ist nur mittelbar.

Für die Unterscheidung der beiden Zeichensysteme wurde von PÖTZL (1925) und LEISCHNER (1948) ein eigenständiges Schaltzentrum im Parietalhirn postuliert. Andere Forscher lokalisierten es im Zentrencephalon (PENFIELD und ROBERT 1959) oder bezweifelten seine Existenz (MINKOWSKI 1963).

Die Vorstellung über die cerebrale Speicherung wird jedoch kompliziert, wenn man Hinweise für eine Mehrfachspeicherung von Information aufgreift (WESTLAKE 1970).

KASUISTIK[1]

D.C., 49 J., männl.

Sozialsprachliche Anamnese:
Nach Angaben des Sohnes und der Ehefrau wurde er 1924 in Termini/Imerese in Sizilien geboren. Er habe die Volksschule besucht und sei dort als Polizist tätig gewesen. Er habe keinen Dialekt gesprochen. 1957, im Alter von 33 Jahren, sei er nach Deutschland gekommen und habe Lagerarbeiten durchgeführt. Er heiratete eine deutsche Frau und habe im schwiegerelterlichen Einzelhandel als Verkäufer gearbeitet. Er habe in Deutschland nur noch deutsch gesprochen und keinen Kontakt zu Italienern gehabt und sei auch nie in seine Heimat gefahren. Er habe die deutsche Sprache jedoch mit Akzent gesprochen. Gelesen habe er deutsch fast gar nicht, aber auch italienisch habe er in Deutschland nicht mehr gelesen. Der Patient habe deutsch und italienisch annähernd gleich gut gesprochen. Die Ausübung dieser Sprachen ist jedoch in völlig getrennte Zeitabschnitte gefallen.

Allgemeine Anamnese:
Keine besonderen Erkrankungen.

Spezielle Anamnese:
Am Morgen des 13.7.1972 sei er bewußtlos neben seinem Pkw aufgefunden worden. Es wurde ein intracerebrales Hämatom links temporo-parietal diagnostiziert. Nach zehn Tagen erfolgte eine Aufhellung des Bewußtseins.

Neuropsychologische Untersuchung

Deutsch

a) Vor Therapie

   Spontansprache:

   (Was haben Sie bisher hier getan?)   "Ge getole"

   Nach Aktivierung:

   (Heute morgen sind Sie zuerst aufge...)   "aufgeben"
   (Dann haben Sie sich das Gesicht ge...) "das Gesicht ge"

   Reihensprechen:

   (1 - 10)   Er zählt von 1 - 8 und sagt dann noch "tenn"

---

[1] aufgrund der Anamnese, die in der Rheinischen Landesklinik für Sprachgestörte in Bonn erhoben wurde, in der der Patient drei Monate therapiert wurde.

Nachsprechen:

(Fabrik)	"Labbike"	(Garten	)	+
(Haus)	"Auto"	(Wochenende	)	"Wodenende"
(Baum)	+	(Die Sonne scheint)		"Die Sonne seint"

Wortfindung:
Bezeichnen von Gegenständen:

(Nagel	)	"bei mei" (Na!) dann +
(Schlüssel	)	"eine Zange" (Schlüs!) "eine Schlüssel"
(Lampe	)	... (Lam!) dann +

Bezeichnen von Tierbilder:

(Giraffe	)	"eine Gau" (Gi!) "Gelam" (Gir!) dann +
(Papagei	)	"kann ich" (Papa!) "eine Quake"
(Elefant	)	"Gelefante"
(Eichhörnchen)		"eine" (Eich!) "Giraf" (Eichhörn!) "Einhorn"
(Schildkröte	)	... (Schild!) "Zietüte"

b) Nach Therapie

Spontansprache:

(Was haben Sie heute gemacht?)   "ma, kann nichts... die, die...
                                   campi ne"

Nach Aktivierung:

(Heute morgen sind Sie zuerst aufge...)   "ja, da, kaputt nein nein, i bin
                                            da gegangen ah wo da gegangen"
                                            (aufge..) "gegangen aber die"
                                            (aufgestan..) "aufgestanken"

(Dann haben Sie sich das Gesicht ge...)   "Gesicht... be.. hole.. die Nase"
                                            (gewa..) "baden" (gewaschen)
                                            "gewassen"

Reihensprechen:

(1 - 10)   "uno..quatro" (in deutsch!) "ah, uno, due...no, bene...perche volevo parlare con...dottore..che mi fateva la co..la uno.. no.. uno, due" (in deutsch!) ... (eins!) "ah...", zählt von 1-7, dann "otto, nove, dieci"

Nachsprechen:

(Fabrik	)	"Wabick"
(Haus	)	+
(Kind	)	"Kinta"
(Garten	)	"Guarten"
(Lagerverwalter	)	"Gater mh.. Lageberater"
(Wochenende	)	"Wodenende"
(Die Sonne scheint)		"Die Sonne seint"
(Nagel	)	"Mo, mo, ah!" (Na!) dann +
(Lampe	)	... (Lam!) dann +
(Giraffe	)	"guirappa, guiraffa"
(Papagei	)	... (Pa!) "papagallo"
(Elefant	)	"elefeante"
(Eichhörnchen	)	"co..gi" (in deutsch!) "in deutsch" (Eich!) dann +
(Schildkröte	)	"di" (Schild!) "tute.. Schitute"

Italienisch

a) Vor Therapie

Spontansprache:

(Cosa ha fatto stamattina?)	"Ah...come didididi"
(Non è possibile?)	"Non è possibile"

Nach Aktivierung:

(Stamattina è stato nel...)	"nenell letto"
(E poi ha lavato la...)	"la faccia"

Reihensprechen:

(1 - 10) +

Nachsprechen:

(la casa)	+
(il giardino)	+
(c'è il sole)	+
(un giardino meraviglioso)	"un dardino meraviloso"
(maggaziniere)	"magadineri"
(la cinema)	"tsinema"

Wortfindung:
Bezeichnen von Gegenständen:

(chiave)   ... (una chia!) "una cave"
(chiodo)   ... (chio!) ... (chiodo!) "chioo"
(lampa)   "ampe, lande"

Bezeichnen von Tierbilder:

(guiraffa)   ... (guir!) "guirappa"
(papagallo)   ... (pa!) "cacagallo"
(elefante)   ... (ele!) +
(scoiattolo) ... (sco!) "scorpione, scoiatte"
(canguruh)   ... (can!) +

Sprachverständnis:

(Probe der 3 Papiere n. P. Marie) +
(Mette la chiave sul bottone!)   Er legt den Schlüssel auf den Würfel
                                   und nicht auf den Knopf.

b) Nach Therapie

Spontansprache:

(Cosa ha fatto stamattina?)	"Cosa ha fatto? ha fatto mangiare"
(Cosa ha fatto anche?)	"anche ha fatto..da..." (stamattina!)
	"è stato...mangiare" (ma primo!)
	"è stato nel letto e poi mangiato prima"

Nach Aktivierung:

(e poi ha pulito i...)	"denti" +
(e poi ha pettinato i...)	"capelli" +

Reihensprechen:

(1 - 10)   "due...quanto...", dann +

Nachsprechen:

(la casa   ) +
(il giardino   ) +
(la cinema   ) +
(magazziniere   ) "maga...diere"
(un giardino meraviglioso) "megia...meraviroso"

Wortfindung:
Bezeichnen von Gegenständen:

(chiave)   ... (una chia!) +
(chiodo)   ... (un!) "non le posso" (un!) "una" (un chio!) +
(lampa)   "una, una" (lam!) "una lampe"

Bezeichnen von Tierbilder:

(tartaruga) "una ta" (tar!) "kaka...tartaruga"
(papagallo) "tata...una ma...ti...ti ma" (papa!) +
(elefante) +
(scoiattolo) "callo" (sco!) "scorpio...no...ca" (scoiat!) "scoiatto...
             scoiattolo"

Sprachverständnis:

(Probe der 3 Papiere)   +
(Aufträge mit Schlüssel, Kreide usw.)   +

Eine Zusammenstellung der Befunde zeigt Tabelle 1.

Tab. 1: Aphasiologischer Untersuchungsbefund in deutscher und italienischer Sprache. Die Unterschiede vor (Pünktchen) und nach (schraffiert) der Behandlung sind durch Umrahmungen hervorgehoben.

Con., ♂, 49a	Deutsch		Italienisch	
	vor	nach	vor	nach
Spontansprache	±	±	±	(+)
Reihensprechen	(+)	(+)	(+)	(+)
Nachsprechen	(+)	(+)	(+)	(+)
Wortfindung	±	(+)	±	(+)
Sprachverständnis	±	±	(+)	+
Schreiben	±	±	±	±
Lesen	±	±	(+)	(+)
Diagnose	Totalaphasie	Gemischte Aphasie	Totalaphasie	Mot.-amnest. Aphasie
Besserung:	gering		deutlich	

Die Lautsubstitutionen waren bei diesem Patienten im Deutschen und Italienischen nicht parallelisiert:

normaler Laut	ersetzt durch Deutsch	Italienisch
f	l, w, p	b
ʃ	s, z	t
g	n	d, g
r	l	dʃ, l
d	k	t, k, d

Wir führten weiterhin einen Kontaminationstest durch, in der Art, daß eine hinsichtlich der Zuordnung zu einer Sprache mehrdeutige Buchstabenkombination vorgelegt wurde; der Patient hatte sich - jeweils im Rahmen einer Sprache - für eine der beiden Lösungen zu entscheiden.

Kontaminationstest:

LAMP $\begin{smallmatrix}A\\E\end{smallmatrix}$ BOMB $\begin{smallmatrix}A\\E\end{smallmatrix}$

ROS $\begin{smallmatrix}E\\A\end{smallmatrix}$ NAS $\begin{smallmatrix}O\\E\end{smallmatrix}$

BANAN $\begin{smallmatrix}E\\A\end{smallmatrix}$

Hierbei war der Patient unfähig, eindeutig zwischen deutschen und italienischen Kombinationen zu unterscheiden.

Wir finden also bei einem 49-jährigen Italiener sowohl im Querschnitt, d.h. zum gleichen Zeitpunkt, als auch im Längsschnitt, d.h. im Zeitverlauf, Differenzen in der Beherrschung beider Sprachen. Eine Behandlung in der Sprache, welche er in den letzten 16 Jahren ausschließlich gesprochen hatte (Deutsch), führte zu einer wesentlichen Besserung auch in der nicht geübten Sprache (Italienisch). Eine gewisse Zunahme der Kontaminationen lief hiermit parallel.

DISKUSSION

Fragen wir uns, inwieweit dieser Fall nach der Regel von Pitres geht, so können wir feststellen, daß zunächst eine weitgehend gleichmäßige Aktivierung beider Sprachen zum Zeitpunkt der Aufnahme bestand. Nach den drei Monaten Aufenthalt in der Sprachklinik kommt es jedoch zu einer deutlicheren Besserung in der Sprache, mit welcher er sich innerlich kaum befaßte, und mit welcher er therapeutisch und diagnostisch nur gering in Berührung kam. Der Sachverhalt ist sicherlich in vielen Dimensionen beschreibbar. Man kann, wie MINKOWSKI dies in zahlreichen Fällen getan hat, versuchen, auch diesen Fall durch die Intervention dynamischer Faktoren wie Interesse, Motivation und seelische Fixierung usw. zu erklären. Derartige Kategorien wollen bei diesem Fall jedoch kaum einleuchten. Über 16 Jahre und sowohl zum Erkrankungszeitpunkt als zum Untersuchungszeitpunkt bestand keinerlei Motivation für das Italienische. Wir müssen also annehmen, daß eine therapeutische Induktion von einer zur anderen Sprache stattgefunden hat. Die Beschäftigung mit einer Sprache förderte die Fähigkeiten in einer anderen. Es kann nicht entschieden werden, ob diese Entwicklung auch ohne den Einfluß ständigen Übens so verlaufen wäre. Es ist jedoch anzunehmen, daß eine enge funktionelle Verbindung zwischen den beiden Sprachen bestanden hat. Bereits bei normalen Polyglotten kann man Phänomene der Inhibition und Bahnung beobachten. So wurde z.B. häufig die Beobachtung beschrieben, daß gegenseitige Hemmungen beim Erlernen des Italienischen und Spanischen auftreten. Es sind jedoch auch zahlreiche Fälle bekannt, in denen ähnliche Sprachen einander unterstützten. Eine derartige funktionelle Interpretationsebene, welche die kontrastierenden Eigenschaften der jeweiligen Sprachen berücksichtigt, ohne dabei zu dynamischen Faktoren, wie etwa der Motivation, konträr zu sein, scheint uns bei der Beschreibung dieses Falles angemessen. Die sprachlichen Interaktionen werden von Individuum zu Individuum sicherlich schwanken. Es ist jedoch fraglich, ob man die zunehmende Kontamination des Deutschen mit italienischen Formulierungen im Verlaufe der Therapie in Zusammenhang mit der in diesem Fall funktionellen engen Beziehung zwischen beiden Sprachen sehen muß. Es ist jedoch denkbar, daß eine gewisse Parallelität zwischen der funktionellen Enge und der Leichtigkeit, mit der von einer Sprache auf die andere umgeschaltet wird, besteht. Ob man einen eigenständigen Schaltmechanismus für jede Sprache eines Polyglotten annehmen muß, erscheint unsicher. Das Phänomen der Kontamination läßt dies durchaus plausibel erscheinen. Während hingegen Perseverationen auch unter allgemeine sprachunabhängige hirnpathologische Gesetzmäßigkeiten subsumiert werden können. Der Kontaminationstest, den wir für diesen Patienten konstruierten, zeigte, daß eine Präferenz für eine der beiden Sprachen nicht vorlag. Schaut man noch einmal in die Anamnese, so zeigt sich jedoch, daß die Schriftsprache im Italienischen besser beherrscht wurde. Man kann nun annehmen, daß dies als Kristallisationskern für die Wiedergewinnung des Italienischen wirksam wurde. Dies würde insbesondere im Rahmen eines Mehrfachspeichermodells plausibel erscheinen.

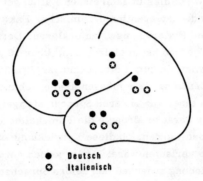

● Deutsch
○ Italienisch

Abb. 2: Mehrfachspeichermodell für die Repräsentation zweier Sprachsysteme. Bessere Leistungen in einer bestimmten Funktion können als Kristallisationskern für weitere Restitutionen wirksam werden.

Nimmt man an, daß Bedeutungen sowohl im graphischen, als auch im phonischen, auditiven, kinästhetischen etc. Bereich gespeichert sind, so läßt sich verstehen, daß die bessere Kenntnis der Bedeutung in einem dieser Bereiche einen positiven Effekt auf den weiteren Rückerwerb dieser Sprache hat.

ALAJOUANINE et al. (1939) wiesen als eines der wesentlichen Prinzipien der phonetischen Desintegration die Substitution posteriorer Laute durch anteriore nach (z.B. g → d etc.).

JAKOBSON (1944) wies darauf hin, daß Prinzipien wie das der Anteriorisierung für den Spracherwerb und den Sprachabbau gleichermaßen gelten. Die Substitution durch anteriore Laute ließ sich nur tendenziell bei unserem polyglotten Aphasiker nachweisen, denn es fanden sich auch Substitutionen von vorne gebildeten Lauten durch Laute mit posterioren Artikulationsstellen (d → k).

Die Lautsubstitutionen in beiden Sprachen waren nur teilweise gleichsinnig. Dies muß jedoch nicht auf einen unterschiedlichen Substitutionsmechanismus deuten, sondern deutet auf eine Kontextabhängigkeit von Substitutionsvorgängen.

Angesichts der zahlreichen ausländischen Arbeitnehmer in der Bundesrepublik Deutschland läßt dieser Fall auch eine praktische Folgerung zu: Wird die deutsche Sprache einigermaßen beherrscht, so ist eine aufwendige Therapie in der Heimatsprache des Gastarbeiters nicht unbedingt erforderlich, da auch bei einer Behandlung im Deutschen therapeutische Rückwirkungen auf die Heimatsprache möglich sind (s. auch PEUSER 1978 : 322 ff.).

BIBLIOGRAPHIE

Leischner, A. (1948) Über die Aphasie der Mehrsprachigen. Archiv für Psychiatrie und Nervenkrankheiten 180 : 731-775

Minkowski, M. (1963) On aphasia in polyglots. In: L. Halpern (ed.) Problems of Dynamic Neurology. Jerusalem, 119-161

Penfield, W.; Roberts, L. (1959) Speech and Brain Mechanisms. Princeton: Princeton Univ. Press

Peuser, G. (1978) Aphasie. Eine Einführung in die Patholinguistik. München: Fink

Pitres, A. (1895) Etude sur l'aphasie chez les polyglottes. Rev. méd. franc. 15 : 873-893

Pötzl, O. (1925) Über die parietal bedingte Aphasie und ihren Einfluß auf das Sprechen mehrerer Sprachen. Zeitschrift für Neurologie 96 : 100-124

Westlake, P.R. (1970) The possibilities of neural holographic processes within the brain. Kypernetik 7 : 130-153

Whorf, B.L. (1956) Language, Thought and Reality. New York, London

IMAGERY ZUR THERAPIE APHATISCHER WORTFINDUNGSSTÖRUNGEN [*]

Joachim Maly und Barbara Wikus

Imagery bedeutet die nichtverbale Darstellung von konkreten Objekten oder eine nichtverbale Form der Gedanken. Im engeren Sinne wird diese Technik auch als visuelles imagery bezeichnet. Images - bildliche Vorstellungen - eignen sich zur Darstellung von Objekten und Gegebenheiten, die innere Sprache und die verbale Abstraktion benötigt man, um mit abstrakten Problemen, Begriffen und Beziehungen umgehen zu können. Die Imagerytechnik verarbeitet Gedächtnisinhalte räumlich, das verbale System verarbeitet seine Inhalte aufeinanderfolgend.

So sind seit langem Gedächtnistechniken bekannt, in denen das räumliche Gedächtnis eine große Rolle spielt. Allen Techniken ist gemeinsam, daß jener Begriff, der erinnert werden soll, an einen Inhalt gebunden wird, der als cue (Hinweisreiz) fungiert und ebenfalls bildlich vorgestellt wird.

Beim assoziativen Lernen werden den Probanden zwei Begriffe geboten, die als zusammengehörig gelernt werden sollen. Dadurch stellt jeder Begriff für den anderen einen Stimulus dar, bei dessen Auftreten der zweite Begriff als response erinnert werden soll. Diese assoziative Lern- und Gedächtnismethode hat bereits EBBINGHAUS (1885) bei der Erstellung seiner bekannten Lerngesetze benützt. PAIVIO (1969) entwickelte die "conceptual peg hypothesis", die besagt, daß das Stimuluswort jedes einzelnen Wortpaares als "peg" dient. Diese pegwords sollen sehr konkret sein und leicht eine visuelle Vorstellung hervorrufen können. Von dieser Hypothese ausgehend, konnte PAIVIO zeigen, daß Bilder von Objekten, zu Paaren zusammengestellt, leichter erlernt werden, als abstrakte Worte oder Verben. Objektpaare behält man dabei leichter im Gedächtnis als Bilder von einzelnen Objekten. Die besten Erfolge beim Lernen paarweise gebotener Begriffe werden vor allem dann erzielt, wenn die Bilder die Begriffe (Objekte) in einer gemeinsamen Aktion zeigen. So folgert PAIVIO (1971:73):

> "Die besten conceptual pegs sind jene, die leicht eine Vorstellung hervorrufen, sich voneinander klar unterscheiden und zur gleichen Zeit eine feste Verbindung zur erforderlichen Antwort aufweisen."

---

[*] Originalbeitrag

Die Vorstellungsfähigkeit ist beim Menschen differenziert entwickelt und ermöglicht es ihm, Verhalten verinnerlicht ablaufen zu lassen (GUTTMANN 1972). Dieses verinnerlichte Verhalten kann anstelle von Realverhalten eingesetzt werden und dabei zu durchaus vergleichbaren Ergebnissen führen. IVATH (1968) konnte zeigen, daß das Training einer sensomotorischen Aufgabe in der Vorstellung bei der Prüfung der Verhaltensreaktion ähnliche Ergebnisse bewirkte wie eine tatsächliche Trainingssituation. Die Verhaltenstherapie macht sich das visuelle Vorstellungsvermögen bei der Bewältigung verschiedenster sozialer Konfliktsituationen zunutze (WOLPE 1972).

Der Einsatz einer Imagerytechnik in der Neuropsychologie wurde erstmals von JONES (1974) beschrieben. Sie konnte zeigen, daß Patienten mit Hirnschädigungen, die zum Teil auch eine Aphasie zur Folge hatten, durch die Anwendung von imagery in einem paired-associate-test bessere Lern- und Gedächtnisleistungen erzielen.

METHODIK

Die vorliegende Untersuchung versucht, visuelles imagery bei amnestischen Aphatikern als Therapie von Wortfindungsstörungen anzuwenden. Als Kontrolltherapie wurde ein verbales Training nach der Methode der Satzergänzung durchgeführt, wobei jeweils ein unbenanntes Objekt das letzte Wort eines Satzes bildete. Beispiel: Vater trinkt abends gerne ... (Bier).

Die Auswahl der Patienten für das Experiment erfolgte nach den Testwerten, die in einem Vorstellungstest (BUTSCHEK 1972) erzielt wurden. In diesem Test wird die Vorstellungsfähigkeit anhand von Items aus allen Sinnesgebieten geprüft (z.B. Glockengeläute, Fliederduft, kaltes Wasser etc.). Der Patient gibt auf einer 8-stufigen Skala den Grad seiner Vorstellungskraft für jedes der insgesamt 32 Items an. Nach diesem Test wählten wir je fünf Aphatiker mit überdurchschnittlicher bzw. unterdurchschnittlicher Vorstellungsfähigkeit und bildeten folgende Hypothesen für das Experiment:

a) Weder durch das Imagerytraining noch durch die verbale Methode werden Verbesserungen bei den Wortfindungsstörungen erzielt (Nullhypothese).
b) Gute Vorsteller erzielen durch imagery bessere Ergebnisse, schlechte Vorsteller profitieren durch die verbale Methode.
c) Durch imagery werden in jedem Fall, unabhängig von der Vorstellungsfähigkeit, bessere Ergebnisse erzielt (Alternativhypothese).

KRANKENGUT

Wir untersuchten insgesamt zehn linkshirnig geschädigte, rechtshändige Patienten mit einer amnestischen Aphasie, in deren Vordergrund Wortfindungsstörungen standen. Von den 10 Patienten waren 7 männlich, 3 weiblich. Die Aphasie war bei allen Patienten vasculärer Genese. In allen Fällen besaßen wir die genaue Lokalisation durch neuroradiologische und neuronuclearmedizinische Befunde. Der Altersmittelwert betrug 45 Jahre, der mittlere verbale IQ = 63, der mittlere Handlungs-IQ = 76.

VORVERSUCH

Die zehn Patienten lernten je eine Liste mit zehn Wortpaaren unter drei verschiedenen Bedingungen:

Bedingung 1: Die Worte (z.B. Hut - Schnur, Lampe - Weg) wurden verlesen und danach geprüft, indem das erste Wort als Stimulus verwendet wurde. Dieser Vorgang wurde dreimal durchgeführt. Nach 60 Minuten erfolgte eine neuerliche Prüfung ohne vorherige Darbietung der Wortpaare.

Bedingung 2: Zur Darbietung der Wortpaare wurden jeweils Bilder gezeigt, die die Begriffe in einer Aktion miteinander zeigten. Die Patienten wurden aufgefordert, sich die Bilder sehr intensiv vorzustellen und dies in der Prüfungsphase zu benützen. Die Lern- und Prüfbedingungen glichen der Bedingung 1.

Bedingung 3: Bei der Darbietung neuer Wortpaare wurden die Patienten aufgefordert, diesmal selbst Vorstellungen zu bilden, die die beiden Objekte in Aktion zeigen. Die Lern- und Prüfungssituationen waren identisch mit den vorherigen Bedingungen.

Bedingung 1 stellt ein verbales, Bedingung 2 ein verbales + visuelles Lernen dar, während in Bedingung 3 die Prinzipien des imagery enthalten sind.

HAUPTVERSUCH

Jeder Patient muß zunächst vier schwarz-weiße Bilder beschreiben, auf denen insgesamt 64 konkrete Gegenstände abgebildet sind. Die Worthäufigkeiten der Gegenstandsnamen wurden nach KAEDING (1897) bestimmt. Alle jene Objekte, die ein Patient nicht benennen konnte, wurden für den weiteren Versuch als Testitem registriert. Insgesamt wurden von jedem Patienten 20 Items erzielt, die in zwei Gruppen geteilt wurden, wobei darauf geachtet wurde, daß die Häufigkeitswerte in beiden Gruppen annähernd gleich verteilt waren. Die so gewonnenen zehn Worte der einen Gruppe wurden mit zehn Namen benannter Objekte zu einem Wortpaar verbunden, d.h. das benannte Objekt fungierte als "Stimulus"-Wort, der Name des unbenannten Objektes bildete das "response"-Wort. Dem Patienten wurde nochmals das Wesen des "imagery-Trainings" genau erklärt, danach wurden die Wortpaare erstmals gelernt und abgefragt. Konnte der Patient das response-Wort nicht nennen, wurde es ihm nach 20 Sekunden genannt. Danach wurden in veränderter Reihenfolge erneut die zehn Stimulusworte vorgegeben. Dieser Vorgang wurde zehnmal durchgeführt, den Score bildete jeweils die Anzahl der richtig genannten response-Worte.

Die zehn Worte der anderen Gruppe bildeten das letzte, vom Patienten zu nennende Wort von zehn Sätzen. In ebenfalls zehn Lerndurchgängen mit dazwischenliegenden Prüfungen mußten die Patienten das letzte Wort richtig ergänzen, wobei die richtig genannten Worte wieder den Score bildeten.

Nach 60 Minuten wurde in beiden Gruppen eine neuerliche Prüfung der response-Worte bzw. des letzten Wortes am Satzende vorgenommen. Nach sieben Tagen wurde an den Patienten beider Gruppen der Test "Benennen" durchgeführt. Es wurden die Bildkarten jener Objekte gezeigt, die der Patient entweder durch imagery oder Verbalmethode erlernt hatte und die nun richtig benannt werden sollten. Zur Vermeidung von Übungs- und Positionseffekten wurde die Durchführung der beiden Therapietechniken an den Patienten in der Reihenfolge variiert und dazwischen eine ausreichend lange Pause eingelegt.

ERGEBNISSE

1. Vorversuch: Lernkurven beim Erlernen von Wortpaaren unter drei variierenden Lernbedingungen (s. Abb. 1).

   Die variierenden Lernbedingungen führen zu deutlich unterschiedlichen Ergebnissen, wobei wir die Signifikanz der Unterschiede wegen der Kleinheit der Stichprobe nicht berechnet haben. Deutlich wird die Erfolglosigkeit des reinen verbalen Lernens, während ein Lernen mit deutlicher visueller Komponente die besten Lern- und Gedächtnisresultate erbringt. Es konnte ferner gezeigt werden, daß Aphatiker images ausbilden können und damit auch bessere Lernerfolge erzielen als bei Anwendung der Technik des reinen verbalen "Auswendiglernens".

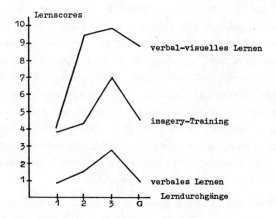

Abb. 1: Lernkurven von amnestischen Aphatikern unter variierenden Lernbedingungen.

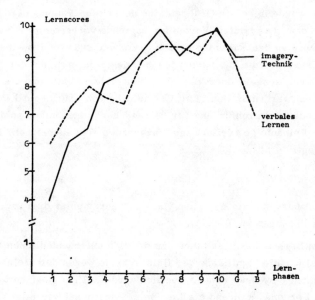

Abb. 2: Lernkurven von amnestischen Aphatikern in der verbalen Therapie und in der imagery-Technik.

G = Gedächtniseffekt
B = Test "Benennen"

2. Hauptversuch: Lernen, Gedächtnis und Benennen. Vergleich der verbalen Therapie und der Imagery-Technik (s. Abb. 2).

Die Ausgangswerte der beiden Kurven sind signifikant unterschiedlich (U-Test, p=0.05). Die imagery-Kurve zeigt jedoch einen stetigen Lernanstieg bis zur 7. Lernphase, während die verbale Lernkurve zwischen der 3. und 5. Phase eine Absinktendenz aufweist und in der 10. Phase den Wert der imagery-Kurve erreicht. Der Gedächtniseffekt (G) nach einer Pause von 60 Minuten ist bei beiden Therapietechniken identisch. Der Test "Benennen" (B) zeigt nach sieben Tagen einen signifikanten Unterschied zwischen den beiden Therapiearten (U-Test, p=0.05). Dieses Ergebnis bestätigt Hypothese c, daß durch imagery die Wortfindung im Test "Benennen" gegenüber der reinen Verbaltherapie erleichtert wird.

3. Wechselwirkungen von Verbaltherapie und imagery im Test "Benennen".

Tab. 1: Scores im Test "Benennen" in vier Versuchsbedingungen.

Versuchsbedingung	N	Mittelwert	Streuung
imagery	5	9,00	1,22
Verbaltherapie	5	7,20	1,64
imagery nach Verbaltherapie	5	9,60	0,55
Verbaltherapie nach imagery	5	8,60	1,14

Signifikante Unterschiede (U-Test, p=0.05) bestehen zwischen den Bedingungen: imagery-Verbaltherapie und Verbaltherapie-imagery nach Verbaltherapie, wodurch der fördernde Effekt der imagery-Technik für die Wortfindung gekennzeichnet wird. Der Unterschied zwischen Verbaltherapie und einer Verbaltherapie nach bereits durchgeführter imagery-Therapie ist zwar statistisch nicht signifikant, läßt jedoch den Trend erkennen, daß imagery einen positiven Effekt auf eine nachfolgende Verbaltherapie ausübt.

Auch diese Ergebnisse bestätigen die Hypothese c: Sowohl imagery als einziges Therapieverfahren als auch imagery im Zusammenhang mit einer Verbaltherapie erbringt signifikant bessere Ergebnisse in einem Wortfindungs(Benenn)-Test.

4. Einfluß der Vorstellungsfähigkeit auf Verbaltherapie und imagery.

Tab. 2: Scores im Test "Benennen" in Abhängigkeit von Therapietechnik und Vorstellungsfähigkeit.

Versuchsbedingung	N	Mittelwert	Streuung
Vorsteller/imagery	5	9,40	0,55
Vorsteller/Verbaltherapie	5	7,40	1,52
Nichtvorsteller/imagery	5	9,20	1,30
Nichtvorsteller/Verbaltherapie	5	8,40	1,52

Der Unterschied zwischen den Bedingungen: Vorsteller/imagery und Nichtvorsteller/Verbaltherapie ist nicht signifikant. Dadurch kann Hypothese b, daß Vorsteller unter imagery-Bedingungen und Nichtvorsteller unter den Bedingungen einer Verbaltherapie bessere Ergebnisse zeigen, nicht bestätigt werden. Vielmehr wird auch in diesen Versuchsbedingungen deutlich, daß imagery, unabhängig von der Vorstellungsfähigkeit, bessere Resultate bei der Wortfindung bewirkt.

DISKUSSION

Die Lernkurven amnestischer Aphatiker zeigen in Abhängigkeit vom Lernmaterial einen deutlich unterschiedlichen Verlauf. Verbales Lernen führt zu keinem wesentlichen Anstieg des Lernniveaus, die effektiven Gedächtnisleistungen liegen auf dem Niveau des Ausgangswertes. Dieses Ergebnis kann vor allem durch eine schlechte Speicherung des Lernmaterials im Kurzzeitgedächtnis sowie durch einen gestörten Transfer des Gedächtnismaterials vom Kurzzeitspeicher in den Langzeitspeicher erklärt werden (BROADBENT 1958). Die Tatsache, daß Aphatiker, unabhängig von der Form der Aphasie, schlechte verbale Lernleistungen erbringen, wird in den Arbeiten von CARSON et al. (1968), ETTLINGER et al. (1970), TIKOFSKY (1971), MALY et al. (1978) bestätigt. Visuelles Lernen zeigt nach einer bereits deutlich besseren Ausgangsleistung einen hohen Lernanstieg, der zu einem hohen Lernniveau führt. Dieses Niveau bleibt in seiner Höhe beinahe identisch mit der tatsächlichen Gedächtnisleistung. Die Aufnahme der Information über den auditiven und zugleich visuellen Eingangskanal bewirkt dabei eine deutliche Steigerung der Behaltensquote (WERNECKE et al. 1975). Bei der imagery-Technik wird der visuelle Eingangskanal nur insofern stimuliert, daß der Patient eine "innere Visualisierung" vornehmen soll. Dem entspricht, daß die imagery-Kurve ursprünglich ihren Ausgang von der Höhe der visuellen Lernkurve nimmt, jedoch nicht deren Lernniveau erreicht und der Lernabfall in seinem Verlauf Ähnlichkeiten mit der verbalen Lernkurve besitzt. Die Behaltensquote liegt dadurch deutlich über dem verbalen Gedächtniswert, aber doch wesentlich tiefer als der Wert des verbal-visuellen Gedächtnisses.

Das Therapieexperiment zeigt anfänglich einen signifikant höheren Effekt des verbalen Lerntrainings, welches nach der Methode der Satzergänzung durchgeführt wurde. Hier übt der vorangestellte Satz anfänglich eine starke Stimulus- und Hinweisfunktion aus (KAINZ 1960). Visuelle Vorstellungen im Sinne des imagery werden erst allmählich entwickelt, führen aber dazu, daß der Lernerfolg konstant ansteigt und sein hohes Niveau behält. Die Patienten, die an der Verbaltherapie teilnahmen, ermüden zudem wesentlich rascher. Bereits nach dem dritten Lerndurchgang kommt es zum Absinken der Lernkurve, wobei neben der Ermüdung auch eine lerntheoretische Erklärung in Frage kommt. Das Ausbleiben des response-Wortes, welches eine Verstärkerwirkung im Sinne des instrumentellen Lernens besitzt, führt zu einer vorübergehenden Löschung des Lernverhaltens. Erst durch zusätzliche Motivation kann der Lernvorgang wieder gesteigert werden. Die imagery-Kurve fällt erst dann ab, wenn die meisten Patienten bereits ein 100 %iges Lernen erreicht haben. Da ein "Überlernen" nicht möglich ist, tritt eine Sättigung ein, die zusammen mit der Ermüdung und der nachlassenden Vigilanz zu einem Lernabfall führt. Dieser Lernabfall stellt für den Patienten eine nochmalige Leistungsmotivation dar, wodurch die Lernkurve wieder auf das ursprüngliche Niveau gehoben wird (FOPPA 1965).

Die Wirkung der beiden Therapieformen auf das primäre Behalten des response-Wortes ist sehr ähnlich. Wie in den einzelnen Lerndurchgängen wird auch diesmal der Stimulus geboten und erleichtert dadurch die Wortfindung, so daß keine reine Gedächtnisleistung geprüft wird. Das Maß des Therapieerfolges wird erst durch die Ergebnisse des Benenn-Tests gebildet. Die Benennung all jener Objekte, bei denen zu Beginn starke Wortfindungsstörungen auftraten, gelingt nun nach abgeschlossenem Imagerytraining signifikant besser. Die innere Visualisierung hat zusammen mit der Verbalisierung tiefere Gedächtnisengramme erzeugt. Das verbale Lernen allein unterlag den schon weiter oben beschriebenen Störanfälligkeiten des Transfers und der Speicherung. Die beiden Therapieformen üben ferner einen fördernden Einfluß aufeinander aus, dessen Signifikanz wir durch die Kleinheit unserer Stichprobe nicht statistisch belegen konnten. Wird imagery an eine Verbaltherapie angeschlossen, dann wird offenbar durch die Summation der stimulierten Eingangskanäle ein Benennscore erzielt, der nur zufällig vom 100 % Lernniveau abweicht. Umgekehrt erhöht eine vorangegangene Imagerytherapie den Wert einer Lerntherapie, weil die Patienten erlernt haben, auch ohne direkte Instruktion images auszubilden. Diese Ergebnisse wurden unabhängig davon erzielt, ob der einzelne Patient leicht oder schwer visuelle Vorstellungen ausbilden konnte. Wir konnten unter allen Versuchsbedingungen unsere Nullhypothese verwerfen und die Alternativhypothese bestätigen, welche allgemein bessere Erfolge in der Therapie von Wortfindungsstörungen durch imagery postuliert hat.

SCHLUSSFOLGERUNGEN

Die Arbeiten über nichtverbales Lernen von Aphatikern (MANDLER 1970; JONES 1974; MALY et al. 1978) haben gezeigt, daß diese Lernprozesse zu eindeutig besseren Ergebnissen führen als alle Formen reinen verbalen Lernens. Weiters hat GLONING in seinen Arbeiten (GLONING et al. 1969; GLONING 1974) Variablen definiert, die eine Prognose der Aphasie zulassen. In Abhängigkeit von der prämorbiden Persönlichkeit, dem Alter, der Schwere der Läsion und der Aphasie sowie dem Ausprägungsgrad der Dominanz läßt sich zeigen, daß eine konsequente und langdauernde Therapie einen signifikanten Effekt auf die Besserung der Aphasie hat und daß auch nach Jahren noch entscheidende positive Veränderungen beobachtbar sind. Dem können wir hinzufügen, daß die Anwendung von Behandlungstechniken, die, wie das imagery, weitere Eingangskanäle stimulieren, den prognostizierten Therapieeffekt noch zu erhöhen vermag.

BIBLIOGRAPHIE

Broadbent, D.E. (1958) Perception and Communication. New York: Pergamon Press

Butschek, Ch. (1972) Die Bedeutung der Vorstellung für das Imitationslernen. Philosophische Dissertation, Universität Wien

Carson, D.H.; Carson, F.E.; Tikofsky, R.S. (1968) On learning characteristics of the adult aphasic. Cortex 4:92-112

Ebbinghaus, H. (1885) Über das Gedächtnis. Neudruck 1971. Darmstadt: Wissenschaftliche Buchgesellschaft

Ettlinger, G.; Moffett, A.M. (1970) Learning in dysphasia. Neuropsychologia 12:21-30

Foppa, K. (1965) Lernen, Gedächtnis, Verhalten. Köln: Kiepenheuer

Gloning, K.; Heiss, W.D.; Trappl, R.; Quatember, R. (1969) Eine experimentell-statistische Untersuchung zur Prognose der Aphasie. Nervenarzt 40:491-494

Gloning, K. (1974) Über Aphasie. Münchener Medizinische Wochenschrift 116:1749-1754

Guttmann, G. (1972) Einführung in die Neuropsychologie. Bern: Huber

Ivath, A. (1968) Training in der Vorstellung. Philosophische Dissertation, Universität Wien

Jones, M. (1974) Imagery as a mnemonic aid after left temporal lobectomy. Neuropsychologia 12:21-30

Kaeding, W. (1897) Häufigkeitswörterbuch der deutschen Sprache. Berlin

Kainz, F. (1960) Psychologie der Sprache. Band 2. Stuttgart: Enke

Maly, J.; Gloning, K. (1978) Verbales und nichtverbales Lernen bei Aphatikern. In: G. Peuser (Hrsg.) Brennpunkte der Patholinguistik. München: Fink, 127-138

Mandler, G. (1970) Words, Lists, and Categories: An Experimental View of Organized Memory. Univ. Arizona Press

Paivio, A. (1969) Mental imagery in associative learning and memory. Psychological Review 76:241-263

Paivio, A. (1971) Imagery and Verbal Processes. New York: Holt, Rinehart & Winston

Tikofsky, R.S. (1971) Two studies of verbal learning by adult aphasics. Cortex 7:105-125

Wernecke, T.; Heidack, C. (1975) Gedächtnistraining. München: Heyne

Wolpe, J. (1972) Praxis der Verhaltenstherapie: Bern: Huber

ZUR ANWENDUNG DER DEBLOCKIERUNGSMETHODE IN DER APHASIETHERAPIE [*]

Luise Springer

In der Behandlung von Aphasikern besteht das angestrebte Therapieziel darin, dem Aphasiker sprachliche Kommunikation in Alltagssituationen wieder zu ermöglichen. Zur Erreichung dieses Therapieziels scheint mir eine Kombination folgender Möglichkeiten am günstigsten zu sein:

- Kompensatorischer Einsatz intakter kommunikativer Fähigkeiten, z. B. Gestik, Mimik, Körperhaltung oder schriftsprachliche Mittel, wenn die lautsprachlichen Ausdrucksmittel schwerst gestört sind.

- Eine weitere Möglichkeit besteht darin, den zugrundeliegenden Störungsfaktor zu ermitteln und die Grundstörung direkt zu behandeln, z. B. bei Syntaxstörungen durch wiederholte Darbietung von Anwendungsbeispielen linguistischer Kombinationsregeln oder bei gestörter Phonemdiskrimination durch Übungen zum Erfassen der bedeutungsunterscheidenden Funktion eines Phonems.

- Schließlich besteht noch die Möglichkeit der Reaktivierung gestörter Sprachfunktionen über stimulierende und "deblockierende" Verfahren. Behandlungsprinzip dieser Therapiemethoden ist es, nicht verfügbare Sprachfunktionen über intakte Leistungen zu stimulieren.

Eine Therapiemethode, bei der das gesamte sprachliche System stimuliert wird, ist die Deblockierungsmethode nach Egon und Irina WEIGL.

Im folgenden wird das Wesen der Deblockierungsmethode nach E. WEIGL (1969) dargestellt. Anschließend beschreibe ich eigene praktische Erfahrungen mit der Deblockierungsmethode nach I. WEIGL und schlage eine Kombination mit meinem Therapieansatz der "sprachlichen Interaktionsübungen" vor.

Das methodische Prinzip der Deblockierung besteht nach E. WEIGL darin, das gesamte desorganisierte sprachfunktionale System durch die permanente Koppelung beeinträchtigter mit den entsprechenden intakten Leistungen zu stimulieren. Denn bei vielen Aphasikern liegt nicht ein völliger

---

[*] Originalbeitrag

Verlust aller Sprachfunktionen vor: z.B. können manche Patienten die Bedeutung von Wörtern bei auditiver Perzeption nicht verstehen, während das Lesesinnverständnis deutlich besser ist. Dabei könnte man doch annehmen, daß schriftsprachliche Leistungen stärker gestört sind, weil die Schriftsprache später erworben und im allgemeinen weniger benutzt wird und prosodische sowie außersprachliche Zusatzinformationen wegfallen.

E. WEIGL zufolge bilden sich im Laufe des Spracherwerbs sprachfunktionale Hirnsysteme heraus, die durch Zusammenschalten von zerebralen Regelkreisen zusammenarbeiten. Die Wege vom Input zum Output werden allmählich immer mehr verkürzt. So kommt es zu einer Verselbständigung und Automatisierung kortikaler Funktionen und u.a. auch zu einer relativen Autonomie der Schriftsprache. Dies hat zur Folge, daß bei Hirnschädigungen die Lautsprache gestört und die Schriftsprache intakt sein kann und umgekehrt. E. WEIGL ging bei der Deblockierungsmethode von der Tatsache der relativen Intaktheit bestimmter Funktionen und der Vorstellung aus, daß aphasische Störungen eine Beeinträchtigung des gesamten sprachfunktionalen Systems ist. Das bedeutet, daß man das gesamte sprachfunktionale System stimulieren muß, um gestörte Leistungen zu reaktivieren.

Gegenüber der einfachen Deblockierung, bei der eine intakte vor eine gestörte Funktion geschaltet wird, spricht E. WEIGL von Kettendeblokkierung, wenn mehrere intakte und gestörte Funktionen unmittelbar hintereinander geschaltet werden.

Im folgenden soll die Methode an einigen Beispielen demonstriert werden:

Zunächst wird die einfache Deblockierung von Wörtern bei einem Patienten mit gut restituierter Wernicke-Aphasie gezeigt.

Die Vorkontrolle ergab, daß Bilderkennen, auditives Wortverständnis und Nachsprechen von Wörtern intakt, das Bildbenennen jedoch zu 70 % gestört waren. Der Patient verstand z.B. das Wort "Weintrauben" und konnte es korrekt nachsprechen; er erkannte die entsprechende Abbildung, konnte sie jedoch nicht benennen. Die zu deblockierende Leistung ist also das mündliche Benennen des Bildes "Weintrauben".

Nach E. WEIGL wird durch das Vorschalten des Deblockanten (in unserem Beispiel die intakte Funktion des Nachsprechens) das Sprachsystem vorerregt und die semantisch äquivalente Leistung des Benennens der Abbildung deblockiert:

Kritisches Wort: Weintrauben
Vorkontrolle:
intakt: Bilderkennen   gestört: mündliches Benennen
       Wortverständnis
       Nachsprechen
einfache Deblockierung:
Deblockant: Nachsprechen: Weintrauben
deblockiert: Benennen: Weintrauben

Hier liegt der kritische Einwand nahe, es könne sich um eine mechanische Wiederholung und damit um eine Pseudodeblockierung handeln. Um dies auszuschließen, werden bei der vorgeschalteten intakten Funktion des Nachsprechens zusätzlich mehrere andere Wörter nachgesprochen, bevor das mündliche Benennen der Abbildung "Weintrauben" erfolgt, also:

Nachsprechen: Ofen - Weintrauben - Staubsauger,
danach mündliches Benennen: Weintrauben.

Dadurch, daß die Deblockierung auch bei bis zu fünf dazwischen geschalteten Wörtern gelingt, konnte E. WEIGL nachweisen, daß es sich nicht um eine rein mechanische Wiederholung handelt.

Dieser Deblockierungseffekt kommt nur unter folgenden Bedingungen zustande:

- Es muß eine oder mehrere intakte oder weitgehend intakte (= bis zu 70 %) Funktionen geben.
- Die intakte Funktion muß der gestörten unmittelbar vorgeschaltet werden.
- Die Leistungen der intakten und gestörten Funktion sollen identisch sein oder zumindest aus dem gleichen semantischen Feld stammen; z.B. bewirkt das korrekte Lesen des Wortes "Seife" die Deblockierung des zuvor nicht verstandenen Wortes "Seife".

Nach E. WEIGL lassen sich aber auch Fehlsteuerungen wie die folgende provozieren, wobei es zu einer Deviation im semantischen Feld kommt:

Kritisches Wort: Hose
neutrale Wörter: Ofen - Läufer - Jacke
gestört: mündliches Benennen der Abbildung "Hose"
einfache Deblockierung:
Deblockant: Nachsprechen: Ofen - Läufer - Jacke
deblockiert: Benennen: Jacke

Psycholinguistisch gesehen handelt es sich nach E. WEIGL bei der Deblockierung um die Ausnutzung der im ontogenetischen Lernprozeß entstandenen semantischen Felder, d.h. der in diesen Feldern existierenden lexikalischen Verbindungen unterschiedlicher Art (Oberbegriffe, Synonyme usw.). Die Blockierung bestimmter lexikalischer Leistungen kann durch die Reaktivierung dieser semantischen Verbindungen unter entsprechenden Bedingungen aufgehoben werden.

In neuropsychologischer Sicht bedeutet die Deblockierung die Ausnutzung des Systemcharakters der Sprachfunktionen. Mit Hilfe polyfunktionaler Stimulierungen des beeinträchtigten Sprachsystems des Aphasikers kann es, insbesondere bei der Kettendeblockierung, zur Aufhebung der Blockierung ontogenetisch entstandener Systemverbindungen kommen. Unter Aufhebung der Blockierung verstehe ich die Bahnung von Umwegen innerhalb eines funktionalen Systems. Es werden dabei andere, bereits präformierte Wege wieder aktiviert. Der Deblockierungseffekt wird von E. WEIGL auf eine Verstärkung der pathologisch geschwächten verbalen Stimuli durch die Aktivierung des gesamten Sprachsystems zurückgeführt.

Die Deblockierung, die von E. WEIGL zunächst zur neuropsychologischen Erforschung hirnfunktionaler Systeme eingesetzt wurde, hat Irina WEIGL zu einer systematischen Methode in der Aphasietherapie weiterentwickelt. Im April 1975 stellte sie auf der Brüsseler Konferenz zum Thema "Recovery from Aphasia" ihre programmierte Aphasietherapie vor (s. I. WEIGL 1979, in diesem Band).

Voraussetzung für den systematischen Aufbau des Programms ist die von E. WEIGL entwickelte Funktions- und Komponentenanalyse. Dabei werden alle Sprachfunktionen auf den Grad ihrer Intaktheit untersucht. Es wird das gleiche Stimulusmaterial für die Prüfung der angeführten Sprachfunktionen verwendet. Es besteht aus 25 Schriftkarten und den dazugehörigen Abbildungen. Um einen Deblockierungseffekt während der Prüfung zu vermeiden, wurden das Testmaterial sowie die Aufgabenstellungen randomisiert. Die Funktionsanalyse bei dem 64jährigen Patienten F. mit Wernicke-Aphasie ergab:

Funktion auf der Wortebene	Grad der Intaktheit in %
auditives Wortverständnis	85
Mitsprechen	75
Nachsprechen	45
mündliches Benennen	5
schriftliches Benennen	0
Diktatschreiben	0
Transponieren	95
Lautlesen	25
Lesesinnverständnis	95

Somit waren nur die vier weitgehend, d. h. zu mindest 70 %, intakten Funktionen des auditiven Wortverständnisses, des Lesesinnverständnisses, des Transponierens (Übertragen von Druckschrift in Schreibschrift) und des Mitsprechens als Deblockanten geeignet.

Um für die Kettendeblockierung eine möglichst günstige Reihenfolge zu bekommen, wird bei der Voruntersuchung nicht nur der Grad der Störung der Sprachfunktionen, sondern auch derjenige ihrer Komponenten erfaßt. In der Komponentenanalyse werden also auch die rezeptiven (Input-) und expressiven (Output-) Komponenten einer Sprachfunktion untersucht:

Funktionen:	Komponentenanalyse:	
	Input	Output
Wortverständnis	verbo-auditiv (va)	Bild zeigen
Mitsprechen	verbo-auditiv (va)	verbo-motorisch (vm)
Nachsprechen	verbo-auditiv (va)	verbo-motorisch (vm)
Diktatschreiben	verbo-auditiv (va)	grapho-motorisch (gm)
Lautlesen	verbo-optisch (vo)	verbo-motorisch (vm)
Lesesinnverständnis	verbo-optisch (vo)	Bild zeigen
Transponieren	verbo-optisch (vo)	grapho-motorisch (gm)
mündlich Benennen	gnostisch	verbo-motorisch (vm)
schriftlich Benennen	gnostisch	grapho-motorisch (gm)

Diese Komponentenanalyse nach I. WEIGL wurde auch bei dem oben erwähnten Patienten F. durchgeführt:

Funktionen:	Komponentenanalyse:	
intakt	Input	Output
Wortverständnis	va +	Bild zeigen +
Lesesinnverständnis	vo +	Bild zeigen +
Transponieren	vo +	gm +
Mitsprechen	va +	vm +
gestört		
Nachsprechen	va +	vm -
Lautlesen	vo +	vm -
Diktatschreiben	va +	gm -
mündlich Benennen	gn +	vm -
schriftlich Benennen	gn +	gm -

Diese Bestandsaufnahme der Input- und Outputkomponenten des Patienten ergibt, daß die rezeptiven (laut- und schriftsprachliches Verstehen und Bilderkennen) und ein Teil der verbo-motorischen und grapho-motorischen Komponenten (Mitsprechen bzw. Transponieren) intakt sind, während ein

Teil der grapho-motorischen (Diktatschreiben und schriftlich Benennen) und verbo-motorischen Komponenten (Nachsprechen, Lautlesen und mündlich Benennen) gestört ist.

Wie aus dem angeführten Beispiel zu ersehen ist, kann die Umkodierung eines verbalen Stimulus in einen verbo-motorischen bzw. grapho-motorischen Output in einer Sprachfunktion ungehindert ablaufen, in einer anderen dagegen gestört sein. E. WEIGL (1976) bezeichnet dieses Phänomen als "selektive Transkodierungsstörung".

Die Ergebnisse der Funktions- und Komponentenanalyse ermöglichen die Planung einer optimalen Reihenfolge für die Kettendeblockierung. Das folgende Schema zeigt den Aufbau einer Kettendeblockierung bei dem Patienten F. Gestörte Funktionen, die dabei deblockiert werden konnten, waren das Nachsprechen, Lautlesen und Diktatschreiben gebräuchlicher, phonematisch einfach strukturierter Wörter aus den semantischen Feldern: Bekleidung, Nahrungsmittel, Toilettenartikel, Werkzeug.

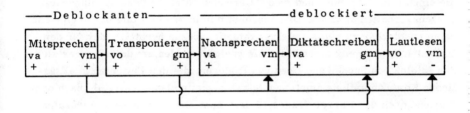

I. WEIGL weist darauf hin, daß nach ihren bisherigen Erfahrungen mit der Deblockierungsmethode sich zwar bestimmte Grundprinzipien für diese Form der Aphasietherapie ergeben, daß die Ausarbeitung und Durchführung jedoch von den Ergebnissen der Funktions- und Komponentenanalyse, der neurolinguistischen Ausgangsuntersuchung und dem allgemeinen Status jedes Patienten abhängig ist.

Leider muß in diesem Zusammenhang angemerkt werden, daß ein standardisiertes Verfahren zur Ermittlung des Störungsgrades der Sprachfunktionen auf den verschiedenen linguistischen Ebenen noch nicht vorliegt.

Nach der Beschreibung des Deblockierungsphänomens werde ich nun auf den eigenen Therapieansatz eingehen und Beispiele aus meiner Therapiepraxis mit Ergänzungsvorschlägen für die Anwendung der Deblockierungsmethode geben.

Ausgangspunkt für meine Überlegungen zur Anwendung der Deblockierungsmethode waren folgende therapeutische Zielsetzungen und Erfahrungen:

Bei schwer gestörten Aphasikern kann es nicht Ziel der Therapie sein, dem Patienten in sprachlichen Modalitäten wie Nachsprechen, Diktatschreiben, mündlich und schriftlich Benennen etc. wieder "perfekte" Leistungen "anzutrainieren", sondern es ihm zu ermöglichen, Gesprächssituationen mit den ihm zur Verfügung stehenden reduzierten und veränderten Kommunikationsmöglichkeiten zu bewältigen. Das bedeutet, daß durch die Sprachtherapie eine optimale Reaktualisierung von Sprachleistungen und ihre Generalisierung auf Alltagssituationen erreicht werden soll. Für nicht wieder erlernbare Fähigkeiten sollte sich der Patient Kompensationsmöglichkeiten aneignen.

Um dieses Therapieziel zu erreichen, versuchte ich, Methoden zu finden, die einen stimulierenden und modifizierenden Effekt auf das spontane Gesprächsverhalten ausüben. Das erschien mir in erster Linie durch eine Therapie erreichbar zu sein, die einen Situationsbezug herstellt, der für den Patienten sprechmotivierend ist. Als geeignetes Medium dafür erwies sich das Spielen von Szenen und Üben von Dialogen, die den Patienten in alltäglichen Kommunikationssituationen Schwierigkeiten bereiten, z.B. nach dem Weg und nach der Uhrzeit fragen; Essen bestellen; Besuchen; Einkaufen.

Neben der Einzeltherapie hat sich diese Methode der sprachlichen Interaktionsübungen und -spiele besonders in der Gruppentherapie bewährt. In der gruppentherapeutischen Situation kann ein realitätsnahes Übungsfeld hergestellt werden, ohne daß die Patienten nachteilige Reaktionen der Umwelt fürchten müssen. So können z.B. Szenen, in denen sprachliche Schwierigkeiten auftreten, beliebig unterbrochen und wiederholt und somit einzelne Phrasen deblockiert werden. Die mitwirkende Gruppe und der Therapeut geben dabei immer wieder positive Rückkopplungen, so daß die von den Patienten produzierten Äußerungen "verstärkt" werden.

Es zeigte sich, daß die Patienten beim szenischen Üben situationsbedingte Sprachleistungen spontan hervorbrachten, die sie willentlich nicht erzeugen konnten. Schon JACKSON (1878-80) erkannte, daß Handlungen, die willkürlich nicht ausgeführt werden konnten, dann möglich waren, wenn sie in ein gut automatisiertes System eingebaut wurden. Das szenische Üben von Kommunikationssituationen hat demnach einen fazilitierenden Effekt auf die Sprachproduktion, die dann auf einer dem Patienten nicht bewußten Ebene abläuft.

Es gelingt jedoch nicht immer, die Patienten durch Interaktionsübungen zu sprachlichen Äußerungen zu stimulieren. Patienten mit schwerer Wernicke-Aphasie und mit globaler Aphasie sind oft durch sprachliche Interaktionsübungen in der Gruppe überfordert.

Vor allem sind die provozierten sprachlichen Äußerungen später nicht immer bewußt verfügbar.

Wie können aber laut- und schriftsprachliche Fähigkeiten, die für die Bewältigung einer Szene bzw. korrespondierenden Alltagssituation erforderlich sind, systematisch aufgebaut, gefestigt und für den Patienten variabel verfügbar gemacht werden?

Die Deblockierungsmethode nach E. und I. WEIGL schien mir dafür besonders geeignet zu sein.

Ausgehend von den Erfahrungen, daß ein für den Patienten sprechmotivierender Situationszusammenhang sich meist positiv auf die sprachlichen Leistungen des Patienten auswirkt, versuche ich auch bei der Deblockierungsmethode den Patienten in eine Alltagssituation hineinzuversetzen, die seinen Erfahrungen entspricht. Dadurch erziele ich einen zusätzlich stimulierenden Effekt auf die Sprachproduktion, der - wenn auch weniger stark - demjenigen ähnlich ist, der beim direkten Spielen von Kommunikationssituationen entsteht. Auch er vollzieht sich auf einer dem Patienten nicht bewußten, automatisierten Ebene und ist dem von E. WEIGL beschriebenen Deblokkierungsphänomen vergleichbar, das auch auf automatisierter Ebene abläuft.

Die "Deblockierung" in diesem Sinne findet jedoch nicht nur innerhalb der rein sprachlichen Modalitäten, sondern in einem Sprache-Situations-Zusammenhang statt. Nach meinen Therapieerfahrungen ist demnach eine fazilitierende Wirkung auf die gestörte Funktion des Benennens etwa der Abbildung "Seife" zu erreichen, wenn bei der vorgeschalteten intakten Funktion Wörter aus einem situativen Zusammenhang zum kritischen Wort, z. B. "Hände - schmutzig - waschen", verwendet werden. Besonders bei Patienten mit semantischen Störungen halte ich dieses Vorgehen für effektiv, weil gleichzeitig die Grundstörung angegangen wird.

Ich werde nun diese Art der Kettendeblockierung mit Vorschlägen zur Anwendung in der Therapie demonstrieren.

Zuerst versuche ich, im Rahmen einer fingierten Alltagssituation zu überprüfen und aufzuzeigen, inwieweit die spontanen Äußerungen gestört sind:

> "Ihre Frau hat das Badezimmer aufgeräumt. Sie wollen sich die Hände waschen und die Haare in Ordnung bringen. Da bemerken Sie, daß Ihre Frau das Badezimmer völlig leergeräumt hat. Sie rufen ihr zu, was Sie brauchen, um die Haare in Ordnung zu bringen und sich die Hände zu waschen."

Vom Patienten wird die Äußerung der kritischen Wörter "Seife" und "Kamm" erwartet. Anschließend soll er die entsprechenden Abbildungen benennen und die Wörter "Kamm" und "Seife" lesen.

Bei dem 64jährigen Patienten mit Wernicke-Aphasie wußten wir aus der Voruntersuchung, daß er diese drei Leistungen nicht realisieren konnte, während das auditive Wortverständnis, Transponieren, Mit- und Nachsprechen der Wörter "Seife" und "Kamm" gelingen würde.

Kritische Wörter: Seife, Kamm

Vorkontrolle:

spontane Äußerung:	"ich muß um eine Tulla, eine..."
Bildbenennen:	"hier eine, eine Sch...Schulla"
Lautlesen:	"und ein Schulla"

Diese drei gestörten Funktionen wurden nun durch Vorschalten der intakten Funktionen des auditiven Verstehens, Transponierens und Mitsprechens deblockiert.

Kritisches Wort: Kamm

Kettendeblockierung:

Deblockanten:

auditives Wortverständnis: +
Mitsprechen: +
Transponieren: +

deblockiert:

Lautlesen: + (gelingt spontan)
Diktatschreiben: + (Pat. zögert kurz)

Dieses Gelingen des Lautlesens und Diktatschreibens des Wortes "Kamm" war für den Patienten selbst überraschend. Neutrale Wörter wurden bei diesem Patienten erst zu einem späteren Zeitpunkt dazwischengeschaltet, weil die starke Perseverationstendenz und die phonematischen Paraphasien durch die neutralen Wörter verstärkt wurden.

In der folgenden Kette sollte das Wort "Seife" in den Modalitäten Lautlesen, Diktatschreiben, Nachsprechen, mündlich Benennen und Spontanformulieren deblockiert werden.

Vorkontrolle:
mündlich Benennen: "das ist eine Suffen, Suffen..."
Lautlesen: "das heißt Schum..."

Kritisches Wort: S e i f e
Kettendeblockierung:
Deblockanten:
auditives Wortverständnis: +
Mitsprechen: "Keife"
auditives Wortverständnis
(Wiederholung): +
Mitsprechen
(Wiederholung): +
Transponieren: +

deblockiert:
Nachsprechen: + (gelingt spontan)
Diktatschreiben: + (Pat. zögert nur kurz)
Lautlesen: + (gelingt ohne Hilfen)
schriftlich Benennen: + (Pat. zögert, realisiert aber richtig)

Nachkontrolle:
Frage des Therapeuten: "Was brauchen Sie im Badezimmer?"
Antwort: "eine Kamm, Kamm, Kamm und eine Kaf..., Kaffee, nein, nein... Sei... Seife, ja, Seife."

Der Deblockierungseffekt verstärkte sich bei mehrmaliger Wiederholung. Bei dem obigen Patienten waren schon Versuche eines isolierten Trainings des Benennens und Nachsprechens mit nur mäßigem und instabilem Ergebnis voraufgegangen. Die Sprachfunktionen jedoch, die durch eine intensive Stimulierung des laut- und schriftsprachlichen Systems, wie sie bei der Kettendeblockierung geschieht, reaktualisiert werden konnten, waren dagegen deutlich stabiler. Gerade in der Behandlung schwer gestörter Patienten hat sich nach meinen Erfahrungen die Anwendung der Kettendeblockierung bewährt.

Es folgt nun ein Beispiel für die Kettendeblockierung auf der semantisch-syntaktischen Ebene nach I. WEIGL.

Bei einer 22jährigen Patientin mit Broca-Aphasie hatte die Funktionsanalyse ergeben, daß Lesesinnverständnis, Nachsprechen und Transponieren zu über 70 % intakt und damit als Deblockanten geeignet waren. Lautlesen, Diktatschreiben und Benennen waren dagegen gestört.

Die Funktions- und Komponentenanalyse ergab folgende Reihenfolge für die Kettendeblockierung:

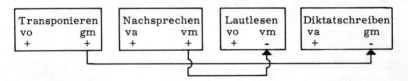

Die Patientin sollte einen Satz realisieren, der wieder in einem vorher stimulierten Situationszusammenhang stand: "Sie strickt einen Pullover".

Kritischer Satz: "Sie strickt einen Pullover."
neutrale Sätze: Mutter näht einen Rock. Die Bluse ist hübsch.
intakt: Transponieren
　　　　 Nachsprechen
gestört: Lautlesen: "Mutti macht... stricken... ein Mantel"
　　　　 Diktatschreiben: "Mutti machen..."
Kettendeblockierung:
Deblockanten:
Transponieren: "Sie strickt einen Pullover."
Nachsprechen: "Mutter näht einen Rock. Sie strickt einen Pullover. Die Bluse ist hübsch."
deblockiert:
Lautlesen: "Sie... sie... sie strickt einen Pullover."(Zögernd, aber ohne Hilfe.)
Diktatschreiben: "Sie strickt ein Pullover."

Als dieser Aussagesatz deblockiert war, konnte die Patientin ohne Hilfestellung selbständig Substitutionen vornehmen, z.B.:

$$\left.\begin{array}{l}\text{Mutter}\\ \text{Helga}\\ \text{Sie}\end{array}\right\} \text{strickt} \left\{\begin{array}{l}\text{einen Pullover}\\ \text{Socken}\\ \text{eine Jacke}\end{array}\right.$$

Dieses Ergebnis entspricht den Beschreibungen von I. WEIGL. Neben Übungen auf der metasprachlichen Ebene, wie z.B. Satzordnungsübungen, wurden bei dieser Patientin bereits auf der zweiten Therapiestufe zusätzliche Übungen zur Behandlung der Syntaxstörung durchgeführt: z.B. wurden beim Aussagesatz dem Subjekt, Prädikat und Objekt jeweils andersfarbige Kärtchen zugeordnet. Wenn nun der Aussagesatz in einen Fragesatz transformiert werden sollte, dann konnte durch die Änderung der Reihenfolge der farbigen Signale die Regelhaftigkeit der veränderten Wortfolge im Fragesatz indirekt aufgezeigt werden.

Auch für die dritte Therapiestufe nach I. WEIGL schlage ich vor, einen Bezug zu lebensnahen Situationen herzustellen. Dadurch bleiben die Satztransformationen keine "reinen" Grammatikübungen, sondern der Patient ist imstande, die Notwendigkeit der angemessenen Satzstruktur im situativen Kontext zu erkennen.

Beispiele:

1. Situation

   Therapeut: Sie sitzen mit Frau Maier und Herrn Maier im Wohnzimmer. Sie erzählen, daß Sie sich ein neues Kleid genäht haben. Sie sagen...
   Patient: Ich hab' mir ein Kleid genäht.
   Therapeut: Herr Maier hat nicht genau zugehört. Er weiß nicht, wer sich ein Kleid genäht hat. Er fragt...
   Patient: Wer hat sich ein Kleid genäht?
   Therapeut: Frau Maier meint, daß sie sich kein Kleid nähen könne. Sie sagt...
   Patient: Ich kann mir kein Kleid nähen.
   Oder: Ich kann nicht nähen. Ich könnte das nie... etc.

2. Situation

   Therapeut: Dirki (der Sohn der Patientin) sitzt schon eine Viertelstunde vor seiner Suppe. Sie möchten, daß Dirki die Suppe endlich aufißt. Sie sagen zu ihm...
   Patientin: Iß die Suppe auf!
   Therapeut: Dirki will nicht essen. Er beginnt zu weinen und schreit...
   Patientin: Ich will nicht!
   Oder: Nein, ich esse die Suppe nicht!
   Therapeut: Ihr Mann ist im Nebenzimmer und hört das Geschrei. Ihr Mann fragt, was mit Dirki los ist. Sie antworten...
   Patientin: Dirki will seine Suppe nicht essen.

Im Gegensatz zu metasprachlichen Übungsmethoden, bei denen der Patient direkt aufgefordert wird, einen vorgegebenen Aussagesatz in einen Frage- oder Befehlssatz umzuformen, wird bei der von mir vorgeschlagenen Methode durch Vorgabe einer Handlungsfolge die Produktion der gewünschten

Satztransformation provoziert. Diese Stimulierung bietet folgende Vorteile:

- Dem Patienten wird die Realisierung der gewünschten Sprachäußerung erleichtert.
- Die Funktion von Satzstrukturen in verschiedenen Situationen wird dem Patienten unmittelbar einsichtig.
- Der Transfer der in der Therapiesituation "eingeübten" Sprachleistungen auf Alltagssituationen wird erleichtert.

BIBLIOGRAPHIE

Bader, L. (1975) Vorträge auf dem Kongreß der Deutschen Gesellschaft für Neurologie, Hamburg, 24.-27.9.1975 sowie auf der Jahrestagung der Deutschen Gesellschaft für Hirntraumatologie, Bad Homburg v. d. Höhe, 11.-13.4.1975

Huber, W. (1977) Lexikalische Performanz bei Aphasie: Störungen des Sprachsystems oder der sprachlichen Modalitäten? In: H.W. Viethen et al. (Hrsg.) Grammatik und interdisziplinäre Bereiche der Linguistik. Tübingen: Niemeyer, 341-356

Jackson, J.H. (1878-80) On affections of speech from disease of the brain. In: Selected Writings II, 1968. New York: Basic Books, 155-204

Leischner, A. (1957) Die Störungen der Schriftsprache. Stuttgart: Thieme

Luria, A. (1970) Die höheren kortikalen Funktionen des Menschen und ihre Störungen bei örtlichen Hirnschädigungen. Berlin: VEB Deutscher Verlag der Wiss.

Poeck, K.; Kerschensteiner, M.; Stachowiak, F.-J.; Huber, W. (1975) Die Aphasien. Aktuelle Neurologie 2:159-170

Weigl, E.; Kreindler, A. (1960) Beiträge zur Auffassung gewisser aphasischer Störungen als Blockierungserscheinungen. Zeitschrift für die gesamte Neurologie 200:306-323

Weigl, E. (1969) Beiträge zur neuropsychologischen Grundlagenforschung. Probleme und Ergebnisse der Psychologie 28/29:87-102. In diesem Band.

Weigl, E.; Bierwisch, M. (1970) Neuropsychology and linguistics: Topics of common research. Foundations of Language 6:1-18

Weigl, E. (1972) Zur Schriftsprache und ihrem Erwerb - neuropsychologische und psycholinguistische Betrachtungen. Probleme und Ergebnisse der Psychologie 43:45-105

Weigl, E. (1975) Neuropsychological approach to the problem of transcoding. Linguistics 154/155:105-135

Weigl, E. (1976) Neuropsychologische Untersuchungen zum Problem der Transkodierung. Probleme und Ergebnisse der Psychologie 56:33-61

Weigl, I. (1979) Neuropsychologische und psycholinguistische Grundlagen eines Programms zur Rehabilitierung aphasischer Störungen. (Vortrag gehalten auf der Internationalen Aphasietagung in Brüssel, 1975) In diesem Band.

THEORIE UND PRAXIS
EINER PROGRAMMIERTEN APHASIE-THERAPIE [*]

Theodor R. von Stockert

Aphasie-Therapeuten gehen gemeinhin von der Vorstellung aus, daß aphasische Patienten individuell und in außerordentlich flexibler Weise therapiert werden müssen. In jüngster Zeit beschäftigen sich jedoch einige Untersuchungen mit der Frage, wie Aphasie-Therapie programmiert oder gar standardisiert werden kann (SPARKS et al. 1974, 1977; HAGEN 1973; LA POINTE 1977).

Die systematische Anwendung von programmierten Therapieformen bei Aphasikern hätte eine Reihe von praktischen Vorteilen und würde darüber hinaus theoretische Aussagen ermöglichen, die von großem Nutzen wären.

1. Die Therapie könnte in effizienter Weise aufgebaut werden.
2. Systematische Effizienzüberprüfungen an verschiedenen Gruppen könnten durchgeführt werden.
3. Es könnten genauere Aussagen über die Prognose der Aphasie gemacht werden.
4. Patienten, von denen aufgrund der Erfahrung angenommen werden kann, daß sie auf die Therapie gut ansprechen, könnten ausgewählt und angemessen behandelt werden.
5. Erfahrungen über die Rückbildung von aphasischen Störungen könnten etwas aussagen über die Art der zugrunde liegenden sprachlichen Prozesse und ihrer funktionellen Desorganisation.
6. Erfahrungen aus der Aphasie-Therapie könnten als Modell für systematische Versuche zur Behandlung anderer Störungen der höheren kortikalen Funktionen verwendet werden.

Der Einführung von standardisierten Therapie-Programmen stehen allerdings einige Probleme entgegen:

Das offenkundigste Problem ist die Verschiedenheit und Vielfältigkeit der klinischen Bilder von aphasischen Störungen. Wie wäre es denkbar, sie alle in der gleichen standardisierten Weise zu behandeln? Darüber hinaus

---

[*] Diese Arbeit wurde durch Unterstützung der DFG ermöglicht. Originalbeitrag

sind Muster und Schweregrad der Aphasie beim gleichen Patienten unter Umständen erheblichen Schwankungen unterworfen. Wenn wir also ein Therapie-Programm entwerfen, welches sich an den spezifischen Testergebnissen, wie sie an einem Tag erhoben wurden, orientiert, so kann es am nächsten Tag schon nicht mehr angemessen sein. Es scheint zwar eine Doktrin zu sein, daß jeder Patient, bevor er therapiert wird, sorgfältig getestet wird, und daß die praktische Therapie-Arbeit sich so eng wie möglich an das Muster der Ausfälle anlehnt. Andererseits bleibt es oft unklar, in welcher Weise die therapeutischen Aktivitäten sich speziell an dem Ergebnis einer mehr oder weniger differenzierten Untersuchung orientiert. Das Spektrum der therapeutischen Methoden ist keinesfalls so breit, daß man damit den unterschiedlichen Ergebnissen eines so ausgedehnten Aphasie-Tests wie des SCHUELL-Tests (1964) auch nur annähernd Rechnung tragen könnte.

Es erscheint mir sehr bemerkenswert, daß es außerordentlich schwierig ist, das genaue Ziel der Therapie zu definieren. Sicher wäre es höchst wünschenswert, die sprachlichen Fähigkeiten eines Patienten wieder auf das prämorbide Niveau zu bringen. Dieses prämorbide Sprachniveau eines Patienten können wir aber nur annäherungsweise beurteilen. Wie wir im übrigen aus klinischer Erfahrung wissen, ist es in den allermeisten Fällen von Aphasie nicht möglich, das prämorbide Sprachniveau wieder zu erreichen. Es wäre daher sinnvoll, sich bei der Sprachtherapie auf die wesentlichsten Aspekte der sprachlichen Kommunikation zu konzentrieren. Sollen wir z.B. im Rahmen der Therapie einer Broca-Aphasie mit schweren agrammatischen Störungen auf das Trainieren von grammatischen Endungen bestehen, oder sollten wir nicht unter Umständen vereinfachte "Ersatz-Grammatiken" akzeptieren, welche die Patienten gelegentlich von sich aus entwickeln? Oder sollten wir den Patienten sogar solche Ersatzstrategien lehren?

Ich erinnere mich an einen Patienten mit agrammatischer Sprache, der sich im ganzen gut verständlich machen konnte, und der sich ein eigenes vereinfachtes grammatisches Regelsystem entwickelt hat. Konstruktionen wie "wenn es regnet" ersetzte er durch "wenn Regen ist". Es scheint daher durchaus vertretbar, dem Patienten einfache und unter Umständen defiziente Satzmuster beizubringen, mit welchen er leichter und vor allem schneller umgehen kann.

Auch das Trainieren von einzelnen lexikalischen Einheiten ist oft sehr un-

befriedigend. Es mag die Leistung beim Benennen von Objekten verbessern oder auch nicht, hat damit aber oft keinen Einfluß auf die praktische verbale Kommunikation. Bei manchen Typen von Sprachstörungen, z.B. bei dem, was LURIA als "dynamische Aphasie" beschreibt, kann die Benennleistung vollständig intakt sein, während die Spontansprache so arm ist, daß eine verbale Kommunikation damit nicht aufrechterhalten werden kann.
Ähnlich ist das Problem bei der Verwendung von Ersatzsprachen mit gezeichneten Symbolen, wie es von Velletri GLASS (1973) und in modifizierter Weise auch von der Bostoner Gruppe (GARDENER et al. 1976) versucht wurde. Es war dabei etwas Interessantes zu beobachten: die meisten Aphasie-Patienten lernten nur eine sehr begrenzte Zahl von einfachen Phrasen zu bilden, wobei eine wirklich kreative sprachliche Verwendung des Materials ausblieb. Einige wenige Patienten lernten das artifizielle Sprachmaterial in einer kreativeren Weise zu gebrauchen. Und genau diese Patienten machten dabei dann schließlich auch deutlichere Fortschritte in ihrer normalen Sprache (ZURIF: persönliche Besprechung).
Das Problem bei der Definition des Zieles von Sprachtherapie spiegelt sich in der Schwierigkeit der Effizienzmessung einer Therapiemethode wider. Wenn wir von vornherein nicht genau sagen können, was erreicht werden soll, können wir am Ende der Therapie kaum feststellen, was tatsächlich erreicht worden ist.

Eine andere Schwierigkeit betrifft die theoretische Basis der Reedukation von sprachlichen Fähigkeiten bei Aphasikern: die etablierten Grundlagen der Lerntheorien können nicht als geeignetes Modell verwendet werden. Wir haben davon auszugehen, daß wir es nicht mit Menschen mit gesunden Gehirnen zu tun haben, welche etwas Neues lernen sollen, sondern mit dem Problem der Wiederherstellung einer gestörten Funktion bei einem aphatischen Hirngeschädigten. Dies muß vor allem berücksichtigt werden, wenn wir nach Konditionierungsmodellen Sprachtherapie bei Aphasikern treiben wollen (LA POINTE 1977). Wir können einfach nicht davon ausgehen, daß das geschädigte Gehirn verschiedene Stimuli in der verlangten Weise verbindet.
Betrachten wir die Wortfindungsstörungen: wenn die Assoziation zwischen einem semantischen Inhalt, wie er durch eine bildliche Darstellung eines Objektes vorgegeben wird, und der aufgeschriebenen Bezeichnung unterbrochen ist, scheint der Versuch über ein direktes Assoziationstraining sinnlos. Wenn nämlich diese direkte Assoziation noch zugänglich wäre, würde

der Patient sie verwenden. Wir müssen daher zu gemeinsamen Wurzeln der Semantik zurückgehen und eine Assoziation über Umwege aufbauen. Auch immer wieder wiederholte Vorgabe der Stimuli führt meist nicht zum gewünschten Erfolg.
Man kann nicht einmal davon ausgehen, daß feedback-Mechanismen in normaler Weise funktionieren, weil dies voraussetzt, daß der Patient in der Lage ist, genau zwischen einem korrekten und einem inkorrekten sprachlichen Stimulus zu unterscheiden. Dies ist aber offensichtlich häufig nicht der Fall.

Auf den ersten Blick erscheint es durchaus sinnvoll, ein Therapie-Programm zu entwerfen, bei welchem man von einfacheren zu komplizierteren und komplexeren Aufgaben fortschreitet. Andererseits ist oft schwer zu sagen, was für den Patienten einfach oder schwierig ist, welche Phoneme, Phonemkombinationen oder Wörter für einen Patienten schwierig sind. Viele Patienten können Wörter oder gar Sätze lesen, aber keine einzelnen Buchstaben. Da es nicht unsere Aufgabe ist, für einen Patienten ein Sprachsystem aufzubauen, sondern ein vollentwickeltes, aber gestörtes Sprachsystem wieder zu reparieren, ist es von Grund auf fragwürdig, die Therapie vom Einfacheren zum Komplizierteren hin aufzubauen, was immer wir auch darunter verstehen mögen.
Der Patient "kennt" die Laute und Wörter seiner früheren Sprache, aber er ist nicht mehr in der Lage, mit ihnen angemessen umzugehen. Selbst, wenn ein Patient fast überhaupt nichts sagen kann und auch nicht den Sinn eines gesprochenen Satzes oder gar eines Wortes erfassen kann, so mag er unter gewissen Umständen sehr wohl in der Lage sein, es zu "erkennen". Er kann in der Lage sein, Wortstrukturen, semantische Beziehungen oder syntaktische Relationen zu erkennen oder klar entscheiden, was ein korrekter Satz im Sinne seiner früheren intakten Sprache ist und was nicht.
Wir sollten m.E. bei der Sprachtherapie viel mehr mit metasprachlichen Aspekten operieren als auf monotones Reproduzieren von Sprachlauten zu bestehen. Überhaupt ist es der Nachteil der meisten therapeutischen Techniken, daß sie damit beginnen, daß der Patient etwas B e s t i m m t e s s a g e n muß. Genau dieses aber ist für viele Patienten das Schwierigste, während sie mit anderen sprachlichen Einzelleistungen sehr viel besser umgehen können.
Natürlich können wir kein Therapieprogramm entwerfen, welches alle lexikalischen Einheiten und alle grammatischen Konstruktionen einer Sprache

berücksichtigt. Aus diesem Grunde verlassen wir uns auf gewisse Transferprozesse, deren Grundlagen und Regeln wir aber nicht genauer kennen, und die wir praktisch nicht steuern können.
Einen interessanten Versuch zur Verwendung assoziativer Transfermechanismen im Rahmen der Aphasie-Therapie wurde mit der Theorie und Praxis der Deblockierung von Egon WEIGL unternommen.
WEIGL (1961) hat eine Technik zur Aphasie-Therapie entwickelt, welche ihre einzelnen Schritte tatsächlich am Testresultat im einzelnen orientiert. Er untersucht die Sprachleistungen auf verschiedenen "Kanälen", z.B. dem "verbo-optischen" oder dem "verbo-motorischen", wobei er mehr oder weniger ausgeprägte Störungen findet und festhält. Sodann beginnt er über den noch am besten funktionierenden Kanal zu stimulieren, bis er eine positive Reaktion auf einen der gestörten Kanäle erhält. Z.B. kann ein bestimmtes Wort nicht gelesen werden. Daraufhin wird das Wort mit anderen Worten zusammen abgeschrieben und mehrfach nachgesprochen. Dann werden erneut Wörter zum Lesen vorgelegt, worunter sich auch dasjenige befindet, welches vorher nicht gelesen wurde. Der Patient ist auf einmal in der Lage, das Wort richtig zu lesen.
Egon WEIGL bezeichnet diese Technik als Deblockierung. Während es ihm zunächst um die theoretische Darstellung zugrunde liegender Prozesse bei der Wiederherstellung von sprachlichen Funktionen ging, hat Irina WEIGL (1979) die Technik therapeutisch ausgebaut. Sie deblockiert nicht nur nach psychologischen "kanalorientierten" Gesichtspunkten, sondern auch nach linguistischen Parametern, z.B. syntaktische Deblockierung, semantische Deblockierung. Von besonderem Interesse sind dabei Versuche, bei denen in der sogenannten Vorlaufreihe mit dem Zielwort keineswegs neutrale "Ablenkerworte" gegeben werden, sondern solche Wörter, die mit dem Zielwort in enger semantischer Beziehung stehen. Damit wird offenbar die Effektivität der Methode erhöht. Bemerkenswert ist in diesem Zusammenhang, daß eine Deblockierung des Zielwortes auch dann stattfindet, wenn es selbst n i c h t in der Vorlaufreihe aufgeführt ist, sondern nur eine gewisse Menge von lexikalischen Einheiten, die mit dem Zielwort in enger semantischer Beziehung stehen. Auch mit dieser Methode sind die zugrunde liegenden Transferprozesse nur bedingt steuerbar. Neben der erwarteten Reaktion im Rahmen der Deblockierung treten jedoch noch andere positive Reaktionen auf, indem z.B. andere Wörter aus dem semantischen Bereich plötzlich mitproduziert werden können. Dies wird von WEIGL als

Irradiation bezeichnet. Der zugrunde liegende Prozeß dürfte mit dem bei der Deblockierung wirksamen identisch sein.

Von den positiven Ansätzen der Deblockierung ausgehend haben wir uns entschlossen, ein standardisiertes Therapie-Programm für aphasische Patienten zu entwickeln. Zielgruppe sollten dabei mittelschwere bis schwere Aphasien, gleich welchen Typs, sein, wobei phonematische Störungen nicht ausgesprochen im Vordergrund stehen sollen. Bei der Erstellung des Programms sind wir von folgenden allgemeinen Grundsätzen ausgegangen:

1. Das Projekt soll nicht mit der Aufgabe beginnen, welche zumeist die schwierigste ist - nämlich daß der Patient von vornherein etwas "sagen muß".
2. Es sollte nicht mit dem Nachsprechen von Sprachlauten und Wörtern beginnen, sondern den Patienten möglichst dazu veranlassen, sich mit "verbalen Äußerungen" auseinanderzusetzen, die in ihrem praktischen Leben eine Rolle spielen.
3. Statt mit vorgegebenen Wortstrukturen sollte zunächst mehr mit metalinguistischen Aufgaben gearbeitet werden, und zwar sowohl im Sinne von Kommentaren zu und Entscheidungen über sprachliche Aspekte und Relationen, als auch im Bereich der "präverbalen" Semantik.
4. Es sollte immer über mehrere Modalitäten stimuliert werden, wobei alle inkompletten, eigenen sprachlichen Produktionen des Patienten in die Therapie eingeschlossen werden.
5. Schließlich sollte das Programm leicht anwendbar und durchführbar sein, so daß die therapeutische Arbeit nicht mehr in so hohem Maße wie bisher von den persönlichen Fähigkeiten und Erfahrungen des Therapeuten abhängt.

Das neuropsychologische Konzept stützt sich auf die Idee der Deblockierung WEIGLs insoweit, als Stimulationen über verschiedene sprachliche Funktionen gegeben werden, bis eine Reaktion im expressiv-oralen Bereich erfolgt. Während dabei das Material und das Vorgehen genau festgelegt sind, soll sich aber die Reaktion des aphasischen Patienten langsam und dynamisch entwickeln können.

Das linguistische Konzept baut auf früheren Untersuchungen des Autors auf (VON STOCKERT 1972; VON STOCKERT et al. 1976), wonach syntaktische Störungen charakteristisch waren für die Broca-Aphasie und lexikalische

Störungen als die zentrale Störung bei der Wernicke-Aphasie angesehen wurden. Diese Ergebnisse wurden von KREMIN et al. (1975) sehr deutlich bestätigt. Im übrigen kommt diese Unterscheidung der Jakobsonschen Dichotomie in "Similarity disorders" und "Contiguity disorders" sehr nahe.

Das Therapie-Projekt berücksichtigt sowohl die grammatischen als auch die lexikalisch-semantischen Aspekte und gliedert sich daher in jeweils zwei Teile pro Lektion.

Die lexikalischen Störungen bei Aphasikern äußern sich sowohl im Benennen als auch in unterschiedlichem Maße im Sprachverständnis.
Wie LHERMITTE et al. (1971) bereits fanden, ist bei Aphasikern das semantische Feld eingeschränkt oder diffus erweitert, d.h. irgendwie desorganisiert. GOODGLASS und BAKER (1975) haben eine enge Beziehung von Benennungsstörung und Veränderung im Aufbau des semantischen Feldes nachgewiesen. BISIACCHI et al. (1976) haben verschiedene Aphasikergruppen lediglich mit Bildmaterial und nicht mit Sprachmaterial arbeiten lassen, wobei die Patienten einem vorgegebenen Testbild eines von drei anderen Bildern mit unterschiedlicher semantischer Beziehung zuordnen sollten. Es zeigte sich, daß Broca-Aphasiker die Auswahl nach dem Kriterium der gemeinsamen Klasse trafen, während Wernicke-Aphasiker und Kontrollgruppen-Patienten sich bei der Wahl nach dem Kriterium der Eigenschaft orientierten. HUBER et al. (1977) hatten die semantischen Paraphasien von Wernicke-Aphasikern mit den Assoziationsketten Normaler verglichen und haben gefunden, daß beide einander nicht entsprechen.

Diese Untersuchungen weisen alle mehr oder weniger darauf hin, daß bei Aphasikern Störungen im semantischen Feld vorhanden sind, und daß man sie auch beim Umgang mit nichtsprachlichen semantischen Einheiten wie Bildern nachweisen kann.
Das hat uns dazu veranlaßt, auch den Bereich der vorsprachlichen Semantik in die Therapie einzubeziehen und zu versuchen, die semantischen Felder systematisch zu ordnen und zu festigen. Dies scheint schon im Hinblick auf die Benennungsstörungen angebracht, die sich ja bei allen Aphasietypen finden und offenbar auch etwa in gleicher Häufigkeitsverteilung.

Das Programm setzt einmal bei der Reorganisation und Stärkung des lexikalisch-semantischen Feldes im präverbalen Bereich an und fährt dann mit Übungen zur Entscheidung über syntaktische Relationen fort.
Das Material aus dem lexikalisch-semantischen Teil wird im syntaktischen

Teil aufgegriffen und in die Satzstruktur integriert.
Im dritten Teil (pragmatisches Training) wird in Form eines eingeschränkten Dialoges die pragmatische Sprachverwendung geübt, um einer konkreten Spontansprache näher zu kommen.
Anschließend kann das gleiche Material im Rollenspiel verwendet werden.

Das Material ist in 25 Lektionen genau durchstrukturiert, so daß die Therapieschritte und die Reaktion des Patienten, insbesondere seine sprachlichen Leistungen, präzise festgehalten werden können. Nur so ist eine klare Überprüfung der Effizienz möglich; und dies soll in einer systematischen Studie geschehen.
Jede der 25 Lektionen enthält einen lexikalisch-semantischen Teil (LT) und einen syntaktischen Teil (ST).
Nachdem alle 25 Lektionen durchgegangen sind, wird das Ganze noch einmal wiederholt und die pragmatischen Übungen jeweils einbezogen. Die Dauer einer Lektion einschließlich Wiederholung der Lektion vom Vortag beträgt etwa 20 bis 40 Minuten. Es hat sich herausgestellt, daß auch schwere Aphasiker mit dem Material einer Lektion durchaus belastbar sind. Die Therapiesitzungen sollen täglich, fünfmal in der Woche, abgehalten werden. Damit reicht das Material für zehn Wochen bei zweifachem Durchgang.

Als Zielgruppe gelten mittelschwere bis schwere Aphasiker, bei denen nicht schwere phonematische Störungen im Vordergrund stehen. Das heißt, die Patienten sollen in der Regel in der Lage sein, einfache Substantive nachzusprechen.

PRAKTISCHE DURCHFÜHRUNG

1. Lexikalisch-semantisches Training

Jede Lektion beginnt damit, daß der Patient elf Abbildungen von gebräuchlichen Gegenständen oder charakteristischen Personen usw. vorgelegt bekommt. Eines dieser Bilder, welches wir das Referenzbild nennen, ist durch rote Farbe hervorgehoben und von den anderen Bildern stehen je fünf in semantisch enger Beziehung zu dem Referenzbild, während die anderen fünf in keiner oder sehr ferner Beziehung zum Referenzbild stehen. Der Therapeut benennt zunächst das Referenzbild und fordert den Patienten auf, die semantisch beziehungsreichen Bilder um das Referenzbild anzuordnen und die anderen zur Seite zu legen. Dies wird zunächst mit Hilfe des Materials der Lektion Null vom Therapeuten demonstriert, bis der Patient verstanden hat, worum es geht. Der Therapeut wartet bis der Patient die Bildkärtchen entsprechend sortiert hat und benennt dann noch einmal das Referenzbild und dann die Bilder, welche der Patient um dieses herumgelegt hat. Gleichzeitig zeigt er jeweils zum entsprechenden Bild. Der Therapeut soll den Patienten n i c h t dazu auffordern, die Bezeichnungen nachzusprechen. Spontane Benennungsversuche des Patienten werden vom Therapeuten zunächst nur durch die Bemerkung "Ja" oder durch die nochmalige Wiederholung des Wortes kommentiert.

Wenn der Patient Fehler beim Sortieren der Bilder gemacht hat, wird er vom Therapeuten in folgender Weise damit konfrontiert: er fragt den Patienten zum Beispiel "Berg, hat das etwas mit der Hausfrau zu tun?" Der Patient erkennt dann meist seinen Fehler und versucht ihn zu korrigieren. Falls er dazu nicht in der Lage ist, geschieht dies durch den Therapeuten. Schließlich liegt das Referenzbild, umgeben von den semantisch beziehungsreichen Bildern, vor dem Patienten auf dem Tisch, während die anderen in einer Reihe beiseite gelegt werden.

Nun nimmt der Therapeut die entsprechende Wortkarte für das Referenzbild, sagt das Wort noch einmal laut und legt es unter das Referenzbild. Anschließend gibt er dem Patienten die restlichen zehn Karten - eine nach der anderen - und läßt den Patienten alle Wortkarten den entsprechenden Bildern zuordnen und jeweils darunterlegen. Dann zeigt der Therapeut auf ein Bild nach dem anderen und liest die vom Patienten zugeordnete Wortkarte vor. Der Patient wird dann meist erkennen, wenn er Fehler gemacht hat und wird korrigieren. Falls er dazu nicht in der Lage ist, geschieht dies wieder durch den Therapeuten, der dann das Ergebnis noch einmal vorliest und jeweils auf die entsprechenden Bilder zeigt.

Während dieser Prozedur beginnen die meisten Patienten spontan irgend etwas zu verbalisieren - meistens beginnen sie einzelne Wörter zu lesen. Dies wird durch den Therapeuten unterstützt, indem er das Wort noch einmal sagt und den Patienten wiederholen läßt, wenn er dazu schon in der Lage ist. Andere Patienten machen mehr oder weniger angemessene Kommentare zu dem Material, häufig in halbautomatischer Art und Weise.

Wenn alle Wortkarten zu den passenden Bildern zugeordnet sind, werden sie weggenommen und das syntaktische Training beginnt.

2. Syntaktisches Training

Fünf Sätze auf längere Kärtchen geschrieben und etwa entsprechend der Satzteilgrenze zerschnitten, werden dem Patienten vorgelegt mit der Aufgabe, diese in richtiger Weise zu Sätzen zusammenzufügen. In den Sätzen wird das lexikalische Material des lexikalisch-semantischen Trainings aufgenommen. Wie wir aus früheren Untersuchungen wissen, sind viele Patienten in der Lage, dies relativ gut durchzuführen, selbst wenn sie den Inhalt des Satzes nicht verstehen. Einige von ihnen erkennen ausgesprochen gut syntaktische Strukturen, aber nicht den Sinngehalt.

Zunächst werden alle Sätze einzeln zur Bearbeitung nacheinander gegeben. Der Patient erkennt unter Umständen, welche Karte das Objekt oder das Verb enthält, jedoch nicht, welches Objekt zu welchem Subjekt gehört, da er zu der semantischen Differenzierung noch nicht fähig ist.

Wenn der Patient einen Satz zusammengefügt hat, liest der Therapeut die von ihm gelegte Sequenz. Wenn er dabei einen Fehler gemacht hat, mag der Patient diesen erkennen, wenn er die Folge gesprochen hört und wird versuchen zu korrigieren. Wenn er den Fehler nicht erkennt oder nicht in der Lage ist, ihn zu korrigieren, tut dies der Therapeut für ihn und liest den korrigierten Satz, indem er nacheinander auf die drei Karten deutet.

Während dieser Prozedur beginnen die Patienten sehr häufig für sich zu verbalisieren. Sie versuchen, wenigstens einige Wörter zu lesen, manchmal nicht in der richtigen Reihenfolge oder, indem sie die grammatischen Relationswörter auslassen oder Paraphasien einschließen. Diese Versuche werden vom Therapeuten unterstützt, indem er jeweils den ganzen Satz korrekt liest und den Patienten auffordert, nachzusprechen. Dabei soll der Therapeut nicht auf korrekte Aussprache achten. Hauptziel dieser Arbeit ist, bei dem Patienten das Gefühl für syntaktische Strukturen und die sprachliche Melodie zu verbessern. Ein agrammatischer Patient wird dabei häufig grammatische Relationswörter durch undifferenzierte Vokalisationseinheiten ersetzen. Manche dieser Patienten bilden eine Art Zwischenartikel zwischen "der", "die" und "das", welcher etwa wie "da" klingt. Das wird bei diesem Stand der Therapie vom Therapeuten als korrekt angenommen. Vom Therapeuten wird der Satz jeweils korrekt wiederholt. Wenn der Patient die fünf Sätze der Lektion bearbeitet hat und diese vor ihm untereinander auf dem Tisch liegen, liest der Therapeut sie noch einmal vor und läßt den Patienten wiederholen.

Anschließend bekommt der Patient das Satzmaterial mit und soll die Aufgabe nachmittags für sich noch einmal wiederholen und das Ergebnis in ein Heft abschreiben. Es ist darauf zu achten, daß die Sätze einzeln je in ein Kuvert verpackt mitgegeben werden.

Am folgenden Tag wird die Lektion vom Vortag wiederholt und die nächste Lektion angeschlossen, welche wiederum aus einem lexikalisch-semantischen und einem syntaktischen Teil besteht.

Wenn alle 25 Lektionen durchgegangen sind, wird noch einmal von vorne begonnen, wobei nun die Sätze nicht mehr einzeln gegeben werden, sondern zunächst die sechs Satzteilkarten für die ersten zwei Sätze und dann die neun für die drei folgenden Sätze. Durch diese Art der Präsentation wird eine semantische Differenzierung notwendig zwischen verschiedenen Subjekten, Objekten und Verben, die jeweils richtig zueinander passen müssen.

Nun wird außerdem bei jeder Lektion das **pragmatische Training** angeschlossen. Hierzu werden dem Patienten die auf dem Protokollblatt vorgegebenen Fragen gestellt, welche der Patient mit den vor ihm liegenden Sätzen beantworten soll. Zunächst liegen die Sätze sichtbar vor dem Patienten auf dem Tisch und er darf den zugehörigen Antwortsatz auswählen und praktisch vorlesen. Bei der Wiederholung werden die Sätze verdeckt, so daß sie der Patient nicht ablesen kann, sondern den Antwortsatz von sich aus generieren muß. Damit soll ein Schritt in Richtung Spontansprache gemacht werden, wenn auch in sehr eingeschränktem Kontext.

Das beschriebene Programm stellt einen intensiven Basis-Therapiekurs für Aphasiker dar. Nach Abschluß der vorgeschriebenen Durchgänge kann das Material auch für Rollenspiele in Aphasiker-Gruppen verwendet werden.

Das Material ist so angelegt, daß grundsätzlich auch unterschiedliche Aphasietypen in gleicher Weise therapiert werden können. Andererseits ist es ohne weiteres möglich, die Therapiearbeit individuell durch zahlreiche Variationen bei der Verwendung des Materials zu erweitern, sofern keine systematische Effizienzüberprüfung anhand von Patientengruppen angestrebt wird.

Einschränkend muß gesagt werden, daß dieses Programm nicht für Fälle geeignet ist, bei denen schwere phonematische Enkodierungsstörungen im Vordergrund stehen. Die Patienten sollten entweder in der Lage sein, wenigstens einfache Substantive verständlich nachzusprechen, oder durch spontane Äußerungen hinreichend dokumentieren, daß die phonematische Struktur von Worteinheiten ihrer Muttersprache ihnen nicht vollkommen abhanden gekommen ist. Die im Rahmen der Broca-Aphasie üblichen phonematischen Störungen sind jedoch kein Hinderungsgrund für die Anwendung dieses Programms.

Das Programm bietet zunächst die Möglichkeit einer systematischen Effizienzkontrolle der Therapie, was von Nutzen für Therapeuten und Patienten ist. Durch die vorgegebene Struktur des Programms ist es ausserdem ohne weiteres möglich, z.B. im Krankheitsfalle einen Therapeuten durch einen anderen zu ersetzen, wobei die Kontinuität der Therapie inhaltlich und formal gewährleistet wird.

Damit wird gleichzeitig der möglichen Ausbildung von Abhängigkeitsverhältnissen des Patienten von der Person des Therapeuten entgegengearbeitet.

Schließlich ist es möglich, bei Fällen, in denen aus Gründen der Kapazität oder wegen anderer lokaler Verhältnisse (z.B. ländliche Gegend) eine ausreichende sprachtherapeutische Versorgung nicht gewährleistet ist, Hilfskräfte oder Angehörige von Patienten nach einer kurzen Einarbeit in die Therapiearbeit einzubeziehen.

BIBLIOGRAPHIE

Baker, E.; Berry, T.; Gardner, H.; Zurif, E. (1975) Can linguistic competence be dissociated from natural language functions? Nature 254:609-619

Bisiacchi, P.; Denes, G.F.; Semenza, C. (1976) Semantic field in aphasia: An experimental investigation on comprehension of relation of class and property. Archives Suisses de Neurologie, Neurochirurgie et de Psychiatrie 118:207-213

Goodglass, H.; Baker, E. (1976) Semantic field, naming, and auditory comprehension in aphasia. Brain and Language 3:359-374

Gardner, H.; Zurif, E.B.; Berry, Th.; Baker, E. (1976) Visual communication in aphasia. Neuropsychologia 14:275-292

Glass, A.V.; Gazzaniga, M.; Premack, D. (1973) Artificial language training in global aphasics. Neuropsychologia 11:95-104

Hagen, C. (1973) Communication abilities in hemiplegia: Effect of speech therapy. Archives of Physical Medicine and Rehabilitation 54:454-463

Holland, A. L. (1970) Case studies in aphasia rehabilitation using programmed instructions. Journal of Speech and Hearing Disorders 35 : 377-390

Huber, W.; Poeck, K. (1977) Semantic confusion in aphasia reconsidered. Academy of Aphasia, 15th Meeting, Montreal

Jakobson, R. (1964) Towards a linguistic typology of aphasic impairments. In: A. V. S. de Reuck & M. O' Connor (eds.) Disorders of Language. London: Churchill, 21-42

Kremin, H.; Goldblum, M. C. (1975) Étude de la compréhension syntaxique chez les aphasiques. Linguistics 154/155 : 31-46

La Pointe, L. L. (1977) Base-10 programmed stimulation: Task specification, scoring, and plotting performance in aphasia therapy. Journal of Speech and Hearing Disorders 42 : 90-105

Lhermitte, F.; Derouesné, J.; Lecours, A. R. (1971) Contribution à l'étude des troubles sémantiques dans l'aphasie. Revue Neurologique 125 : 81-101

Luria, A. R.; Tsvetkova, L. S. (1967) Towards the mechanism of "dynamic aphasia". Acta Neurologica et Psychiatrica Belgica 67 : 1045-1057

Schuell, H.; Jenkins, J.; Jimenez-Pabon, E. (1964) Aphasia in Adults. New York: Harper & Row

Sparks, R.; Helm, N.; Albert, M. (1974) Aphasia rehabilitation resulting from melodic intonation therapy. Cortex 10 : 303-316

Sparks, R.; Holland, A. L. (1976) Method: Melodic intonation therapy for aphasia. Journal of Speech and Hearing Disorders 41 : 287-297

von Stockert, Th. R. (1972) Recognition of syntactic structure in aphasic patients. Cortex 8 : 323-334

von Stockert, Th. R.; Bader, L. (1976) Some relations of grammar and lexicon in aphasia. Cortex 12 : 49-60

Weigl, E. (1961) The phenomenon of temporary deblocking in aphasia. Zeitschrift für Phonetik, Sprachwissenschaft und Kommunikationsforschung 14 : 337-364

Weigl, I. (1979) Neuropsychologische und psycholinguistische Grundlagen eines Programms zur Rehabilitierung aphasischer Störungen. In diesem Band.

THERAPIEMATERIAL DER LEKTION 1.

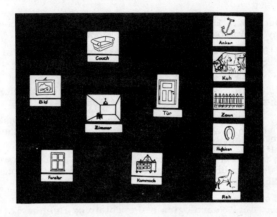

Abb. 1: Lexikalisch-semantisches Training

Der Patient wird aufgefordert, die semantisch beziehungsreichen Bilder um das Referenzbild anzuordnen und die semantisch wenig beziehungsreichen Bilder beiseite zu legen. Anschließend werden die entsprechenden Wortkärtchen zugeordnet.

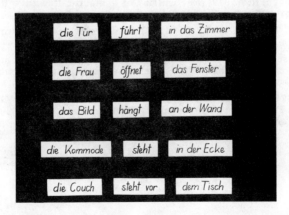

Abb. 2: Syntaktisches Training

Der Patient wird aufgefordert, die Konstituenten der Sätze in der richtigen Reihenfolge hinzulegen. Im ersten Durchgang werden die Sätze einzeln vorgelegt, bei der Wiederholung werden jeweils zwei bzw. drei Sätze auf einmal gegeben.

PROTOKOLLBLATT - LEKTION 1 -

Bilder sortieren: Alle Bilder in größerem Kreis um das rote Referenzbild anordnen und den Pat. auffordern, die Bilder, "die dazu passen oder etwas mit dem roten Bild zu tun haben", an dieses heran zu rücken und die "nicht dazu passen" auf die Seite zu legen.

Durchgänge:	I	II	III	IV
Wieviele richtig zugeordnet				
Wieviele falsch zugeordnet				
Wieviele richtig ausgeschieden				
Wieviele falsch ausgeschieden				
Keine klare Entscheidung				
Treten spontane Benennungen auf? Wieviele?				
Spontane Verbalisierungen? Ja/nein				

Wort zu Bild zuordnen: Ther. legt alle Bilder der Lektion hin, fügt zum Referenzbild das zugehörige Wortkärtchen und fordert Pat. auf, das gleiche mit den anderen Kärtchen zu tun.

	I	II	III	IV
Beziehungsreiche richtig				
Beziehungslose richtig				
Spontan gelesen				
(Verständlich) nachgesprochen				

Satzteile ordnen: Ther. legt dem Pat. beim I. und II. Durchgang die Sätze einzeln vor. Bei Durchgang III und IV wird jeweils noch ein Durchgang hinzugefügt, bei dem alle 5 Sätze in ungeordneter Weise vorgelegt werden. Pat. soll diese dann zusammenfügen und untereinander legen. Kann er das überhaupt nicht, dann werden erst 2 und dann 3 Sätze auf einmal vorgelegt. Entsprechend bei Durchgang III und IV vermerken "5" oder "2/3". Ther. protokolliert die vom Pat. gelegte Folge der Satzteile, z.B. "132".

		I	II	III	IV
a)	1 2 3 die Tür / führt / in das Zimmer				
b)	4 5 6 die Frau / öffnet / das Fenster				
c)	7 8 9 das Bild / hängt / an der Wand				
d)	10 11 12 die Kommode / steht / in der Ecke				
e)	13 14 15 die Couch / steht / vor dem Tisch				
Art der Vorlage (5 oder 2/3):					

Anmerkung (bitte ankreuzen):
1. liest spontan einige Wörter
2. liest oder spricht einige Wörter vom vorgesprochenen Satz nach
3. liest oder spricht Sätze vollständig nach.

PROTOKOLLBLATT - LEKTION 1 -

Sätze evozieren: Bitte aufschreiben, was Patient sagt!

a) Ther.: Ich stehe auf dem Korridor. Da ist eine Tür. Was ist mit der Tür?
- III Pat.: (offen): ....
- (verd.): ....
- IV Pat.: (offen): ....
- (verd.): ....

b) Ther.: Das Fenster ist geschlossen. Es ist heiß! Was passiert?
- III Pat.: (offen): ....
- (verd.): ....
- IV Pat.: (offen): ....
- (verd.): ....

c) Ther.: Die Wand ist nicht kahl, sie ist geschmückt. Was ist an der Wand?
- III Pat.: (offen): ....
- (verd.): ....
- IV Pat.: (offen): ....
- (verd.): ....

d) Ther.: Es gibt Möbel im Zimmer. Was für Möbel? Wo sind sie?
- III Pat.: (offen): ....
- (verd.): ....
- IV Pat.: (offen): ....
- (verd.): ....

e) Ther.: Und was noch? Etwas worauf man sitzt!
- III Pat.: (offen): ....
- (verd.): ....
- IV Pat.: (offen): ....
- (verd.): ....

Wenn die Sätze richtig gelegt worden sind, sagt der Therapeut: "Ich stelle jetzt Fragen, auf die Sie nur mit einem der Sätze antworten sollen!" Er liest dann die vorstehenden Einleitungssätze, worauf der Patient mit dem entsprechenden Satz der Lektion antworten soll. Die Reihenfolge der Sätze kann variiert werden. Die Lektionssätze liegen dabei zunächst offen vor dem Patienten, so daß er die "Antworten" auf die Einleitungen ablesen kann. Dann werden sie verdeckt, und der Patient muß frei antworten.
Bitte alles aufschreiben, was der Patient sagt!

NEUROPSYCHOLOGISCHE UND PSYCHOLINGUISTISCHE GRUNDLAGEN EINES PROGRAMMS ZUR REHABILITIERUNG APHASISCHER STÖRUNGEN [1]

Irina Weigl

Die vorliegende Untersuchung reiht sich in die zahlreichen Bemühungen moderner Aphasietherapie ein, zu einer wissenschaftlich begründeten, programmierten Form der Rehabilitation zu gelangen.

Im Rahmen der ehemaligen Arbeitsgruppe für Sprachpathologie der Akademie der Wissenschaften der DDR haben wir - vor allem auf Grund der von E. WEIGL entwickelten Konzeptionen und Methoden über die Deblokkierung aphasischer Störungen - Wege zu einer neuropsychologisch und psycholinguistisch fundierten Aphasietherapie gesucht.

Um die vielfältigen Leistungsausfälle rezeptiver, reproduktiver und produktiver Leistungen laut- und schriftsprachlicher Art verstehen und behandeln zu können, war es für mich zunächst erforderlich, das komplexe Zusammenwirken neuropsychologischer und psycholinguistischer Faktoren im Rahmen aphasischer Störungen zu berücksichtigen.[2]

Diese Konzeption liegt auch der in der vorliegenden Untersuchung mitgeteilten Ausarbeitung eines Modells für die programmierte Rehabilitation im Falle einer schweren afferent-motorischen Aphasie (Broca-Aphasie) zugrunde, das bei der Patientin V.G. mit Erfolg angewendet wurde.

---

[1] Erweiterte Fassung eines auf der Internationalen Konferenz "Recovery from Aphasia" in Brüssel, 21. - 23. 4. 1975, vorgetragenen Referats.

[2] s. I. WEIGL (1978) Interdependenz neuropsychologischer und psycholinguistischer Faktoren in der Aphasie. In: M. Bierwisch (Hrsg.) Psychologische Effekte sprachlicher Strukturkomponenten. Sammelband. Sammlung Akademie Verlag. Sprache. Berlin 1978

1 Neuropsychologische und psycholinguistische Ausgangspositionen

1.1 Der Systemcharakter der höheren kortikalen Funktionen

Ich orientierte mich vor allem an den neuropsychologischen Auffassungen über den Systemcharakter der höheren kortikalen Funktionen beim Menschen (Bernstein, Anochin, Wygotzky, Luria, E. Weigl u.a.). Im Vordergrund steht dabei die Rolle der im Prozeß der Kommunikation mit der Umwelt ontogenetisch gebildeten funktionellen Hirnsysteme, die in Form von polyfunktionalen, wechselseitig zusammenarbeitenden, intrazerebralen Regelkreisen die Bewältigung höherer psychischer Leistungen ermöglichen.

Im Sinne dieser Auffassungen über die Dynamik des Systems (vgl. E. WEIGL 1969) sind die durch Hirnschädigungen bedingten Störungen der höheren kortikalen Funktionen als Systemstörungen zu verstehen, im Falle der Aphasie hauptsächlich als Beeinträchtigungen des sprachfunktionalen Systems. Dementsprechend sehe ich die Aufgabe der Aphasietherapie in erster Linie nicht in der Wiederherstellung der Fähigkeit der Patienten zu einzelnen Leistungen, auch nicht in der Behandlung der einen oder anderen gestörten Sprachfunktion, sondern in Maßnahmen, die das gesamte blockierte System der Sprachbeherrschung rehabilitieren.

1.2 Gedächtnismechanismen

Das Verstehen, die Produktion und die Reproduktion isolierter lexikalischer Einheiten ebenso wie syntaktischer Strukturen, die sich aus solchen Einheiten zusammensetzen, beruht auf der Mitwirkung bestimmter Gedächtnismechanismen. Zum Beispiel muß die Wahrnehmung eines vorgesprochenen bzw. schriftlich gebotenen Wortes zu dessen phonologischer bzw. graphemischer Analyse und seiner semantischen Dekodierung an die entsprechende langzeitgespeicherte Einheit appellieren, um auf diese Weise über das Wortverständnis zur sinngemäßen verbo-motorischen bzw. grapho-motorischen Wiedergabe zu gelangen (vgl. E. WEIGL 1978).

Da es zum Unterschied in der Speicherung des Lexikons kein "Satzlexikon" geben kann, d.h. keine gedächtnismäßige Fixierung sämtlicher bekannter und möglicher Sätze, muß sich die mnestische Beteiligung z.B. bei der korrekten Wiedergabe einer perzipierten syntaktischen Struktur auf zusätzliche Mechanismen stützen bzw. an das der betreffenden natürlichen Sprache immanente, gespeicherte System syntaktischer Regeln appellieren. Mit anderen

Worten, die Wortreproduktion im Sinne eines auf Wortverständnis basierenden Nachvollzugs setzt das Vorhandensein eines intakten Speichers lexikalischer Einheiten voraus; der sinngemäße Nachvollzug eines vorgesprochenen Satzes wird demnach nicht nur durch die Reaktivierung der implizierten lexikalischen Einheiten im Langzeitspeicher bestimmt, sondern vornehmlich durch die mit Hilfe entsprechender Strategien realisierten Wirksamkeit mnestisch fixierter syntaktischer Regeln (vgl. I. WEIGL 1978).

Die Feststellung, daß bei einer Reihe von Patienten die Reproduktion von Wörtern oder Sätzen auf bestimmten Kanälen (Nachsprechen, Abschreiben usw.) intakt, hingegen auf anderen Kanälen gestört sein kann, beweist, daß es sich in diesen Fällen nicht um einen Verlust der gespeicherten lexikalischen Einheiten bzw. der syntaktischen Regeln, sondern lediglich um eine selektive Störung der Abrufbarkeit handelt. Allein die Tatsache, daß sich bei entsprechend systematischer Untersuchung aphasischer Patienten die Selektivität der Störungen aufzeigen läßt, mahnt sowohl die Diagnose als auch die Therapie zur Vorsicht in bezug auf Schlußfolgerungen in Hinblick auf "Funktionsverluste". Die unimodalen aphasischen Leistungsausfälle bei gleichzeitig möglicher Reproduktion von Wörtern und Sätzen auf intakten Kanälen (Nachsprechen, Abschreiben) beweisen, daß es sich nicht um einen Verlust der gespeicherten lexikalischen Einheiten und der Regeln der Sprache handelt, sondern daß diese lediglich im Rahmen bestimmter Sprachfunktionen nicht realisierbar, d.h. nicht abrufbar sind.

Diese Annahme läßt die für die Therapie wichtige Schlußfolgerung zu, daß die aphasischen Störungen nicht als "Verlust" bestimmter Funktionen, sondern als zerebralbedingte, mehr oder minder umfassende Blockierungen bestimmter Zugänge zum Speicher bzw. bestimmter neuropsychologischer Systemvorgänge zu sehen sind.

Demzufolge erscheint als Hauptaufgabe der therapeutischen Bemühungen um aphasische Patienten die Reaktualisierung momentan nicht verfügbarer, aber dennoch vorhandener Potenzen sprachlicher und nichtsprachlicher Art, nicht aber deren Neuerwerb.

1.3 Analyse der Sprachfunktionen und ihrer Komponenten

Bei der Aufstellung eines Therapieprogramms ging ich von dem Status der rezeptiven, reproduktiven und produktiven Funktionen des sprachfunktionellen Systems aus. Bei der Patientin V.G. zeigte sich als Ergebnis einer eingehenden aphasiologischen Untersuchung folgendes Bild:

Tab. 1: Intakte und gestörte Sprachfunktionen auf der Wortebene bei Pat. V.G.

Sprachfunktion	Intakt	Gestört
Perzeption	auditives Verstehen	
	optisch-lexisches Verstehen	
Produktion		Spontansprechen
		Spontanschreiben
Reproduktion	Nachsprechen	Lautlesen
	Abschreiben	Diktatschreiben
		mündl. Benennen
		schriftl. Benennen

Wie aus Tab. 1 hervorgeht, ergab die Bestandsaufnahme der gestörten und intakten Funktionen, daß die perzeptiven Funktionen (das auditive und optisch-lexische Verstehen) intakt, die reproduktiven Funktionen zum Teil intakt (Nachsprechen, Abschreiben), zum Teil gestört sind (Lautlesen, Diktatschreiben, mündliches Benennen, schriftliches Benennen). Die produktiven Funktionen (Spontansprechen und -schreiben) waren vollkommen aufgehoben. Dabei bezieht sich die Feststellung des Grades der Intaktheit bzw. Gestörtheit der betreffenden Funktionen nicht nur auf diese, sondern auch auf deren Komponenten.

Ich beziehe mich in den folgenden Erläuterungen nur auf die reproduktiven Funktionen bei Pat. V.G. Diese reproduktiven Funktionen beinhalten bestimmte Inputkomponenten der Sprachperzeption und Outputkomponenten der Sprachproduktion bzw. -reproduktion; sie beruhen auf Transkodierungsprozessen, d.h. auf der Übertragung bestimmter gegebener Strukturen (Wörter, Sätze) einer Sprachebene (lautsprachlich bzw. schriftsprachlich) in die korrespondierenden Strukturen einer anderen Sprachebene (vgl. E. WEIGL 1974).

Beim Nachsprechen wird eine bestimmte, verbo-auditiv perzipierte phonetische Struktur in das entsprechende verbo-motorische (artikulatorische) Muster transkodiert.
Beim Lautlesen erfolgt die Umsetzung einer verbo-optisch (graphemisch) perzipierten in die entsprechende verbo-motorische (artikulatorische) Struktur.

Beim Diktatschreiben folgt auf den verbo-auditiven (phonetischen) Perzeptionsprozess die Transkodierung in das entsprechende grapho-motorische (graphemische) Muster.
Das mündliche Benennen besteht in der Umsetzung einer optisch-gnostisch perzipierten Bedeutung in die korrespondierende verbo-motorische (artikulatorische) Struktur.
Das schriftliche Benennen besteht in der Transkodierung einer optisch-gnostisch perzipierten Bedeutung in die entsprechende grapho-motorische (graphemische) Struktur.

Tab. 2: Gestörte und intakte Funktionen und ihre Komponenten bei Pat. V.G.

Komponentenanalyse		Funktion
Input	Output	
verbo-auditiv (va) +	verbo-motorisch (vm) +	Nachsprechen +
verbo-optisch (vo) +	verbo-motorisch (vm) -	Lautlesen -
optisch-gnostisch (ogn) +	verbo-motorisch (vm) -	mündl. Benennen -
verbo-optisch (vo) +	grapho-motorisch (gm) +	Abschreiben +
verbo-auditiv (va) +	grapho-motorisch (gm) -	Diktatschreiben -
optisch-gnostisch (ogn) +	grapho-motorisch (gm) -	schriftl. Benennen -

+: intakt
-: gestört

Aus Tab. 2 ist ersichtlich, daß bei Intaktheit der rezeptiven verbo-auditiven, verbo-optischen und optisch-gnostischen Inputkomponenten ein Teil der verbo-motorischen bzw. grapho-motorischen Outputkomponenten intakt (Nachsprechen und Abschreiben) und ein anderer Teil gestört ist (Diktatschreiben, Lautlesen, mündlich und schriftlich Benennen).

Die Intaktheit bzw. Gestörtheit der genannten Komponenten bedeutet in unserem Fall, daß es sich um selektive Transkodierungsstörungen (E. WEIGL 1976) handelt: die Umkodierung eines verbalen Inputs in einen verbo-motorischen bzw. grapho-motorischen Output kann auf einem Kanal ungehindert ablaufen (z.B. vom verbo-optischen Input zum grapho-motorischen Output beim Abschreiben), auf einem anderen Kanal hingegen beeinträchtigt sein (vom verbo-optischen Input zum verbo-motorischen Output beim Lautlesen).

1.4 Kettendeblockierung

Eine der grundlegenden therapeutischen Strategien im Rahmen der programmierten Rehabilitation wird durch die polyfunktionale Stimulierung des geschädigten sprachfunktionalen Systems auf allen Kanälen dargestellt.

Die Lehre von der Dynamik des Sprachsystems gab den Anlaß zu einer polyfunktionalen Stimulierung als Grundlage der Kettendeblockierung, womit sich die Möglichkeit der Freigabe bestimmter blockierter Zugänge zum Langzeitspeicher demonstrieren ließe.

Wie von E. WEIGL im Zusammenhang mit dem von ihm aufgezeigten Deblockierungsphänomen experimentell nachgewiesen wurde, spielt bei den polyfunktionalen Stimulierungen die sukzessive Koppelung korrespondierender Leistungen von intakten und gestörten Funktionen eine entscheidende Rolle. Diese Deblockierungsmethode, vor allem die Kettendeblockierung, die lange Zeit hindurch ausschließlich zum Zwecke der Erforschung der Struktur und Dynamik hirnfunktioneller Systeme verwendet wurde, habe ich - allerdings in veränderter, auf die Rehabilitation ausgerichteter Form - als wirksames Verfahren in die programmierte Aphasietherapie einbezogen.

Für die Konstruktion des Rehabilitierungsprogramms waren im Falle der Patientin V.G. die genannten Resultate der Funktions- und Komponentenanalyse entscheidend, da sie mir die Möglichkeit der sukzessiven Koppelung der intakten und gestörten Funktionen und Komponenten zum Zwecke der Kettendeblockierung gaben.

Der Kettendeblockierung selbst ging eine umfassende Vorkontrolle zur statistischen Bestimmung des Ausmaßes der Störung der zu deblockierenden Leistungen voraus.

Um die vielfältigen Störungen laut- und schriftsprachlicher Art neuropsychologisch verstehen und rehabilitieren zu können, war es weiterhin erforderlich, die Erkenntnisse der modernen Linguistik zu berücksichtigen. Soweit die Verwendung der Sprache auf der Beherrschung des Lexikons und des Regelsystems einer bestimmten natürlichen Sprache beruht (s. E. WEIGL u. M. BIERWISCH 1970), bedeutet die neurolinguistische Analyse der Verfügbarkeit phonologischer, morphologischer, syntaktischer und semantischer Regeln auf Wort- und Satzebene bei jedem Patienten die Grundvoraussetzung einer programmierten Aphasietherapie. Dabei ist jeweils der Status dieser Verfügbarkeit in Abhängigkeit von den unterschiedlichen funktionellen Ebenen zu prüfen.

Fig. 1 zeigt das Schema der von mir verwendeten Kettendeblockierung, die ich mit Hilfe der Hintereinanderschaltung einer Reihe von intakten und gestörten reproduktiven Funktionen durchführte:

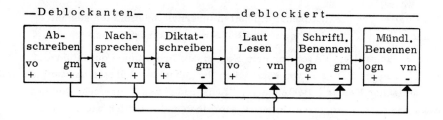

Fig. 1: Ein Modell der Kettendeblockierung auf der Wortebene
(Pat. V.G.). +: intakt; -: gestört

Aus obiger Figur geht hervor, daß die intakten Leistungen des Abschreibens und Nachsprechens als Deblockanten verwendet wurden, um die Leistungen des Diktatschreibens und Lautlesens, des schriftlichen und mündlichen Benennens zu deblockieren. Das Schema zeigt weiterhin, daß die intakten grapho-motorischen Outputkomponenten des Abschreibens sowohl die entsprechenden gestörten Komponenten des Diktatschreibens als auch diejenige des schriftlichen Benennens deblockieren; die intakte verbo-motorische Komponente des Nachsprechens bewirkt die Deblockierung der entsprechenden Komponenten des Lautlesens und des mündlichen Benennens.

Die hier beschriebenen Vorgänge der Kettendeblockierung beziehen sich zunächst nur auf die Wortebene, genauer gesagt, auf lexikalische Einheiten der linguistischen Hauptkategorien (Substantive und Verben).

Wir werden im folgenden sehen, daß sich die Kettendeblockierungen auf der Satzebene zum Teil anders abspielen.

2 Etappen des Rehabilitationsprogramms

2.1 Erste Etappe: semantisch-lexikalische Ebene

Experimentell-psychologische und psycholinguistische Untersuchungen haben nachgewiesen, daß die lexikalische Struktur einer Sprache in Form von semantischen Feldern organisiert ist, d.h. von ontogenetisch entstandenen und lexikalisch fixierten Bedeutungszusammenhängen, die Konnexionen denotativer und konnotativer Art beinhalten (s. LURIA u. VINOGRADOVA 1959; E. WEIGL 1968, 1969; BÖTTCHER, METZE u. I. WEIGL 1969; E. WEIGL u. M. BIERWISCH 1970).

Ausgehend von der psychologischen Realität der semantischen Felder und gemäß dem von mir registrierten Status der Patientin V.G. stellte ich die

Reaktualisierung lexikalischer Einheiten innerhalb bestimmter semantischer Felder an den Anfang meines Rehabilitationsprogramms.

Eine Vorkontrolle, die ich vor dem Beginn des Programms durchführte, zeigte, daß die Patientin von sämtlichen ihr gebotenen Wörtern bestimmter semantischer Felder ("Bekleidung", "Ernährung" usw.) eine sehr geringe Anzahl laut zu lesen, nach Diktat zu schreiben und mündlich wie schriftlich zu benennen vermochte. Dennoch verstand sie diese Wörter bei laut- und schriftsprachlicher Darbietung und war imstande, sie korrekt abzuschreiben und nachzusprechen. Ich habe gerade diese semantischen Felder ausgesucht, da es sich dabei um Wörter handelt, die für den täglichen Gebrauch der Patientin von besonderer Bedeutung waren (bei der Verständigung zu Hause, beim Einkaufen usw.).

2.11 Kettendeblockierungen (auf Wortebene)

Ich führte Kettendeblockierungen innerhalb des betreffenden semantischen Feldes durch, wobei ich auf diese Weise eine Reihe von Substantiven, wie "Rock, Bluse, Schuhe, Mantel, Kleid, Hemd, Handschuhe, Strickjacke" usw. deblockierte. Am Ende jeder Versuchsreihe wurde bei den deblockierten Wörtern eine Nachkontrolle durchgeführt, wobei die Wirkung der Deblockierung in bezug auf alle gestörten Funktionen überprüft wurde.

Tab. 3: Beispiel einer Kettendeblockierung auf der Wortebene.
Kritisches Wort: Holzsandale
Neutrale Wörter: Riemen, Sohle [1]

Funktionen	Leistungen der Pat. auf Grund der Deblockierung	Nachkontrolle
Deblockanten (intakt): Abschreiben Nachsprechen	"Riemen-Holzsandale-Sohle" "Holzschuh-Hausschuh[2]-Holzsandale"	
zu deblockieren (gestört): Diktatschreiben Lautlesen schriftl. Benennen mündl. Benennen	"Holzsandalen" "Hausschuh" "Holzsandale" "Hausschuh"	"Holzsandale" "Wandalen" "Hausschuh" "Schuh-Hausschuh"

[1] Die neutralen Wörter (Riemen und Sohle) wurden zur semantischen Verstärkung des kritischen Wortes (Holzsandale) verwendet.
[2] Die Leistungen der Pat. weisen bereits das Suchen im semantischen Feld nach.

2.12 Semantische Irradiation

Durch fortgesetzte systematische, aber stets variierende Kettendeblockierungen von Wörtern, die ein und derselben Begriffskategorie angehörten (Bekleidung, Ernährung usw.), habe ich das entsprechende semantische Feld als Ganzes stimuliert. Auf diese Weise kam es zu einem von mir intendierten zusätzlichen Effekt, nämlich dem der "semantischen Irradiation". Darunter verstehe ich die Tatsache, daß auf Grund der Deblockierung einer Reihe von Wörtern eines bestimmten semantischen Feldes auch eine größere Anzahl von nicht deblockierten Wörtern reaktualisiert, d.h. reproduziert und produziert werden können. Das Auftreten dieser Irradiationseffekte wurde von mir experimentell mit Hilfe bestimmter Verfahren gesteuert.

Beispiele: Die Kontrolle des Posteffektes, d.h. der Stabilität des Deblockierungseffektes, die nach vorgegebenen Zeitabständen erfolgte, wurde von verbalen Instruktionen des Versuchsleiters begleitet, z.B. "Schreiben Sie (oder sagen Sie) nicht nur alles, was wir bis jetzt durchgenommen hatten, sondern alles, was Sie an Bekleidungsstücken kennen". Oder die Klassifizierungsprozesse innerhalb des semantischen Feldes wurden durch folgende Instruktionen gefördert: "Was ziehen Sie im Sommer an?", "Was zieht ein Mann an?", "Sagen Sie, welche Bekleidungsstücke aus Wolle sind", "...aus Baumwolle" usw.

Die zu Beginn meiner Untersuchung bestehende totale Blockierung der mündlichen und schriftlichen Produktion von Wörtern wurde im Laufe der ersten Etappe bei der Patientin soweit behoben, daß sie imstande war, die genannten Fragen mit der Aufzählung nicht nur der bereits deblockierten, sondern zusätzlich auch mit je 4 bis 5 nicht deblockierten Wörtern zu beantworten.

Von 42 deblockierten Substantiven des semantischen Feldes "Bekleidung" wurden 32 nicht deblockierte Substantive aus demselben Felde zusätzlich produziert. Mit anderen Worten, durch die systematische Stimulierung dieses semantischen Feldes kam es bei den nicht deblockierten lexikalischen Einheiten zu einem Irradiationseffekt von 85 %.

Tab. 4: Bei der Patientin V.G. deblockierte und durch Irradiation produzierte Substantive des semantischen Feldes "Bekleidung".

Deblockierte Substantive	Spontan, durch Irradiation produzierte Substantive
1. Abendkleid	1. Abendanzug
2. Anorak	2. Anzug
3. Arbeitskittel	3. Armbanduhr
4. Badeanzug	4. Ärmel
5. Bluse	5. Badehose
6. Gürtel	6. Badetasche
7. Handschuhe	7. Brille
8. Handtasche	8. Büstenhalter
9. Hausschuhe	9. Faden
10. Holzsandale	10. Hose
11. Hut	11. Jacke
12. Jackett	12. Ledermantel
13. Kette	13. Mütze
14. Kleid	14. Nachthemd
15. Knöpfe	15. Portemonnaie
16. Kopftuch	16. Regenschirm
17. Kostüm	17. Ring
18. Kragen	18. Schlüpfer
19. Krawatte	19. Seide
20. Manschettenknöpfe	20. Spitze
21. Mantel	21. Sporthemd
22. Morgenrock	22. Stiefel
23. Oberhemd	23. Stricknadel
24. Pantoffel	24. Schal
25. Pantoletten	25. Tuch
26. Pelzmantel	26. Unterrock
27. Pelzmütze	27. Unterhose
28. Pullover	28. Unterhemd
29. Reißverschluß	29. Wolle
30. Rock	30. Wintermantel
31. Sandalen	31. Winterhose
32. Schlafanzug	32. Wintersocken
33. Schuhe	
34. Schürze	
35. Skihose	
36. Socken	
37. Stoff	
38. Strickjacke	
39. Tasche	
40. Taschentuch	
41. Wäsche	
42. Weste	

2.13 Funktionelle Irradiation

Die Irradiationseffekte, die auf Grund der Kettendeblockierungen erzielt wurden, beschränkten sich nicht nur auf die semantische, sondern betrafen auch die **funktionelle** Ebene. Dies zeigte sich in folgender Weise: Die unmittelbare Kettendeblockierung umfaßt nur die gestörten reproduktiven Funktionen des Lautlesens, Diktatschreibens, des schriftlichen und mündlichen Benennens. Hingegen setzen die Aufforderungen, spontan, d. h. aus dem Gedächtnis, nicht deblockierte Bezeichnungen von Kleidungsstükken usw. mündlich oder schriftlich aufzuzählen, die Intaktheit von Funktionen voraus, die - obzwar schwer gestört - nicht unmittelbar in die Deblokkierungskette miteinbezogen waren. Die Tatsache, daß diese Funktionen, nämlich das spontane mündliche und schriftliche Produzieren der betreffenden Wörter, innerhalb der ersten Etappe bis zu einem gewissen Grade freigegeben wurden, bedeutet, daß es sich dabei um einen zusätzlichen funktionellen Irradiationseffekt handelt.

Die erste Etappe der Reaktualisierung lexikalischer Einheiten im semantischen Feld wurde abgeschlossen mit der Deblockierung einer Anzahl von Verben wie "kaufen, nähen, waschen, tragen, anziehen" usw.

Die Resultate der ersten Etappe ermöglichten den Übergang zur nächsten Etappe.

2.2 Zweite Etappe: semantisch-syntaktische Ebene

In dieser Etappe wurden die Deblockierungen weiterhin innerhalb der semantischen Felder "Bekleidung" und "Ernährung" durchgeführt. Dies geschah zuerst in Form von einfachen Satzstrukturen, deren Subjekte, Objekte und Prädikate zum Teil aus dem Repertoire der zuvor deblockierten lexikalischen Einheiten gewählt wurden. Die Tatsache, daß die einzelnen Wörter bereits deblockiert bzw. reaktualisiert waren, genügte jedoch nicht, um mit diesen Wörtern Sätze zu bilden; vielmehr mußte zunächst jeder Satz als eine syntaktische Einheit deblockiert werden.

2.21 Kettendeblockierungen (Sätze aus dem semantischen Feld)

Es wurden etwa 25 Sätze (vorwiegend einfache Satzstrukturen, bestehend aus Subjekt, Prädikat und Objekt) aus dem semantischen Feld "Bekleidung" deblockiert[1]. Beispiele: "Die Mutter bügelt die Wäsche", "Das Fräulein kauft einen Hut", "Die Jacke hat Taschen", "Er stopft Socken", "Oma strickt eine Jacke" usw.

---

[1] Da das Nachsprechen auf der Satzebene gestört und zu deblockieren war, dienten - ähnlich wie auf der Wortebene - bei der Reproduktion von Sätzen das Abschreiben und Mitsprechen (anstelle des Nachsprechens) als Deblokkanten.

Ein Teil der Sätze beinhaltete lexikalische Einheiten (Substantive und Verben), die vorher deblockiert wurden. Ein anderer Teil umfaßte lexikalische Einheiten, die dem Patienten noch nicht bekannt waren; sie wurden durch die Deblockierung des ganzen Satzes reaktualisiert.

Die Kettendeblockierung wurde wie folgt aufgebaut:

Tab. 5: Beispiel einer Kettendeblockierung auf der Satzebene.

    Kritischer Satz: "Er trägt einen Regenmantel."
    Neutrale Sätze: "Die Frau hat einen Schirm."
    "Die Schuhe sind naß."

Deblockanten (intakt)	Leistungen der Patientin
Abschreiben	"Die Frau hat einen Regenschirm." "Die Schuhe sind naß." "Er trägt einen Regenmantel."
Mitsprechen	"Er trägt einen Regenmantel."
Zu deblockierende Funktionen (gestört)	
Diktatschreiben	"Er trä.. einen Regenmantel."
Nachsprechen	"Er trägt einen Regenmantel."
Schriftlich Benennen	"Er trä.. einen Regenmantel."
Lautlesen	"Er trägt einen Regenmantel."
Mündlich Benennen	"Er trägt einen Regenmantel."

2.22 Semantisch-syntaktische Irradiation (Substitutionen)

Durch gezielte Instruktionen, wie z.B. "Was kann das Fräulein noch kaufen?" "Wer kann noch einen Hut kaufen?" usw. steuerte ich die Substitution des Subjekts, Objekts oder Prädikats durch andere Wörter aus demselben Feld.

Deblockierter Satz: "Das Fräulein kauft einen Hut."

Auf Grund semantisch-syntaktischer Irradiation realisierte Sätze:

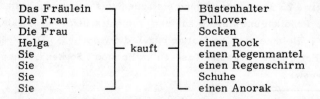

Fig. 2: Substitution des Subjekts und Objekts eines deblockierten Satzes im semantischen Feld "Bekleidung".

In dem vorliegenden Beispiel wurde somit von der Patientin innerhalb der deblockierten Satzstruktur "Das Fräulein kauft einen Hut" das Subjekt "das Fräulein" ohne weitere Deblockierung durch "die Frau", "Helga", "sie" und das Objekt "Hut" durch "Büstenhalter", "Pullover", "Socken", "einen Rock", "einen Regenmantel", "einen Regenschirm", "Schuhe", "einen Anorak" ersetzt. Die Patientin war damit imstande, die Sätze mit den nicht deblockierten Wörtern auf Grund der entsprechenden Instruktionen spontan korrekt zu bilden.

Es wurden auch verschiedene Substitutionen des Prädikats durchgeführt, z.B. "Das Fräulein probiert einen Hut", oder Substitutionen des Prädikats und Objekts: "Das Fräulein strickt Strümpfe".

Dabei wurde die Satzstruktur als solche beibehalten, und zwar unabhängig von den lexikalischen Einheiten, aus denen sie sich jeweils konstituierte. Durch zahlreiche Substitutionen von Substantiven, Verben und Adjektiven wurden diese deblockierten syntaktischen Strukturen gefestigt.

Die Tatsache, daß die Patientin imstande war, nicht nur den deblockierten Ausgangssatz mündlich und schriftlich zu reproduzieren, sondern ihn auch spontan auf Grund der betreffenden Instruktionen durch Substitutionen zu modifizieren, stellt einen Irradiationseffekt auf syntaktisch-semantischer Ebene dar. Bei 25 deblockierten Sätzen registrierte ich 125 Sätze, die durch Substitutionen gebildet wurden (s. Tab. 6).

2.23 Funktionelle Irradiation

Die Patientin realisierte die durch Substitutionen gebildeten Satzvarianten einer deblockierten Satzstruktur mit Hilfe des Spontansprechens und Spontanschreibens. Diese Funktionen wurden nicht deblockiert, die Leistungen kamen auf Grund funktioneller Irradiationseffekte zustande, d.h. daß die Wirkung der Deblockierung auf die gestörten Funktionen außerhalb der Kette ausstrahlte.

Dieses Ergebnis ist besonders positiv zu bewerten, da Willkürleistungen wie Spontansprechen und -schreiben bei den Aphatikern in der Regel noch mehr als die reproduktiven Leistungen beeinträchtigt sind. Das willkürliche Produzieren von Sätzen stellt ja auch eines der Hauptziele jeder Aphasietherapie dar.

Tab. 6: Bei der Patientin V. G. deblockierte Sätze innerhalb des semantischen Feldes "Bekleidung".

Deblockierte Sätze	Anzahl der durch Substitutionen produzierten Sätze (= 125)
1. Die Frau zieht die Strümpfe an	12
2. Die Bluse ist bunt	2
3. Der Rock paßt dazu	2
4. Der Schneider näht das Jackett	6
5. Die Mutter bügelt die Wäsche	4
6. Er stopft die Socken	4
7. Die Oma strickt eine Jacke	4
8. Sie wäscht ihr Kleid	3
9. Gertrud knöpft das Oberhemd zu	4
10. Das Mädchen putzt die Schuhe	3
11. Die Kundin probiert ein Kleid an	2
12. Das Fräulein kauft einen Hut	16
13. Das Kostüm hält warm	9
14. Die Jacke hat Taschen	5
15. Das Nachthemd ist weiß	3
16. Er trägt einen Regenmantel	5
17. Wo sind die Knöpfe?	4
18. Der Morgenrock ist aus Seide	2
19. Das Abendkleid ist schön	4
20. Ich habe eine Handtasche	16
21. Das Kleid steht mir	2
22. Er hat Manschettenknöpfe	7
23. Die Skihose ist sportlich	2
24. Der Arbeiter trägt einen Arbeitskittel	2
25. Er zieht das Unterhemd aus	2

2.3 Dritte Etappe: syntaktische Transformationen

Die Beherrschung des Regelsystems einer natürlichen Sprache setzt normalerweise die Fähigkeit voraus, je nach der Absicht des Sprechers bestimmte Mitteilungen in unterschiedlichen syntaktischen Formen ausdrükken zu können (Aussage-, Frage-, Befehls-, Passiv-, Transitiv- oder Intransitivsätze, einfache oder komplexe Sätze usw.). Vom Standpunkt der transformationellen Grammatik handelt es sich dabei um regelhafte Transformationen der gleichen zugrunde liegenden Tiefenstruktur in "Familien" von Oberflächenstrukturen.

Im Fall der Patientin V.G. mit ihrem schweren expressiven Agrammatismus war die genannte Fähigkeit zu syntaktischen Transformationen selbstverständlich total blockiert.

In der dritten Etappe des vorliegenden Rehabilitierungsprogramms stellte ich mir daher die Aufgabe, den Zugang zu der Verwendung des komplizierten Gefüges der syntaktischen Transformationsregeln der deutschen Sprache zu deblockieren, ein Anliegen, das angesichts der ursprünglichen totalen Wort- und Satzstummheit, d.h. des totalen expressiven Agrammatismus dieser Patientin hohe Anforderungen an die Durchführung des Rehabilitationsprogramms stellte.[1]

2.31 Kettendeblockierungen auf syntaktischer Ebene

Ebenso wie in den beiden vorhergehenden Etappen stützte ich mich auch in der dritten Etappe in methodischer Hinsicht hauptsächlich auf die Anwendung der Kettendeblockierung.

Deblockiert wurden 30 Sätze, darunter 15 Sätze mit einfachen und ebenso viele Sätze mit komplexeren syntaktischen Strukturen.

Tab. 7: Bei der Patientin V. G. deblockierte, zur Steuerung der syntaktischen Transformationen verwendete Ausgangssätze.

A: Sätze mit einfacher Struktur	B: Sätze mit komplexer Struktur
1. Die Mutter bügelt die Wäsche	1. Gertrud knöpft das Oberhemd zu
2. Ich habe Erdbeeren	2. Der Mann zündet eine Zigarette an
3. Die Frau kauft einen Mantel	3. Er will das Brett durchbohren
4. Das Kostüm hält warm	4. Sie verteilt die Spaghetti
5. Gertrud schält Kartoffeln	5. Ich habe Horst gebeten, zu fragen
6. Die Frau bäckt einen Kuchen	6. Er sieht Gertrud kommen
7. Er trägt einen Regenmantel	7. Er hat angefangen, zu essen
8. Er ißt Kartoffeln	8. Der Omnibus ist bereit, zu fahren
9. Im Garten steht ein schöner Baum	9. Der Omnibus ist schwer zu fahren
10. Gertrud wird vom Arzt untersucht	10. Helmut ist fähig, zu suchen
11. Klaus, komm essen!	11. Helmut ist leicht zu suchen
12. Wo sind die Knöpfe?	12. Ich wollte Peter fotografieren
13. Sie wird bald da sein	13. Ich sah Peter fotografieren
14. Er hat es auch nicht	14. Wir wollen nicht fortgehen
15. Das wird von niemand gern gesehen	15. Wer dort bleibt, ist nicht hier

---

[1] Im Zusammenhang mit den theoretischen, psycholinguistischen Voraussetzungen der dritten Etappe habe ich gemeinsam mit M. Bierwisch experimentelle Untersuchungen durchgeführt (s. M. BIERWISCH u. I. WEIGL (1976) Syntactic Transformations: Evidence from Aphasia).

Alle Sätze wurden zuerst vorkontrolliert und zwar sowohl in bezug auf das Lautlesen als auch auf das Nachsprechen und Diktatschreiben. Während die Patientin auf diesen drei Kanälen bei jedem dieser Sätze total versagte, war sie imstande, sie korrekt mitzusprechen und abzuschreiben.

In der dritten Etappe habe ich folgende Veränderungen in das bisher angewandte Verfahren der Kettendeblockierung eingeführt:

- In Anbetracht der Kompliziertheit der Mechanismen, die die Realisierung syntaktischer Strukturen gewährleisten, war ich gezwungen, nach Möglichkeit jene Störfaktoren auszuschalten, die die Deblockierungsmethode sonst aus Gründen des exakten experimentellen Nachweises des Deblockierungseffektes absichtlich verwendet (s. E. WEIGL 1961). Daher verzichtete ich auf die Einbettung des zu deblockierenden Satzes in "neutrale" Sätze, von denen eine negative Induktion auf die Satzdeblockierung ausgehen kann.

- Zum Unterschied von den Wortdeblockierungen mußte ich in der dritten Etappe auf die Einbeziehung des mündlichen und schriftlichen Benennens verzichten, da diese Funktionen zum Problem der syntaktischen Transformationen keine unmittelbaren Beziehungen haben.

- Ebenso wie in der zweiten Etappe verwendete ich auch in der dritten Etappe das Mitsprechen anstelle des Nachsprechens als Deblockant; daher wurde das Satznachsprechen in die Kette als zu deblockierende Funktion eingereiht.

2.32 Syntaktische und funktionelle Irradiationseffekte bei der Durchführung syntaktischer Transformationen

Nach der Deblockierung eines bestimmten Ausgangssatzes stellte ich der Patientin die Aufgabe, "Satzfamilien" zu bilden, d.h. die Menge von Sätzen, die sich durch verschiedene Transformationen aus der gleichen zugrunde liegenden Tiefenstruktur, in diesem Fall derjenigen des Ausgangssatzes, ergeben. Diese Satztransformationen hatte die Patientin auf den unterschiedlichen funktionellen Ebenen des Diktatschreibens, Nachsprechens und Lautlesens zu realisieren.

Ein Beispiel: Ausgehend von dem deblockierten Satz "Gertrud knöpft das Oberhemd zu", wurden der Patientin folgende Transformationen ohne vorherige Deblockierung diktiert, zum Nachsprechen vorgesprochen und zum Lautlesen schriftlich geboten:

> Knöpft Gertrud das Oberhemd zu?
> Gertrud will das Oberhemd zuknöpfen.
> Wird das Oberhemd von Gertrud zugeknöpft?
> Was knöpft Gertrud zu?
> Wer knöpft das Oberhemd zu?
> Ich weiß, daß Gertrud das Oberhemd zuknöpft.
> Da Gertrud das Oberhemd zuknöpft, ...

Es stellte sich heraus, daß die Patientin in der Lage war, diese syntaktischen Transformationen - wenn auch mit Verzögerungen und oft erst nach mehrmaligen Versuchen und Umwegen - korrekt zu realisieren.

Syntaktische Transformationen	
A	B
Diktatschreiben 80	Diktatschreiben 80
Lautlesen 32	Lautlesen 42
Nachsprechen 53	Nachsprechen 48
165	170

Im Zusammenhang mit den erwähnten Fehlleistungen der Patientin bei den unterschiedlichen Transformationsleistungen ist zu betonen, daß es sich dabei entweder um morphologische Fehler oder um Substitutionen bzw. Elisionen von lexikalischen Einheiten der syntaktischen Nebenkategorien (Präpositionen, Konjunktionen, Pronomen, Artikel zsw.) handelte, während das syntaktische Satzgefüge fast durchweg korrekt aufgebaut war.[1]
Ich habe deshalb solche Leistungen als "syntaktisch realisiert" bewertet.

In der nachstehenden Tab. 8 sind die quantitativen Ergebnisse der Transformationsleistungen bei einfachen und komplexen Satzstrukturen am Beispiel des Diktatschreibens zusammengefaßt:

---

[1] Über Fehlleistungen dieser Art wurde in einer vergleichenden experimentellen Untersuchung an deutschen und rumänischen Aphatikern berichtet (s. I. WEIGL u. L. MIHAILESCU 1973, 1974).

Tab. 8: Ergebnisse der Transformationsleistungen der Patientin V.G. beim Diktatschreiben.

A: Syntaktische Transformationen von einfachen Satzstrukturen n = 80				B: Syntaktische Transformationen von komplexen Satzstrukturen n = 80			
		direkt	Umweg			direkt	Umweg
völlig korrekt	68%	60%	40%	völlig korrekt	36%	62%	38%
syntaktisch korrekt	32%	30%	70%	syntaktisch korrekt	60%	54%	46%
falsch	-			falsch	4%		

In diesem Zusammenhang ist die Feststellung von Bedeutung, daß es bei den einfachen Sätzen überhaupt keine Fehler in der syntaktischen Struktur gab, und daß bei den komplexen Sätzen Fehler dieser Art nur in 4 % der Fälle vorkamen.

Im Endergebnis zeigte es sich, daß auf der Ebene der am stärksten gestörten Funktion des Diktatschreibens von den einfachen Satzstrukturen 68% und von den komplexen Satzstrukturen 36% korrekt transformiert wurden.

Ein konkretes Beispiel für die Realisierung der Transformation eines Satzes findet sich in der nachstehenden Tabelle 9:

Tab. 9: Syntaktische Transformationen als Irradiationseffekte (Pat. V.G.)
Deblockierter Satz: "Der Mann zündet eine Zigarette an".

Diktat des Versuchsleiters	Realisierung der Patientin V.G.	Bewertung	Realisierungsweg
Wer zündet eine Zigarette an?	Wen zündet eine Zigaretten an? Wie zündet eine Zigaretten an?	syntaktisch korrekt	Umweg
Zündet der Mann eine Zigarette an?	Zündet der Mann von Zigaretten an?	syntaktisch korrekt	direkt
Was zündet der Mann an?	Was zündet der Mann an?	völlig korrekt	direkt
Ich weiß, daß der Mann eine Zigarette anzündet	Ich weiß, daß der Mann von Zigaretten zündet an Ich weiß, daß der Mann von Zigaretten anzündet Ich weiß, daß der Mann eine Zigaretten anzündet	syntaktisch korrekt	Umweg
Eine Zigarette wird vom Mann angezündet	...Zigaretten...der Mann anzündet ...Zigaretten anzündet der Mann ...Zigaretten...der Mann anzündeten	syntaktisch korrekt	Umweg
Der Mann will eine Zigarette anzünden	Der Mann will eine Zigaretten zündeten	syntaktisch korrekt	direkt
Weil der Mann eine Zigarette anzündet	Wie zündeten der Mann eine Zigaretten Wie eine Zigaretten der Mann anzündeten	falsch	Umweg

Von besonderem Interesse war die Feststellung des Schwierigkeitsgrades, bis zu dem der Patientin Transformationsleistungen durch Irradiation möglich waren. Um dies zu testen, deblockierte ich bei der Patientin fünf Sätze, die fast keine Wörter der lexikalischen Hauptkategorie (z.B. Substantive), sondern hauptsächlich Einheiten der lexikalischen Nebenkategorie beinhalteten (s. die letzten 3 Sätze der Reihe A und die letzten 2 Sätze der Reihe B in Tab. 7).

Die Ergebnisse waren durchweg positiv. Aus denselben Wörtern der genannten Sätze wurden nun der Patientin ungrammatische Wortfolgen diktiert (s. Tab. 10). Die Patientin lehnte die Niederschrift dieser diktierten Sätze kategorisch ab. Dies beweist, daß für sie die Sätze keineswegs Aneinanderreihungen von Wörtern, sondern syntaktische Strukturen von Bedeutungszusammenhängen darstellen.

Tab. 10: Satzdeblockierung und syntaktisch-funktionelle Irradiation (Pat. V.G.).
Deblockierter Satz: "Sie wird bald da sein".

Funktion	Syntaktische Transformation (Irradiation)
Lautlesen Nachsprechen Diktatschreiben	Wird sie bald da sein? Weil sie bald da sein wird. Wer wird bald da sein? Da wird sie bald da sein. Bald wird sie da sein.
Ungrammatische Reihenfolge	Bald da sein sie wird. Da bald wird sein sie.

In der dritten Etappe gelang es, die Fähigkeit der Patientin zur willkürlichen Satztransformation durch Instruktionen folgender Art zu steuern:

Nachdem die Patientin einen deblockierten Satz nach Diktat geschrieben, nachgesprochen und laut gelesen hatte, bekam sie nur ein Fragezeichen, um anzudeuten, daß sie aus dem betreffenden Aussagesatz einen Fragesatz bilden sollte, oder wurde mündlich aufgefordert, aus dem gegebenen Satz mündlich oder schriftlich alle möglichen anderen Sätze zu konstruieren. Auch in diesen Fällen war die Patientin imstande, die von ihr geforderten relativ komplizierten syntaktischen Leistungen zu erbringen.

Als Schlüsselexperiment stellte ich der Patientin die Aufgabe, eine Reihe von Einzelwörtern, die ich ihr in ungeordneter Reihenfolge vorlegte, ohne vorherige Übung zu einem grammatisch akzeptablen Satz zusammenzustellen. Zum Beispiel wurde vorgelegt: "Hans umstellen die soll Wörter". Die Patientin bildete den Satz: "Hans soll die Wörter umstellen". Da Leistungen dieser Art nur auf Grund der adäquaten internen Repräsentation eines abstrakten Satzschemas möglich sind, war für mich der Nachweis erbracht, daß infolge der Summation von Effekten der Kettendeblockierungen und der durch diese bewirkten semantisch-syntaktischen und funktionellen Irradiationen die Blockierung dieser fundamentalen Form der Sprachverwendung freigesetzt wurde.

Die Ergebnisse der dritten Etappe und insbesondere die bei dem Schlüsselexperiment erzielten positiven Resultate scheinen für die Diagnostizierung und Rehabilitation des expressiven Agrammatismus im Falle motorischer Aphasie von besonderer Bedeutung zu sein. Es zeigt sich, daß selbst unter den Bedingungen schwerster Wort- und Satzstummheit das grundlegende, in der frühen Kindheit erworbene, syntaktische Regelsystem, vor allem die syntaktischen Transformationsregeln, nicht verlorengingen und daher deblockierbar sind.

SCHLUSSBEMERKUNGEN

Das von mir dargestellte Programm umfaßte drei Etappen:

Erste Etappe: semantisch-lexikalische Ebene.
Deblockierung von lexikalischen Einheiten aus einem bestimmten semantischen Feld.
- Semantische Irradiation. Steuerung der Abrufbarkeit nicht deblockierter Wörter aus dem entsprechenden semantischen Feld.
- Funktionelle Irradiation. Realisierung deblockierter und nicht deblockierter Wörter auf Kanälen (Sprachfunktionen), die nicht in die "Ketten" einbezogen waren.

Zweite Etappe: semantisch-syntaktische Ebene.
Deblockierung von einfachen Sätzen aus einem bestimmten semantischen Feld.
- Semantisch-syntaktische Irradiation. Steuerung der Substitutionen lexikalischer Einheiten innerhalb der deblockierten Sätze.
- Funktionelle Irradiation. Realisierung der betreffenden Sätze auf Kanälen (Sprachfunktionen), die nicht in die Kette einbezogen waren.

Dritte Etappe: syntaktische Transformation.
Deblockierung von komplexen Satzstrukturen.
- Syntaktische Irradiation. Steuerung der syntaktischen Transformationen der deblockierten Sätze.
- Funktionelle Irradiation. Willkürliche Transformationen auf Grund unterschiedlicher Instruktionen.

Wie aus dem Programm ersichtlich, stützt sich jede Etappe auf die vorangegangene und bereitet die nachfolgende vor. Da eine Steigerung der Komplexität der Aufgaben beabsichtigt wurde, sind die Etappen nicht austauschbar, sondern vollziehen sich in einer streng vorgezeichneten Aufeinanderfolge.

Die auf jeder Etappe bewirkten Effekte der Deblockierung und Irradiation spiegeln die Relationen zwischen der Entstörung bestimmter Leistungen und den ihnen zugrunde liegenden Funktionen bzw. Teilsystemen des gesamten sprachfunktionellen Systems wider. Dies bedeutet, daß in jeder Etappe durch die Deblockierung zunächst bestimmte einzelne Sprachleistungen reaktualisiert werden. Irradiationseffekte treten hingegen erst dann auf, wenn infolge der polyfunktionalen Stimulierung umfassendere Leistungsebenen deblockiert werden und es auf diese Weise zu einer Reaktivierung der blockierten Systemvorgänge im Bereich der Sprachverwendung des Patienten kommt.

Bezüglich der Verallgemeinerung und Anwendbarkeit des hier erörterten Rehabilitationsprogramms läßt sich folgendes sagen: Unsere bisherigen Erfahrungen bei der Aufstellung und Anwendung programmierter Aphasietherapie - über den Fall der Patientin V.G. hinaus - bei Patienten mit unterschiedlichen Formen von Aphasie zeigen, daß, wenn es auch bestimmte Grundprinzipien für diese Form der Rehabilitation gibt, dennoch die Ergebnisse der Funktions- und Komponentenanalyse, der neurolinguistischen Ausgangsuntersuchungen und des allgemeinen Status jedes Patienten für die Ausarbeitung und Durchführung des Programms entscheidend sind.

BIBLIOGRAPHIE

Barbizet, J. (1966) La reéducation du langage. La Presse Médicale 74: 1473-1477
Bein, E.S. (1964) Die Aphasie und die Wege ihrer Behandlung. Leningrad: Meditsina (russ.)
Bierwisch, M. (1975) Sprache und Gedächtnis: Ergebnisse und Probleme. In: Linguistische Studien 25, Reihe A. Akademie der Wiss. der DDR Zentralinstitut für Sprachwissenschaft, 71-182
Bierwisch, M.; Weigl, I. (1976) Syntactic Transformations: Evidence from Aphasia. XXI. Congr. Intern. Psychol. Paris
Böttcher, R.; Metze, E.; Weigl, I. (1969) Untersuchungen der Beziehungen zwischen intakten und hirnpathologisch beeinträchtigten psychischen Funktionen im Dienste der Erforschung und Rehabilitierung aphasischer Störungen. Probleme und Ergebnisse der Psychologie 28/29: 103-113

Falk, K. (1973) Die aphasischen Störungen aus der Sicht des Logopäden. Die Sonderschule 18, 2. Beiheft, 1-65

Kogan, W. M. (1962) Rehabilitation der Sprache bei Aphatikern. Moskau (russ.)

Kreindler, A.; Mihailescu, L.; Weigl, I. (1974) Aphasic performances to syntagms. Revue Roumaine de Neurologie 11 : 228-242

Leischner, A.; Linck, H.-A. (1967) Neuere Erfahrungen mit der Behandlung von Aphasien. Nervenarzt 38 : 199-205

Luria, A. R. (1970) Die höheren kortikalen Funktionen des Menschen und ihre Störungen bei örtlichen Hirnschädigungen. Berlin: VEB Deutscher Verlag der Wissenschaften

Luria, A. R.; Vinogradova, O. S. (1959) Eine objektive Betrachtung des dynamischen semantischen Systems. British Journal of Psychology 50: 89-105

Maruszewski, M. (1966) Aphasie, theoretische Probleme und Therapie. Warschau (poln.)

Mihăilescu, L.; Weigl, I.; Weigl, E.; Kreindler, A. (1972) Performance in aphasics at conceptual and operational words used single or within syntagms. Revue Roumaine de Neurologie 9 : 181-195

Taylor, M. L.; Sands, E. (1965) Application of Programmed Instruction Techniques to the Language Rehabilitation of Severely Impaired Aphasic Patients. Paper presented at the American Speech and Hearing Association annual convention, Chicago

Tsvetkova, L. S. (1972) Lernverfahren für die Rehabilitation bei Herdschädigungen des Gehirns. Moskau: Pedagogika (russ.)

Vignolo, L. A. (1964) Evolution of aphasia and language rehabilitation: A retrospective explorative study. Cortex 1 : 344-367

Weigl, E. (1961) The phenomenon of temporary deblocking in aphasia. Zeitschrift für Phonetik, Sprachwissenschaft und Kommunikationsforschung 14 : 337-364

Weigl, E. (1967) Neuropsychologische Beiträge zum Problem der Semantik. X. Congr. Intern. Ling. Buc. Abstr. 401

Weigl, E. (1967) On the problem of cortical syndroms: Experimental studies. In: M. Simmel (ed.) The Reach of Mind. Essays in Memory of Kurt Goldstein. New York, 143-159

Weigl, E. (1969) Beiträge zur neuropsychologischen Grundlagenforschung. Probl. Ergebn. Psychol. 28/29 : 98-102. In diesem Band.

Weigl, E. (1974) Neuropsychological experiments on transcoding between spoken and written language structures. Brain and Language 1 : 227-240

Weigl, E. (1976) Neuropsychologische Untersuchungen zum Problem der Transkodierung. Probleme und Ergebnisse der Psychologie 56 : 33-61

Weigl, E. (1978) Neurolinguistische Untersuchungen zum semantischen Gedächtnis. In: M. Bierwisch (Hrsg.) Psychologische Effekte sprachlicher Strukturkomponenten. Berlin: Sammlung Akademie Verlag. Sprache, 237-299

Weigl, E.; Bierwisch, M. (1970) Neuropsychology and linguistics: Topics of common research. Foundations of Language 6:1-18

Weigl, I. (1975) Untersuchungen zur Pathologie und zum Erwerb syntaktischer Regeln der Sprache. 4. Kongr. Ges. Psychol. DDR, Leipzig

Weigl, I. (1978) Interdependenz neuropsychologischer und psycholinguistischer Faktoren in der Aphasie. In: M. Bierwisch (Hrsg.) Psychologische Effekte sprachlicher Strukturkomponenten. Berlin: Sammlung Akademie Verlag. Sprache, 300-362

Weigl, I.; Mihăilescu, L. (1973) Interdependence between the syntactic context and its constituents. Revue Roumaine de Neurologie 10: 123-131

Weigl, I.; Mihăilescu, L. (1974) Vergleichende neuropsycholinguistische Untersuchungen an deutsch- und rumänisch-sprachigen Aphatikern. Bericht auf dem 3. Kongr. Ges. Psychol. DDR, Erfurt 1972. Kurzfassung in: R. Böttcher, A. Seeber und G. Witzlack (Hrsg.) Psychodiagnostik - Probleme, Methoden, Ergebnisse. Berlin: VEB Deutscher Verlag der Wiss., 143-144

Wepman, J.M. (1951) Recovery from Aphasia. New York: Ronald Press Company

SACHVERZEICHNIS

Abdeckblech 385
Abhängigkeitsverhältnis (zwischen Pat. und Ther.) 486
Abschreiben (→vertikales A.) 91, 96, 201, 208, 223, 227, 283, 291, 304, 370, 386, 389, 392, 485, 493, 501
Abstraktheit(sgrad) 410
Abweichung 57 ff.
Adäquatheit 56, 179
Adaptionskompetenz 69, 74, 83
Adaptionsverpflichtung 84
Addition 186
- von semantischen Merkmalen 151
Adjektiv 169, 224, 231, 411, 413, 419
Adjunktion (→ Addition)
Adverb 169, 171, 414
adverbiale Bestimmung 259 f.
Ätiologie 18, 91, 364, 396, 398, 415, 423, 438
äußere Hilfe zur Satzbildung 398, 473
Äußerungslänge 63 f., 67
Affektivität 89
Affektlabilität 256
Agentiv 192
Aggressivität 257, 275
Agnosie (→ Gnosie) 90, 223, 293
Agrammatismus (→ Dysgrammatismus) 12, 39, 78, 101, 138, 176, 185, 223, 226, 231, 236, 282, 333, 372, 374, 386, 408, 419, 476, 480, 484, 504
Agraphie 9, 168, 192, 223, 291, 293, 312, 316, 382, 386, 388
Akalkulie 90, 167, 223, 382, 390
Akteur 28
Aktivator 28
Aktivierungsmethoden (→ Stimulierung) 31
akustische Differenzierung (→ phonematische Diskrimination) 263
Alexie (→ Dyslexie) 168, 192, 223, 291, 316, 382, 396, 388
algebraische Buchstabensymbole 98
Allgemeiner Deutscher Sprachtest 209 ff.
Alltagssituation 469

Alphabet 223, 291, 304, 387
Alter (des Patienten) 18, 22, 24, 203, 270, 352, 364, 423, 438, 454, 460
Alzheimersche Krankheit 9
Ambiguität 406
amnestische Störung 93, 191
Analogie 338, 342
Analysator 91, 95, 322, 334
analytisches Lesen (→ Lesen)
Anarthrie 272
Anfangsbuchstabe 278, 290, 294, 307, 421
Anfangssilbe 278, 308
Anomie (→ Wortfindungsstörung) 170
Anredeform 110
Anteriorisierung 429, 450
Antonym 34, 92, 212
Antrieb (→ Motivation) 167
apallisches Syndrom 222, 225, 231
Aphasie 9, 11 f., 17 ff., 53, 89, 97, 100, 102, 105, 133, 147, 197, 222, 235, 270, 290, 316, 333, 350, 361, 442, 452, 462, 475, 491
- afferent-motorische (→ Broca-, motorische) 337, 397, 491
- akustisch-mnestische 397
- amnestische 13 ff., 34, 107, 149, 155, 156, 157, 209, 218, 272, 454
- anomic aphasia 358
- Broca-A. (→ motorische) 14 f., 115, 136, 149, 166, 358, 395, 398, 400, 472, 476, 480, 486, 491
- chronische 9, 366
- conduction aphasia (→ Leitungs-) 358, 419
- dynamische 397, 477
- efferent-motorische 333, 397
- Entwicklungsaphasie (kongenitale A.) 235
- erworbene (bei Kindern) 222 ff., 235
- expressive (→ motorisch-amnestische) 166
- fluent aphasia (flüssig sprechende A.) 14 f., 106, 117, 176, 272, 352, 398, 415, 420
- gemischte 14, 161, 447
- globale 14, 17, 145, 272, 274, 366, 369, 389, 469

- irreversible 81, 366
- leichte 22
- Leitungs- 149, 232, 358, 419, 421
- motorische (→ motorisch-amnestische) 13 ff., 39, 78, 94, 98, 153, 156, 157, 159, 160, 162, 166, 188, 192, 216, 223, 372, 386, 400, 418, 420, 447
- non-fluent aphasia (nicht-flüssig sprechende A.) 14 f., 106, 115, 117, 176, 272, 352, 398, 415, 421, 429
- posterior aphasia 415
- pragmatische 369
- Resterscheinungen 209, 218, 233, 374
- Rückbildung 166, 231
- schwere 18, 428
- Schweregrad 22, 187, 233, 292, 335, 364, 437, 460, 476
- semantische 369, 397
- sensorische (→ sensorisch-amnestische) 13 ff., 32, 34, 91, 93, 107, 153, 157, 158, 159, 160, 162, 166, 218, 395, 397, 415
- syntaktische 369
- Totalaphasie 9, 14 f., 32, 39, 91, 100, 156, 161, 162, 222, 225, 231, 337, 386, 447
- transkortikal-sensorische 272
- traumatische 9, 372
- Wernicke-A. 107, 136, 149, 166, 236, 358, 395, 398, 415, 463, 469, 481

Aphasieform 334, 364, 398
aphasieformspezifische Therapie (→ Symptombehandlung) 398
Aphasieforschung 44, 177
Aphasieklassifikation 13 f., 395
Aphasietest (→ Drei-Figuren-Test, Token-Test) 186, 197, 209, 274, 398, 437, 476
Aphasietherapie 11 f., 18, 24, 55, 133, 270, 333, 361, 395, 442, 462, 475, 491
Aphasie und Kindersprache 81, 333, 372, 401
Aphonie 272
Apraxie 90, 223, 225, 293, 365, 376, 438
Arteriosklerose 272

Artikel 39, 70, 77, 135, 169, 171, 190, 252, 413, 484, 507
Artikulationsmotorik 49, 254
Artikulationsprozess 49
Artikulationsstörung (→ Bradylalie, Dysarthrie, phonetische Desintegration) 232, 241, 259, 335, 399, 439, 485
artikulatorische Anstrengung 63
artikulatorische Dyspraxie 399
Aspekt 76
Assimilation 404
Assoziation 17, 151, 158, 230, 278, 420, 481
Ataxie 50, 225
Atrophie 225
audiovisuelles Training 395, 400, 403, 411
auditive Diskrimination (→ akustische Differenzierung, auditive Perzeption, phonematische Diskrimination)
auditive Perzeption 415, 463
auditive Speicherung 450
auditive Stimulierung 370, 418
Aufgabentyp 32 ff.
Aufmerksamkeit 168, 256, 279, 391
Auge-Hand-Korrelation 388
Ausführen von Aufträgen 35
Ausländerkinder 323
Ausländerregister 69, 77
Ausländersprache 69
ausländische Arbeitnehmer 451
Auslassung (→ Elision, Ellipse)
Aussagesatz 92, 429, 472, 504
Ausschneiden von Buchstaben 290, 294
außersprachliche Mittel (→ Gestik, Mimik) 70
automatisches Sprechen 116, 223, 227, 334, 352, 399, 420, 438
automatisierte Reihen 290, 300
Automatismus 93, 227, 399, 420, 463, 468
Autonomie
- von Teilen des sprachfunktionalen Systems 97 f.
- der Schriftsprache 98, 421, 463
Autotopognosie 228, 230

Baby-Sprache 69, 82
Basisvokabular 407
Bedeutung 442, 450
Bedeutungsdifferenzierung 404
Befehlssatz 260, 429, 473, 504
Begriffserwerb 19, 23

Begriffsstörung 23
Behandlungserfolg 166, 440
Behandlungsprinzipien (→ Therapiemethoden) 397
Beispiele anführen (→ Umwegleistung) 161 f.
Benennen 91, 167, 201, 227, 255, 370
- mündliches 94, 96, 278, 281, 439, 445, 454, 463, 483
- schriftliches 92, 94, 96, 308, 494
- taktiles 201, 502
- visuelles 201
Benennhilfe (→ Deblockant) 350
Beobachtungsadäquatheit 180
Beschäftigungstherapie 386
Beschreibungsadäquatheit 180
Besserung 198 ff., 271
Betasten von Buchstaben 290, 294
Betonung (→ Prosodie) 212 f., 339
Beurteilung abweichender Sprache 33, 121, 212, 243
Bewegungstherapie 383
Bewerten der Sprachleistung 276
Bildbeschreibung 414
Bilderkennen 463
Bildgeschichten 36, 262
Binetarium 235
Blasübung 254
Blinde 89
Blockierung 90 ff., 95, 350, 493, 496
Bradylalie 225, 232
Bremer Lautdiskriminationstest 319
Buchstabe 233, 290, 294, 304, 383, 387, 448
Buchstabenname 383
buchstabieren 383, 387, 389
bulbäre Störung 46

cerebraler Krampfanfall 252
"closing-in"-Phänomen 229, 306
Code 397, 400
Comment 406
"conceptual peg"-Hypothese 452
Contiguity disorder 481
Cortex (→ Hirnrinde)

Darbietungsmodalität 351
Dauer der Erkrankung 438
Debilität (→ Schwachsinn)
Deblockant 91, 350, 463, 497, 502
Deblockierung 12, 90, 97, 102, 183, 192, 274, 299, 309, 334, 351, 408, 420, 462, 479, 491
- spontane 99, 101
Deblockierungseffekt 91, 350, 464, 499
Definition 152 ff.
Defizit-Hypothese 285
Deklination 258, 262
Dekodierung (→ Lesesinnverständnis, Sprachverständnis)
- semantische 97
Dekodierungsstörung 65, 397
Dekomposition 72
Denken 22, 89, 363, 365, 369, 371, 374
Dependenzgrammatik 192
Depression 275, 313, 364, 386, 388
deskriptive Adäquatheit 56
Desorientierung 277
Deutlichkeit 125
Deviation (im semantischen Feld) 464
Diagnose 10, 422
- der Legasthenie 316
- des Stotterns 240
Dialog 106, 118, 334, 412, 468
Diktatschreiben 34, 91, 96, 101, 201, 208, 224, 227, 283, 291, 304, 370, 388, 421, 465, 494, 502, 506
Dirigierpose 388
Disuse-Hypothese 285
Dividieren 390
Dominanz 317, 361, 374, 460
Draw a man-Test (→ Mann-Zeichentest) 236
Drehscheibe 383
Drei-Figuren-Test 186, 274
Drilltechnik 60
Drillübung 80, 82, 407, 410
Durchblutungsstörung 273
Dynamik des Sprachsystems 95 f.
dynamisches Schema der Sprache 405
Dysarthrie 53, 232, 272, 274, 365, 376
Dysfluency (→ Stottern) 241
Dysgrammatismus (→ Agrammatismus) 252, 258
Dyslexie (→ Alexie, Legasthenie) 227
Dysorthographie (→ Agraphie) 227
Dysprosodie 225, 227, 232, 240

Echolalie 225, 232, 277
Effizienzmessung 12 f., 475, 477, 482, 486
Einmaleins 390

Ein-Wort-Satz 63, 70, 79, 237, 400, 405
Elaborierungskompetenz 75, 82
Elektroencephalographie 46, 167
Elektromyographie 51
elementare Satzstruktur 395, 408
Elision 135, 167, 186, 226, 252, 258, 395, 407, 413, 507
Elision grammatischer Morpheme 79, 407, 413
Elision von semantischen Merkmalen 151
Elizitationsübung 80
Ellipse (→ Elision) 70
Elternbogen für Stotterer 247
Eltern-Kind-Beziehung 246 ff., 256 f.
Emphase 186
Encephalitis 235
Endkonsonant 404
Englisch 58, 62, 84, 329
Engramm 50
Enkodieren (= Sprachausdruck, Spontansprache, Sprechen, Schreiben)
Enkodierungsstörung 396
Entprofessionalisierung der Sprachtherapie 85, 486
Entwicklungslegasthenie (= developmental dyslexia) 316
Erfolgserlebnis 313, 390
Erkennen von Fehlerwörtern 290, 300, 340
Erkennen sinnvoller (-loser) Aussagen 35
- durch Tasten 91
- eines Bildes 91
- eines Geräusches 91
Erklärungsadäquatheit 180
Ermüdung 459
Ersatzgrammatik 476
Ersatzsprache 477
Euphorie 313, 364
Expansion 71, 75

Farben 19f., 223, 228
- agnosie 223
Feedback (→ Rückkopplung)
Fehler (→ Agrammatismus, Neologismus, Paragraphie, Paraphasie, Tippfehler) 36, 507
-bewertung 134
Fehlerlinguistik 59
Fehlermerkmale (lexikalische, syntaktische) 135
Fehlersystem 404

Fehlertyp 316
Fehlerwort 291, 300
Fehlleistung 396, 388, 393, 404
Fingergnosie 228
Flexion 135, 140 ff., 414
Floskel (→ Stereotypie) 105
Frage 186
Fragebogen zur Sprechgeschichte 124
- für die Eltern von Stotterern 247
Fragehandlung 35
Fragesatz 92, 260, 473, 504
Fragmentsprache 77
Fremdsprachenlegasthenie 315
Fremdsprachenunterricht 12, 60, 81
Früherfassung 264
Frühphase (der Erkrankung und Therapie) 334, 395, 398
Frustrationstoleranz 256
Functional Communication Profile 199 ff., 208
Funktionsanalyse 465, 493, 512
Funktionsschwäche 319
Funktionstraining 254
Funktionsverlust 493
Funktionswörter (→ kleine Wörter) 79, 407, 413, 421, 484

Ganzheitsmethode 387
Gattungsbezeichnung 92
Gebärdensprache (→ Gestik) 208, 224
Gebrauchsangabe (→ Paraphasie) 154f.
Gebrauchshäufigkeit 9, 82, 147, 169, 183, 416, 429, 454
Gedächtnis (→ Kurzzeitgedächtnis) 89, 228, 263, 403, 452, 492
Gegensatzpaar (→ Antonym)
Gegenstandsbild 35
Gehirn 44
Gehör (→ Hörbeeinträchtigung) 89, 372, 416
Generalisierung 18, 76
Genus 79, 344
Geräuschdiskrimination 319
geriatrische Sprachstörung 9
Gesang 399, 428, 438
Gesichtsfeldeinschränkung 390
Gespräch 106, 405, 414
Gestik 70, 462
Gleichzeitigkeit 414
Gnosie 228, 230, 286
Grammatik (→ Transformationsgrammatik) 177, 255, 259, 389
- Dependenz- 192
- generative 178, 187, 190
- Kasus- 191

- Misch- 187
- Schul- 188
- traditionelle 187
Grammatikmodell 58, 187
grammatische Funktionswörter (→Funktionswörter)
grammatische Kongruenz 290, 300
Graphem (→Buchstabe, Schriftsprache)
-diskrimination 212
graphische Speicherung 450
Großbuchstabe 387
Grundwortschatz (→Basisvokabular)
Gruppentherapie (→ 373, 468, 485

Händigkeit 229, 275, 364, 383
Häufigkeitsverteilung 166, 169
Hamburg-Wechsler-Intelligenztest 20
- für Kinder 265
handlungsbegleitendes Sprechen 399
Handlungsaspekt (Paraphasie) 153 ff.
Handschreiben (→ Maschineschreiben) 389
Hemianopsie 167, 222, 223, 228, 230, 272, 292
Hemiparese 167, 222, 225, 230, 271, 275, 293, 383, 387, 389
Hemiplegie 167, 293, 388, 392
Hemisphäre (des Hirns) 18, 46, 89, 116, 233, 237, 335, 361, 374, 428
Hemisphärektomie 89, 233
Heraussuchen von Buchstaben aus einem Text 296
Hilfsverb 413
Hirnarterie 46
Hirnforschung 45
Hirngefäßerkrankung 333
Hirngeschädigte 19 ff., 88
- ohne Aphasie 89, 106, 136, 160, 370
Hirnlappen 46
Hirnpathologie 88
Hirnrinde (→Hemisphäre) 46, 50
Hirnschaden 251, 253, 361, 415
Hirnstamm 50
Hirntrauma 222, 225, 231, 233, 235
Hirnwindung 46
Hirnzelle 46
Höflichkeitsform 387

höhere kortikale Funktion 396, 492
Hörbeeinträchtigung (→Gehör) 251
Hören (→ Sprachverständnis) 210 ff.
Hypoglykomie 252
Hypotaxe 68

Ich-Bezogenheit 364
Imagery 452
Images 452
Imitation (→ Nachahmung)
Imperativ 71
-satz 92
Infinitiv 71, 77, 170, 335, 414
Information 29, 44
Informationsverarbeitung 377
Inhaltswort 414, 419
Inhibition 449
Initial (→ Anfangsbuchstabe)
innere Sprache 33, 336, 452
innere Sprachform
innere Visualisierung
intakte Funktion 463, 493
Intelligenz 22, 167, 168, 228, 252, 258, 317, 364, 376, 387, 393, 454, 481
Intelligenztest 20, 124, 228, 235, 252, 258, 285, 317
Interaktionsübung 462, 468
Interdisziplinarität 11, 333
Interjektion 110, 169
internes Lexikon 160
Interview 106, 168
Intonation 115, 428
intonieren 428
Inversion 316
Irradiation
- funktionelle 96, 99, 500, 506, 509, 511
- semantisch-syntaktische 192, 479, 499, 502, 506, 511
irreversible Fundierung 397, 401
irreversible SPO-Sätze 407, 409
Italienisch 446

Jargon 30, 78, 107, 236, 272, 281, 352, 369, 400, 415

Kanal (→ Komponente, Modalität, (Sprach)funktion) 91, 95, 479, 493, 511
Kasus 79, 135, 343
Kasusgrammatik 191
Kernsatz 189
Kettendeblockierung 92, 94, 96, 463, 495, 505, 511
Kinästhesie 51, 97, 402, 450

kinästhetische Rückkopplung 402
kinästhetische Speicherung 450
Kindersprache 9
Kleinbuchstabe 387
kleine Wörter (→ Funktionswörter)
  171, 232, 407, 413, 484
Kleinkindertest 235
Kode (→ Code)
Körperschema 230
Körperteilbezeichnung 301, 309
kognitive Funktion 370, 374, 377
Koma 231, 234
Kombination 396, 400
Kommentierung 105
Kommunikation (→ Gebärdensprache, Gestik) 10, 27 ff., 80, 105, 382, 386, 405, 410, 462, 468, 476
Kommunikationserleichterung 80
Kommunikationskette 45
Kommunikationsnetzwerk 29, 44
Kommunikationsprozeß 29 f.
Kommunikationssituation 27, 197 ff., 405
Kommunikationsstörung 129
Kommunikationstraining 405
kommunikative Fähigkeit 198, 412
kommunikative Kompetenz 184, 419
 - Sprachverwendung 32, 197
kommunikativer Streß 244
kommunikatives Verhalten 417
Komparation 261
Kompensation (→ Umwegleistung)
Kompensationsbedürfnis 116
Kompetenz 100, 181, 370, 375
 - kommunikative 272, 276
 - linguistische 272, 276
Komplexität 55, 61, 63, 178
Komplexitätszunahme 69, 214, 344, 429, 504, 511
 -reduzierung 68
Komponentenanalyse 279, 465, 493, 512
kongenital 318
Kongruenz 71, 212, 339, 344
Konjugation 258, 262
Konjunktion 70, 79, 169, 171, 507
konkretes Denken 365
Konsonantenverbindung 404, 429
Konstituente 135 ff., 484, 488
Konstituenz 190, 192
Kontaktnahme 34, 117 f.
Kontaktsprache 75
Kontamination 386, 448
Kontaminationstest 448

Kontext 80, 351, 397, 400, 408
Kontiguität 396, 400, 481
Kontiguitätsstörung (→ Contiguity disorder)
kontrahierte Form 62
Kontrollgruppe (→ nicht-aphatische Hirngeschädigte, Schizophrene) 17, 18
Konversionstendenz 327
Konzentration 167, 225, 229, 251, 253, 255, 263, 265, 388, 391
Kopula 66, 70, 413
kortikale Funktion 88 ff.
Ko-Therapeut 256, 393
Kramer Test 252, 258
Kreislaufstörungen 91
Kreolvarietät 73
kritisches Item (Wort, Satz) 93, 464, 498, 502
Kruskal-Wallis-Test 114
Kurzzeitgedächtnis 18, 21, 93, 409, 415, 458
Kybernetik 48 f.

Labiolexie 97
Lähmung 393
Lärmsprachen 64 ff.
Läsion
 - bilaterale 229, 233, 237, 362, 366
 - parieto-occipitale 233
 - traumatische 91, 237, 333
langue 181
Langzeitgedächtnis (→ Gedächtnis) 21, 458, 493
Lateralität (→ Dominanz, Hemisphäre) 423
Lautanbahnung 253
Lautdiskrimination (→ phonematische Diskrimination)
Lautieren 387
lautrhythmische Orientierung 338
Lautsprache (→ Sprechen) 471, 491
Lautstärke 123, 125
Lautsubstitution 448, 450
Lautwiederholung 240
Legasthenie (→ Dyslexie) 9, 315, 392
Leistungsprofil 216 ff.
Lernen 17, 452
 - nicht-verbales 17, 48, 452, 460
 - verbales 454
 - verbal/visuelles 454
Lernfähigkeit 238, 377
Lernkurve 455
Lerntheorie 477

Lesen 91, 166, 200, 223, 227, 233, 238, 274, 278, 281, 284, 290, 301, 319, 340, 361, 370, 383, 387, 389, 392
- analytisches 224, 226, 290, 297, 301
- lautes 91, 98, 101, 201, 227, 290, 386, 465, 494, 506, 510
- leises 91, 290
- mit Atemkontrolle 302
- rhythmisches 290, 303
- simultanes 290, 299, 303
- vertikales 291, 307, 309
- zeigendes 301
Lese-Rechtschreibschwäche (→Dyslexie, Legasthenie)
Lesesinnverständnis 92, 96, 98, 209, 227, 274, 290, 301, 463, 465, 494
Lexematik 210 ff.
lexikalisches Training 482, 488
Lexikon 404, 492, 494
Lexikonregeln 191
lexisches Wortverständnis (→Lesesinnverständnis)
lingua franca 75
Linguistik (→Neurolinguistik, Patholinguistik, Psycholinguistik) 333, 369
literale Asymbolie 296
Logatome (→sinnlose Silben, Wörter)
Logorrhoe 232, 400, 418
Lokalisation 88, 442
Lokalisationslehre 45, 51
Lückensatz 212, 291, 309, 342, 399, 406, 420
Lückentext 33
Lückenwort 291, 305, 310

Mann-Whitney-U-Test 114, 203, 205, 355
Mann-Zeichen-Test (→Draw a man-Test) 252, 268
Maschineschreiben (→Handschreiben) 382
Mehrfachspeicherung 49, 444, 450
Melodische Intonationstherapie 412, 428
Merkfähigkeit (→Gedächtnis) 238, 251, 256, 263
Merkmale 151, 193, 404, 413, 416
metasprachliche Übung 473, 478, 480

Mimik 462
Minimalpaar 33, 291, 308, 320, 402
Mischgrammatik 187
Mischsprache 84
Mitsprechen 38, 97, 98, 334, 465, 501, 506
Mittelenglisch 84
Modalität (→Kanal, Komponente, Sprachfunktion) 370, 480
Modellbildung 53
Monolog 106, 118
Morphem 71, 413
Morphematik 210 ff.
morphologische Kategorie 166
morphologisch-syntaktische Ebene 57, 395
Morphosyntax (→morphologisch-syntaktische Ebene)
Mosaiktest 20
Motivation 286, 313, 423, 449, 459, 468
Motopädagogik 266
Motorik 251, 255, 263, 265, 384, 386, 388, 393
motorische Störung 438
motorische Unruhe 253
Multimorbidität 271
Multiplizieren 390
Musiktherapie 428
Mutismus 236
Muttersprache 442

Nachahmung (→Abschreiben, Nachsprechen) 253
- von Mundbewegungen 208
- von Tierlauten 237
Nacherzählen (→Textreproduktion) 167, 284, 389, 412
Nachsprechen 33, 91, 96, 97, 98, 167, 168, 201, 227, 232, 255, 334, 340, 370, 383, 388, 399, 402, 404, 416, 436, 438, 445, 463, 480, 483, 486, 493, 501, 506, 510
Nachzeichnen (von Buchstaben) 306
Nachzeitigkeit 414
Nebensatz 92
Negation 186
Neologismus 136, 149, 223, 226, 236, 281, 374, 419
Neurolinguistik 496, 512
Neurologie 316, 333, 396
neurologische Prognose 398
Neuronen-Netzwerk 47
Neurophysiologie 44, 333, 396
Neuropsychologie 88 ff., 333, 453, 491

Neuropsycholinguistik 100
Neurosensory Center Comprehensive Examination for Aphasia 199 ff.
neutrales Item (Wort, Satz) 93, 464, 479, 498, 502, 506
Newman-Keuls-Test 112
nicht-aphatische Hirngeschädigte (→ Hirngeschädigte)
Nomen (→ Substantiv)
Nominalphrase 190, 192
non-verbale Hirnleistung 366
- Stimuli 399
Norm 57, 69, 82, 121, 188, 414
Normalsprecher 200, 206, 209
Not-Sprachen 64, 77
Numerus 62, 344

Oberbegriff 19, 153, 212, 465
Oberflächenstruktur 12, 101, 184, 190, 336, 395, 408, 504
Objekt 66, 259, 336, 407, 413, 473, 484
Objektbild 452
Objektiv 192
Ohr-Auge-Hand-Korrelation 388
Operativität 148
optische Differenzierung 262
Orthographie 212, 226, 315
orthographische Fehler 224, 226, 316, 329

Paarlernen 19 ff., 452
Paragrammatismus 78, 138, 176
Paragraphie 167
Paralexie 151, 167, 226
Paraphasie 93, 153, 167, 225, 232, 374, 419, 445, 481
- deskriptive 149
- phonematische 30, 136, 140, 142, 147, 225, 236, 420, 470
- semantische 136, 147, 225, 279, 416, 481
- situative 149
- verbale 93, 145, 236
Paraphrasenbildung 31, 33, 37
Parataxe 68
Parese (→ Hemiparese) 237
parole 181
Partikel 169, 171
Passiv(satz) 62, 68, 186, 261, 504
Patholinguistik 184
Perfekt 62
Performanz 100, 181, 370
peripheres Nervensystem 19

periphrastische Äußerung 152 ff.
Permutation (→ Wortrichtungsfehler) 258
Permutationstransformation 66
Perseveration 167, 229, 232, 236, 274, 449, 471
Perzeption (→ auditive P., Geräuschdiskrimination, optische Differenzierung, Sprachperzeption, Wahrnehmung) 319
Pflegefälle 270
Phonem 9 f.
phonematische Diskrimination 33, 212, 226, 318, 404, 411, 415, 462
phonematische Enkodierungsstörung (→ Artikulationsstörung) 485
Phonem-Graphem-Verhältnis 330, 387, 494
Phonematik (→ Phonologie)
Phonemzahl (eines Wortes) 416
phonetische Desintegration 450
phonische Speicherung 450
Phonologie 178, 210
phonologische Ebene 187, 210, 395, 397, 401
Phrasenstrukturregel 190
Picksche Krankheit 9
Pidgin 73
Pitres' Regel 442, 448
Plural 261, 413
Poltern 241
polyglotte Aphasiker 442
Prädikat 192, 336, 406, 410, 413, 473
prädikative Äußerung 405
prädikative Funktion 337
Prädikativität 336
prämorbide Persönlichkeit 292, 364, 460, 476
prämorbide Sprachfähigkeit 352, 367, 397, 398
Präposition 39, 62, 66, 70, 79, 169, 171, 232, 252, 260, 344, 410, 413, 420, 507
präventive Methode 372, 412
pragmatisches Training 482, 485
Prinzip der maximalen Kontrasts 400
Prognose der Aphasie 364, 460, 475
programmiertes Lernen 12
programmierte Therapie 366, 370, 373, 423, 429, 462, 475, 491
Progression des Übungsmaterials 411, 478
progressive form (engl.) 62
Pronomen 66, 70, 169, 226, 232, 261, 387, 414, 507

propositionales Sprechen 116, 399
Prosodie 210 ff., 236, 420, 429
Protokollblatt (für programmierte Therapie) 489
Pseudodeblockierung 93, 464
Pseudopidgin 73
Psychodrama 249
Psycholinguistik 100, 179, 184, 369, 422, 491
psychomotorische Geschwindigkeit 228
Psychopathologie 89
Psychotherapie 248, 313
Psychotiker (→ Schizophrene) 89, 362
Pusteübung 254

Ravens Progressive Matrices 229, 236, 258
Rechenschwäche 392
Rechenstörung (→ Akalkulie)
Rechnen 200, 208, 390
recurrent utterance (→ Automatismus) 352
Redepause 105
Redewendung 351
Redundanz 49, 70, 413
Reduplikation 71
Regel von Pitres (→ Pitres' Regel)
Regelkreis 51 ff.
Regressionshypothese 60, 368
Rehabilitation (→ Behandlung, Therapie) 101 f.
Rehabilitationsklinik 270
Reihenfolge des Spracherwerbs 410
Reihensprechen 34, 167, 444
Reim 254, 338, 341
Reizmaterial 351
Restfunktion des Schreibens 422
reversible SPO-Sätze 409
Reversion 316
Rezeptionsgewohnheiten von Hörern 145
rhythmisches Lesen 290, 302
rhythmisches Sprechen 399, 428
Rhythmus 21, 266, 338, 384, 428
Ribot's Regel 60
Rigidität 365
Rollenspiel 37, 41, 248, 262, 485
Rollenverhalten 27
Rückfragen 110
Rückkopplung 49, 51, 402, 478
Rumänisch 174

Sätze ordnen 212, 472, 484
Satz 190, 291, 301, 309, 501
Satzbauplan 188
Satzbildung 33, 226, 291, 310, 410
Satzergänzungsübung 261
Satzfamilie 506
Satzgefüge 261
Satzkonstituente 290
Satzlänge 429, 438
Satzmuster 36
Satzstummheit (→ Agrammatismus) 511
Satzvereinfachung 395
Satzverständnis 34, 201
Schaltzentrum (für Zweitsprachen) 444, 449
Schädel-Hirntrauma (→ Hirntrauma)
Schätzskala 17
Schichtenmodell 9, 12
Schichtzugehörigkeit 107
Schizophrene (→ Psychotiker) 106, 160
Schlaganfall 167, 197, 270, 282, 286, 386, 388, 444
Schreiben (→ Abschreiben, Diktatschreiben, Handschreiben, Maschineschreiben) 38, 95, 105, 166, 200, 209, 211, 223, 226, 232, 238, 283, 290, 304, 315, 361, 370, 408, 418, 450, 465, 494, 501
- analytisches 386
Schreibmaschine 226, 382
Schreibstörungen 3. Grades 317
Schriftbild 327, 420
Schriftsprache (→ Schreiben) 448, 450, 462, 471, 491
Schulbildung (→ soziokultureller Status)
Schulgrammatik 188
Schwachsinn 89, 392
Schwerhörigkeit 272
Schwierigkeitsgrad (vorangegangener Aufgaben) 351
Sehschwäche 292
Selbstdeblockierung 151, 153
Selektion 396
Selektionsbeschränkung 191
selektive Beeinträchtigung (von Sprachkomponenten) 396, 467, 494
selektive Transkodierungsstörung 467, 495
semantische Ähnlichkeit 416
semantische Ebene 187, 313, 358, 377, 442, 462, 480, 494, 511
semantisches Feld 99, 419, 464, 467, 481, 497, 502, 511
Semantisierung (von Testwörtern) 322
Sensorik 263
sensorische Störung 438

serielle Organisation sprachlicher
  Ereignisse 49
Silbenbetonung 338
Silbenspiele 254
Silbentrennung 338, 340
Silbenwiederholung 240, 242
Silbenzahl 416, 430
Similarität 396
Similarity disorder (Similaritäts-
  störung) 481
Simplifizierungskompetenz (→ Satz-
  vereinfachung) 80, 83
singen (→ Gesang)
sinnlose Silben, Wörter 290, 298,
  320
- Sätze 260
Situation (→ Kommunikations-,
  Therapie-) 411, 421
Situationsbilder 36, 255, 303, 311
situativer Kontext 159
soziokultureller Status 18, 364,
  366, 438
Spättherapie 383, 386
Spastiker 385
Spearman Korrelationskoeffizient
  203 ff.
Spiegelbildtheorie 187
Spieltelefon 237
Spieltherapie 249, 254, 265, 468
Split-Brain Patienten 233
Spontanheilung 370
Spontansprache (→ Schreiben, Spre-
  chen) 107, 167, 168, 223, 227,
  280, 284, 370, 382, 386, 387,
  391, 393, 401, 407, 418, 444,
  471, 494, 503
Sport-Sprach-Therapie 383
Sprachabbau 193, 368, 450
Sprachausdruck (→ Spontansprache,
  Sprechen, Schreiben)
Sprachausdrucksstörung 395, 415,
  418, 437
Sprachebene (→ phonologische E.,
  semantische E., syntaktische
  E.) 210 ff.
Sprachentwicklungsstörung 59,
  242, 251, 392
Sprachentwicklungsverzögerung
  59, 242, 252, 258, 392
Spracherwerb 60, 62, 69, 73, 75,
  186, 333, 338, 372, 397, 410,
  443, 450
- Fremd- 75
Sprachfertigkeit (→ Sprachfunktion)
  210 ff.

Sprachfunktion (→ Kanal, Komponente,
  Modalität, Sprachverwendung) 493
sprachfunktionales System 94 ff.,
  463, 512
Sprachgefühl 260, 262, 336
Sprachgeschichte 84
Sprachheilambulanz 264 f.
Sprachheilkindergarten 248
Sprachheilpädagogik 266, 333, 392
Sprachklischee (→ Stereotypie) 420
Sprachkontakt 68, 78, 83
Sprachmelodie 115, 262, 335, 395,
  412, 415, 484
-rhythmus 115
Sprachnot 78
Sprachperzeption (→ Sprachverständ-
  nis, Lesesinnverständnis) 211 ff.,
  399, 494
Sprachproduktion (→ Schreiben, Spre-
  chen) 211 ff., 494
Sprachtest (→ Aphasietest) 199, 209,
  222 ff., 227, 236, 292
Sprachveränderung 59
Sprachverlust 9
Sprachverständnis (→ Lesesinnver-
  ständnis) 133, 167, 168, 200, 209,
  222, 227, 230, 236, 361, 370, 375,
  403, 407, 415, 437, 438, 446, 465,
  494
Sprachverständnisstörung 395, 403,
  415, 481
Sprachverständnisübung 403, 407,
  417
Sprachverwendung
- kommunikative 32 ff., 197
- nicht-kommunikative 31, 197
Sprachwahrnehmung (→ Sprachperzep-
  tion)
Sprachwiedererwerb 9
Sprachzentrum 52, 116
Sprechangst 242
Sprechdrang (→ Logorrhoe)
Sprechen (→ Mitsprechen, Nachspre-
  chen, Spontansprache) 200 ff.,
  209, 274, 494, 501, 503
Sprechflüssigkeit (→ Aphasie fluent,
- non-fluent) 201, 240, 243, 249,
  352
Sprechgesang 435
Sprechgeschwindigkeit 106, 241, 262
Sprechhandlung 35
Sprechstörung 121
Stammeln 252, 258, 266
Stenographie 389
Stereotypie 93, 105, 223, 232, 274,
  399, 402

stereotypisierte Redewendung
   111, 114f.
Stimmlage 125
Stimmstörung 121
Stimmung 275, 286
Stimulierung 334, 363, 369, 396,
   444, 462, 480, 495, 512
Stimulus/response 455
Störungsbewußtsein 240, 252,
   258, 420
Stottern 9, 240
Stotteranalyse 243
Strukturbaum 190, 192
Subjekt 192, 336, 406, 413, 473,
   484
Subkategorisierungsregel 190
Substantiv 92, 135, 166, 167,
   168, 169, 173, 190, 208, 224,
   232, 252, 290, 300, 335, 411,
   415, 419, 486, 497, 509
Substantiv/Verb-Quotient 173
Substitution 72, 186, 226, 395,
   402, 448, 450, 472, 502
Substitution grammatischer Morpheme 414
suprabulbäre Störung 46
Symptombehandlung 251, 266
Synästhesie 49
Syndromwandel 222 ff.
Synonyme 34, 212, 465
syntaktische Ebene 187 ff., 259,
   395, 397, 400, 405, 462, 472,
   484, 501, 511
syntaktische Grundmuster 82, 259
syntaktische Regeln 492
syntaktisches Training 484, 488
Szene 468

Täter-Objekt-Relation 133
Taschenrechner 382, 390
Tasteninstrument 384
Teilfunktion 95
Telegrammstil (→ Agrammatismus,
   Dysgrammatismus) 77, 82,
   115, 143, 170, 335, 374, 405,
   412, 421
Tempo 125, 377
Temporallappen 418
   -epilepsie 235
Tempus 62, 76, 190, 192, 261,
   344
   -transformation 212
Testsituation 197 ff.
Testverhalten 417
Text 290, 301, 309, 311
Textherstellung 34

Textreproduktion 106
Textsorte 106
Textematik 210 ff.
Thalamus 361
Themenklassen 32 ff.
Therapeutenpersönlichkeit 398
therapeutische Induktion 449
Therapie (→ Entprofessionalisierung,
   Frühphase, programmierte -)
   10, 12, 101, 361
   - mehrdimensionale 264
   - medikamentöse 249
Therapiebeginn 364
Therapieerfolg 166, 438, 460
   - Bewertung des - 102, 422
Therapieexperiment 367
Therapiematerial 488
Therapiemethoden 367, 371, 397,
   452
Therapieplanung 243, 395, 398
Therapieprogramm 12, 369, 403,
   429, 462, 475, 491
Therapiesituation 28
Therapiezeit 265, 365
Therapieziel 102, 243, 468
Tiefenstruktur 12, 101, 184, 190,
   336, 395, 412, 504, 507
Tilgung (→ Elision)
Tilgungstransformation 66
tip-of-the-tongue-Phänomen 38, 148
Tippfehler 386, 387, 389, 393
Tonsilbe 339
Token-Test 20 ff., 136, 201, 271,
   278, 286, 375
Topic 406
Trail-Making-Test 107, 136, 352
Transfer 233, 371, 458, 474, 479
Transformation 67, 101, 185, 473,
   504, 509, 511
Transformationsgrammatik 12, 58,
   178, 187, 190
Transkodieren 34, 98, 494
Transponieren 465
Trauma 242
Tree-house-person-Test 236
Tumor 91
type-token-relatio 168
typische Handlung (Paraphasie) 156

Übergeneralisierung 71, 79, 81
Umformungsübung 33
Umkodierung 467
Umschreibung 93
Umstellung (→ Permutation)
Umwegleistung (→ Paraphasie, semantische) 31, 40, 41, 49, 79, 81, 93,

147, 208, 281, 291, 414, 418, 462, 508
Umwegtherapie 334, 382
Universalien 58, 76

Variabilität 74, 83, 130, 168
Varietät 75
vaskuläre Schädigung 398, 454
Verb 63, 70, 72, 79, 92, 135, 166, 167, 168, 169, 173, 190, 192, 208, 224, 232, 252, 290, 300, 335, 387, 411, 413, 419, 497
Verbalphrase 190, 192
Vereinfachung von Sätzen (→ Simplifizierungskompetenz) 413
Verhalten 89
- des Therapeuten 82
Verhaltensstörung 129, 252, 264
Verhaltenstherapie 249, 257, 266
Vermeidensreaktion 240, 243
Versprecher (→ Paraphasie) 105
Verständlichkeit 80, 85, 133
Verständlichkeits-Score 135
Verstehen (→ Sprachverständnis) 40, 91
vertikales Abschreiben 291, 307, 309
vertikales Lesen 290, 298, 301
Verweigerungshaltung 253
Video (→ audiovisuelles Training)
visueller Analysator 322
visuelle Stimulierung 418
visuelle Vorstellung 452
visuomotorische Koordination 263
Vokaldehnung 240
Vorerregung (des Sprachsystems) 94, 99
vorgeschaltetes Syntagma 158
vorsprachliche Semantik 481
Vorstellungsfähigkeit 453
Vorstellungstest 453
Vorstellungstraining (→ Imagery) 387, 452
Vorzeitigkeit 414

Wahrnehmung 89, 208, 251, 255, 263, 265
Wartegg-Test 236
was-Situation 65
Weitschweifigkeit (→ Logorrhoe) 418
Welttest 236
Wiedererwerb des Phonemsystems 402
- der Sprache 397
Wiener Leseprobe 318
Wilcoxon-Test 355

Wort 297
Wortabruf 350
Wortart 9
Wortbildung 33
Wortdublette 290, 298
Wortebene (→ Lexikon, semantische Ebene)
Wortfeld 416
Wortfindung (→ Lexikon) 33, 38, 145, 224, 291, 308, 350, 376, 387, 393, 399, 407, 410, 420, 438, 445, 452
Wortfindungsstörung 79, 147, 167, 225, 231, 282, 452, 477, 480
Wortfindungsübung 33, 41, 476, 482
Worthören 94
Wortklasse(nzugehörigkeit) 410, 419
Wortlänge 416, 429
Wortpaare 320, 399, 420, 452
Wortrichtungsfehler (→ Permutation) 318
Wortschatz 224, 252, 258, 262
Wortstellung 59, 72, 75, 79, 135, 414
Wortstummheit (→ Wortfindungsstörung) 511
Worttaubheit 98
Wortverständnis 34, 91, 93, 201, 463, 494
- auditives 93, 96, 97
- lexisches 94, 97
Zahlenreihen 390
Zahlwörter 169, 171, 173, 413
Zeichnen von Buchstaben 290, 294
zeigendes Lesen 301
Zentrum
- motorisches 46
- sensorisches 46
- Sprach- 52, 116
Zielangabe (Paraphasie) 155 f.
Ziffern 233
zitierendes Sprechen (Umwegleistung) 161 f.
Zunge 51
Zuordnen
- von Bildern zu einem Referenzbild 482
- von Buchstaben und Buchstabennamen 290, 295
- von Farben 23
- von Geräuschen 23
- von Sätzen und Situationsbildern 290
- von Verben und Substantiven 290, 300
- von Wortkarten zu Bildern 278
- von geschriebenen und gehörten Wörtern 290, 299
Zweitsprache 443

AUTORENVERZEICHNIS

AMMON, Karl Heinz, Dr. phil., Christliches Krankenhaus, Abt. für Neurologie und Psychiatrie, D-4570 Quakenbrück

BEIN, E. S., Dr. phil., Forschungsinstitut für Neurologie an der Akademie der Medizinischen Wissenschaften, UdSSR-Moskau

BIRCHMEIER, Annette K., Dr. phil., Medizinische Abteilung der Schweizerischen Pflegerinnenschule, Schwesternschule und Spital, Carmenstraße 40, CH-8032 Zürich

BOEHRINGER, J.C., Lic. Psychologie, Centre de Revalidation Neurologique et Neurolinguistique, Institut Joseph Lemaire, Ch. de Wavre 303, B-1900 Tombeek-Overijse

COHEN, Rudolf, Prof. Dr. phil., Universität Konstanz, FB Psychologie, Postfach 7733, D-7750 Konstanz

DOMS, Marie-Claire, Lic. Neurolinguistik, Centre de Revalidation Neurologique et Neurolinguistique, Institut Joseph Lemaire, Ch. de Wavre 303, B-1900 Tombeek-Overijse

EISENSON, Jon, Prof. PhD, Department of Special Education, San Francisco State University, 1600 Holloway Avenue, San Francisco, CA 94132, U.S.A.

EMICH, Isolde F., Dr. phil., Cottagegasse 45/1/7, A-1190 Wien

ENGEL, Dorothea, Dr. phil., Universität Konstanz, FB Sprachwissenschaft, Postfach 7733, D-7750 Konstanz

FERY, Caroline, Lic. Neurolinguistik, Centre de Revalidation Neurologique et Neurolinguistique, Institut Joseph Lemaire, Ch. de Wavre 303, B-1900 Tombeek-Overijse

FRADIS, Alexandru, Dr. med., Institut für Neurologie und Psychiatrie an der Akademie der Medizinischen Wissenschaften, Sos. Berceni 10-12, Of. Postal 61, C.P. 5880, 75500 Bukarest/Rumänien

GEISSNER, Ursula, Universität des Saarlandes, FB 8: Sprechkunde und Sprecherziehung, D-6600 Saarbrücken

GHEORGHITA, Natalia, Institut für Neurologie und Psychiatrie an der Akademie der Medizinischen Wissenschaften, Sos. Berceni 10-12, Of. Postal 61, C.P. 5880, 75500 Bukarest/Rumänien

GLONING, Karl, Prof. Dr. med., Neurologisches Institut der Universität Wien, Abt. für Neuro- und Psycholinguistik, Schwarzspanierstr. 17, A-1090 Wien IX

HATFIELD, F.M., MPhil. Department of Speech Therapy, Addenbrooke's Hospital, Hills Road, GB-Cambridge CB2 2QQ

HEESCHEN, Claus, Dr. phil., Physiologisches Institut der Freien Universität Berlin, Arnimallee 22, D-1000 Berlin 33

HEIDEMANN-TAGMANN, Barbara, Dr. med., Abt. für Hör-, Stimm- und Sprachstörungen an der Hals-Nasen-Ohren-Klinik der Universität, Martinistraße 52, D-2000 Hamburg 20

HELM, Nancy A., Research Speech Pathologist, Aphasia and Neurobehavior Unit, Veterans Administration Hospital, 150 South Huntington Av., Boston, Massachusetts 02130, U.S.A.

HIFT, Erika, Dr. phil, Universitätsklinik für Neuropsychiatrie des Kindes- und Jugendalters, Währinger Gürtel 75-76, A-1090 Wien

JUNG, Udo O. H., Dr. phil., Informationszentrum für Fremdsprachenforschung der Philipps-Universität, Lahnberge, D-3550 Marburg/Lahn

KELTER, Stephanie, Dr. phil., Universität Konstanz, FB Psychologie, Postfach 7733, D-7750 Konstanz

KOTTEN, Anneliese, Dr. phil., Rheinische Landesklinik, Abt. für Sprachstörungen, Kaiser-Karl-Ring 20, D-5300 Bonn 1

LEISCHNER, Anton, Prof. Dr. med., Rheinische Landesklinik, Abt. für Sprachstörungen, Kaiser-Karl-Ring 20, D-5300 Bonn 1

LEVITA, Eric, PhD., Institute of Rehabilitation Medicine, N.Y. University Medical Center, 400 East 34th Street, New York, N.Y. 10016, U.S.A.

LINKE, Detlef, Priv. Doz. Dr. med., Neurochirurgische Klinik der Universität Bonn, Annaberger Weg, D-5300 Bonn-Venusberg

LIST, Gudula, Prof. Dr. phil., Pädagogische Hochschule Rheinland, Abt. Neuss, Seminar für Psychologie, Humboldtstraße 2, D-4040 Neuss

MALY, Joachim, Dr. phil., Neurologische Universitätsklinik Wien, Neuropsychologische Abteilung, Lazarettgasse 14, A-1097 Wien

NIEMEYER, Christiane, Sprachheilpädagogin, Rheinische Landesklinik, Abt. für Sprachstörungen, Kaiser-Karl-Ring 20, D-5300 Bonn 1

PLANK, Frans, Linguist, Seminar für Englische Philologie der Universität Hannover, Im Moore 21, D-3000 Hannover 1

POLLOW, Thomas A., Linguist, Talstraße 35, D-4320 Hattingen

SARNO, John E., M.D., Associate Professor, Institute of Rehabilitation Medicine, N.Y. University Medical Center, 400 East 34th Street, New York, N.Y. 10016, U.S.A.

SCHÖNEKÄSS, Rainer, Sprachheilpädagoge, Markt 6, D-6358 Bad Münstereifel

SPRINGER, Luise, Cheflogopädin an der Lehranstalt für Logopäden der Medizinischen Einrichtungen der RWTH Aachen, Goethestr. 27/29, D-5100 Aachen

STOCKERT, Theodor R. von, Dr. med., Kliniken Dr. Schmieder, Neurologisches Rehabilitationskrankenhaus, D-7753 Allensbach

TAYLOR-SARNO, Martha, Director Speech Pathology Services, Associate Professor, Institute of Rehabilitation Medicine, N.Y. University Medical Center, 400 East 34th Street, New York, N.Y. 10016, U.S.A.

WEIGL, Egon, Prof. Dr. phil., Schillingstraße 27, DDR-102 Berlin

WEIGL, Irina, Dr. phil., Dipl.-Psych., Schillingstr. 27, DDR-102 Berlin

WIESEL, T.G., Dr. phil., Forschungsinstitut für Neurologie an der Akademie der Medizinischen Wissenschaften, UdSSR-Moskau

WIKUS, Barbara, Dr. phil., Klinische Psychologin, Neurologische Universitätsklinik Wien, Neuropsychologische Abteilung, Lazarettgasse 14, A-1097 Wien

Patholinguistica
Hrsg. von Günter Peuser

Die neue Reihe will das interdisziplinäre Forschungsgebiet der Sprachstörungen systematisch behandeln. An der Aufarbeitung dieses umfangreichen Gebiets wirkt die Patholinguistik mit der Pädagogik, Psychologie, Kommunikationsforschung, Psychiatrie, Neurologie und Phoniatrie zusammen. Der Schwerpunkt liegt auf Beschreibung, Analyse und Therapie der verschiedenen Störungsformen von Sprechen und Schreiben.

1. **Günther Peuser**
Sprache und Gehirn
Eine Bibliographie zur Neurolinguistik
Zus. 268 S. kart. DM 38,-

2. **Günter Peuser, Hrsg.**
Brennpunkte der Patholinguistik
325 S. kart. DM 48,-

3. **Günter Peuser**
Aphasie
Eine Einführung in die Patholinguistik
496 S. kart. DM 36,-

4. **Harold Goodglass**
Selected Papers in Neurolinguistics
226 S. kart. DM 48,-

5. **Hans-Joachim Scholz/Renate Eckert**
Sachwörterbuch: Stottern und Poltern
185 S. kart. DM 19,80

6. **Franz-Josef Stachowiak**
Die semantische Struktur des Lexikons
Experimentelle Befunde aus dem Bereich der Neurolinguistik
Ca. 320 S. kart. ca. DM 48,-

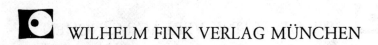 WILHELM FINK VERLAG MÜNCHEN

Dieter Frießem, Hrsg.
Kritische Stichwörter zur Sozialpsychiatrie
Herausgegeben in Zusammenarbeit mit der Deutschen Gesellschaft für Soziale Psychiatrie (DGSP) in der BRD e.V.
(Kritische Stichwörter 6)
768 S. Ln. Subskriptionspreis DM 98,-

Sozialpsychiatrie beinhaltet zumindest drei Sichtweisen: als theoretische Psychiatrie befaßt sie sich mit dem Einfluß sozialer Faktoren auf Entstehung, Verlauf und Prognose psychischer Erkrankungen; als Praxis versucht sie diesen Erkenntnissen Rechnung zu tragen; als humanitärer Impetus schließlich versucht sie innerhalb der Psychiatrie etwas von dem zu realisieren, was Virchow mit sozialer Medizin verbunden wissen wollte.

Diese verschiedenen Aspekte berücksichtigen die über 50 „Stichwörter". Es finden sich nahezu sämtliche Begriffe, die aus der Sicht klassischer Psychiatrie auch nur irgendwie in das Feld des Sozialen hineinreichen, Krankheitseinheiten wie der Alkoholismus oder die Epilepsie, selbst ganze Zweige der Psychiatrie, wie die Alterspsychiatrie, werden speziell unter dem Aspekt sozialer Faktoren abgehandelt.

Besonderer Wert wurde auf die Darstellung sozial-psychiatrischer Praxis und Formen der Realisierung und Institutionalisierung sozialpsychiatrischer Erkenntnisse und Vorstellungen gelegt.

Die vierzig Autoren sind nahezu alle Mitglieder der Deutschen Gesellschaft für Soziale Psychiatrie (DGSP) in der BRD e.V. Insofern haben die Vorstellungen, welche diese sich aus allen in der Psychiatrie tätigen Berufsgruppen zusammensetzende Fachgesellschaft während ihres nunmehr bald zehnjährigen Bestehens erarbeitet hat, die einzelnen Artikel ebenso geprägt wie der Rekurs auf die als „Psychiatrie-Enquête" bezeichneten und ihrer Durchführung harrenden Expertenvorschläge. Insgesamt galt es nicht nur einen immensen, in den fast 3000 Literaturzitaten zum Ausdruck kommenden Erkenntnisstand kritisch zu sichten, sondern Sozialpsychiatrie auch abzuheben von all jenen Versuchen, sich mit diesem Begriff nur zu drapieren. Insoweit mögen diese Stichwörter „kritisch" sein. „Stichwörter" bleiben sie jedenfalls allein schon von ihrem Umfang her im Vergleich zu Handbuchartikeln; auch wollen sie, Informationen und Standpunkte vermittelnd, einen Dialog in Gang halten, der Bestehendes immer wieder in Frage stellt mit dem Ziel, Psychiatrie zu dem zu entwickeln, was sie nach wie vor noch nicht ist: eine wahrhaft humane Wissenschaft und Praxis.

 WILHELM FINK VERLAG MÜNCHEN